医技科室管理规范与操作常规系列丛书

病理科管理规范与操作常规

主　编　李连宏

副主编　邹　娜　关宏伟　田　晔

编　者（按姓氏笔画排序）：

于　涛	于　霄	于晓棠	尹丽英
王　梅	王红微	王齐敏	冯　璐
孙石春	关宏伟	孙　雷	刘艳君
齐丽娜	宋　波	张　彤	张丽芝
张秋萍	时　畅	李东	李连宏
邹　娜	范姝君	侯　力	姜　丹
唐　颖	秦华民	陶　娟	

中国协和医科大学出版社

图书在版编目（CIP）数据

病理科管理规范与操作常规／李连宏主编. —北京：中国协和医科大学出版社，2018.1

（医技科室管理规范与操作常规系列丛书）

ISBN 978-7-5679-0829-1

Ⅰ. ①病…　Ⅱ. ①李…　Ⅲ. ①病理学-医院-管理-规范　Ⅳ. ①R36-65 ②R197.32-65

中国版本图书馆 CIP 数据核字（2017）第 152714 号

医技科室管理规范与操作常规系列丛书

病理科管理规范与操作常规

主　　编：李连宏
责任编辑：吴桂梅

出版发行：**中国协和医科大学出版社**
　　　　　（北京东单三条九号　邮编 100730　电话 65260431）
网　　址：www. pumcp. com
经　　销：新华书店总店北京发行所
印　　刷：北京新华印刷有限公司

开　　本：710×1000　1/16 开
印　　张：35
字　　数：580 千字
版　　次：2018 年 1 月第 1 版
印　　次：2018 年 1 月第 1 次印刷
定　　价：83.00 元

ISBN 978-7-5679-0829-1

前　言

病理学是研究机体各种疾病的病因及发病机制、病理变化及其转归与结局并揭示疾病本质的基础医学学科，也是基础医学与临床医学密切相关的"桥梁学科"，更是重要的临床医学学科之一。病理诊断是其他各种诊断中最重要的诊断，是"金标准"；正确的病理诊断是准确治疗和判断预后的关键。随着现代医学的发展和精准医学的开展，临床对病理诊断的精准性和信息量要求提高，更注重诊断的细节并能反映最新的研究进展，以适应现代个体化精准医疗。病理诊断水平直接关系医院的医疗质量。病理科管理不严、病理技术任何一个环节操作不当，将直接影响诊断结果，都可能给患者造成不可挽回的损失。加强科学管理、规范病理技术操作和病理诊断、强化质量控制非常必要。

本书为适应精准医学的发展，并依据国家卫计委《病理科建设与管理指南》、世界卫生组织（WHO）有关疾病分类标准等编辑而成。集系统性、科学性、先进性和实用性为一体，简明扼要、条理清晰、简便实用，是病理学专业及有关人员不可或缺的业务手册。本书分为 19 章，包括病理科的设置与基本设施、病理科各项管理制度、病理科工作人员岗位职责、病理技术操作常规、诊断病理学相关技术操作常规以及呼吸系统、消化系统、泌尿系统、男性生殖系统、女性生殖系统、乳腺、内分泌系统、神经系统、心血管系统、淋巴造血系统、眼耳鼻咽喉、骨与关节、口腔、皮肤常见疾病及性病的病理诊断常规。

本书适用于病理学的医师、技术人员及研究生，也可作为医院管理人员和临床各科医师的参考书。

限于编者水平，虽竭尽全力，但书中不妥和疏漏之处在所难免，恳请广大读者批评指正。

编者

2017 年 8 月

目　　录

第一章

病理科的设置与基本设施

病理科的建设对医院整体的医疗质量极为重要，病理科是大型综合医院必不可少的科室之一。主要任务是在医疗过程中承担病理诊断工作，通过活体组织检查、细胞学检查以及尸体剖检，为临床提供明确的病理诊断，确定疾病的性质、分类、分化、分期等及查明死亡原因。病理科诊断的权威性决定了它在所有诊断手段中起核心作用。

第一节　病理科的职能与任务

1. 病理科的职能

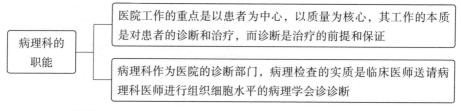

医院工作的重点是以患者为中心，以质量为核心，其工作的本质是对患者的诊断和治疗，而诊断是治疗的前提和保证

病理科作为医院的诊断部门，病理检查的实质是临床医师送请病理科医师进行组织细胞水平的病理学会诊诊断

2. 病理科的任务

随着新技术的不断开拓，病理科的工作范围也不断扩大，其主要任务有下述几方面：

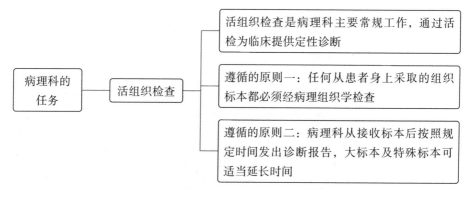

活组织检查是病理科主要常规工作，通过活检为临床提供定性诊断

遵循的原则一：任何从患者身上采取的组织标本都必须经病理组织学检查

遵循的原则二：病理科从接收标本后按照规定时间发出诊断报告，大标本及特殊标本可适当延长时间

续流程

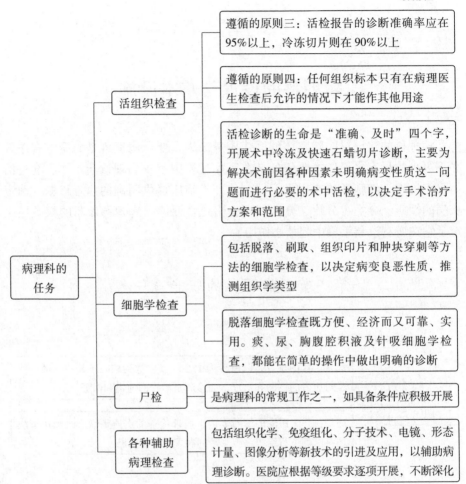

遵循的原则三：活检报告的诊断准确率应在95%以上，冷冻切片则在90%以上

遵循的原则四：任何组织标本只有在病理医生检查后允许的情况下才能作其他用途

活检诊断的生命是"准确、及时"四个字，开展术中冷冻及快速石蜡切片诊断，主要为解决术前因各种因素未明确病变性质这一问题而进行必要的术中活检，以决定手术治疗方案和范围

包括脱落、刷取、组织印片和肿块穿刺等方法的细胞学检查，以决定病变良恶性质，推测组织学类型

脱落细胞学检查既方便、经济而又可靠、实用。痰、尿、胸腹腔积液及针吸细胞学检查，都能在简单的操作中做出明确的诊断

是病理科的常规工作之一，如具备条件应积极开展

包括组织化学、免疫组化、分子技术、电镜、形态计量、图像分析等新技术的引进及应用，以辅助病理诊断。医院应根据等级要求逐项开展，不断深化

（病理科的任务 — 活组织检查 / 细胞学检查 / 尸检 / 各种辅助病理检查）

第二节　病理科的设置

一、病理科的设置条件

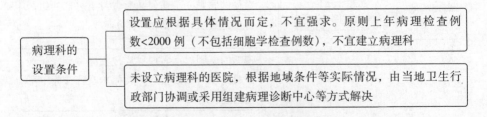

设置应根据具体情况而定，不宜强求。原则上年病理检查例数<2000例（不包括细胞学检查例数），不宜建立病理科

未设立病理科的医院，根据地域条件等实际情况，由当地卫生行政部门协调或采用组建病理诊断中心等方式解决

续流程

病理科的设置条件
- 若新成立病理科，应对申请医院的病理科人员、设备等条件进行评估
- 三级甲等综合医院的常规病理组织学诊断应≥8000 例（次）/年，三级乙等综合医院≥4000 例（次）/年，二级医院应≥2000 例（次）/年
- 开设病理科的医疗机构，其医疗机构执业许可证诊疗项目中必须有"病理科"的登记，一个医疗机构内只允许设置一个病理科
- 提倡病理科发展亚专科化，包括细胞病理、消化病理、肾病理、血液病理、神经病理、妇科病理、眼科病理、皮肤病理等
- 病理科以外的其他科室及其下属的实验室不得从事病理检查及诊断工作

二、病理科工作用房的设置

病理科工作用房的设置
- 三级甲等医院病理科工作用房面积应≥2000m²；三级乙等医院和三级专科应≥1000m²；二级医院病理科用房应≥500m²
- 病理科布局合理，符合生物安全的要求，污染区、半污染区和清洁区划分清晰，各区之间需设置缓冲区
- 二级医院病理科应设有标本接收室、标本检查取材室、常规病理技术室、免疫组化室、细胞学制片室、病理诊断室、病理档案室和标本存放室
- 三级医院病理科除二级医院的要求外，还应设冷冻切片室、组织化学染色室、分子病理室、会诊室、电脑管理室、资料室、学术活动室、仓库等；教学基地应有独立的实习生和进修医师学习工作室
- 标本接收室、取材室应有紫外灯等消毒设备
- 开展尸检的病理科应有配套设施
- 独立的淋浴间和淋浴设备

三、病理科的人员组成

病理科的人员组成

- 病理科业务人员的素质和数量是保证病理诊断质量的最基本条件，各级医院必须严格按照规范要求，选派素质优良的有资质人员从事病理工作

- 病理科应按照实际工作量配备足够的病理医师、病理技术员和其他辅助人员等，承担教学和科研任务的医疗机构还应适当增加工作人员

- 病理科人员配备的数量应根据各医院的床位数量及医院的级别而确定

- 病理医师按照每100张床位1~2名配备，同时按1:1的比例配备技术人员，还应配备资料管理和相关辅助人员

- 医疗机构因教学、科研、病理专科化及开展新业务的需要，病理医师和技术人员的人数也应适当增加；技术员与医师必须分工明确，不得相互兼职

- 二级医院至少有2名医生具有出具病理诊断报告的资格

- 三级医院至少有5名医生具有出具病理诊断报告的资格

- 至少2名医生具有出具术中快速病理诊断报告的资格

四、病理科医师、技术员的任职要求

病理医师首先应临床医学本科毕业，必须具有临床执业医师资格、注册病理医师资格和相应的专业技术任职资格；病理技术人员应当具有相应的专业学历；手术中快速病理诊断的医师应由具有较丰富诊断经验的病理医师担当。没有病理执业证书和病理专业技术任职资格的人员不能出具病理诊断报告，包括细胞病理学报告。

病理科医师、技术员的任职要求

- 病理医师必须具有临床执业医师资格、病理医师注册资格和相应的专业技术任职资格

- 出具病理诊断报告的医师应当经过病理诊断专业知识培训或规范化病理专业住院医师培训，并考核合格

续流程

病理科
医师、
技术员的
任职要求

- 病理医师在任住院医师期间，对小活检病例、初诊的恶性肿瘤、交界性病变、疑难及罕见病例的诊断，原则上均需经过上级医师复核后才能签发报告

- 开展专科病理诊断者，应另行专科病理培训 3~6 个月

- 手术中快速病理诊断工作原则上需由副主任医师职称以上人员担任，无条件者也可由高年资主治医师担任，以上人员需经过快速冷冻病理诊断的专业培训。不具备条件的医疗机构，需要时应请上级医院相应的病理医师会诊

- 病理科主任一般应由具有医学本科以上学历和病理学副高级以上专业技术职务任职资格、从事临床病理诊断工作 10 年以上的病理医师担任

- 病理科技术人员应具有中专以上相应的学历，并经过专业培训方可上岗

- 加强对病理医师和病理技术人员的继续教育

五、病理科的专业技术设备

病理技术室应有必需的仪器设备，尽量减少手工操作，以保证制片质量。病理诊断室应有多人共用显微镜、显微摄影设备和图文报告与信息管理系统，以保证规范的报告打印、传输及临床病理讨论会、远程病理会诊的需要。

病理科的
专业技术
设备

- 病理技术室应有高质量石蜡切片机、冷冻切片机、自动脱水机、自动染色机、组织包埋机、冰箱、一次性刀片或磨刀机、液基细胞制片设备、恒温箱、烘烤片设备、空调和排风设备等

- 病理科医师每人配备 1 台双目光学显微镜，并装备多人共用显微镜、显微摄影及投影设备等

- 病理取材室：直排式专业取材台、专用标本存放柜、大体及显微照相设备、电子秤、冷热水、溅眼喷淋龙头、紫外线消毒灯、空调等

续流程

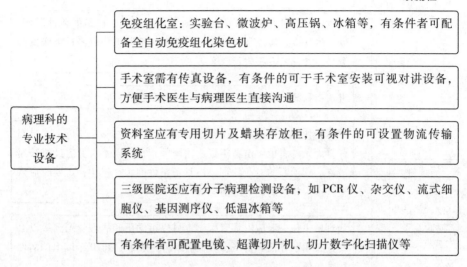

病理科的专业技术设备
- 免疫组化室：实验台、微波炉、高压锅、冰箱等，有条件者可配备全自动免疫组化染色机
- 手术室需有传真设备，有条件的可于手术室安装可视对讲设备，方便手术医生与病理医生直接沟通
- 资料室应有专用切片及蜡块存放柜，有条件的可设置物流传输系统
- 三级医院还应有分子病理检测设备，如 PCR 仪、杂交仪、流式细胞仪、基因测序仪、低温冰箱等
- 有条件者可配置电镜、超薄切片机、切片数字化扫描仪等

第三节　病理科的基本设施

一、病理科的工作空间

病理科的常规工作需要在下列各自独立的房间内进行，并应分区设置。

1. 活检和细胞学检查

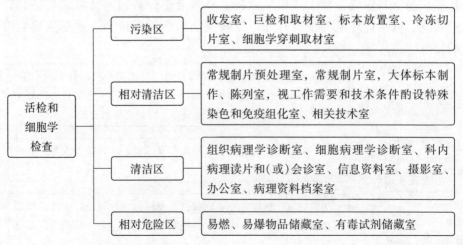

活检和细胞学检查
- 污染区：收发室、巨检和取材室、标本放置室、冷冻切片室、细胞学穿刺取材室
- 相对清洁区：常规制片预处理室，常规制片室，大体标本制作、陈列室，视工作需要和技术条件酌设特殊染色和免疫组化室、相关技术室
- 清洁区：组织病理学诊断室、细胞病理学诊断室、科内病理读片和（或）会诊室、信息资料室、摄影室、办公室、病理资料档案室
- 相对危险区：易燃、易爆物品储藏室、有毒试剂储藏室

2. 尸检室及其附设用房

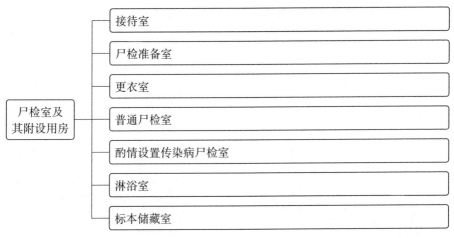

3. 其他

较高技术层次的病理科还应设置以下设施：

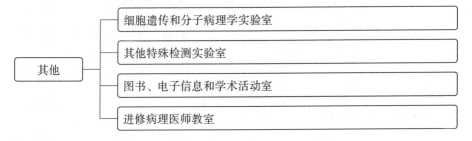

二、病理科常规活检与快速活检工作基本设施

1. 病理标本巨检和取材室

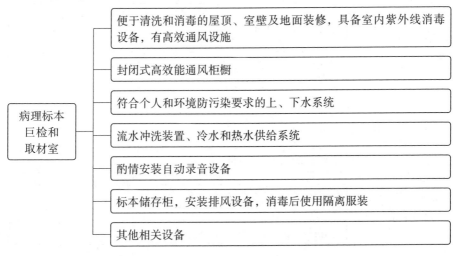

2. 常规切片的预处理室和常规（或快速）制片室

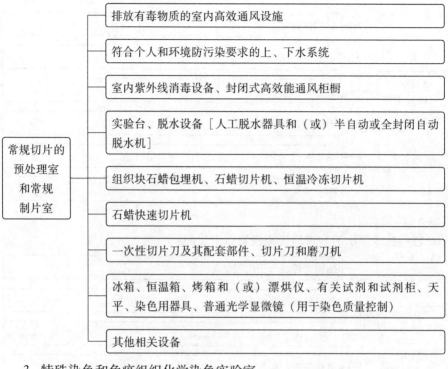

常规切片的预处理室和常规制片室
- 排放有毒物质的室内高效通风设施
- 符合个人和环境防污染要求的上、下水系统
- 室内紫外线消毒设备、封闭式高效能通风柜橱
- 实验台、脱水设备〔人工脱水器具和（或）半自动或全封闭自动脱水机〕
- 组织块石蜡包埋机、石蜡切片机、恒温冷冻切片机
- 石蜡快速切片机
- 一次性切片刀及其配套部件、切片刀和磨刀机
- 冰箱、恒温箱、烤箱和（或）漂烘仪、有关试剂和试剂柜、天平、染色用器具、普通光学显微镜（用于染色质量控制）
- 其他相关设备

3. 特殊染色和免疫组织化学染色实验室

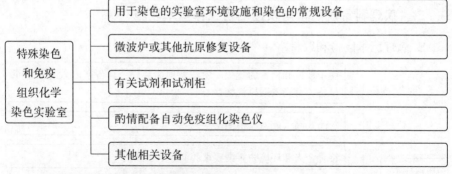

特殊染色和免疫组织化学染色实验室
- 用于染色的实验室环境设施和染色的常规设备
- 微波炉或其他抗原修复设备
- 有关试剂和试剂柜
- 酌情配备自动免疫组化染色仪
- 其他相关设备

4. 病理组织学诊断室和病理会诊室

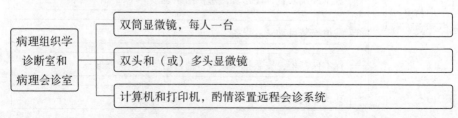

病理组织学诊断室和病理会诊室
- 双筒显微镜，每人一台
- 双头和（或）多头显微镜
- 计算机和打印机，酌情添置远程会诊系统

续流程

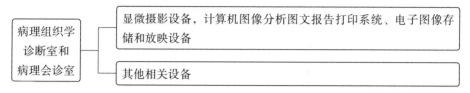

| 病理组织学诊断室和病理会诊室 | 显微摄影设备，计算机图像分析图文报告打印系统、电子图像存储和放映设备 |
| | 其他相关设备 |

5. 病理档案资料室

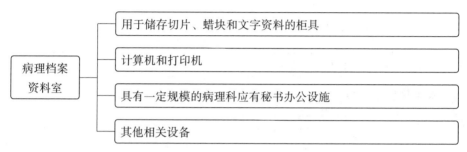

病理档案资料室	用于储存切片、蜡块和文字资料的柜具
	计算机和打印机
	具有一定规模的病理科应有秘书办公设施
	其他相关设备

6. 病理大体标本制作室和陈列室

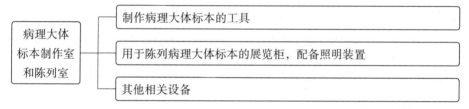

病理大体标本制作室和陈列室	制作病理大体标本的工具
	用于陈列病理大体标本的展览柜，配备照明装置
	其他相关设备

7. 收发室、资料室、办公室

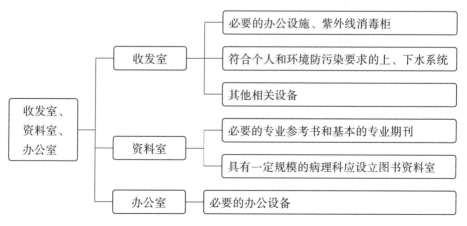

收发室、资料室、办公室	收发室	必要的办公设施、紫外线消毒柜
		符合个人和环境防污染要求的上、下水系统
		其他相关设备
	资料室	必要的专业参考书和基本的专业期刊
		具有一定规模的病理科应设立图书资料室
	办公室	必要的办公设备

三、细胞病理学检查工作的基本设施

1. 肿物穿刺取材室

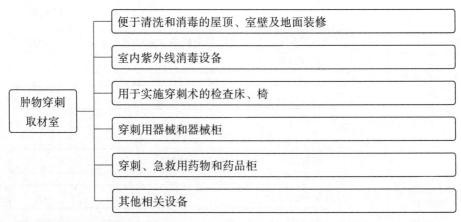

2. 细胞学涂片制片室

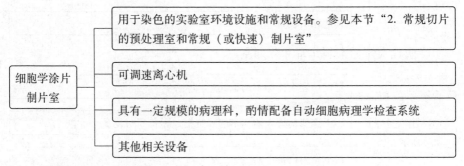

3. 细胞病理学诊断室

参见本节"4. 病理组织学诊断室和病理会诊室"。

4. 病理组织学诊断室和病理会诊室

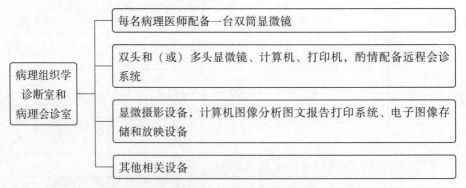

5. 独立设置（不隶属于病理科）的细胞病理学科室

需要其他必要空间的基本设备，参见本节"三、细胞病理学检查工作的基本设施"。

四、尸检工作的基本设施

1. 尸检准备室

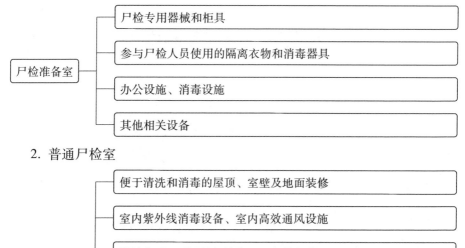

```
            ┌─ 尸检专用器械和柜具
            │
            ├─ 参与尸检人员使用的隔离衣物和消毒器具
尸检准备室 ─┤
            ├─ 办公设施、消毒设施
            │
            └─ 其他相关设备
```

2. 普通尸检室

```
            ┌─ 便于清洗和消毒的屋顶、室壁及地面装修
            │
            ├─ 室内紫外线消毒设备、室内高效通风设施
            │
            ├─ 设计合理、适用的尸检台,具有符合个人和环境防污染要求的上、
            │  下水系统(包括独立的污水排泄系统和污水处理池),便于清洗、
  普通      │  消毒
尸检室 ─────┤
            ├─ 适宜的照明装置
            │
            ├─ 冷水和热水供给系统
            │
            └─ 其他相关设备
```

3. 传染病用尸检室

严格按照关于传染病管理法规的要求建设。

4. 病理标本巨检和取材室

参见本节"1. 病理标本巨检和取材室"。

五、病理学相关技术实验室的基本设施

应用塑料包埋组织切片制备、电子显微镜超微病理诊断图像分析、流式细胞分析(FCM)、聚合酶链反应(PCR)、细胞和分子细胞遗传学、病理学摄影技术和其他新开发、引进的病理学相关技术的病理科,应根据有关技术要求,建立具有必备基本设施的实验室。

第二章

病理科各项管理制度

第一节　病理科行政管理制度

一、病理科工作管理制度

病理科工作管理制度
- 病理科的主要临床任务是通过活体组织病理学检查、细胞病理学检查等作出疾病的病理学诊断。同时，还要开展教学、培训和科研等多项工作
- 出具病理诊断报告的医师应具有临床执业医师资格并具备初级以上病理学专业技术任职资格，经过病理诊断专业知识培训或专科进修学习1~3年
- 严格遵守医院及病理科的各项规章制度，严格遵守劳动纪律，请假需有假条，根据权限经院或科主任签字后方有效。保持通讯通畅
- 按时召开并参加科务会，及时传达、落实医院各种会议和文件的精神，不断总结工作中的经验和不足，在科室内部营造质量至上、服务为本、追求精准、积极向上的工作氛围。与兄弟科室之间团结协作，互相支持，及时沟通
- 病理学检查申请单是疾病诊治过程中的有效医学文书，各项信息必须真实，应由主管患者的临床医师逐项认真填写并签名
- 临床医师应保证送检标本与相应的病理学检查申请单内容的真实性和一致性，所送检标本应具有病变代表性和可检查性，并应是标本的全部

续流程

病理科工作管理制度

- 严格按照操作规程操作，完善流程管理，坚持各种交接、查对及复验制度，并详细记录。保证常规病理诊断正确率≥95%，冰冻切片诊断正确率≥90%，切片优良率≥90%。科外人员借用切片需办理借用手续，蜡块不外借，保证病理档案资料保管完好率100%

- 活体组织标本应及时用固定液固定，注明科别及姓名，连同申请单及时送病理科

- 送检脏器和较大的标本不要切开和翻转，对较小病灶加以标记。做冰冻切片时，一般应在前1日与病理科联系

- 凡各科室需要检癌细胞的分泌物，其穿刺标本必须新鲜，取材后立即送交病理科。盛检癌细胞标本的用具必须干净，以免污染，混淆诊断

- 病理切片应编号长期保存。有价值的病理标本要妥善保管。活检大体标本一般保存1个月。尸检大体标本一般保存半年。组织切片和蜡片以及有科研、教学价值的标本均应分类整理，长期保存

- 活体组织检查应于5个工作日内报告，冷冻切片随时报告（一般在30分钟内），均应留副页存档

- 院内借片需办理登记手续，院外借片需凭医疗单位证明，经医务科批准

- 认真学习并严格遵照国家卫生部委托中华医学会制定的《临床技术操作规范——病理学分册》的有关要求，积极参加全国、全省及医院组织的各种业务学习、讲座和读片会，科内业务学习按计划定期进行并考核

- 尸检病例须有相关行政部门委托函、家属申请书、死亡证明、详细的临床病历，并签署家属知情同意书后方可进行

- 办公用品的领取和仪器使用、保养及试剂购买、使用等有专人负责并有记录

- 保持工作环境卫生、整洁，上班时间佩戴胸卡，不得在工作间接待客人及存放私人物品

二、仪器设备管理制度

仪器设备
管理制度

- 仪器由专人负责保管，大型仪器和精密仪器均要有必要的操作规程和注意事项。本科仪器由技术员保管

- 仪器使用严格遵守操作规程，使用完毕后及时做好仪器复原与清洁工作，并按规定登记，建立健全各种仪器设备保管、使用记录。如发现问题需查明原因，并告知负责人做出处理

- 对各种仪器要定期维护，仪器要做到"五防"：防尘、防潮、防热、防霉、防震，保证正常使用

- 所有仪器设备说明书、图纸等由专人负责妥善保存

- 建立健全的仪器设备保管、使用记录，做好仪器设备的进、出、缺损、消耗登记，做到账物相符，分类清楚，摆放条理，整洁美观，保证正常使用

- 他人借用仪器必须经科主任和器械（设备）科同意

- 定期对仪器进行清查，及时与设备科联系，对损坏仪器进行维修及报废处理

- 计量器具按规定每年检测，准确率100%

- 科室万元以上设备完好率≥95%

三、病理科院内感染管理制度

病理科院内
感染管理
制度

- 每个季度组织全科人员学习一次医院感染管理、医院感染知识及医院感染的监测等

- 诊断医师取材穿手术衣，戴帽子、口罩和双层手套，严防自身污染和感染

- 取材刀柄、剪刀、镊子等用完后及时进行浸泡消毒，消毒液定期进行更换

续流程

病理科院内
感染管理
制度

冰冻切片送检的新鲜标本取材完后及时消毒取材台面

脱落细胞学标本和体液细胞学标本涂片后按规定进行处理

病理性医疗废物和损伤性医疗废物分类存放，并定期清理

病理性医疗废物每周清理 3 次，科室有专人完成交接手续，并在登记本上签字

病理科各个房间的桌面、工作台定期进行清洁及消毒，地面定期进行清洁，病理标本取材室及存放室定期进行室内空气紫外线消毒，科室院感人员及时做好紫外线灯管强度监测记录

四、病理科消毒隔离制度

病理科
消毒隔离
制度

科室布局合理，污染区、半污染区和清洁区划分明确，有缓冲区。各区拖布应标示清楚，分开清洗、悬挂晾干，每周用消毒液浸泡消毒处理

室内污染区应每日进行紫外线消毒，空气每天紫外线照射消毒 1~2 次，每次 30 分钟，有记录。物体表面、工作台、地面、使用后的医疗器械等可用过氧乙酸或含氯消毒剂进行擦拭或浸泡消毒，有记录

工作服、手术衣要定期清洗、消毒，处理标本器具每次使用后都要进行消毒

处理标本时要求穿隔离衣、戴帽子及手套等。注意自身安全保护

传染患者尸体或烈性传染患者尸体解剖时应严格进行消毒和处理。工作人员应戴口罩、帽子、手套、防水隔离衣。尸检后要彻底进行终末消毒

大体标本检查室、技术室应与其他工作室隔离，便于消毒

大体标本检查前将标本分类，对有传染性（例如结核等）标本需要延长固定时间，避免造成污染及院内交叉感染

续流程

病理科
消毒隔离
制度

- 临床送检标本应入 10% 中性福尔马林液中浸泡固定。传染性标本更应注意消毒，以防污染外环境。固定液不少于标本体积的 7~10 倍
- 大体标本检查室和大体标本检查台需定期进行紫外线及消毒液消毒，避免院内交叉感染
- 病理标本和尸检后组织器官及其他废弃物应放入专用不透水密闭容器或专用塑料袋内，按医疗废弃物焚烧处理
- 对已发出病理诊断的剩余标本，报告发出 2 周后按照医用垃圾处理规定进行分袋包装
- 院感科定期检查

五、病理科查对制度

病理科
查对制度

- 收集标本时，所负责的技术员要注意查对患者的姓名、性别、年龄、住院号、送检单位/科室，标本与申请单所标送检部位是否一致并核实送检标本份数，有无固定液，并撕下联号放入标本瓶中。如申请单填写字迹潦草或有疑问时病理科可拒收标本，并请送检医师或患者核实后再送检
- 标本取材时应在工作单上做好记录，取材过程中及取材后，取材医师应与技术员再次核对取材的蜡块编号及蜡块总数，核实无误后技术员在工作单上签名认可，并放入脱水机中。有脱钙、再固定等应在申请单及工作单注明，标本及申请单仍由该取材医师负责
- 组织包埋完成后，必须当即清点蜡块数量，以防组织块在脱水、包埋过程中遗失。如不同人员分别担任组织块包埋和切片工作，应对蜡块进行交接，交接时两人同时核对蜡块数并签收
- 制片后，切片与申请单及工作单核对无误后交给诊断医师，如有脱片等特殊情况应在工作单上注明，由技术员负责重新制片

续流程

病理科
查对制度

- 诊断时查对编号、标本种类、临床诊断、既往病理诊断等。有问题要及时与技术人员或临床医师联系

- 发报告时应查对科室、病区、姓名。送检单、切片及蜡块归档时，应由资料员登记、签收

- 病房报告送达各科室后由收取人员签收确认，签收薄应妥善保存，以便日后各科室核对使用。门诊病例报告由收取者在报告签收簿上签字。如遇特殊情况未能如期发出报告，应与患方说明原因，并确定下次取报告时间

六、差错事故登记制度

差错事故
登记制度

- 病理科医技人员在工作中应严格遵守《临床技术操作规范——病理学分册》的有关规定，严防差错事故的发生

- 严格按医院差错事故登记报告制度行事，科内建立预防差错事故小组，由科主任负责，由诊断组与技术组负责人参加

- 一旦发生差错事故，当事人应立即向组长、科主任汇报情况，情节严重者及时向院领导汇报

- 要求保护现场，科主任立即组织科内力量研究采取补救方法，以减少损失

- 及时组织有关人员弄清情况，分析原因，明确责任，吸取教训，制订避免发生类似事件措施

- 根据具体情况，有关人员在科内进行汇报或检查，视情节严重程度及损失大小给予处罚

- 建立病理科差错事故登记本，逐月进行核对登记，并定期分析总结上报

- 定期进行防差错及安全教育，奖罚有关人员

七、医疗安全管理制度

```
                    ┌─────────────────────────────────────────────┐
                    │ 病理诊断工作应遵循真实客观的原则              │
                    └─────────────────────────────────────────────┘
                    ┌─────────────────────────────────────────────┐
                    │ 病理医师必须具备执业医师资格，并经 1~3 年的专业培训，方可 │
                    │ 进行临床病理诊断工作                          │
                    └─────────────────────────────────────────────┘
                    ┌─────────────────────────────────────────────┐
                    │ 病理科技术人员应具备中等专业学历以上的学历，并经过专业技 │
                    │ 术培训，方可从事病理技术专业工作              │
                    └─────────────────────────────────────────────┘
                    ┌─────────────────────────────────────────────┐
                    │ 病理报告的解释权由病理报告的签发人负责，非病理报告的签发 │
                    │ 人对病理报告有疑问时，应避免与患者或患者亲属直接交流 │
                    └─────────────────────────────────────────────┘
                    ┌─────────────────────────────────────────────┐
  ┌──────────┐      │ 回答病理报告查询时，一般由病理报告签发人负责解答 │
  │ 医疗安全 │      └─────────────────────────────────────────────┘
  │ 管理制度 │─────┤┌─────────────────────────────────────────────┐
  └──────────┘      │ 病理医师在取材时，应将所有剩余组织（含修剪的组织碎片）全 │
                    │ 部装入标本袋中                                │
                    └─────────────────────────────────────────────┘
                    ┌─────────────────────────────────────────────┐
                    │ 病理科工作人员不应在无关人员、患者及患者家属在场时评价本 │
                    │ 科技术和诊断工作中的不足，以免引起不必要的医疗纠纷 │
                    └─────────────────────────────────────────────┘
                    ┌─────────────────────────────────────────────┐
                    │ 病理送检单存根一般不外借患者或病理人家属复印（必要时经病 │
                    │ 理科主任签字同意方可复印）。对复印复制的病理文字档案应进行 │
                    │ 登记                                         │
                    └─────────────────────────────────────────────┘
                    ┌─────────────────────────────────────────────┐
                    │ 借片时，所需借的切片应经主检医师复查后方可借出，并按规定 │
                    │ 办理相关手续。病理科工作人员不接待患者或患者家属到病理科 │
                    │ 观看手术标本。必要时应由临床医师陪同，并由临床医师负责解 │
                    │ 释手术标本                                   │
                    └─────────────────────────────────────────────┘
```

八、危急值报告管理制度

"危急值"是指当这种检验、检查结果出现时，表明患者可能正处于有生命危险的边缘状态，临床医师需要及时得到检验、检查信息，迅速给予患者有效的干预措施或治疗，就可能挽救患者生命，否则就有可能出现严重后果，失去最佳抢救机会。

```
                                            ┌─ 病理科工作人员发现"危急值"情况时，检
                                            │  查（验）者首先要确认核查检验标本是否有
                                            │  错、标本传输是否有误、标本检查及切片制
                                            │  作过程是否正常、操作是否正确
                                            │
                                            ├─ 在确认检查（验）过程各环节无异常的情况
                                            │  下，需立即电话通知临床科室人员"危急
                                            │  值"结果，并在《检查（验）危急值报告
                                            │  登记本》上逐项做好"危急值"报告登记
                                 病理科       │
                                 "危急值"─────┼─ 病理科必须在《检查（验）危急值结果登
                                 报告流程     │  记本》上详细记录，并简要提示标本异常外
                                            │  观性状显微镜下特点等
                                            │
                                            ├─ 记录应有以下内容：患者姓名、性别、年
                                            │  龄、住院号、临床诊断、申请医师、收到标
                                            │  本时间、标本特点、报告时间、病理诊断、
                                            │  通知方式、接收医护人员姓名
                                            │
  危急值                                     └─ 对原标本妥善处理之后保存待查
  报告管理─────┤
  制度                                       ┌─ 病理检查结果是临床医师未能估计到的恶性
                                            │  病变
                                            │
                                            ├─ 恶性肿瘤出现切缘阳性
                                            │
                                            ├─ 常规切片诊断与冷冻切片诊断不一致
                                 病理科       │
                                 "危急值"─────┼─ 送检标本与送检单不符
                                 项目及       │
                                 报告范围     ├─ 主管医师或值班医师如果认为该结果与患者的
                                            │  临床病情不相符，应进一步对患者进行检查；
                                            │  如认为检验结果不符，应关注标本留取情况。
                                            │  必要时，应重新留取标本送检进行复查
                                            │
                                            └─ 若该结果与临床相符，应在30分钟内结合
                                               临床情况采取相应处理措施，同时及时通知
                                               病理科医师
```

九、病理科与临床科室沟通管理制度

为了更好地为患者和临床服务，提高病理诊断水平，避免不必要纠纷和医疗差错的产生，要经常与有关临床医师进行临床-病理会诊与沟通，了解临床医师的诊断思考和患者情况，并向临床医师通报病理诊断的疑难情况、初步拟诊、延期发报告的原因及术中冰冻会诊注意事项等，并告知原因及告知预计出报告的时间。

1. 因临床送检患者的病理申请单出现如下问题

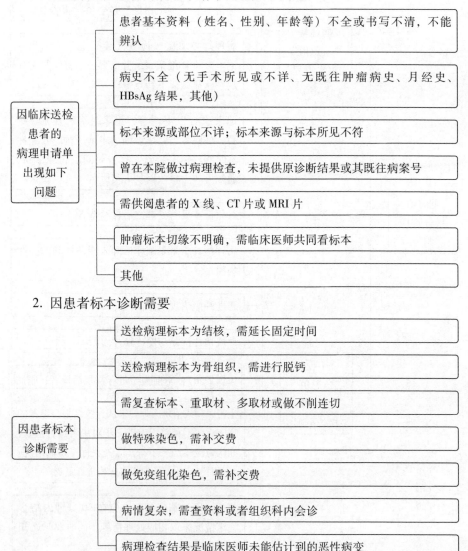

因临床送检患者的病理申请单出现如下问题

- 患者基本资料（姓名、性别、年龄等）不全或书写不清，不能辨认
- 病史不全（无手术所见或不详、无既往肿瘤病史、月经史、HBsAg 结果，其他）
- 标本来源或部位不详；标本来源与标本所见不符
- 曾在本院做过病理检查，未提供原诊断结果或其既往病案号
- 需供阅患者的 X 线、CT 片或 MRI 片
- 肿瘤标本切缘不明确，需临床医师共同看标本
- 其他

2. 因患者标本诊断需要

因患者标本诊断需要

- 送检病理标本为结核，需延长固定时间
- 送检病理标本为骨组织，需进行脱钙
- 需复查标本、重取材、多取材或做不削连切
- 做特殊染色，需补交费
- 做免疫组化染色，需补交费
- 病情复杂，需查资料或者组织科内会诊
- 病理检查结果是临床医师未能估计到的恶性病变

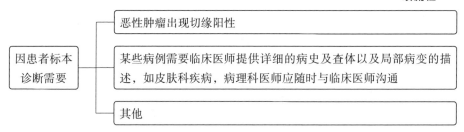

3. 术中冷冻切片

术中冰冻要求病理医师在很短时间内向手术医师提供参考性病理学诊断意见，因此它有一定的局限性，应向手术医师及患者说明适用范围、慎用范围、不宜应用的范围、冰冻的流程。

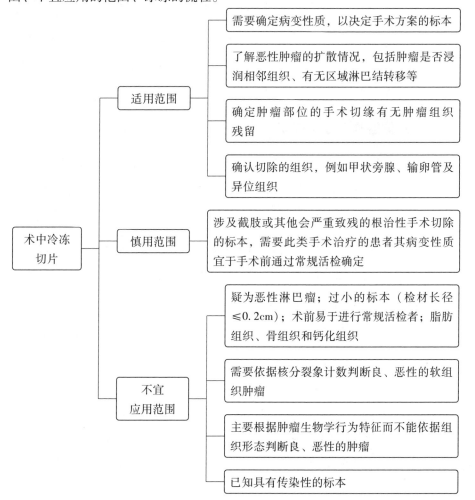

续流程

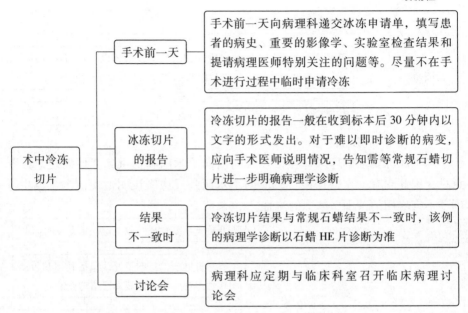

术中冷冻切片

手术前一天 —— 手术前一天向病理科递交冰冻申请单，填写患者的病史、重要的影像学、实验室检查结果和提请病理医师特别关注的问题等。尽量不在手术进行过程中临时申请冷冻

冰冻切片的报告 —— 冷冻切片的报告一般在收到标本后 30 分钟内以文字的形式发出。对于难以即时诊断的病变，应向手术医师说明情况，告知需等常规石蜡切片进一步明确病理学诊断

结果不一致时 —— 冷冻切片结果与常规石蜡结果不一致时，该例的病理学诊断以石蜡 HE 片诊断为准

讨论会 —— 病理科应定期与临床科室召开临床病理讨论会

十、尸体解剖工作管理制度

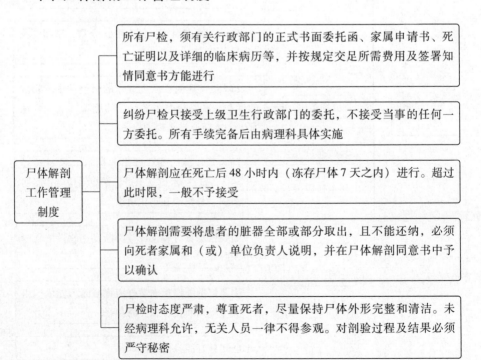

尸体解剖工作管理制度

所有尸检，须有关行政部门的正式书面委托函、家属申请书、死亡证明以及详细的临床病历等，并按规定交足所需费用及签署知情同意书方能进行

纠纷尸检只接受上级卫生行政部门的委托，不接受当事的任何一方委托。所有手续完备后由病理科具体实施

尸体解剖应在死亡后 48 小时内（冻存尸体 7 天之内）进行。超过此时限，一般不予接受

尸体解剖需要将患者的脏器全部或部分取出，且不能还纳，必须向死者家属和（或）单位负责人说明，并在尸体解剖同意书中予以确认

尸检时态度严肃，尊重死者，尽量保持尸体外形完整和清洁。未经病理科允许，无关人员一律不得参观。对剖验过程及结果必须严守秘密

续流程

病理医师只承担临床常规的医学解剖。涉及刑事案件或医疗纠纷的尸体解剖，应到当地行政或司法部门指定的医学院校、医院或法医部门进行

在尸检中或尸检后，如发现有涉及纠纷和刑事案件者应将标本移交相关部门保存，并有交接手续

尸体解剖工作管理制度

开展尸体解剖的单位，应建立完整的尸检档案；尸体病理解剖一般在 50 个工作日左右向委托单位发出诊断报告。如发现死亡为烈性传染病者，应于确诊后 12 小时内报告医院主管单位和当地卫生防疫部门

尸体病理解剖的具体实施步骤按"尸解操作规程"执行

十一、病理科工作量统计管理制度

病理科工作量统计由技术员负责

病理科工作量主要包括：常规病理组织学检查例数、术中快速冷冻病理检查例数、免疫组织化学检查例数、细胞学检查例数，还应包括各种分子病理检查例数、尸检例数、会诊例数以及各类切片数，以上数据应按医院规定时间每月进行统计，年底进行累计

病理科工作量统计管理制度

应在每月医院规定时间进行工作量统计，并报告科主任，填写报表或通过办公网上报医院有关部门

科主任应进行必要的核对，在确认数据无误后进行记录，并做必要的数据分析

十二、病理科教学、科研管理制度

病理科教学、科研管理制度

组织科室全体人员业务学习，轮流讲课，加强基础理论的学习，介绍本学科进展

加强与兄弟科室的业务联系，积极参加临床病理讨论会

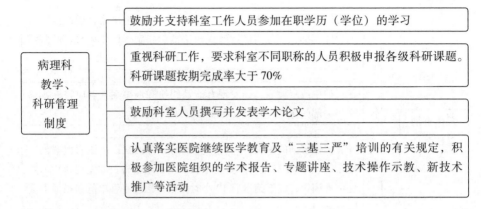

病理科
教学、
科研管理
制度

鼓励并支持科室工作人员参加在职学历（学位）的学习

重视科研工作，要求科室不同职称的人员积极申报各级科研课题。科研课题按期完成率大于70%

鼓励科室人员撰写并发表学术论文

认真落实医院继续医学教育及"三基三严"培训的有关规定，积极参加医院组织的学术报告、专题讲座、技术操作示教、新技术推广等活动

十三、病理科危险化学品管理制度

1. 易燃及可燃物品

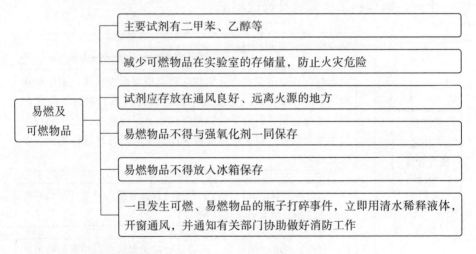

易燃及
可燃物品

主要试剂有二甲苯、乙醇等

减少可燃物品在实验室的存储量，防止火灾危险

试剂应存放在通风良好、远离火源的地方

易燃物品不得与强氧化剂一同保存

易燃物品不得放入冰箱保存

一旦发生可燃、易燃物品的瓶子打碎事件，立即用清水稀释液体，开窗通风，并通知有关部门协助做好消防工作

2. 腐蚀、刺激化学品

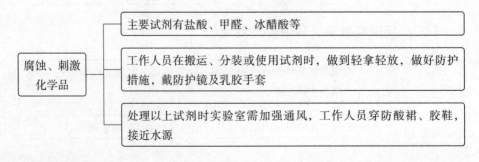

腐蚀、刺激
化学品

主要试剂有盐酸、甲醛、冰醋酸等

工作人员在搬运、分装或使用试剂时，做到轻拿轻放，做好防护措施，戴防护镜及乳胶手套

处理以上试剂时实验室需加强通风，工作人员穿防酸裙、胶鞋，接近水源

续流程

腐蚀、刺激 化学品	试剂存放地应贴有警示标识
	上述试剂一旦误与皮肤接触，应立即除去遮挡的皮肤，用大量清水冲洗，然后请有关医生救治

3. 病理科易燃品、剧毒化学品的登记和管理规范

病理科 易燃品、 剧毒化学品 的登记和 管理规范	管理易燃易爆、剧毒物品、化学药品的工作人员必须具备高度的责任心，自觉遵守有关法律法规和医院的各项规章制度
	管理人员必须将易燃易爆、剧毒物品、化学药品建立详细记录，包括领用审批单、领用记录册等
	管理人员必须将易爆易燃、剧毒物品、化学药品按规定分门别类存放，并在存放处贴上标签，注明"危险"字样
	任何领用易燃易爆、剧毒物品、化学样品者，必须持有分管领导签字的审批单，并办理登记领用物品名称、数量、用途、领用人签字等手续。管理人员必须严格执行领用手续
	管理人员必须将易爆易燃、剧毒物品、化学药品必须做好防尘、防潮、防腐蚀、防暴晒等各项工作，严格做好预防事故工作，避免因管理疏忽而产生不良后果
	管理人员要做好易爆易燃、剧毒物品、化学药品存放室的防盗、防火工作，保持存放室内整洁。要按规定在存放室内配备防盗、防火措施，照明线路应定期检查，保证安全，消除隐患
	闲杂人员不得进入易燃易爆、剧毒物品、化学药品存放室，未经管理人员准许，领用人不得进入存放室
	管理人员要具备保密意识，不得随意将易燃易爆、剧毒物品、化学药品的名称、数量、性能告知他人

续流程

病理科
易燃品、
剧毒化学品
的登记和
管理规范

- 易燃易爆、剧毒物品、化学药品存放室 20 米内不得持有明火、吸烟，不得在存放室 50 米范围内进行电焊、电割等有明火火花、带点作业
- 易燃易爆、剧毒物品、化学药品自然失效需要报废，管理人员必须事先提出请示申请。经审核、查验、确认可以报废，由主管领导签字，做好登记，方可报废
- 对因保管不慎、管理不当，造成易燃易爆、剧毒物品、化学药品丢失、损坏，管理人员应立即向主管部门、保卫处报到，不得延误时机
- 对因工作不慎、管理不当、造成不良后果的管理人员，要追究其责任

十四、病理科办公用品、耗材及试剂管理制度

病理科
办公用品、
耗材及
试剂管理
制度

- 科室所用物品、试剂等由专人负责保管
- 根据所用物品、试剂需求，提前做好计划，经科主任批准后请领。应严格审批程序，并保证常用物品有一定库存，方便使用
- 物品存放需有专门仓库，分类保管。易燃、剧毒物品及强酸独存独放，专人负责，有详细领用记录
- 需要冰箱保存的试剂、抗体按要求及时存放到冰箱。保证冰箱温度恒定，有调控记录
- 借用物品和试剂，一律通过科主任或保管人员，必须有借条并记录。若借用数量较大，则需要器械科转账办理
- 所有物品和试剂每年清点一次，做到账物相符
- 保管人员要高度负责，严格管理，保证供应，及时交接

十五、病理科安全管理与防护制度

全体工作人员必须高度重视安全工作，施行安全员负责制，负责科内日常巡视、安全监督、安全教育，并做好各种防火、防水和防盗的安全措施

任何实验都要有安全防护措施，重大设备要有安全操作规程

实验前要进行全面的安全检查，如有运行中的仪器设备，现场不能无人监守，实验完毕离开实验室之前要关好门窗，切断电源、水源和火源

实验室应通风，对有害于健康的试剂要妥善管理，使用时要有防护意识。避免乱倒乱丢，处理时应采取安全措施

病理性废物和损伤性废物分类存放，并定期清理。病理性废物每周清理3次

使用易燃、易爆气体，盛装氧、氢等气体的气瓶应与实验室相应设施隔开。使用电炉、酒精灯等要远离化学易燃物品

做易燃、易爆物品操作时要有专人负责，在专用设施内进行，周围不得放置化学易燃、易爆等危险品

实验室的重要仪器应有使用说明、用电安全规定和操作程序。易燃物质应贮存于安全的房间，放于专用柜内保存

实验室工作人员必须遵守大型仪器操作规程，污物必须按规定进行处理

病理科各个房间的桌面、工作台定期进行清洁及消毒，地面定期进行清洁，病理标本取材室及存放室定期进行室内空气紫外线消毒

医师取材穿手术衣，戴帽子、口罩和双层手套，严防自身污染和感染。取材刀柄、剪刀、镊子等用完后及时进行浸泡消毒，消毒液定期进行更换。冰冻切片送检的新鲜标本取材完后及时消毒取材台面

病理科安全管理与防护制度

续流程

病理科 安全管理 与防护制度	紧急情况处置：水灾，应及时关闭水阀；火灾，及时切断电源、火源，使用灭火器灭火，同时拨打"119"电话向消防部门报警；盗窃，保护现场，并及时向院保安部门报警
	严格执行院级的安全、防火等规定，采取一切措施，确保工作人员人身安全和国家财产安全。实验室预备有相应的消防器材，所有人员均应参加安全消防的培训

第二节 病理科工作人员相关管理制度

一、病理科人员准入管理制度

病理科人员 准入管理 制度	病理科工作人员必须具备相关专业教育经历和资质、相应的专业技术知识及工作经验，熟练掌握自己工作范围的技术标准、方法和设备技术性能，并持有相关上岗证
	从事病理科工作的人员必须进行上岗前体检并体检合格
	所有工作人员必须接受相关生物安全知识、法规制度培训并考试合格
	熟练掌握与岗位工作有关的方法和操作规程，能独立进行操作和结果的处理，分析和解决工作中的一般技术问题，有效保证所承担环节的工作质量
	应熟练掌握常规消毒原则和技术，掌握意外事件和生物安全事故的应急处置原则和上报程序
	工作人员在下列情况下进入工作区需经科室负责人同意：身体出现开放性损伤；患发热性疾病；呼吸道感染或其他导致抵抗力下降的情况；正在使用免疫抑制剂；妊娠
	外单位来病理科参观、学习人员进入科室应经院相关部门批准，并遵守科室生物安全相关规章制度

二、病理科工作人员健康管理制度

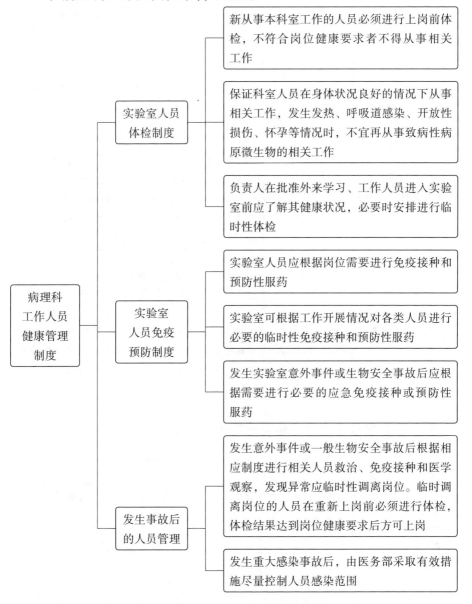

三、病理科医师专业水平定期考核管理制度

为进一步提高病理医师的诊断水平，完成阶段培养病理医师的任务，实现科室人才梯队的规范化建设，科室对住院医师、主治医师及副主任医师实行专业水平定期考核制度。

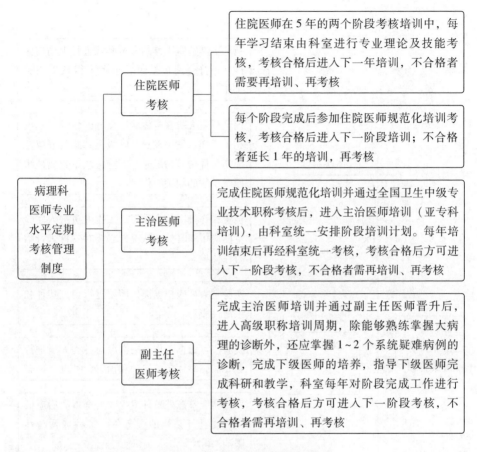

```
病理科
医师专业
水平定期
考核管理
制度
```

住院医师
考核
住院医师在5年的两个阶段考核培训中，每年学习结束由科室进行专业理论及技能考核，考核合格后进入下一年培训，不合格者需要再培训、再考核

每个阶段完成后参加住院医师规范化培训考核，考核合格后进入下一阶段培训；不合格者延长1年的培训，再考核

主治医师
考核
完成住院医师规范化培训并通过全国卫生中级专业技术职称考核后，进入主治医师培训（亚专科培训），由科室统一安排阶段培训计划。每年培训结束后再经科室统一考核，考核合格后方可进入下一阶段考核，不合格者需再培训、再考核

副主任
医师考核
完成主治医师培训并通过副主任医师晋升后，进入高级职称培训周期，除能够熟练掌握大病理的诊断外，还应掌握1~2个系统疑难病例的诊断，完成下级医师的培养，指导下级医师完成科研和教学，科室每年对阶段完成工作进行考核，考核合格后方可进入下一阶段考核，不合格者需再培训、再考核

四、病理科技术人员资格与分级授权管理制度

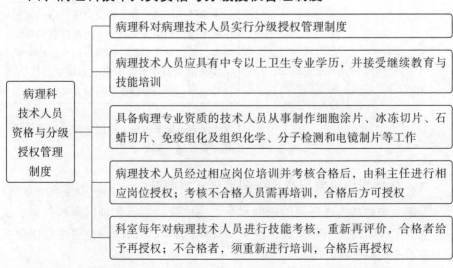

```
病理科
技术人员
资格与分级
授权管理
制度
```

病理科对病理技术人员实行分级授权管理制度

病理技术人员应具有中专以上卫生专业学历，并接受继续教育与技能培训

具备病理专业资质的技术人员从事制作细胞涂片、冰冻切片、石蜡切片、免疫组化及组织化学、分子检测和电镜制片等工作

病理技术人员经过相应岗位培训并考核合格后，由科主任进行相应岗位授权；考核不合格人员需再培训，合格后方可授权

科室每年对病理技术人员进行技能考核，重新再评价，合格者给予再授权；不合格者，须重新进行培训，合格后再授权

五、病理科进修、实习人员管理制度

病理科
进修、
实习人员
管理制度

- 进修生和实习生在科室学习期间，由科主任根据不同阶段的学习内容，指定专人负责带教工作

- 带教老师应向其详细介绍医院及病理科的各项规章制度和各种操作规程，并根据工作情况授课，认真讲解，严格要求，杜绝带教期间发生差错事故

- 进修生和实习生必须严格遵守医院及病理科的各项规章制度和操作规程，尊敬老师，服从科主任和带教老师的安排

- 进修生和实习生必须自觉遵守劳动纪律，不迟到、早退、脱岗，如确因病或因事不能上班，必须按医院教培管理机构有关规定请假、销假

- 借阅科室资料需向资料管理员办理相关借阅手续，必须爱护切片，有序归档。造成损失者，按程度轻重给予相应处罚。利用本科室资料做科研或撰写文章，必须经过科主任同意

- 进修生与其带教老师共同负责所辖卫生区的环境卫生

- 进修期满，写好个人进修总结交主管带教老师，并通过理论和实践考试合格后，方可填写进修生考核表

第三节 病理科诊断、会诊工作管理制度

一、病理科诊断工作管理制度

病理科
诊断工作
管理制度

- 病理诊断必须由具有资质的病理医师完成，满3年的住院医师才能签发常见病、多发病的病理报告

- 病理医师诊断前必须核对申请单和切片是否相符。阅读申请单上所有填写的内容，对于不清楚的内容及时联系送检医师。阅片时必须全面，不要遗漏病变

- 遇到疑难病例，交于上级医师会诊，并做相应记录。病理诊断与临床诊断不符时，涉及病变部位或病变性质，需重新审查

续流程

病理科
诊断工作
管理制度

建立病理诊断三级复查制度。住院医师负责初检，病理主治医师和副主任医师负责审核并签署病理诊断书，科主任或主任医师负责科内全面的病理诊断和复查工作

特殊病例、少见病例、疑难病例、临床与病理不相符合的病例，需组织科内讨论、会诊，由主治医师及其以上资质人员签发，并应有上级医师复核，签署全名。仍有疑问的需要外出会诊

冷冻切片诊断报告要求主治医师或以上资格人员签发，并有 5 年以上病理阅片诊断经历

每周至少组织一次全科集体阅片，由科内具有高级职称的资深医师带领全科医师集体阅片，对疑难、罕见病例和会诊病例、读片会病例进行讲解，并有相应的记录

院外会诊均由副主任医师职称以上人员签发。报告的签发需报告人亲笔签名，未经签字的报告无效

病理报告送达临床科室时，由接收的医、护人员在登记簿签收。病理医师应临床医师要求，负责对出具的病理诊断报告提供解释和说明

病理诊断时间：大标本应于 5 个工作日内发出，活检小标本于 3 个工作日内发出，冰冻病理诊断应于 30 分钟内发出，细胞学诊断应于 2 个工作日日内发出，疑难病例和特殊病例除外，不能及时发出的报告应向临床医师说明迟发的原因

病理科已发出的病理学诊断报告书被遗失时，一般不予补发。必要时，经病理科主任同意可以抄件形式补发

严禁出具假病理诊断报告，不得向临床医师和患方提供有病理医师签名的空白病理学报告书

病理报告书应及时发给相应的临床科室或门诊查询中心，相关科室报告接收人应有签字记录

原则上不接受口头申请的标本，特殊情况下可先按流程接收和处理标本，需在限定的时间内（如 24 小时）补充书面病理申请单，否则不应出具书面病理报告

二、病理诊断审核制度

1. 病理诊断报告书的规范

病理诊断报告书的规范

- 病理诊断报告书应准时、规范、文字准确，字迹清楚，用中文或国际通用的规范术语

- 对病理诊断报告内容与格式有明确规定：病理号、送检标本的科室、患者姓名、性别、年龄、标本取材部位、门诊号和（或）住院号；标本的大体描述、镜下描述和病理诊断；报告医师签字（盖章）、报告时间

- 病理诊断与临床诊断不符合时，涉及病变部位或病变性质，需要重新审查。病理诊断报告应在 5 个工作日内发出，疑难病例和特殊标本除外

- 严禁出具假病理诊断报告，不得向临床医师和患方提供有病理医师签名的空白病理学报告书

- 原始样品过小或在采集过程中挤压严重，或取材代表性不够，影响正确的诊断，均需在报告中说明

- 病理诊断报告在 5 个工作日内发出≥90%，病理报告书内容与格式书写合格率≥90%

2. 病理诊断报告补充或更改或迟发的管理制度与程序

病理诊断报告补充或更改或迟发的管理制度与程序

- 病理报告发出后，如发现非原则性的问题，可以补充报告的形式进行修改；如发现原则性的问题则需做出更改并立即通知临床医师

- 每一份补充或更改的病理报告均遵循了病理报告补充或更改的制度与审核批准流程，并需在病理档案中有完整记录

- 发出补充、更改或迟发病理诊断报告的医师经过授权落实到人

- 由于某些原因延迟取材、制片，或是进行其他相关技术检测，不能如期签发病理学诊断报告书时，需以口头或书面告知有关临床医师或患方，说明迟发病理学诊断报告书的原因

3. 院际病理切片会诊的相关制度与流程

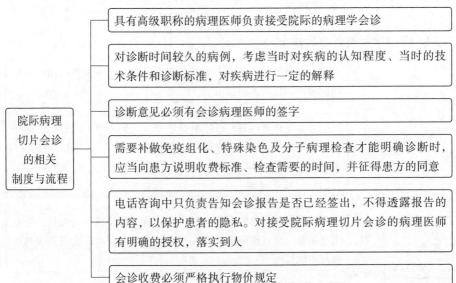

院际病理切片会诊的相关制度与流程
- 具有高级职称的病理医师负责接受院际的病理学会诊
- 对诊断时间较久的病例,考虑当时对疾病的认知程度、当时的技术条件和诊断标准,对疾病进行一定的解释
- 诊断意见必须有会诊病理医师的签字
- 需要补做免疫组化、特殊染色及分子病理检查才能明确诊断时,应当向患方说明收费标准、检查需要的时间,并征得患方的同意
- 电话咨询中只负责告知会诊报告是否已经签出,不得透露报告的内容,以保护患者的隐私。对接受院际病理切片会诊的病理医师有明确的授权,落实到人
- 会诊收费必须严格执行物价规定

4. 病理医师与临床医师沟通的相关制度与流程

病理科建立与临床医师沟通的长效制度,如遇以下情况,病理科医师须与临床医师进行随时的沟通。

病理医师与临床医师沟通的相关制度与流程
- 病理检查结果是临床医师未能估计到的恶性病变,恶性肿瘤出现切缘阳性,送检标本与送检单不符
- 某些病例需要临床医师提供详细的病史及查体以及局部病变的描述,如皮肤科疾病,病理科医师应随时与临床医师沟通
- 积极参加临床病例讨论与临床医师进行充分沟通,并进行详细的备案。定期召开临床病理讨论会

三、病理诊断复查、报告签发制度

病理诊断复查、报告签发制度
- 建立病理诊断三级复查制度。住院医师负责初检,病理主治医师和副主任医师负责复检,科主任或主任医师负责科内全面的病理诊断和复查工作
- 满3年的高年资住院医师才能签发常见病、多发病的病理报告,对少见病、疑难病、临床与病理不相符合的,必须由主治医师及以上资质人员签发

续流程

病理诊断
复查、报告
签发制度

- 冷冻切片诊断报告要求主治主任医师及以上资质人员签发
- 特殊病例要求由副主任医师职称以上人员签发
- 经三线复查仍有疑问的病例可组织全科讨论，并请专家或安排外院会诊。院外会诊均由副主任医师职称以上人员签发。报告的签发需报告人亲笔签名，未经签字的报告无效
- 病理报告送达临床科室时，由接收的医、护人员在登记簿签收
- 病理科已发出的病理学诊断报告书被遗失时，一般不予补发。必要时，由所在科室临床医师申请、科主任签字后，经病理科主任同意可以抄件形式补发

四、病理科会诊制度

病理科会诊
制度

- 诊断组每组有特殊或疑难病理切片，请上级医师会诊，并可组织全科讨论
- 若全科讨论意见不同，可请外院专家会诊
- 具有高级职称的病理医师接受病理科内、外的病理会诊
- 接受外院的病理会诊时，由会诊的病理医师签发会诊意见，并留取病理检查记录单，登记归档
- 加做相关技术检测方能做出诊断的会诊病例，会诊医师应予以说明，并向患方适当解释

五、疑难病例科内讨论与会诊制度

疑难病例
科内讨论与
会诊制度

- 病理诊断是病理医师根据显微镜下病理组织学改变，结合病史及辅助检查以及免疫组化、特殊染色和分子病理学结果，综合运用病理诊断医师对疾病的认识，从而得出最后诊断
- 病理诊断医师需要进行长期和系统的训练，并对诊断过程中出现的各种情况进行权衡，只对有把握的疾病做出诊断，对于不熟悉的疾病应提交科内会诊或院际会诊，从而避免误诊、漏诊
- 疑难病例要及时进行科内会诊，并要有相应的记录和签字

六、诊断及制片质量考核制度

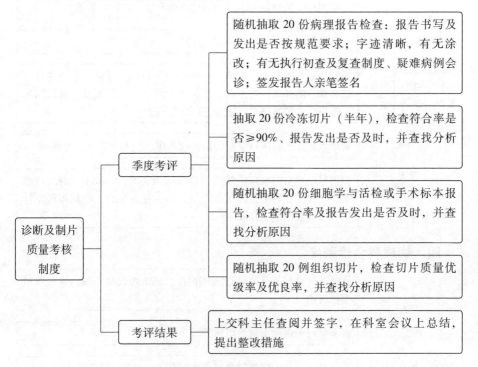

诊断及制片质量考核制度

季度考评
- 随机抽取 20 份病理报告检查：报告书写及发出是否按规范要求；字迹清晰，有无涂改；有无执行初查及复查制度、疑难病例会诊；签发报告人亲笔签名
- 抽取 20 份冷冻切片（半年），检查符合率是否≥90%、报告发出是否及时，并查找分析原因
- 随机抽取 20 份细胞学与活检或手术标本报告，检查符合率及报告发出是否及时，并查找分析原因
- 随机抽取 20 例组织切片，检查切片质量优级率及优良率，并查找分析原因

考评结果
- 上交科主任查阅并签字，在科室会议上总结，提出整改措施

七、术中冷冻病理诊断工作管理制度

术中冷冻切片病理诊断是临床医师在实施手术过程中就与手术方案有关的疾病诊断问题请求病理医师快速进行的紧急会诊，需要临床医师与病理医师之间密切合作。冷冻切片诊断有一定的局限性和误诊的可能性，应引起重视。临床医师术前应向患者和（或）患者授权人说明冷冻切片诊断的意义和局限性，取得患方的知情和理解。

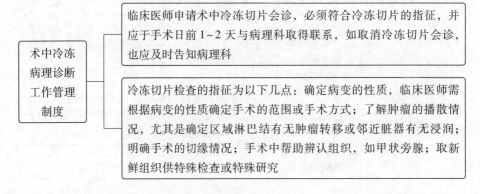

术中冷冻病理诊断工作管理制度
- 临床医师申请术中冷冻切片会诊，必须符合冷冻切片的指征，并应于手术日前 1～2 天与病理科取得联系，如取消冷冻切片会诊，也应及时告知病理科
- 冷冻切片检查的指征为以下几点：确定病变的性质，临床医师需根据病变的性质确定手术的范围或手术方式；了解肿瘤的播散情况，尤其是确定区域淋巴结有无肿瘤转移或邻近脏器有无浸润；明确手术的切缘情况；手术中帮助辨认组织，如甲状旁腺；取新鲜组织供特殊检查或特殊研究

续流程

不适宜开展术中冷冻切片检查者：组织过小者，或可能影响冷冻后常规取材者；骨和脂肪（或富含脂肪）组织；淋巴结增生性病变，需确定良、恶性者；涉及截肢或范围广泛的根治或重要器官切除者；术前易于进行常规活检的组织；主要依据计数核分裂或难以根据组织形态判断生物学行为的肿瘤；已知具有传染性的标本

实行"手术中快速冷冻病理诊断知情同意书"签字制度。术前由病理医师及临床医师与患者和其家属谈话，交代冷冻有关事项，征得其理解、同意并签字。"知情同意书"一式两份，一份留为临床原始资料，放入病历中；另一份存于病理科

术中冷冻病理诊断工作管理制度

单件标本的取材、冷冻切片制片原则上应在 15 分钟内完成，从标本送达到做出诊断原则应在 30 分钟内；标本件数为 2 件或以上者，冷冻报告时间适当延长

术中冷冻切片诊断仅作为手术中治疗的参考，剩余组织一律做石蜡切片对照，最后病理诊断必须根据石蜡切片作出

对于难以明确诊断、交界性病变、送检组织不适宜等状况，病理医师可以不做出明确诊断，等待石蜡切片报告

冷冻切片诊断报告书必须应采用书面形式

应在病理申请单注明标本接收和发出报告的时间，精确到分钟

冷冻切片诊断报告书应由病理医师签署全名或盖章方可发出

八、细胞学筛查与诊断管理制度

细胞学筛查与诊断管理制度

细胞病理学诊断医师必须是有资质的病理医师，并通过专门的培训

细胞学筛查工作由具有资质的筛查人员进行，由病理医师复审签字发出

穿刺细胞学标本的采集，应该由有该医疗操作资质的病理学医师或临床医师执行

续流程

细胞学 筛查与 诊断管理 制度	进行细胞学诊断时，应仔细核对申请单与涂片是否相符
	细胞病理诊断报告应在 2 个工作日内发出，疑难病例、特殊病例和需要进一步做特殊染色和免疫组化者除外
	细胞病理诊断报告应有出具该报告的病理医师签名或盖章

九、上级医师会诊制度及疑难病例科内会诊管理制度

上级医师 会诊制度 及疑难病例 科内会诊 管理制度	病理诊断报告是最后结论，是病理医师签署的重要医学证明文件
	低年资医师阅片后，要经高年资医师复片，诊断一致者由低年资医师和高年资医师共同签字后发出报告，诊断不一致者请上级医师会诊
	上级医师复片后签署全名，仍不能确定诊断的，属疑难病例，则进入疑难病例诊断流程
	疑难病例首先由初验医师提出，并交科室主任，由科主任复核后组织人员进行讨论
	进行讨论前，初验医师应准备好相关资料，包括患者的病史、实验室检查、影像资料等。必要时可准备幻灯片
	上级医师会诊和疑难病例科内会诊均有记录，对于经过集体讨论仍有异议者请外院会诊

第四节　病理科质量管理制度

一、病理科质量管理制度

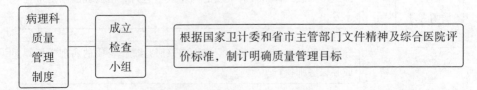

病理科 质量 管理 制度	成立 检查 小组	根据国家卫计委和省市主管部门文件精神及综合医院评价标准，制订明确质量管理目标

续流程

```
                                            ┌──────────────────────────────────────────┐
                                            │ 成立病理科质量检查小组，由科主任担任组长，督促 │
                                       ┌────┤ 本科人员认真执行规章制度和技术操作规程，并组织 │
                                       │    │ 进行质量检查                                │
                              ┌─────┐  │    └──────────────────────────────────────────┘
                           ┌──┤成立 ├──┤
                           │  │检查 │  │    ┌──────────────────────────────────────────┐
                           │  │小组 │  │    │ 由经验丰富的高年资医师和技师数人担任组员，根 │
                           │  └─────┘  └────┤ 据分工每月进行质量检查，及时发现问题并予以  │
                           │                │ 纠正                                      │
                           │                └──────────────────────────────────────────┘
                           │
                           │  ┌─────┐       ┌──────────────────────────────────────────┐
                           │  │制订 │       │ 规范化制度是质量管理的标准，制订切实可行、行之有 │
                           ├──┤规范 ├───────┤ 效的各项规章制度和管理标准，才能保障工作的规范化 │
                           │  │化制 │       │ 和标准化                                   │
                           │  │度   │       └──────────────────────────────────────────┘
                           │  └─────┘
   ┌─────┐                 │                ┌──────────────────────────────────────────┐
   │病理科│                 │                │ 室内质控系指科室内部根据医院病理科规章制度所作 │
   │质量  │                 │           ┌────┤ 的自我检查、自我评估，并记录、讨论、分析检查结 │
   │管理  ├─────────────────┤           │    │ 果，认真总结不足，不断提高。室内质控检查内容及 │
   │制度  │                 │           │    │ 检查方法为以下几点：                        │
   └─────┘                 │           │    └──────────────────────────────────────────┘
                           │           │
                           │           │    ┌──────────────────────────────────────────┐
                           │           ├────┤ 常规病理诊断正确率：由高年资医师复验病理诊断 │
                           │           │    │ 结果                                      │
                           │           │    └──────────────────────────────────────────┘
                           │  ┌─────┐  │
                           │  │坚持室│  │    ┌──────────────────────────────────────────┐
                           │  │内质控，│ ├────┤ 冷冻与石蜡切片诊断符合率：核对快速冷冻检查结果 │
                           └──┤实行  ├──┤    │ 与最后诊断                                 │
                              │标准化│  │    └──────────────────────────────────────────┘
                              │管理  │  │
                              └─────┘  │    ┌──────────────────────────────────────────┐
                                       ├────┤ 病理档案资料保管完好率：检查病理送检单及切片、│
                                       │    │ 蜡块的保管                                 │
                                       │    └──────────────────────────────────────────┘
                                       │
                                       │    ┌──────────────────────────────────────────┐
                                       ├────┤ 切片优良率：根据每日切片质量检查记录统计每月切 │
                                       │    │ 片优良率                                   │
                                       │    └──────────────────────────────────────────┘
                                       │
                                       ├────┤ 病理报告书写：检查病理送检单及病理报告单     │
                                       │
                                       │    ┌──────────────────────────────────────────┐
                                       ├────┤ 大体标本检查及记录：检查送检单中标本检查及取材 │
                                       │    │ 记录                                      │
                                       │    └──────────────────────────────────────────┘
                                       │
                                       └────┤ 仪器使用及保养：检查各种仪器的使用及保养记录 │
```

续流程

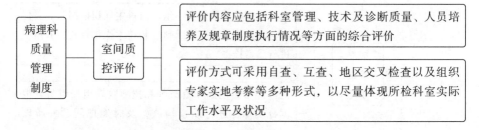

二、标本处理前的质量控制

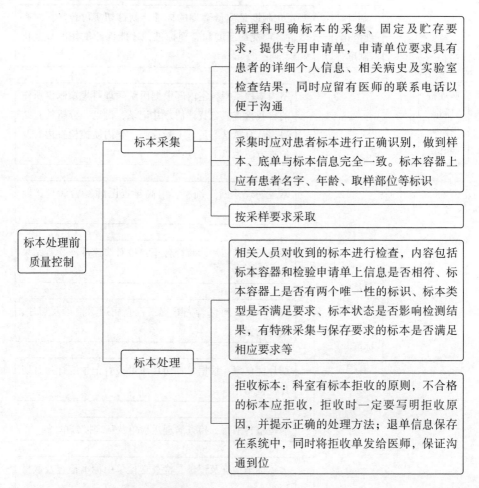

三、标本处理中的质量控制

1. 标本处理及制片过程

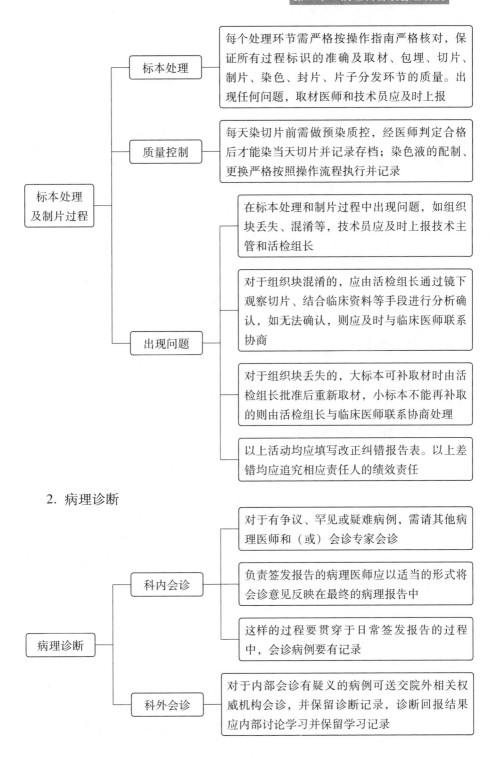

2. 病理诊断

续流程

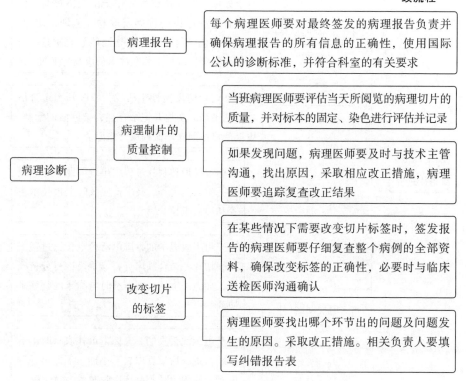

四、标本处理后的质量控制

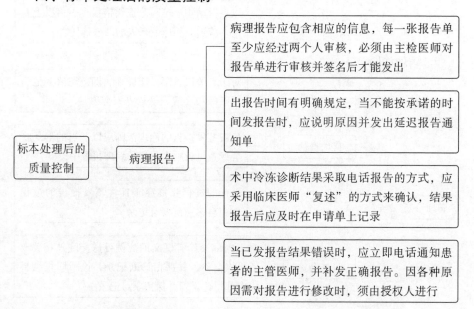

续流程

病理报告
- 因患者要求特殊信息的修改需出具医师手写、由医务科盖章的证明信，科主任最后批准，相关修改证明资料与患者原始资料一同存档
- 质控组应每月回顾抽查病理报告的准确性，不符合要求的及时改正
- 同一病例的病理诊断、相同抗体的免疫组化或特殊染色等与其他实验室出现明显差别时，应提交科主任与专家重新评估，采取纠正措施，如重新取材、重新制片、重做免疫组化等措施查明差错原因，如结果与第一次相悖，则应重新发病理报告，并对出现错误的个人或实验环节定期监控
- 当病理诊断与临床诊断不符合时，涉及病变部位或病变性质，应与临床联系沟通，并提请专家会诊

标本处理后的质量控制

标本、病理档案的保存
- 所有技术记录应在工作中填写，不能补记。若有笔误，允许画线更改，旁边写上更改人的姓名、日期
- 记录需要定期收集，分类存放，便于查找。质控记录、仪器维护记录、室间质评记录、质量管理记录等保存 2 年
- 玻片及病理申请单保存：住院患者病理申请单、蜡块、玻片应保存 30 年，门诊患者病理申请单、蜡块、玻片应保存 15 年
- 制片后剩余的大体标本保留至报告发出后 3 周，3 周后送至医用垃圾处理中心。个别疑难病例应在最终病理报告发出后保存 3 周方可处理剩余标本，必要时可长期存留，并用于教学或科研等用途
- 病理切片外借时应有回执保存

五、病理质量保证管理

1. 科内会诊

科内会诊 ──
- 为保证病理诊断的质量，病理医师在处理复杂、罕见和疑难病例时必须与其他病理医师和（或）病理专家会诊
- 负责签发报告的病理医师应以适当的形式将会诊意见反映在最终的病理报告中，这样的过程要贯穿于日常签发报告的过程中
- 会诊病例要有记录

2. 病理报告

病理报告 ──
- 每位主检医师要对最终签发的病理报告负责，并确保病理报告的所有信息的正确性
- 其中包括最终的病理诊断、大体及镜下描述、辅助检查、患者的标识、患者的其他信息、标本的信息等

3. 病理切片的质量控制

病理切片的质量控制 ──
- 每天 HE 染色前必须用准备好的切片预染后，由当日值班病理医师、技术主管或授权人员进行评估确认染色正常后才能进行当天标本的染色
- 如发现问题，需找出原因，采取改正措施并填写纠错报告表
- 病理医师还要对标本的固定、HE 染色、特殊染色和免疫组化进行评估并记录
- 如果发现问题，病理医师要及时与病理技术室的主管进行沟通，找出原因，采取改正措施
- 病理技术室的主管要填写改正纠错报告表，病理医师要追踪复查改正结果
- 病理技术组每个月由指定人员根据《日常病理切片质量控制评估表》反馈的信息进行统计，统计的结果记录在《日常病理切片质量控制统计表》中

续流程

病理切片的质量控制	病理技术主管应根据统计表的信息在质量周会上向技术员分析切片质量问题，并提出相应的纠正和预防措施
	《日常病理切片质量控制统计表》应每月把问题汇总并提交给科主任

4. 改变切片或蜡块的标记

改变切片或蜡块的标记	在某些情况下需要改变切片或蜡块的标记时，签发报告的病理医师要仔细复查整个病例的全部资料，确保改变标识的正确性，必要时与临床送检医师沟通确认
	病理医师要找出问题环节及问题发生的原因，采取改正措施
	相关负责人要填写改正纠错报告表

5. 病理报告的质量保证

病理报告的质量保证	恶性肿瘤及癌前病变的病理报告质量控制	每周对签发的全部恶性肿瘤及癌前病变的病理报告进行质量控制。每个病例由非签发该报告的病理医师进行复查
		如复查病理医师与签发报告的病理医师意见不一致，需提交科内专家复查，并达成一致意见
		如果对临床处理有明显影响，应立即发出修改报告，并与临床医师沟通
		整个过程应记录在"恶性肿瘤及癌前病变的病理报告质量控制登记表"中并存档
	每月随机抽查病理报告的质量保证	每月进行随机抽查病理报告的质量保证。每月随机抽取 10 个病例。每个病例由非签发该报告的病理医师进行复查
		如复查病理医师与签发报告的病理医师意见不一致，提交科内专家复查并达成一致意见
		如果对临床处理有明显影响，应立即发出修改报告，并与临床医师沟通
		整个过程应记录在"每月随机抽查病理报告"的质量保证计划表中并存档

续流程

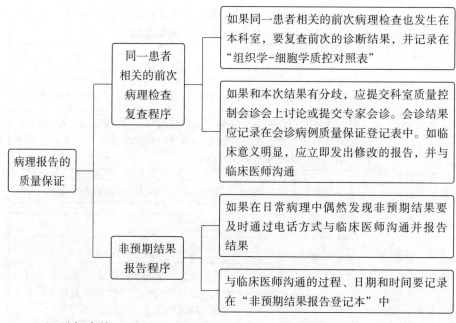

病理报告的质量保证

同一患者相关的前次病理检查复查程序
- 如果同一患者相关的前次病理检查也发生在本科室，要复查前次的诊断结果，并记录在"组织学-细胞学质控对照表"
- 如果和本次结果有分歧，应提交科室质量控制会诊会上讨论或提交专家会诊。会诊结果应记录在会诊病例质量保证登记表中。如临床意义明显，应立即发出修改的报告，并与临床医师沟通

非预期结果报告程序
- 如果在日常病理中偶然发现非预期结果要及时通过电话方式与临床医师沟通并报告结果
- 与临床医师沟通的过程、日期和时间要记录在"非预期结果报告登记本"中

6. 记录与表格

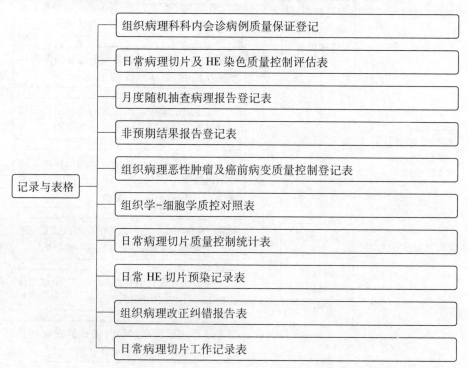

记录与表格
- 组织病理科科内会诊病例质量保证登记
- 日常病理切片及 HE 染色质量控制评估表
- 月度随机抽查病理报告登记表
- 非预期结果报告登记表
- 组织病理恶性肿瘤及癌前病变质量控制登记表
- 组织学-细胞学质控对照表
- 日常病理切片质量控制统计表
- 日常 HE 切片预染记录表
- 组织病理改正纠错报告表
- 日常病理切片工作记录表

六、病理科质量与安全管理培训教育制度

质量与安全是医院的核心和关键，只有提高科室全员质量与安全管理水平及意识，才能使质量管理富有成效，从而推动全面质控管工作的开展。

```
病理科质量          制订年度质量与安全管理培训计划并实施
与安全管理
培训教育            培训内容为保障医疗质量与安全的规章制度、岗位责任、病理技
制度                术规范、病理诊断规范、操作常规和质量管理文件生物安全管理
                   制度，应急预案、紧急事件的上报和处置程序，生物安全风险评
                   估，生物安全操作规范，仪器设备的使用、保养、维护，个人防
                   护用品的正确使用，实验室的消毒与灭菌，感染性废物的处置、
                   急救等

                   培训对象为科室全体成员，培训时间每月一次

                   培训后应对参加培训的人员进行考核，考核形式可多样化，如笔
                   试、口试、实际操作等，建立并保存质量与安全工作人员的培训、
                   考核档案

                   对新上岗、转岗的员工进行生物安全相关知识、生物安全手册等
                   的培训，明确所从事工作的生物安全风险

                   进入科室的外单位人员根据其所从事工作的生物安全风险进行必
                   要的质量与安全培训

                   当有关部门颁发、修订新的生物安全相关法律、法规、标准或实
                   验室生物安全手册等应及时组织开展相关内容的培训

                   开展质量与安全教育活动，树立质量与安全意识。保障医疗质量
                   和安全
```

七、病理科全面质量管理及持续改进的方案与控制流程

1. 检查标准 1

病理部门布局、设施、设备、工作流程和人员结构合理，管理规范，满足临床工作需要。考核方法与改进措施：

依法执业，设备人员准入，各类证书完备。加强梯队建设，促进人员结构合理化

进一步完善病理科布局及用房，设施、设备及技术项目符合要求，满足临床诊断、科研及教学工作需要

考核方法与改进措施

健全各项规章制度、工作职责、工作流程，并落实执行情况，对发现的问题进行分析、总结，及时改进，从制度建设上不断补充、完善

加强科室新业务新技术、法律、法规的学习，有培训计划和记录，建立员工培训档案

2. 检查标准 2

建立并执行病理质量管理制度，定期开展质量评价和改进工作，严格执行标本核对制度。考核方法与改进措施：

严格执行标本核对制度，两人同时核对标本与送检内容是否相符；病史、实验室检查、手术所见等是否填写详实进行核对，病房手术室标本由手术室护理人员送病理科，然后验收同时签字

严格执行标本、切片核对交接制度，交接环节由诊断医师和病理技师同时核对、签收，并填写"病理科日常工作交接记录"

考核方法与改进措施

严格执行标本保存及销毁制度，制订工作流程。加强病理报告发送制度的落实，认真做好签收工作。加强病理结果登记制度的落实，做好各项信息核对和准确编写病理号的工作

严格执行冰冻快速预约和报告制度。临床医师要提前一天预约，详细填写；病理医师与患者或家属沟通，共同签署检查同意书；检查结果由患者家属签收送手术室

科室质控人员定期对各项制度的执行情况进行自查并记录。每月召开质量安全管理和持续改进工作会议，对存在的问题及时分析、总结、讲评、改进并备案

3. 检查标准3

病理报告及时、准确、规范，严格审核制度。

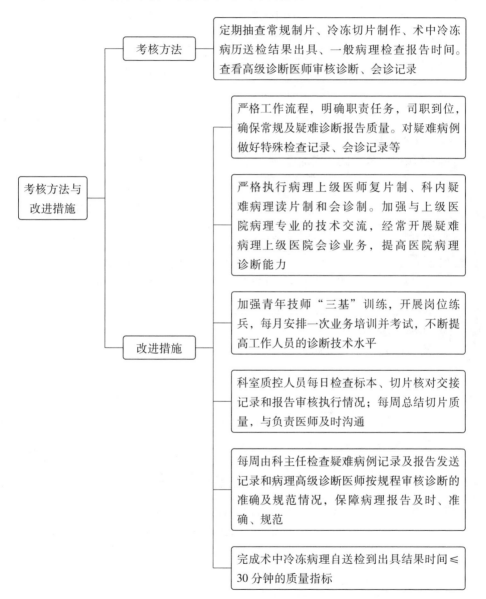

考核方法与改进措施	考核方法	定期抽查常规制片、冷冻切片制作、术中冷冻病历送检结果出具、一般病理检查报告时间。查看高级诊断医师审核诊断、会诊记录
	改进措施	严格工作流程，明确职责任务，司职到位，确保常规及疑难诊断报告质量。对疑难病例做好特殊检查记录、会诊记录等
		严格执行病理上级医师复片制、科内疑难病理读片制和会诊制。加强与上级医院病理专业的技术交流，经常开展疑难病理上级医院会诊业务，提高医院病理诊断能力
		加强青年技师"三基"训练，开展岗位练兵，每月安排一次业务培训并考试，不断提高工作人员的诊断技术水平
		科室质控人员每日检查标本、切片核对交接记录和报告审核执行情况；每周总结切片质量，与负责医师及时沟通
		每周由科主任检查疑难病例记录及报告发送记录和病理高级诊断医师按规程审核诊断的准确及规范情况，保障病理报告及时、准确、规范
		完成术中冷冻病理自送检到出具结果时间≤30分钟的质量指标

4. 检查标准4

提高冰冻切片与石蜡切片的诊断符合率。病理切片、蜡块保存符合规定。考核方法与改进措施：

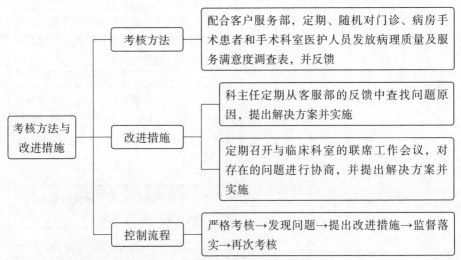

考核方法与改进措施	不断提高标本取材和标本切片的质量，每月由科室质控员统计冰冻切片与石蜡切片的诊断符合率，科主任检查诊断符合率，分析差错原因，及时改进，并上报医院质控办，确保冷冻切片与石蜡切片诊断符合率的质量指标
	安排专人负责保管病理切片、蜡块并定期察看，落实查询借阅制度。标本、蜡块封存时间达标。确保冷冻、石蜡切片优良率的质量指标

5. 检查标准 5

环境保护及人员防护符合规定。考核方法与改进措施：

考核方法与改进措施	遵循程序进行标本的收集、确定、处理、安全转送及销毁。标本处理符合医内感染材料处理规则。安置空调等排风设施、消毒设备、污水处理系统，确保良好工作环境与安全
	严格遵守病理科消毒隔离制度，工作人员戴口罩、帽子、手套。污染区每日按照规定进行消毒，传染性标本更应注意消毒，定期检查标本的执行情况和特殊标本的保存情况，以防污染环境

6. 检查标准 6

患者、医师与护理人员对病理部门服务满意。考核方法与改进措施：

考核方法与改进措施	考核方法	配合客户服务部，定期、随机对门诊、病房手术患者和手术科室医护人员发放病理质量及服务满意度调查表，并反馈
	改进措施	科主任定期从客服部的反馈中查找问题原因，提出解决方案并实施
		定期召开与临床科室的联席工作会议，对存在的问题进行协商，并提出解决方案并实施
	控制流程	严格考核→发现问题→提出改进措施→监督落实→再次考核

八、病理科意外事件处理与报告制度

1. 职业暴露的处置

职业暴露的处置

在科室发生职业暴露后，按照既往进行的该种污染物的生物安全危害度评估结果，快速有效地对意外暴露人员进行紧急医学处置；对污染区域进行有效的控制，最大限度地清除和控制污染物对周围环境的污染和扩散

一般性的事故可在紧急医学处置后，立即向科室负责人报告事故情况和处理方法，及时查找避免处理中的疏漏之处

当重大事故发生时，在进行紧急医学处置的同时，要立即向科室负责人报告情况；立即协调现场紧急处理和周围环境污染防控

协调评估职业暴露的危害性和对暴露人员的伤害程度；对药物可以治疗和预防该污染物感染的，力争在暴露后最短时间内开始预防性用药；留取暴露人员相应的标本备检，并同时进行医学观察

建立意外事故登记，详细记录事故发生的时间、地点及经过，暴露方式，损伤的具体部位、程度，接触物种类（培养液、血液或其他体液）的情况，处理方法及处理经过，确定定期检测的日期、检测项目和结果

2. 意外事故现场处理方法

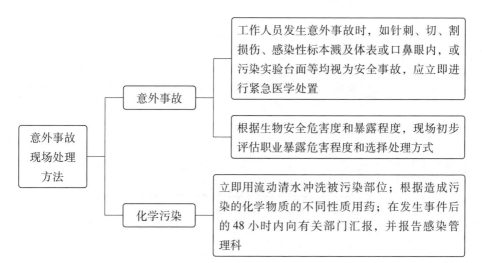

意外事故现场处理方法

意外事故

工作人员发生意外事故时，如针刺、切、割损伤、感染性标本溅及体表或口鼻眼内，或污染实验台面等均视为安全事故，应立即进行紧急医学处置

根据生物安全危害度和暴露程度，现场初步评估职业暴露危害程度和选择处理方式

化学污染

立即用流动清水冲洗被污染部位；根据造成污染的化学物质的不同性质用药；在发生事件后的 48 小时内向有关部门汇报，并报告感染管理科

3. 锐器刺伤

```
            ┌─ 被锐器刺伤后，应立即采用相应保护措施，清创，对创面进行严
            │  格消毒处理，并进行血源性传播疾病的检查和随访
            │
            ├─ 意外受伤后必须在 48 小时内报告有关部门，并报告感染管理科
  锐器刺伤 ──┤
            ├─ 可疑被 HBV 感染的锐器刺伤时，应尽快注射抗乙肝病毒高效价抗
            │  体和乙肝疫苗
            │
            └─ 可疑被 HIV 感染的锐器刺伤时，应及时找相关专家就诊，根据专
               家意见预防性用药，并尽快检测 HIV 抗体，然后根据专科医师建
               议行周期性复查
```

4. 皮肤、黏膜、角膜被污染

```
              ┌─ 皮肤若意外接触到血液、体液或其他化学物质时，应立即用肥皂
              │  和流动水冲洗
  皮肤、       │
  黏膜、  ─────┼─ 若患者的血液、体液意外进入眼睛、口腔，立即用大量清水或生
  角膜被污染   │  理盐水冲洗
              │
              └─ 及时就诊，请专科医师诊治；48 小时内向有关部门报告，并报告
                 感染管理科
```

5. 标本污染

```
            ┌─ 棉质工作服、衣物有明显污染时，可随时用有效氯 500mg/L 的消
            │  毒液浸泡 30~60 分钟，然后冲洗干净
            │
            ├─ 各种物体表面若被明显污染，用 1000~2000mg/L 有效氯溶液撒于
  标本污染 ──┤  污染表面，并使消毒液浸过污染表面，保持 30~60 分钟再擦除，
            │  拖把或抹布用后浸于上述消毒液内 1 小时
            │
            └─ 仪器污染应考虑消毒方法对仪器的损伤和对检测项目的影响，从
               而选用适当的方法
```

第五节 病理标本管理制度

一、病理标本送检制度

1. 常规标本送检制度

常规标本送检制度

- 采取标本时，注意勿用有齿镊或钳夹取，勿挤压，以免发生人为变形。手术标本送检前请勿自行剖开，应保持原形全部送检
- 必须剖开时，最好邀请病理医师在场或在病理检查申请单中详细描述剖开前后情况
- 临床对手术标本有特殊要求时，应提前通知病理科，以免在病理科取材时破坏其完整性
- 标本送检后应尽快固定，固定液不少于标本体积的5~10倍
- 病理科应建立送检标本登记本，每次送检标本应由病理科人员签收，以避免丢失标本
- 标本切取后应尽快送往病理科，以便于及时固定、取材、制片和诊断，及时发出病理报告

2. 填写送检病理申请单

填写送检病理申请单

- 送检病理标本必须使用正规病理标本送检单
- 病理申请单上各项内容均应填写并由申请医师签字确认，以便诊断时参阅和存档保留
- 送检医师务必详细、认真并准确地填写送检单中各项内容，字迹清晰，易于辨认。病理科验收标本人员不得对申请单中由临床医师填写的各项内容进行改动
- 所填送检标本名称、数量及切取部位等务必与实际手术切取送检标本保持高度一致，便于查对及签发报告

续流程

```
若曾做过病理检查，请注明以前的检查单位、病理诊断及病理号，
以便查对与参考

如为骨关节疾病的标本，请详细填写影像学检查情况，并随
送检单同时提供 X 线片、CT 片等影像学资料，以供诊断时
参考，用毕随报告归还；如为子宫内膜标本，务必提供患者
的月经史

因诊断需要，必要时病理科需与临床医师或患者联系、沟通，进
一步了解相关的临床资料，因此请勿漏填手术医师、送检医师及
患者的联系电话

会诊病例还需填写详细的大体检查及取材情况，并提供原单位病
理诊断及其他会诊意见
```

填写送检
病理申请单

```
病理送检单包含的主要内容：患者姓名、性别、年龄、联系电话；
病史及相关临床资料；标本准确的部位来源；标本采集的日期和
时间；送检医师的姓名及联系电话

病理医师在取材时，遇送检标本与临床医师填写的申请单有疑问
邀请临床医师解疑时，临床医师最好应邀到场

临床医师对病理报告有疑问时应及时与病理科医师取得联
系，因为病理标本在病理报告发出后要按规定进行处理，不
再保留

标本不予接受的情况有：申请单与标本未同时送达病理科；标本
严重自溶、腐败、干枯等；标本过小，不能或难以制作切片；其
他可能影响病理检查或诊断的情况
```

3. 冷冻切片

　　手术中的快速活检要求病理医师在很短时间内做出诊断，向手术医师提供参考性的病理学诊断意见，要让临床医师明白冰冻诊断的局限性和误诊的可能性。有的病例难以快速诊断，需等待石蜡切片明确诊断。

冷冻切片诊断只适用于临床住院患者手术需确定病变性质以决定手术范围、了解恶性肿瘤扩散情况、确定肿瘤部位手术切缘及确认切除组织的一种快速病理诊断方法，一般仅限于良、恶性的鉴别

须在手术的前日，临床主治医师与患者签署知情同意书，并将填写的"冷冻病理检查预约申请单"送达病理科，以便病理科工作人员在手术当日提前开机等候。一般不接受电话预约

除患者一般情况外，并提供相应的影像学检查，放射性核素及胃镜、肠镜、支气管镜检查等相关结果，以便病理医师在诊断时参考

冷冻切片的手术标本在切除后应立即送到病理科，并注明手术的部位，重点部位应做标记或加以说明。同时手术标本应保持新鲜，不要加用固定液或用含水溶液清洗，以免影响制片和诊断

冷冻切片

冷冻切片诊断报告一般在手术标本送达病理科后 30 分钟内做出，并以书面文字形式通知临床手术科室

如疑为恶性淋巴瘤，送检组织过小或为脂肪、骨组织和钙化组织，需要依据核分裂象计数判断良、恶性的软组织肿瘤，已知具有传染性的标本，一般不宜做冷冻切片的诊断

胸腹腔积液、心包液及术中的冲洗液等不做"冷冻"诊断，应做常规细胞学检查

冷冻标本送达病理科时，请提供手术医师所在手术间及其电话，以便病理科与手术医师取得联系

手术科室医师应在手术后及时补送普通病理送检单，以便病理科及时发出常规病理报告

4. 细胞学检查

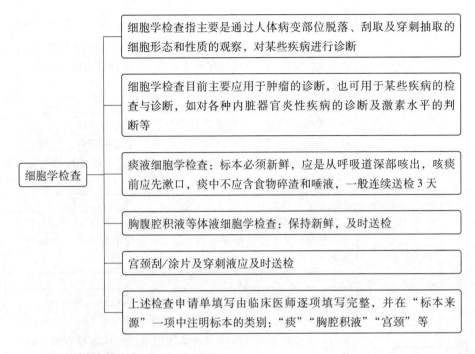

细胞学检查

- 细胞学检查指主要是通过人体病变部位脱落、刮取及穿刺抽取的细胞形态和性质的观察，对某些疾病进行诊断
- 细胞学检查目前主要应用于肿瘤的诊断，也可用于某些疾病的检查与诊断，如对各种内脏器官炎性疾病的诊断及激素水平的判断等
- 痰液细胞学检查：标本必须新鲜，应是从呼吸道深部咳出，咳痰前应先漱口，痰中不应含食物碎渣和唾液，一般连续送检 3 天
- 胸腹腔积液等体液细胞学检查：保持新鲜，及时送检
- 宫颈刮/涂片及穿刺液应及时送检
- 上述检查申请单填写由临床医师逐项填写完整，并在"标本来源"一项中注明标本的类别："痰""胸腔积液""宫颈"等

二、病理标本验收管理制度

病理科登记人员在接收标本时，必须仔细检查送检标本和申请单上所填写的内容，与送检人员一起严格核查，合格后才可签收，并根据标本的类型进行分类编号、登记。为了查找方便可在组织病理标本编号前冠以"B"字母（biopsy）；在细胞学标本编号前冠以"C"字母（cytology）；在尸检标本编号前冠以"A"字母（autopsy）。

1. 标本的类型

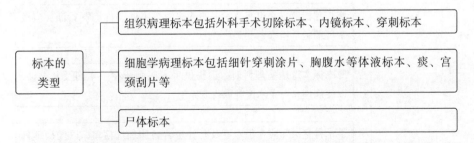

标本的类型

- 组织病理标本包括外科手术切除标本、内镜标本、穿刺标本
- 细胞学病理标本包括细针穿刺涂片、胸腹水等体液标本、痰、宫颈刮片等
- 尸体标本

2. 接收查看内容

凡有以下 1~6 项情况之一者，应及时责其更正或退回。可记录该问题，按要求呈报医务科。

接收查看内容
- 标本是否放入容器内，容器中是否有杂物，容器上是否贴有标签
- 标本是否完整，有否存在主要病灶被事先挖取或一个标本被分送两个单位
- 固定液量是否充足，有否标本严重自溶、干涸、腐败或被错误地使用非固定液浸泡，及时更换不合格的固定液或加入足量固定液
- 申请单是否清洁，填写是否完整，字迹是否工整，有否重要项目空缺或填写的病史及临床检查过于简单
- 申请单填写内容是否与标本相符，与标本瓶签上的姓名、性别、住院号、送检科室、床号、有无标本、标本种类及数量等是否一致
- 核实无误后进行分类编号、登记或用微机录入，与送检者交接，双签字确认验收
- 大标本可在不影响主要病灶的情况下测量、描述并剖开固定，并适当添加固定液，继续固定

3. 病理标本拒收原则

病理标本拒收原则
- 仅有标本而无相应病理标本送检单或仅有送检单而无相应标本或标本瓶内无标本
- 送检标本上无患者姓名，或送检单与标本患者姓名不符合
- 标本容器内无固定液，或使用除10%福尔马林液以外的试剂浸泡标本者
- 需做特殊检测按相应要求不放固定液或使用其他固定液者除外，如快速冰冻的标本不必固定，做电镜观察者需用戊二醛固定等
- 拒绝接收不完整手术标本，以防止无病变部位引起误诊
- 送检单不规范者，病理标本送检单重要项目不填写、填写不全或字迹潦草难以辨认者
- 标本种类或数量与送检单中所提供的不一致者，或标本其他特点与送检单中的明显不符者

三、病理标本拒收管理制度

如出现以下情况之一，标本需要暂时搁置，不要进入标本接收程序。

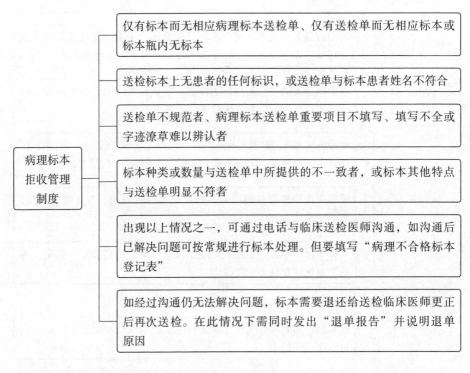

病理标本拒收管理制度
- 仅有标本而无相应病理标本送检单、仅有送检单而无相应标本或标本瓶内无标本
- 送检标本上无患者的任何标识，或送检单与标本患者姓名不符合
- 送检单不规范者、病理标本送检单重要项目不填写、填写不全或字迹潦草难以辨认者
- 标本种类或数量与送检单中所提供的不一致者，或标本其他特点与送检单明显不符者
- 出现以上情况之一，可通过电话与临床送检医师沟通，如沟通后已解决问题可按常规进行标本处理。但要填写"病理不合格标本登记表"
- 如经过沟通仍无法解决问题，标本需要退还给送检临床医师更正后再次送检。在此情况下需同时发出"退单报告"并说明退单原因

四、病理标本编号与管理制度

1. 编号规则

编号规则
- 按每一份标本对应唯一一个病理号，同一标本中申请单、包埋盒、切片、系统存档、质控表中所有病理编号一致的原则进行编号
- 病理编号前四位数为年份，后面的五位数按照流水编号原则，从"00001"开始，当年最后编号以实际为准
- 对于大体标本或者同一病例送检多瓶组织的标本，除了有一个总的病理编号之外，还需要就不同的取材部位或同一患者送来的不同瓶的标本取材时依次编为次级编号"A、B、C……"。保证每一个蜡块都有一个唯一的完整编号

续流程

编号规则

对于需要补取材的标本，补取组织的病理编号第一级编号需与原申请单第一级编号一致，次级编号遵循流水号原则，根据需要续编，不与原组织次级编号重复

重切组织切片在跟原组织切片编号一致情况下需标明重切信息，用重切-（1）表示重切第一张，以后重切标记信息按流水号原则续编

需深切组织切片在跟原组织切片编号一致情况下需标明深切信息，用深切-（1）表示深切第一张。以后深切标记信息按流水号原则续编

每个病理标本取材的组织块的数量以及相应组织的次级编号，由初检医师负责详细记录在"病理标本送检单"的相应栏内

对于需要补取材的标本，也应在"病理标本送检单"的相应栏内记录，记录的内容包括组织块数、次级号码

2. 编号流程

编号流程

病理标本接收后，应遵循病理编号规则进行编号，清晰地手写在原始申请单右上角，此号码即为该标本的病理编号

标本进行肉眼检查并取材，蜡块的编号应遵循病理编号规则

由技术员在系统中录入具体项目，并将相应的病理号打印在不干胶标签上

病理号是病理标本的唯一性号码，在病理科各个工作环节中，相关工作人员均应注意查对以保证它的一致性

3. 申请单、蜡块、切片打印号码管理

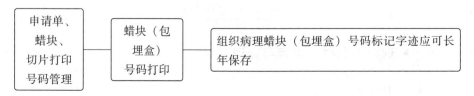

申请单、蜡块、切片打印号码管理

蜡块（包埋盒）号码打印

组织病理蜡块（包埋盒）号码标记字迹应可长年保存

续流程

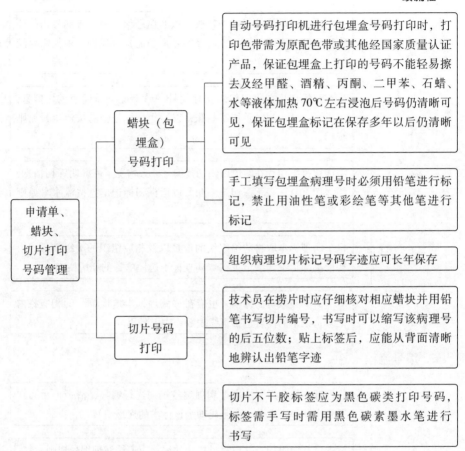

申请单、蜡块、切片打印号码管理

蜡块（包埋盒）号码打印
- 自动号码打印机进行包埋盒号码打印时，打印色带需为原配色带或其他经国家质量认证产品，保证包埋盒上打印的号码不能轻易擦去及经甲醛、酒精、丙酮、二甲苯、石蜡、水等液体加热 70℃ 左右浸泡后号码仍清晰可见，保证包埋盒标记在保存多年以后仍清晰可见
- 手工填写包埋盒病理号时必须用铅笔进行标记，禁止用油性笔或彩绘笔等其他笔进行标记

切片号码打印
- 组织病理切片标记号码字迹应可长年保存
- 技术员在捞片时应仔细核对相应蜡块并用铅笔书写切片编号，书写时可以缩写该病理号的后五位数；贴上标签后，应能从背面清晰地辨认出铅笔字迹
- 切片不干胶标签应为黑色碳类打印号码，标签需手写时需用黑色碳素墨水笔进行书写

4. 改变切片或蜡块标记

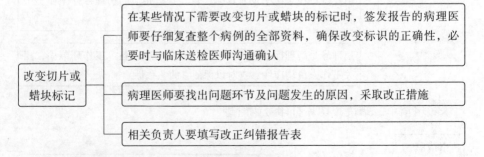

改变切片或蜡块标记
- 在某些情况下需要改变切片或蜡块的标记时，签发报告的病理医师要仔细复查整个病例的全部资料，确保改变标识的正确性，必要时与临床送检医师沟通确认
- 病理医师要找出问题环节及问题发生的原因，采取改正措施
- 相关负责人要填写改正纠错报告表

五、病理标本取材、保存与管理制度

1. 标本取材

标本取材

取材人员的要求

病理医师通过肉眼仔细观察标本，判断病变的部位、大小、浸润深度及与切缘和周围组织的关系，然后挑选有代表性的部位取材，做病理切片

取材由初检医师完成。第一年病理住院医师和新来进修医师必须在高年资初检医师指导下取材。经观察考核合格后方可单独取材，但每日取材均应有高年资初检医师或主检医师进行指导

取材步骤

标本接收人员与取材人员应进行申请单和标本的交接、核对。首先要核对患者的姓名、标本类型与数量、取材部位、病理号及其他有关信息

取材前仔细阅读申请单中的内容，初步判断病变的性质，做到对病变心中有数

如有任何疑问，应暂时搁置标本，直到核实清楚后方可取材。如有取材技术方面的疑问，应及时咨询上级医师

如有不合格标本，应按不合格标本拒收标准处理

取材过程要参照取材手册进行。取材描述应包括足够信息如标本类型、数量、大小和（或）重量、病变大小和累及范围，以及与诊断和治疗有意义的相关信息

取材后应清点和整理组织块，并及时放入脱水机进行脱水处理。蜡块数应记录在"取材登记本"上并签名

取材后剩余的标本应妥善保存，保存至病理报告发出后的2周

剩余的病理标本和标本容器属于医疗废弃物，应按照专门的规定处理，不可随意丢弃

取材后由专人负责住院患者的系统收费

2. 大体标本保存、复查与销毁

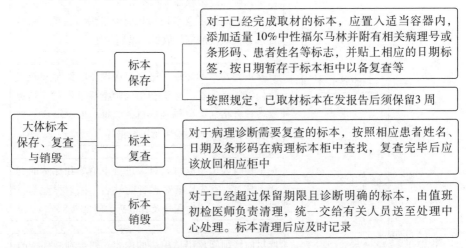

大体标本保存、复查与销毁
- 标本保存
  - 对于已经完成取材的标本，应置入适当容器内，添加适量10%中性福尔马林并附有相关病理号或条形码、患者姓名等标志，并贴上相应的日期标签，按日期暂存于标本柜中以备复查等
  - 按照规定，已取材标本在发报告后须保留3周
- 标本复查
  - 对于病理诊断需要复查的标本，按照相应患者姓名、日期及条形码在病理标本柜中查找，复查完毕后应该放回相应柜中
- 标本销毁
  - 对于已经超过保留期限且诊断明确的标本，由值班初检医师负责清理，统一交给有关人员送至处理中心处理。标本清理后应及时记录

六、不合格标本处理制度与程序

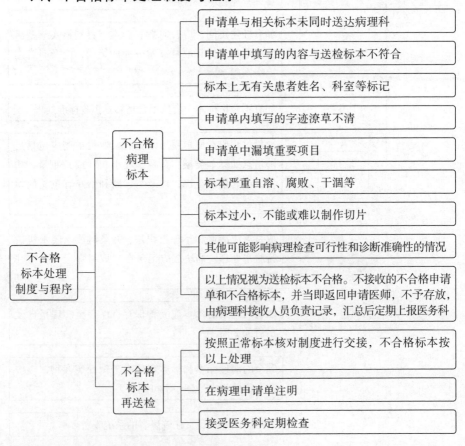

不合格标本处理制度与程序
- 不合格病理标本
  - 申请单与相关标本未同时送达病理科
  - 申请单中填写的内容与送检标本不符合
  - 标本上无有关患者姓名、科室等标记
  - 申请单内填写的字迹潦草不清
  - 申请单中漏填重要项目
  - 标本严重自溶、腐败、干涸等
  - 标本过小，不能或难以制作切片
  - 其他可能影响病理检查可行性和诊断准确性的情况
  - 以上情况视为送检标本不合格。不接收的不合格申请单和不合格标本，并当即返回申请医师，不予存放，由病理科接收人员负责记录，汇总后定期上报医务科
- 不合格标本再送检
  - 按照正常标本核对制度进行交接，不合格标本按以上处理
  - 在病理申请单注明
  - 接受医务科定期检查

第六节 病理科实验室生物安全管理制度

一、病理科主任生物安全职责

病理科主任生物安全职责
- 在上级的领导下，负责本科的检验、诊断、教学、科研、行政管理的管理工作
- 制订本科生物安全管理工作计划，组织实施，经常督促检查
- 督促本科各级人员认真执行各项规章制度和技术操作规程，做好登记、统计和消毒隔离工作。正确使用毒剧药品和器材，审签药品器材的请领、报销，经常检查安全措施，严防差错事故
- 督促本科各级人员正确使用毒剧药品和器材，经常检查生物安全措施，严防差错事故
- 参加部分诊断工作，并检查科内人员的检验质量，开展质量控制工作
- 负责本科人员的业务训练、技术考核，提出升、调、奖、惩意见。搞好进修、实习人员的培训及临床教学
- 确定本科人员轮换和值班。制订本科的科研规划，检查进度，总结经验。学习使用国内外新技术，不断改进各种检验方法
- 廉洁自律，严格遵守医院各项规章制度及医院制订的医德医风相关规定

二、病理科技术组长生物安全职责

病理科技术组长生物安全职责
- 在科主任领导下，负责指导本病理科技术工作、教学、科研和实验室安全工作
- 参加部分技术工作，并检查科内的技术质量，解决业务上复杂疑难问题
- 开展科研，担负教学工作。指导进修、实习人员的学习，做好科内各类技术人员的培养提高工作
- 协助科主任制订科研规划，督促实施。学习使用国内外新技术，不断改进各种检测方法

三、病理技师生物安全职责

病理技师生物安全职责

- 在科主任领导下，负责指导本科技术工作、教学、科研和实验室安全工作
- 亲自参加检验，并指导技士进行工作，核对检验结果，负责特殊检验的技术操作和特殊试剂的配制、鉴定、检查，定期校正检验试剂、仪器，严防差错事故
- 负责毒剧药品、贵重器材的管理和检验材料的请领、报销等工作
- 负责临床教学，搞好进修、实习人员的培训工作
- 开展科学研究和技术革新，改进检验方法，不断开展新项目，提高检验质量，学习使用国内外新技术，不断改进各种检测方法
- 负责开展对本专业质量控制工作
- 廉洁自律，严格遵守医院各项规章制度及医院制订的医德医风相关规定

四、病理科实验室生物安全管理小组职责

病理科实验室生物安全管理小组职责

- 生物安全管理小组由病理科主任、一名病理科医师及一名病理技术骨干组成
- 对医院实验室生物安全管理委员会负责，对病理科实验室生物安全事件处理统筹安排
- 定期检查病理科实验室的生物安全，进行相关知识及法规的培训。组织有关人员进行实验室生物安全应急处理演练
- 在发生突发生物安全事件时，指挥有关人员立即到达现场的规定岗位，采取相应措施
- 根据实际情况及时报请医院实验室生物安全管理领导小组，上报上级领导及部门迅速依法采取紧急措施
- 廉洁自律，严格遵守医院各项规章制度及医院制订的医德医风相关规定

五、病理科实验室人员准入制度

病理科实验室工作人员接受相关生物安全知识、法规制度培训并考试合格

从事实验室工作人员必须进行上岗前体检，由单位生物安全领导小组组织实施。体检指标除常规项目外还应包括与准备从事工作有关的特异性抗原、抗体检测。体检合格后建立健康监测档案，不符合岗位健康要求不得从事相关工作

从事实验室技术人员必须具备相关专业教育经历、相应的专业技术知识及工作经验，熟练掌握自己工作范围的技术标准、方法和设备技术性能

从事实验室技术人员应熟练掌握与岗位工作有关的病理诊断和病理技术方法，能独立进行日常病理诊断和病理技术工作。有效保证所承担环节的工作质量

病理科实验室人员准入制度

从事实验室技术人员应熟练掌握常规消毒原则和技术，掌握意外事件和生物安全事故的应急处置原则和上报程序

在满足上述基本原则的前提下，必须是自愿从事相关实验活动，了解所从事工作的生物安全风险，必要时在生物安全知情书上签字。并经实验室负责人批准后才能上岗工作

实验活动辅助人员应掌握责任区内生物安全基本情况，了解所从事工作的生物安全风险，接受与所承担职责有关的生物安全知识和技术、个体防护方法等内容的培训，熟悉岗位所需消毒知识和技术，了解意外事件和生物安全事故的应急处置原则和上报程序

外单位来检验科参观、学习、工作人员进入实验室控制区域应有相关领导批准，并遵守实验室的生物安全相关规章制度。进入实验室的一般申请由实验室负责人的批准，1个月及以上的准入需到医务处备案

六、病理科实验室生物安全管理与人员培训、考核制度

病理科实验室生物安全管理与人员培训、考核制度

- 制订年度生物安全培训、考核计划并实施
- 培训内容：生物安全相关法律、法规、办法、标准，本实验室生物安全手册，生物安全管理制度，应急预案、紧急事件的上报和处置程序，生物安全风险评估，生物安全操作规范，仪器设备的使用、保养、维护，个人防护用品的正确使用，菌（毒）株及标本的收集、运输、保存、使用、销毁，实验室的消毒与灭菌，感染性废物的处置、急救等
- 每年组织全员的生物安全培训、考核。培训后应对参加培训的人员进行考核，考核形式可多样化，如笔试、口试、实际操作等。建立并保存生物安全工作人员的培训、考核档案
- 当有关部门颁发、修订新的生物安全相关法律、法规、规范、标准或实验室生物安全手册等应及时组织开展相关内容的培训
- 进入科室的外单位人员根据其所从事工作的生物安全风险进行必要的生物安全培训
- 对新上岗、转岗的员工进行生物安全相关知识、生物安全手册等的培训，明确所从事工作的生物安全风险

七、病理科实验室人员健康监护制度

病理科实验室人员健康监护制度

- 医院对新从事病理科实验室技术人员必须进行的上岗前体检。体检指标除常规项目外还应包括与准备从事工作有关的特异性抗原、抗体检测
- 体检合格后建立健康监测档案并在上岗证上盖章确认
- 从事高致病性病原微生物操作的人员，在连续工作后进行必要的医学观察。临时调离岗位的人员在重新上岗前必须进行体检，体检结果达到岗位健康要求后方可上岗
- 实验室人员应注意个人身体健康情况，出现不适及时报告

续流程

病理科实验室人员健康监护制度

- 发生实验室意外事件或生物安全事故后应对可疑感染人员进行针对性体检，体检结果记入健康监护档案
- 实验室技术人员要在身体状况良好的情况下从事相关工作，发生发热、呼吸道感染、开放性损伤、怀孕等或因工作造成疲劳状态免疫耐受及使用免疫抑制剂等情况时，需由实验室负责人同意从事相关工作，但不宜再从事高致病性病原微生物的相关工作

八、病理科实验室生物安全资料档案管理制度

为确保生物安全实验室各类活动记录、资料按要求归档、保存，特制订本制度。

病理科实验室生物安全资料档案管理制度

- 与生物安全相关的各类活动的记录均应按照本制度执行
- 生物安全实验室的记录、资料保存不得少于 20 年
- 生物安全实验室记录、资料应至少包括：生物安全手册、生物安全管理制度、人员培训考核记录、生物安全检查记录、健康监护档案、事故报告、分析处理记录，废物处置记录，实验记录，样本收集、运输、保存、领用、销毁等记录，生物危害评估记录，生物安全柜现场检测记录，消毒、灭菌效果监测记录等
- 生物安全实验室资料档案原则上不外借
- 因工作需要复制档案资料者需经批准
- 超过保存期限的档案资料、记录，应通过医院生物安全领导小组的讨论、鉴定，批准是否实施销毁，销毁应至少两人实施，做好销毁记录

九、病理科实验室生物安全自查制度

为确保实验室生物安全制度、措施落实到位，避免生物安全事故，特制订本制度。

实验室生物安全小组每月组织一次生物安全检查

科室负责人负责实验室生物安全的全面管理，检查、督促生物安全监督员工作，每周进行科室生物安全工作检查

生物安全监督员负责实验室日常工作的生物安全监督、检查

病理科实验室生物安全自查制度

对于检查中发现的问题及时纠正，必要时制订纠正措施或实施整改，并进行跟踪验证

按照资料、档案管理制度保存所有检查记录，及时归档

将自查发现的问题作为实验室生物安全培训计划输出

将自查结果上报医院相关部门

十、病理科实验室生物安全防护制度

实验室工作人员工作时，应着工作服、工作帽、口罩、手套。实验室工作人员手部皮肤发生破损，在进行有可能接触污染材料的操作时必须戴双层手套

操作完毕，脱去手套后立即洗手，必要时进行手消毒。但离开实验室或到污染区以外的地方活动必须脱掉手套。手套不能随便放置和丢弃，只能放置在污染区和丢弃在医疗垃圾桶中

病理科实验室生物安全防护制度

在操作过程中，有可能发生血液、体液飞溅到医务人员的面部时，应加戴防渗透性能的口罩、防护眼镜。有可能发生血液、体液大面积飞溅或者有可能污染医务人员的身体时，还应当穿戴具有防渗透性能的隔离衣

发生 SARS、禽流感疫情时，应戴 N95 口罩，穿隔离衣，戴护目镜、工作帽和双层手套

使用后的锐器应当直接放入耐刺、防渗漏的利器盒，以防刺伤。禁止将使用后的一次性针头重新套上针头套。禁止用手直接接触使用后的针头、刀片等锐器

续流程

使用生物安全柜或通风柜，应在操作前5分钟打开

实验室进行体液细胞学检验或操作均应在生物安全柜中或通风柜进行，进行离心操作时应盖好离心机机盖，待停机5分钟后才能打开机盖取出离心物品，应在生物安全柜内打开离心管

各种器具应及时消毒、清洗；医疗垃圾和生活垃圾应分类收集，并在医疗垃圾袋上粘贴专用标识

技术人员结束操作应及时洗手

每天对各种物体表面及地面进行常规消毒。进行各种检验应避免污染，进行特殊传染病检验后应及时进行消毒，有场地、工作服或体表污染应立即处理，防止扩散，并视污染情况向上级报告

若工作人员身体表面被感染性材料污染，应紧急沐浴，去除污染。所穿着工作服应进行消毒处理

若皮肤被污染、刺伤，应当立即脱离污染环境，用肥皂液和流动水清洗污染的皮肤，如有伤口，应当从伤口近心端向伤口轻轻挤压，尽可能挤出损伤处的血液，再用肥皂液和流动水进行冲洗，禁止进行伤口的局部挤压

受伤部位的伤口冲洗后，应当用消毒液进行消毒，并包扎伤口。立即向所在科室领导及感染（管理）科进行报告，追踪可能污染源的流行病学资料，认真填写《利器损伤报告卡》，接受指导和治疗

眼部被污染性材料或液体污染，应即用冲眼器冲洗。之后到眼科就诊

病理科实验室生物安全防护制度

十一、病理科生物病理样本管理制度

病理科生物病理样本管理制度

实验室负责人应依照国家卫生主管部门或医院主管部门的要求保存或运送病理样本，定期进行安全检查

实验室普通病理标本实行责任人保管制，即病理标本在送达病理科至取材前由病理技术人员负责管理，取材后至病理标本销毁前由病理报告医师管理，存放在指定的位置

续流程

病理科生物病理样本管理制度	特殊病理标本由专人保存。做好病理样本进出和储存记录，建立档案
	保管人妥善保存病理标本，防止病理标本丢失及腐烂
	病理生物标本应密封分类保存，包装材料必须符合防水、防破损、防外泄的要求
	病理样本运送、销毁必须有专人护送，护送人员应接受实验室生物安全相关知识培训，并采取必要的防护措施

十二、病理科实验室设备检测、维护制度

病理科实验室设备检测、维护制度	实验室内各种设施要符合生物安全及其他相关规定，所使用的所有仪器应经过安全使用认证。病理科供电线路中必须安装断路器和漏电保护器
	科内大型仪器、设备、精密仪器由专人负责保管、登记、建档，仪器设备的使用者，需经专业技术培训，持证上岗
	科内仪器设备应在检定和校准的有效期内使用，并按照检定周期的要求进行自检或强检，对使用频率高的仪器按规定在检定周期内进行期间核查
	主要仪器设备应建立使用记录，有操作规程，注意事项，相关技术参数和维护记录，并置于显见易读的位置。仪器使用者必须认真遵守操作规程，并做好仪器设备使用记录，定期维护仪器设备
	仪器设备所用的电源，必须满足仪器设备的供电要求。用电仪器设备必须安全接地。电源插座不得超载使用。仪器设备在使用过程中出现断路保护时，必须在查明断电原因后，再接通电源

续流程

```
病理科
实验室
设备检测、
维护制度
```

- 仪器设备在使用过程中发生异常，随时记录在仪器随机档案上，维修必须由专业人员进行，并做维修记录

- 仪器设备使用结束后，必须按日常保养进行检查清理，保持良好状态

- 所有仪器设备应加贴唯一性标识及准用、限用、禁用标志

- 在压力容器、大功率用电设备、高速旋转设备运行期间，必须有人看守，并有处理事故的相应措施及设备。长期用电设备应定期检查，并记录运行情况

- 因故障或操作失误可能产生某种危害的仪器设备，必须配备相应的安全防护装置

- 使用直接接触污染物的仪器设备前，必须确认相应的安全防护装置能正常启用。实验工作完成后，必须对接触污染物的仪器设备进行相应的清洗、消毒

- 科内应指定专人对安全设备和实验设施/设备维护管理，保证其处于完好工作状态。仪器设备较长时间不使用时，应定期通电、除湿。有记录，保持设备清洁干燥

- 冰箱应定期化冰、清洗，发现问题及时维修。实验区冰箱内禁止放个人物品及与实验无关的物品

- 所有仪器设备在维修和维护保养前运出实验室前必须进行消毒处理

十三、医疗废物管理制度

根据《医疗废物管理条例》《医疗卫生机构医疗废物管理办法》《医疗废物分类目录》制订本制度。对医疗废物实施分类收集，集中暂存，统一交医疗废物处理中心处置。

医疗废物管理制度

医疗废物分类收集工作制度
- 一般废弃物、生活垃圾用黑色塑料袋、医用固体废弃物用黄色塑料袋及医用锐利废弃物用防水、耐刺坚固容器，分别放置，严格管理
- 盛装的医疗废物达到包装物或者容器的 3/4 时，应当使用有效的封口方式，使包装物或者容器的封口紧实、严密
- 对感染性废物、病理性废物、损伤性废物、药物性废物及化学性废物不能混合收集。少量的药物性废物可以混入感染性废物，但应当在标签上注明
- 废弃的放射性、毒性等化学制品及其相关废物的管理，在医务部、医院感染管理办公室指导下，依照有关法律、法规和国家有关规定、标准执行

医疗废物产生地工作制度
- 科室应当设立固定的医疗废物暂时存放或交接地点
- 一般废弃物、生活垃圾用黑色塑料袋、医用固体废弃物用黄色塑料袋及医用锐利废弃物用防水、耐刺坚固容器，分别放置，严格管理
- 盛装的医疗废物达到包装物或者容器的 3/4 时，应当使用有效的封口方式，使包装物或者容器的封口紧实、严密
- 包装物或者容器的外表面被感染性废物污染时，应当对被污染处进行消毒处理或者增加一层包装
- 盛装医疗废物的每个包装物、容器外表面应当有警示标识，在每个包装物、容器上应当系中文标签，中文标签的内容应当包括：医疗废物产生单位、产生日期、类别及需要的特别说明等
- 禁止将医疗废物混入其他废物和生活垃圾当中

医疗废物对外交接、登记制度
- 依照危险废物转移联单制度填写和保存转移联单
- 对医疗废物进行登记，登记资料保存 3 年
- 一旦交接医疗废物过程中出现问题应及时向主管领导汇报，以便尽快解决

十四、废弃有害液体统一回收制度

废弃有害液体统一回收制度

- 立刻对工作中产生的废弃有害液体进行统一回收

- 确保用专用仪器处理或具有资质的机构回收处理，严禁随意倾倒入下水道

- 将医疗废物置于符合《医疗废物专用包装物、容器的标准和警示标示的规定》的包装物或者容器内

- 医疗废物专用包装物、容器，应当有明显的警示标示和警示说明

- 在盛装医疗废物前，应当对医疗废物包装物或者容器进行认真检查、确保无破损、渗漏和其他缺陷

- 建立医疗废物的暂时储存设施、设备并定期进行消毒和清洁

- 对医疗废物进行登记，登记内容应当包括医疗废物的来源、种类、重量或数量，交接时间及交接人员、处理方式

- 有医院指定的回收人员定期到病理科回收，经病理科工作人员与回收人员双方交接验收并签字后，由回收人员送到医院医疗垃圾回收站，按国家规定统一焚毁

- 有条件的可以将废液回收循环利用，减少了实验室废液的产生

十五、病理科保密制度

病理科保密制度

- 实验室设有专人具体负责保密工作，严格贯彻执行，发现问题及时纠正

- 患者的病理检查信息属于个人隐私，病理科仅允许以下人员进行查询：与患者样品检查过程有关的实验室工作人员；取得患者授权的个人；参与患者诊断治疗过程的医务人员为患者约定俗成的授权者

- 实验室所有记录分类保管，查阅记录的权限如下：记录形成过程的相关人员；经实验室管理人员授权的个人；国家或地方法律机构授权的人员

- 实验室的电子数据及其传输过程的相关信息的保密，遵循该院计算机管理的相关规定

- 任何人不得私自对外公布传染病相关信息

- 实验涉及经济保密、公文保密和国防保密部分，按有关部门的规定执行

- 其他法律法规规定应保密的信息查阅权限依据法律法规规定。医院、临床科室、供应商要求保密的信息，其查阅权限分别依据医院、临床科室、供应商的规定和要求而定

十六、生物安全突发事件应急预案

本着对医院工作者及患者健康与安全负责的精神，加强病理科生物安全的管理，制订有效的应急处理程序和控制措施，以保证在发生生物安全事件时做到应急准备充分、信息渠道畅通、反应灵敏，从而遏制生物安全事件危害的进一步扩大，保证相关人员的健康，保证公众健康和社会稳定。

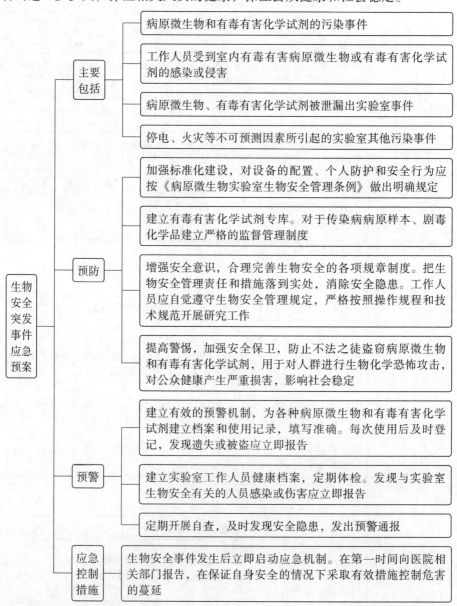

十七、紧急情况处理规程与应急预案

1. 意外事故应急预案的实施原则

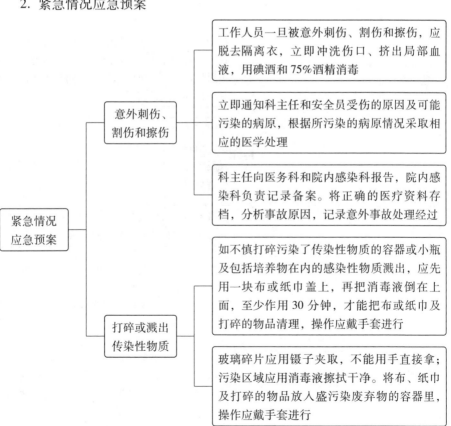

意外事故应急预案的实施原则

在实验室发生任何意外事故时，都要遵循"安全第一、救人第一"的原则

一旦发生意外事故，发现人应立即通知科主任或安全员以及医院相关部门负责人，情况紧急者可直接拨打报警电话，同时报告具体事宜：事故发生的时间、地点、人员的伤势情况及损失情况

立即通知医院抢救小组迅速组织抢救受伤人员，疏散现场的其他人员

做好现场的消毒、清理工作，调查事故原因，将调查报告上报医院。详细记录意外事故处理的经过

2. 紧急情况应急预案

紧急情况应急预案

意外刺伤、割伤和擦伤

工作人员一旦被意外刺伤、割伤和擦伤，应脱去隔离衣，立即冲洗伤口、挤出局部血液，用碘酒和75%酒精消毒

立即通知科主任和安全员受伤的原因及可能污染的病原，根据所污染的病原情况采取相应的医学处理

科主任向医务科和院内感染科报告，院内感染科负责记录备案。将正确的医疗资料存档，分析事故原因，记录意外事故处理经过

打碎或溅出传染性物质

如不慎打碎污染了传染性物质的容器或小瓶及包括培养物在内的感染性物质溅出，应先用一块布或纸巾盖上，再把消毒液倒在上面，至少作用30分钟，才能把布或纸巾及打碎的物品清理，操作应戴手套进行

玻璃碎片应用镊子夹取，不能用手直接拿；污染区域应用消毒液擦拭干净。将布、纸巾及打碎的物品放入盛污染废弃物的容器里，操作应戴手套进行

续流程

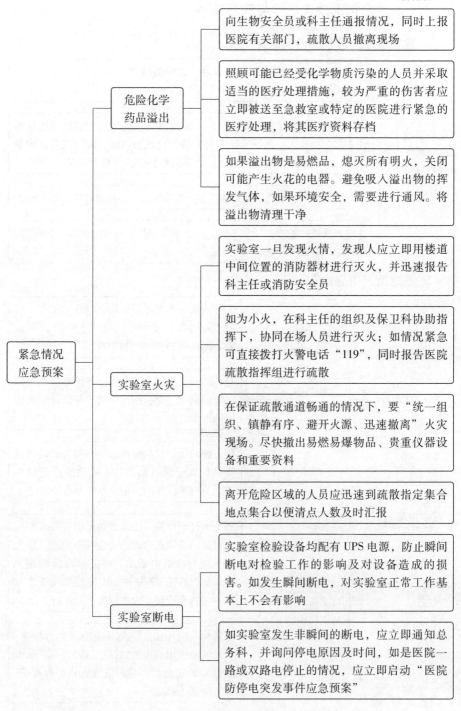

危险化学药品溢出

向生物安全员或科主任通报情况，同时上报医院有关部门，疏散人员撤离现场

照顾可能已经受化学物质污染的人员并采取适当的医疗处理措施，较为严重的伤害者应立即被送至急救室或特定的医院进行紧急的医疗处理，将其医疗资料存档

如果溢出物是易燃品，熄灭所有明火，关闭可能产生火花的电器。避免吸入溢出物的挥发气体，如果环境安全，需要进行通风。将溢出物清理干净

紧急情况应急预案

实验室火灾

实验室一旦发现火情，发现人应立即用楼道中间位置的消防器材进行灭火，并迅速报告科主任或消防安全员

如为小火，在科主任的组织及保卫科协助指挥下，协同在场人员进行灭火；如情况紧急可直接拨打火警电话"119"，同时报告医院疏散指挥组进行疏散

在保证疏散通道畅通的情况下，要"统一组织、镇静有序、避开火源、迅速撤离"火灾现场。尽快撤出易燃易爆物品、贵重仪器设备和重要资料

离开危险区域的人员应迅速到疏散指定集合地点集合以便清点人数及时汇报

实验室断电

实验室检验设备均配有 UPS 电源，防止瞬间断电对检验工作的影响及对设备造成的损害。如发生瞬间断电，对实验室正常工作基本上不会有影响

如实验室发生非瞬间的断电，应立即通知总务科，并询问停电原因及时间，如是医院一路或双路电停止的情况，应立即启动"医院防停电突发事件应急预案"

第七节　病理科档案管理制度

一、总则

```
        ┌─ 为了加强对病理科档案的收集、整理、归档等项管理工作，有效地
        │  保护和利用档案，使病理科档案工作逐步实现规范化、制度化、科
        │  学化，推动病理科档案事业的发展，特制订病理科档案管理制度
        │
        ├─ 本制度所指的档案，是指病理科在医疗、科研、教学和科室建设
  总则 ──┤  中，所形成有保存价值的各种文字、实物、图表等不同形式历史
        │  记录
        │
        ├─ 医院病理科的所有工作人员都有保护档案的义务，并在实际工作
        │  中不断建立健全和完善病理科档案管理
        │
        └─ 档案工作实行分级管理、专人负责的原则，维护档案的完整与安
           全，便于档案各方面的利用
```

二、档案室建设要求

```
  档案室      ┌─ 根据《临床技术操作规范》对档案保存期限最低的要求，档案室
  建设要求 ──┤  建设规模应不小于医院病理科自然产生档案量的存贮标准
             │
             └─ 应建立和完善病理科切片贮存室、蜡块贮存室、资料室、病理标
                本贮存室、病理大体标本陈列室等
```

三、档案设备及档案安全设备

```
               ┌─ 为保证档案的安全，病理科应配备相应的档案贮存设备和档案安
               │  全设备
  档案设备      │
  及档案安全 ──┼─ 如病理凉片柜、病理切片存贮柜、病理蜡块存贮柜、病理资料柜、
  设备          │  病理标本存贮柜、病理大体标本陈列柜等
               │
               └─ 有条件的病理科应尽量采用密集型档案柜的形式，并相应配备通
                  风、除湿机、计算机、档案装订等设备
```

四、档案的范围

```
档案的范围 ── 病理科在医疗、科研、教学、人员和科室建设中积累的相关内容
          ── 病理科在医疗活动中所有与患者及医疗行为有关的文字资料和实物资料
          ── 病理科在医疗活动中所购置的医疗设备及设备的使用与维护记录
          ── 病理科在医疗活动中所购置的办公设备
          ── 病理科用于实验活动的化学试剂、免疫组化试剂及耗材等的名称、规格及应用记录等
```

五、档案工作的内容与要求

```
档案工作的内容与要求 ── 对档案的统一管理，维护档案的完整与安全，作好档案的保管和利用工作，为本单位各项工作服务
                  ── 贯彻执行档案工作的原则和规章制度
                  ── 对本单位形成各类档案进行收集、整理、归档，并对归档工作进行监督和指导
                  ── 按照归档范围指导督促科室人员于当年 12 月及次年 1 月底前完成本年度档案的收集、整理工作
                  ── 对归档文字类材料进行鉴定，分类、拟写案卷标题，填写卷内目录，以及案卷的装订和排列，目录的编制等，逐步实现采用计算机进行分类、编目、检索等文档一体化管理
                  ── 编制适用的检索工具，如案卷目录、分类目录、专题目录、归档文件目录及机读目录等
                  ── 建立档案统计台账，对档案的收集、移出、整理、鉴定、保管、利用情况进行统计
                  ── 围绕本单位中心任务，提供档案查阅、复制、借阅服务
                  ── 按《临床技术操作规范》对保管到期的档案进行鉴定，判定档案存毁。编制档案销毁清册，并拟写销毁档案内容分析报告
                  ── 控制损坏档案的各种因素，采取积极的措施做好工作
                  ── 定期检查库房安全措施执行情况，保持室内整洁卫生
```

六、档案的销毁

档案的销毁

> 病理资料应由专人负责保管，标明年份、编号，集中分类归档。需要长期或定期保存的病理资料包括：病理申请单、送检标本、组织蜡块、组织切片、涂片、病理检查登记等，以及由于规范要求或特殊原因需要长期或定期保存的资料。销毁是指经鉴定对失去价值的档案做毁灭性的处理过程

> 根据《临床技术操作规范》的规定，对于已过档案保存期的档案进行销毁，并建销毁清册，登录被销毁档案题名、数量等内容并由当事人签署的文件

> 关于医疗类档案，患者查询病理学检查资料的期限，门诊患者为送检后 15 年。住院患者为送检后 30 年。活检大体标本的保存期限自签发病理学诊断报告书之日起保存 2~4 周。尸检标本自签发病理学诊断报告书之日起保存 3 个月。涉及医患争议的尸检标本，按照尸检前有关各方签署的协议办理

> 医疗设备及办公类档案：对超过使用期或故障医疗设备、不能正常使用，经医院设备科或相关部门确认。填写医疗设备报废登记表，其报废设备由设备科或相关部门处理

> 查见肿瘤细胞或可疑肿瘤细胞的玻片保存 30 年。未查见恶性肿瘤细胞的玻片，与诊断报告书发出后保存 2 周。所有病理学检查的文字资料保存 30 年

七、诊断报告补充、更改或迟发管理制度

1. 病理诊断报告补充、更改或迟发的管理制度

病理诊断报告补充、更改或迟发的管理制度

> 病理报告发出后，如发现非原则性的问题，可以补充报告进行修改

> 病理报告发出后，如发现原则性的问题则需做出更改，并立即通知临床医师

> 由于某些原因延迟取材、制片，或是进行其他相关技术检测，不能如期签发病理学诊断报告书时，需以口头或书面告知有关临床医师或患方，说明迟发病理学诊断报告书的原因

> 每一份补充或更改的病理报告均遵循了病理报告补充或更改的制度与审核批准流程，并需在病理档案中有完整记录

续流程

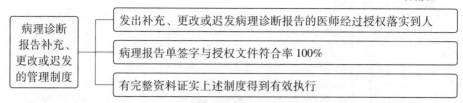

2. 病理诊断报告补充、更改或迟发的管理程序

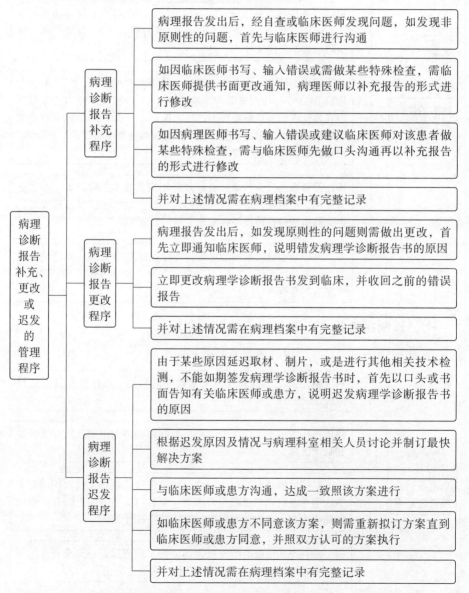

第八节 应急预案

一、意外事故应急预案的实施原则

意外事故应急预案的实施原则

- 在实验室发生任何意外事故时，要遵循"安全第一、救人第一"的原则
- 一旦发生意外事故，发现人应立即通知科主任或安全员以及医院相关部门负责人，情况紧急者可直接拨打报警电话，同时报告具体事宜：事故发生的时间、地点、人员的伤势情况及损失情况
- 立即通知医院抢救小组迅速组织抢救受伤人员，疏散现场的其他人员
- 做好现场的消毒、清理工作，调查事故原因，将调查报告上报院里。详细记录意外事故处理的经过

二、意外刺伤、割伤和擦伤应急预案

意外刺伤、割伤和擦伤应急预案

- 工作人员一旦被意外刺伤、割伤和擦伤，应脱去隔离衣，立即冲洗伤口、挤出局部血液，用碘酒和75%酒精消毒
- 立即通知科主任和安全员受伤的原因及可能污染的病原，根据所污染的病原情况采取相应的医学处理
- 科主任向医务科和院内感染科报告，院内感染科负责记录备案
- 将其正确的医疗资料存档，分析事故原因，记录意外事故处理经过

三、打碎或溅出传染性物质应急预案

打碎或溅出传染性物质应急预案

- 如不慎打碎污染了传染性物质的容器或小瓶及包括培养物在内的感染性物质溅出，应先用一块布或纸巾盖上，再把消毒液倒在上面，至少作用30分钟，才能把布或纸巾及打碎的物品清理，需戴手套操作

续流程

| 打碎或溅出传染性物质应急预案 | 玻璃碎片应用镊子夹取，不能用手直接拿；污染区域应用消毒液擦拭干净，需戴手套操作 |
| | 将布、纸巾及打碎的物品放入盛污染废弃物的容器里，需戴手套操作 |

四、离心管碎裂应急预案

离心管碎裂应急预案	没有密闭离心桶的离心机正在运行时离心管发生了破裂或怀疑破裂，应关闭开关并保持离心机盖子关闭30分钟
	通知生物安全员，在生物安全员的指导下进行清理
	必要时，在一层手套外再戴一双手套，夹取碎片时要用镊子
	所有打破的管子、玻璃碎片、套管及转轴都应放在无腐蚀性的消毒液里（10%"84"消毒液）浸泡消毒或高压处理
	离心杯应用消毒液进行擦拭并用清水洗净，干燥后再使用

五、危险化学药品溢出应急预案

危险化学药品溢出应急预案	向生物安全员或科主任通报情况，同时上报医院有关部门，疏散现场不必要的人员撤离现场
	照顾可能已经受化学物质污染的人员并采取适当的医疗处理措施，较为严重的伤害者应立即被送至急救室或特定的医院进行紧急的医疗处理，将其医疗资料存档
	如果溢出物是易燃品，熄灭所有明火，关闭可能产生火花的电器
	避免吸入溢出物的挥发气体，如果安全的话，需要进行通风
	将溢出物清理干净

六、病理标本丢失的应急预案

病理标本丢失的应急预案

- 一旦发现标本丢失，应立即向技术组或诊断组主管或负责人汇报
- 技术组或诊断组主管或负责人应察看病理申请单，了解所送标本的内容，分析标本丢失的原因及可能丢失的各个环节，并组织科内在场人员寻找
- 如确实无法找到标本，根据标本的种类及时与临床医师沟通
- 如为痰液、尿液、阴道脱落细胞学等标本，应和相应临床医师联系、说明标本丢失情况，可让患者重新送检
- 如为组织标本应和主管医师说明情况，并根据患者病情进行重新取材或临床随访观察

七、病理标本混淆的应急预案

病理标本混淆的应急预案

- 技术员在标本处理过程中意识到或发现编号错误应停止操作，查找原因
- 如组织块编号错误，应立即告知取材医师，并和取材医师一起核对编号，如能当场更正，应立即纠正。如无法立即更正，应向病理实验室负责人汇报，待切片制成后和诊断医师一起查找原因，在病理申请单背面清楚注解
- 如在切片时切片编号错误，应将蜡块和切片进行核对，如能当场更正，应立即纠正。如无法立即更正，应向病理实验室负责人汇报，待切片制成后和诊断医师一起查对，并在病理申请单背面清楚注解
- 诊断医师发现或技术员陈述切片混淆时，首先和制片技术员联系，并将切片与蜡块对照
- 如切片和蜡块组织不一致，应将蜡块重切后再重新阅片。找出编号错误切片的原始蜡块，并确定当天其他切片均编号正确
- 如切片和蜡块一致，说明错误可能发生在取材或取材前环节。应和取材医师联系，并和取材医师一同将蜡块和大体描述进行对照，同时将该天有可能混淆的切片和相应蜡块进行核对

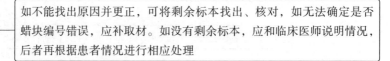

如不能找出原因并更正，可将剩余标本找出、核对，如无法确定是否蜡块编号错误，应补取材。如没有剩余标本，应和临床医师说明情况，后者再根据患者情况进行相应处理

如取材环节没有发现错误，说明错误可能发生在标本来实验室之前，应立即和前处理、标本接收员、业务员、临床医师等联系，分别分析各个环节可能出错的原因。如有可能，在保证无误的前提下尽可能更正

病理标本混淆的应急预案

如发现液基细胞学编号错误，应核对当天全部涂片号，对有疑问的涂片一律重新制片

各个环节均查不出原因或虽查出原因但无法更正时，应和临床医师说明情况，后者再根据患者情况进行相应处理

八、病理标本固定、脱水及透明不当的应急预案

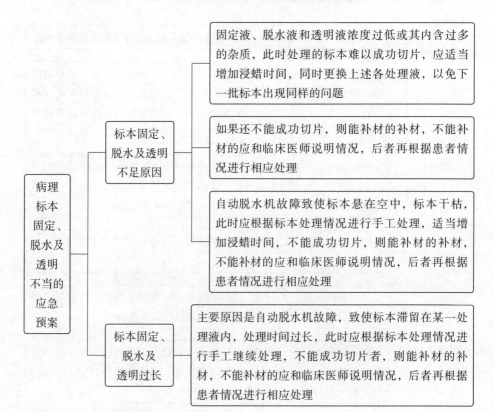

固定液、脱水液和透明液浓度过低或其内含过多的杂质，此时处理的标本难以成功切片，应适当增加浸蜡时间，同时更换上述各处理液，以免下一批标本出现同样的问题

标本固定、脱水及透明不足原因

如果还不能成功切片，则能补材的补材，不能补材的应和临床医师说明情况，后者再根据患者情况进行相应处理

自动脱水机故障致使标本悬在空中，标本干枯，此时应根据标本处理情况进行手工处理，适当增加浸蜡时间，不能成功切片，则能补材的补材，不能补材的应和临床医师说明情况，后者再根据患者情况进行相应处理

病理标本固定、脱水及透明不当的应急预案

主要原因是自动脱水机故障，致使标本滞留在某一处理液内，处理时间过长，此时应根据标本处理情况进行手工继续处理，不能成功切片者，则能补材的补材，不能补材的应和临床医师说明情况，后者再根据患者情况进行相应处理

标本固定、脱水及透明过长

九、实验室断电应急预案

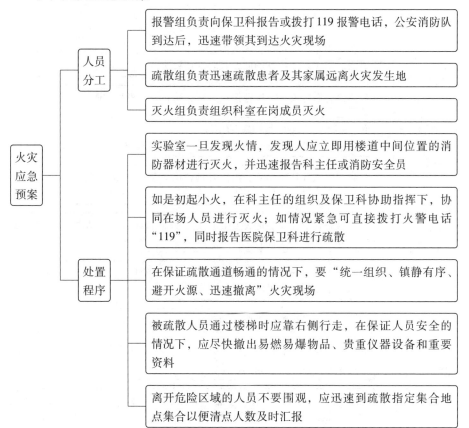

实验室断电应急预案

> 实验室检验设备均配有 UPS 电源，防止瞬间断电对检验工作的影响及对设备造成的损害

> 如发生瞬间断电，对实验室正常工作基本上不会有影响。但实验室工作人员或值班人员在正常供电后，应对冰箱等所有用电设备进行检查，如仪器设备运行正常无须采取措施；如设备出现异常情况或持续报警，应立即通知配电室或器械维修组

> 如实验室发生非瞬间的断电，应立即通知总值班，并询问停电原因及时间，如是医院一路或双路电停止的情况，会立即启动"医院防停电突发事件应急预案"。在医院恢复正常供电之前，工作人员或值班人员应将仪器设备的开关暂时关闭，待恢复供电之后，重新开启设备

十、火灾应急预案

火灾应急预案

人员分工

> 报警组负责向保卫科报告或拨打 119 报警电话，公安消防队到达后，迅速带领其到达火灾现场

> 疏散组负责迅速疏散患者及其家属远离火灾发生地

> 灭火组负责组织科室在岗成员灭火

处置程序

> 实验室一旦发现火情，发现人应立即用楼道中间位置的消防器材进行灭火，并迅速报告科主任或消防安全员

> 如是初起小火，在科主任的组织及保卫科协助指挥下，协同在场人员进行灭火；如情况紧急可直接拨打火警电话"119"，同时报告医院保卫科进行疏散

> 在保证疏散通道畅通的情况下，要"统一组织、镇静有序、避开火源、迅速撤离"火灾现场

> 被疏散人员通过楼梯时应靠右侧行走，在保证人员安全的情况下，应尽快撤出易燃易爆物品、贵重仪器设备和重要资料

> 离开危险区域的人员不要围观，应迅速到疏散指定集合地点集合以便清点人数及时汇报

第三章

病理科工作人员岗位职责

第一节　岗位职责

一、病理科主任（副主任）岗位职责

病理科主任（副主任）岗位职责

- 在医院党委、院长领导下，负责本科业务、科研、教学、质量监管及行政管理工作
- 负责制订本学科建设规划、科室工作计划，不断完善有关规章制度和技术操作规程，并组织实施、督促检查，定期总结汇报
- 加强科室管理，不断完善各项规章制度和技术操作规程，并认真实施
- 督促检查本科人员履行各级岗位职责，认真执行规章制度及技术操作常规。对工作中出现的问题及时处理解决
- 经常进行医疗安全、医德医风教育，防止差错事故，避免医疗纠纷
- 负责解决本科复杂、疑难病例的诊断工作，审核签发重要的病理诊断报告，主持集体读片，参加临床病理会诊；主持外院疑难病理会诊，并签发报告
- 负责科室人才梯队培养，组织安排科内人员及进修人员的业务学习和考核，负责外出进修学习人员的选派
- 经常检查仪器、设备的使用、保管、维修情况；指定人员负责登记、统计和资料积累、保管工作
- 组织开展科学研究工作，制订科研计划，定期督促检查。开发引进新技术，不断提高本科的技术和学术水平
- 督促科内人员做好病理资料的积累保管，完善登记、统计工作
- 密切与临床科室和相关医技科室的联系，定期征求有关医务人员的意见，不断改进工作提高病理诊断水平
- 鼓励本科室医、技人员积极参加本地区及医院组织的有关专业学术报告、病理读片会、临床病理讨论会等继续医学教育学习，定期组织技术考核

二、病理科资料员岗位职责

病理科
资料员
岗位职责

- 在科主任、主管技师指导下进行工作
- 负责资料室的一切保管工作，科室档案、送检单和蜡块一律不得外借，切片借出须严格履行相关手续。及时清点、整理标本送检单、蜡块和切片，按序摆放，不得遗失
- 收取标本时严格"三查七对"，及时加入固定液固定。并给门诊患者出具标本接收单，填明具体取报告日期。及时登记，按规定收费。患者取报告时，应耐心解答各种询问，并由收取者在报告签收簿上签字
- 按照规定办理切片的借还手续，如遇特殊情况应及时向科室领导汇报解决或说明原因
- 每月按时统计工作量并核对报送医院各相关科室

三、病理科档案管理员岗位职责

病理科
档案管理员
岗位职责

- 病理科档案管理员由科主任委派病理科医师和（或）技师兼任，在科主任和高年资病理医师指导下进行档案管理工作
- 遵守科室档案管理规章制度
- 负责病理科各类医疗文件材料的收集、登记、整理、归档、鉴定、统计、保管和利用。
- 负责对病理科档案工作的培训指导、监督和检查
- 负责病理科各种仪器设备档案的整理和保管
- 负责病理科各类申请单、检查单的请领
- 负责提出档案鉴定销毁的书面报告
- 负责病理科各种消耗器材的请领
- 廉洁自律，严格遵守医院各项规章制度及医院制订的医德医风相关规定
- 接受上级有关部门和档案管理部门的监督、检查及管理部门方面的指导

四、病理科物价管理员岗位职责

病理科物价管理员岗位职责

- 病理科物价管理员受科主任委派，在科主任领导下，负责病理科物价管理工作，接受医院审计检查科及财务管理科地监督
- 根据病理收费规定，核定和规范病理科收费标准
- 督促和检查病理科收费行为，发现问题及时整改
- 负责制订医疗收费明细单
- 负责协调病理科与医院审计检查科及财务管理科、医保办及临床各科室的关系
- 负责新开展检查项目的收费申请
- 廉洁自律，严格遵守医院各项规章制度及医院制定的医德医风相关规定

五、病理科安全管理员岗位职责

病理科安全管理员岗位职责

- 病理科安全管理员受科主任委托，在科主任领导下，负责病理科日常安全管理工作
- 负责制订病理科安全保卫预案及安全防范措施
- 配合医院保卫科组织的安全检查，对隐患和问题及时上报、解决，对一时无法解决的问题以书面形式上报分管领导，并采取积极有效措施
- 维护好本科的预备的灭火器材，经常检查仪器设备的安全使用
- 经常督促和检查科室人员做好安全工作，做到防火、防盗；下班后关好门窗，水电、保管好室内仪器设备
- 负责安全器材的请领
- 负责病理科贵重仪器、物品的管理和保管
- 廉洁自律，严格遵守医院各项规章制度及医院制定的医德医风相关规定

六、质量管理小组职责

病理科质量小组由病理科主任、技术组长和骨干人员组成。质量管理小组的职能：

质量管理小组的职能

- 定期检查（每季度）病理科病理切片的优良率
- 定期检查（每季度）冷冻切片诊断的复合率
- 定期检查（每季度）细胞学诊断的准确率
- 检查各类病理报告完成的时间（冷冻切片、细胞学、石蜡切片）
- 定期抽查病理报告完成质量
- 检查各类病理资料是否按期归档
- 制订和修订病理科各类技术操作常规和诊断常规
- 制订和修订病理科各类技术操作标准和诊断标准
- 制订和修订病理科各类管理常规和管理标准
- 制订和修订病理科技术操作流程和病理诊断流程
- 制订和修订病理科医疗设备操作和维护常规
- 负责科室医疗安全方面的工作
- 负责处理病理科与相关科室的医疗纠纷
- 负责处理病理科与患者的医疗纠纷
- 负责病理科工作量的统计和病理科医疗质量总结的报告
- 负责病理科档案的管理和指导工作
- 负责医疗设备购置安装和验收
- 负责病理科临床教学基地的各项工作

续流程

质量管理小组的职能	负责对病理科医师和技术人员的年度考核及继续教育工作
	负责病理科进修人员的培训计划的制订和考核
	负责科室年度学习、科研、教学计划的制订
	负责接待设备维修人员对设备的维护

第二节　职称职责

一、病理科主任医师（副主任医师）职责

病理科主任医师（副主任医师）职责	在科主任领导下，负责科室日常外检、科研、教学、技术培训工作，参与制订学科发展规划和科室工作计划
	遵纪守法、遵守职业道德及科室各种工作规程和制度
	参加临床病理会诊和科内集体阅片会诊、负责疑难病例和疑难冷冻切片的病理诊断以及免疫病理等诊断，负责疑难诊断报告的审签；参与外院疑难病理会诊，并签发报告
	负责外检报告的复验，指导下级医师解决外检中的疑难问题
	组织带领下级医师进行尸解工作，签发尸检报告
	组织并担任教学，指导下级医师的业务学习和基本功的训练，培养主治医师解决复杂、疑难技术问题的能力
	积极开展科学研究，了解国内外本专业的进展，开展新技术新工作，撰写论文，促进提高本科技术和学术水平
	积极参加本市及医院组织的有关专业学术报告、病理读片会、临床病理讨论会等继续医学教育学习
	认真做好本科室下级医师、进修医生和轮转医师、实习学生的带教工作，接受培养和辅助临床培养研究生

二、病理科主治医师职责

病理科
主治医师
职责

- 在科主任和副主任（主任）医师的指导下，分担本专业的诊疗、教学、科研和质量监管工作，协助科主任和副主任（主任）医师做好各项工作

- 认真执行规章制度和技术操作规范，保证日常工作质量，防止差错事故

- 负责外检、细胞学检查、冷冻切片、免疫病理和尸检等病理常规工作，签发常规病理报告

- 参加集体读片会诊、疑难病例讨论及临床病理讨论会，解决较复杂、疑难技术问题；负责病理检查和诊断的复查工作，解决下级医师的疑难病理诊断，参与签发重要的病理诊断报告

- 在上级医师指导下参加尸检操作，并做出初步诊断

- 积极参加本地区及医院组织的有关专业学术报告、病理读片会、临床病理讨论等继续教育学习

- 承担科内科研、教学任务，学习国内外先进技术，开展新工作，做好资料积累，及时总结经验，撰写论文。指导住院医师及进修医师、实习医生的业务学习

三、病理科住院医师职责

病理科
住院医师
职责

- 在科主任和上级医师指导下进行工作。认真执行规章制度，防止差错事故，发现问题及时向上级医师请示报告

- 遵纪守法、遵守职业道德及各种工作规程和制度

- 负责病理外检、细胞学检查、冷冻切片等病理科常规工作，确保工作质量；负责科室质量检查记录和统计

- 定期清理标本，并保存有价值的标本。发现疑难问题及时请上级医师复验

续流程

负责外检标本的检查、描述、取材及初步诊断

在上级医师指导下，负责尸检操作和尸检材料的整理

参加集体阅片会诊、疑难病例诊断讨论及临床病理讨论会，解决较复杂、疑难技术问题，审核低年资及下级医师的病理诊断报告

病理科住院医师职责

掌握先进精密仪器的使用，学习和钻研业务技术，积极开展新业务、新技术和科研工作，总结经验，积极撰写学术论文

积极参加本地区及医院组织的有关专业学术报告、病理读片会、临床病理讨论等继续医学教育学习

负责搜集和保存有教学和科研价值的标本，做好登记、资料积累和整理，参与和指导档案管理人员做好病理档案资料的归档、报告工作，做好登记、统计工作

指导和参与技术室工作，督促技师、下级医师认真执行各项规章制度和医疗技术操作常规，严防差错事故，发现问题及时报告

四、病理科主任（副主任）技师职责

在科主任领导下，全面负责病理技术方面的业务、教学、科研工作。认真执行规章制度和技术操作规程，防止差错事故

负责高难度的病理制片、尸解技术操作及处理较复杂的技术问题

病理科主任（副主任）技师职责

了解国内外病理技术的进展，引进新技术，拓展新业务，进行科学研究

密切配合各级医师完成外检、科研及教学任务

负责下级技术人员和进修人员的业务培训、技术指导

负责固定资产的管理及贵重仪器的使用、保管、维修，发现问题及时处理

五、病理科主管技师职责

病理科主管技师职责

- 在科主任及上级技师领导下工作。认真执行规章制度和技术操作规程，防止差错事故
- 负责难度较高的病理制片、尸解技术操作及处理较复杂的技术问题
- 负责免疫组化、免疫荧光、原位杂交等技术工作，加强业务学习，不断提高技术水平
- 密切配合各级医师完成外检、科研及教学任务
- 负责下级技术人员和进修人员的业务培训，技术指导工作
- 负责仪器的使用、保管与维修，发现问题及时处理

六、病理科技师职责

病理科技师职责

- 在科主任领导和病理诊断医师的指导下进行工作，负责技术室全面工作
- 遵纪守法、遵守职业道德及各种工作规程和制度
- 负责常规病理技术工作，包括常规切片、冰冻切片、细胞涂片的制作和染色
- 负责制订各项病理技术的操作常规并熟练掌握，解决复杂技术问题
- 参加组织化学、免疫组化、免疫荧光等技术工作，积极配合科研和教学
- 协助科主任做好科室主要仪器、设备的购置论证、验收、安装、调试及建档等工作，并制订病理科各种仪器设备的使用、维修保养操作常规和质量控制措施
- 熟悉各种仪器的原理、性能和使用，负责仪器、设备的使用和维修保养，并做好记录

续流程

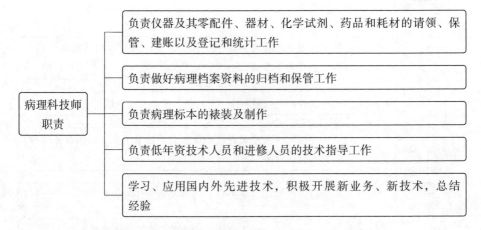

病理科技师职责

- 负责仪器及其零配件、器材、化学试剂、药品和耗材的请领、保管、建账以及登记和统计工作
- 负责做好病理档案资料的归档和保管工作
- 负责病理标本的裱装及制作
- 负责低年资技术人员和进修人员的技术指导工作
- 学习、应用国内外先进技术，积极开展新业务、新技术，总结经验

七、病理科技士职责

病理科技士职责

- 在科主任和上级技师指导下进行工作
- 认真执行规章制度及技术操作规范，完成好病理切片、染色等常规工作，保质保量，防止差错事故
- 加强业务学习，不断提高技术水平，协助进行尸体解剖和科研工作，学习特殊染色技术
- 参加病理标本的裱装，按时清理标本
- 负责药品、器材、试剂及办公用品的领取与保管

第四章

病理技术操作常规

第一节 组织标本处理操作常规

一、固定组织

1. 常用的固定液

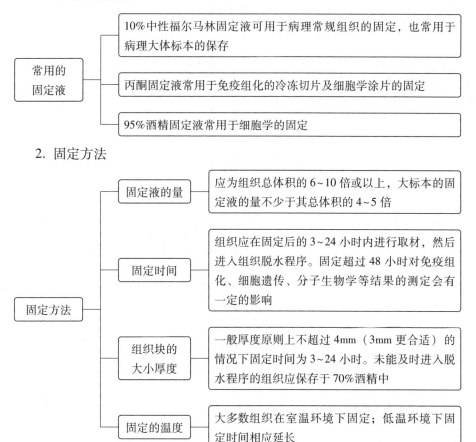

常用的固定液
- 10%中性福尔马林固定液可用于病理常规组织的固定，也常用于病理大体标本的保存
- 丙酮固定液常用于免疫组化的冷冻切片及细胞学涂片的固定
- 95%酒精固定液常用于细胞学的固定

2. 固定方法

固定方法
- 固定液的量：应为组织总体积的6~10倍或以上，大标本的固定液的量不少于其总体积的4~5倍
- 固定时间：组织应在固定后的3~24小时内进行取材，然后进入组织脱水程序。固定超过48小时对免疫组化、细胞遗传、分子生物学等结果的测定会有一定的影响
- 组织块的大小厚度：一般厚度原则上不超过4mm（3mm更合适）的情况下固定时间为3~24小时。未能及时进入脱水程序的组织应保存于70%酒精中
- 固定的温度：大多数组织在室温环境下固定；低温环境下固定时间相应延长

续流程

```
固定方法 ── 当日送检的
              整体脏器
              或大件
              新鲜标本
```

对当日送检的整体脏器或大件新鲜标本由当日值班医师进行适当处理，进行切开固定，使标本充分固定和保持良好的形态

食管、胃、肠管：食管沿纵轴、胃沿大弯、肠管沿系膜附着对侧纵形剪开；若该部位有病变，应从无病变或病变较轻处剪开，按自然状态平铺在木板上固定

肾：经血管内注入固定液固定。沿肾脏凸面的中部做一水平切面，深及肾盂，切开肾盂和肾盏，找出输尿管，并沿管壁剪开，放入标本缸中固定

脾：循脾长轴切开数片，每片 1.5～2cm，放入标本缸中固定

肺叶：从支气管灌入适量固定液，放入标本缸中固定

子宫：于前壁做"Y"形切开，下达宫颈管口，上端分别达双侧子宫角，放入标本缸中固定

乳腺：沿乳腺最长径经乳头切开，再分别向两侧每隔 1.5～2cm 切开数片，放入标本缸中固定。如有肿物，则沿肿物与乳头连线书页状切开，间隔同前

其他需要切开固定的标本

二、手工组织脱水

1. 组织脱水程序

表 4-1 组织脱水程序

试剂	浓度（%）	温度（℃）	时间（小时：分）
中性福尔马林	10		4:00
酒精	70		1:00
酒精	80		1:00
酒精	95		1:00
酒精	95		过夜
无水乙醇			1:00
无水乙醇			1:50
二甲苯			0:30
二甲苯			0:40
石蜡		62	1:00
石蜡		62	1:00
石蜡		62	1:00

2. 注意事项

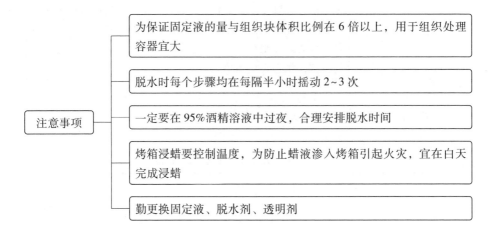

注意事项
- 为保证固定液的量与组织块体积比例在 6 倍以上，用于组织处理容器宜大
- 脱水时每个步骤均在每隔半小时摇动 2~3 次
- 一定要在 95% 酒精溶液中过夜，合理安排脱水时间
- 烤箱浸蜡要控制温度，为防止蜡液渗入烤箱引起火灾，宜在白天完成浸蜡
- 勤更换固定液、脱水剂、透明剂

三、自动组织脱水机处理程序

1. 自动组织脱水机操作方法

```
                    ┌─────────────────────────────────────────────┐
                    │ 打开脱水槽，放入样品框，关闭脱水槽              │
                    └─────────────────────────────────────────────┘
                    ┌─────────────────────────────────────────────┐
                    │ 调整到所需工作程序                              │
                    └─────────────────────────────────────────────┘
                    ┌─────────────────────────────────────────────┐
                    │ 检查起止时间                                    │
                    └─────────────────────────────────────────────┘
                    ┌─────────────────────────────────────────────┐
                    │ 次日上午，查看组织处理系统液晶荧屏提示，启动抽出脱水│
                    │ 槽内的石蜡，打开脱水槽，取出组织置入包埋机蜡缸中，待│
                    │ 包埋                                           │
    ┌─────────┐     └─────────────────────────────────────────────┘
    │ 自动组织 │     ┌─────────────────────────────────────────────┐
    │ 脱水机  │─────│ 关闭脱水槽盖，启动自动清洗程序                   │
    │ 操作方法 │     └─────────────────────────────────────────────┘
    └─────────┘     ┌─────────────────────────────────────────────┐
                    │ 检查第一缸蜡缸内的石蜡，若低于标准线，可将后一蜡缸的│
                    │ 蜡倒入前一蜡缸内，依此循环，将最后一蜡缸内补足新蜡或│
                    │ 定期更换石蜡                                    │
                    └─────────────────────────────────────────────┘
                    ┌─────────────────────────────────────────────┐
                    │ 定期更换清洗试剂，清洗试剂二甲苯与无水乙醇必须同时│
                    │ 更换                                           │
                    └─────────────────────────────────────────────┘
                    ┌─────────────────────────────────────────────┐
                    │ 定期更换固定液、脱水液及透明液，或根据需求及时更换│
                    └─────────────────────────────────────────────┘
                    ┌─────────────────────────────────────────────┐
                    │ 使用单种试剂（含不同浓度试剂）应全部更换；同种试剂可│
                    │ 更换前一缸，依次将后一缸试剂前移。固定液后的第一缸酒│
                    │ 精浓度必须控制在80%以下，每次更换时要用酒精比重剂进│
                    │ 行测试，并记录更换的日期                          │
                    └─────────────────────────────────────────────┘
```

2. 脱水机处理组织操作流程

表 4-2　小标本日常工作程序时间表

溶液	浓度（%）	时间（小时：分）	温度（℃）	P/V 循环	混合循环
中性甲醛	10	3:00	35	+	+
酒精	80	1:00		−	−
酒精	95	1:00		−	−

续 表

溶液	浓度（%）	时间（小时：分）	温度（℃）	P/V 循环	混合循环
酒精	95	1:00		−	+
无水乙醇	100	1:00		+	−
无水乙醇	100	1:00		−	−
无水乙醇	100	1:00		−	+
无水乙醇+二甲苯	各半	0:30		+	+
二甲苯		0:40		−	+
二甲苯		0:40		+	−
石蜡		1:00	58	−	−
石蜡		1:00	58	+	−
石蜡		1:00	58	−	−
石蜡		1:00	58	−	+

注：截止时间：第二天 7:00am

一般为下午取材，截至下班前（5:30pm 左右）将组织放入脱水机启动即可

表 4-3 大标本日常工作程序时间表

溶液	浓度（%）	时间（小时：分）	温度（℃）	P/V 循环	混合循环
中性甲醛	10	3:00	35	+	−
酒精	80	1:30		−	−
酒精	95	1:30		−	−
酒精	95	2:00		−	+
无水乙醇	100	1:30		+	−
无水乙醇	100	1:30		−	−
无水乙醇	100	2:30		−	+
无水乙醇+二甲苯	各半	0:40		+	+
二甲苯		0:40		−	+

续 表

溶液	浓度（%）	时间（小时：分）	温度（℃）	P/V 循环	混合循环
二甲苯		0:40		+	-
石蜡		1:00	58	-	-
石蜡		1:00	58	+	-
石蜡		1:00	58	-	-
石蜡		2:00	58	-	+

注：截止时间：第二天 9:00am

当天大标本送到病理科进行剖开固定，第二天上午取材，2:00pm 将组织放入脱水机启动即可

表 4-4 双休日小标本工作程序时间表

溶液	浓度（%）	时间（小时：分）	温度（℃）	P/V 循环	混合循环
中性甲醛	10	3:00	35	+	+
酒精	80	12:00		-	-
酒精	95	12:00		-	-
酒精	95	8:00		-	+
无水乙醇	100	1:00		-	-
无水乙醇	100	1:00		-	+
无水乙醇	100	1:00		-	+
无水乙醇+二甲苯	各半	0:30		+	+
二甲苯		0:40		-	+
二甲苯		0:40		+	-
石蜡		1:00	58	-	-
石蜡		1:00	58	-	-
石蜡		1:00	58	-	-
石蜡		1:00	58	-	+

注：截止时间：第四天 7:00am

表 4-5 全自动脱水机液体更换记录表

日期	更换液体							清洗液	
	10%中性福尔马林	80%酒精	95%酒精	无水乙醇	无水乙醇+二甲苯	二甲苯	石蜡	二甲苯	无水乙醇

第二节 石蜡包埋操作常规

一、石蜡包埋操作流程

石蜡包埋操作流程

打开或自动定时启动包埋机和冷冻台；打开工作灯，调节石蜡流量开关，预热包埋框及镊子

选择合适的包埋框，先加入少量的蜡，用热镊子夹取组织块，使病灶或指定面向下埋入蜡中，并用镊子轻轻按压，加上该组织的塑料框格，再加合适的蜡，待蜡稍凝后将其移入冷冻台上使其加速凝固

待全部包埋结束后，将蜡块从包埋框中取出，修整蜡块边缘多余的石蜡，按序号排列，与取材单核对，数据准确后摆放入冷台上或冰箱内待切

关闭流量开关及包埋工作灯，清理包埋机上剩余残蜡，将脱水篮及铁片盖于烤箱内烘烤或清洗备用

将包埋框按大小规格清理排列放好备用

检查包埋机溶蜡槽中的石蜡量，并及时添加

二、石蜡包埋注意事项

可按病理标本编号顺序包埋，包埋时要核对组织块与取材记录单的标记是否一致

包埋时应随时清洁工作台面，防止污染

注意脱水盒盖子有无组织存留，以防组织遗失

根据组织的大小选择不同的包埋模具

根据组织的不同结构层次、特点、标记面，包埋时应加以注意

包埋时，选择好模具注入石蜡，用镊子轻轻夹住黏膜放入石蜡中央部位，用手将模具移至小冷台上，待石蜡将组织凝固立住后抽出镊子，盖上脱水盒，从侧面轻轻加足石蜡移至大冷台上

皮肤组织包埋时应将组织块以 45° 倾斜放入石蜡中包埋，两块以上组织应列倾斜包埋。为确保切出完整的皮肤组织切片，可先切皮肤，后切皮下脂肪

食管黏膜、胃肠黏膜视黏膜组织大小、长短、薄厚或呈 90° 角垂直包埋或卷曲包埋

肾、肝、前列腺、乳腺、淋巴结等穿刺标本，包埋时平整的放入石蜡中，轻轻按平，切片时才能切全。避免用力过重，造成组织破碎；过轻会使组织包埋不平、切片不完整

为保证切片时可一次性切完整，对宫颈 1~12 点锥切标本应按组织的内膜至浆膜面呈 90° 角放入石蜡中包埋

内镜下进行的食管早期癌微创手术切除的黏膜标本，要按照一个方向的切面或特殊的标记进行包埋

包埋注入的石蜡要适中，避免过多造成包埋框边缘出现多余的蜡，造成夹块不牢，影响切片；过少则会造成组织块与包埋框分离脱落

石蜡包埋注意事项

续流程

| 石蜡包埋注意事项 | 包埋机加入石蜡时应加入已溶解并经沉淀后的石蜡，必要时过滤 |
| | 包埋好的蜡块用刀修整时，将周边的蜡修掉，同时要适当保留蜡块中组织周边的白蜡边，以利于连续切片 |

第三节　石蜡切片操作常规

石蜡切片操作常规如下：

石蜡切片操作常规	将切片刀片装于持刀座上，调整刀刃与蜡块表面呈 5°夹角
	将蜡块装于切片机的持物器内固定，旋转持物器于适当位置
	移动刀座，使蜡块与刀刃近似接触，旋紧刀座
	定好欲取切片的厚度标尺（4~6μm）
	右手速度均匀地转动切片机旋转轮。左手轻轻转动微动装置，使样品徐徐向前推进，直至组织平面完全修出平整或所需的部分已切出，微小组织应注意勿修切过多
	右手持镊子夹住切片的上端，左手以毛笔衬于切片下面，轻轻将切片平摊于 40℃左右温水内，切片；用镊子由切片相连的骑缝处分开，取玻片插入切片下，以镊子将蜡片引向玻片的适当位置
	裱片于玻片下 1/3 中间位置，使切片与玻片之间无气泡，裱好后随即在切片写上与蜡块相对应的编号
	将切片置烤片机内烤干 30 分钟以上即可染色
	有特殊要求者应按要求切片
	切片结束后，彻底清理切片机上的蜡絮

第四节　石蜡切片苏木素-伊红染色操作常规

一、手工苏木素-伊红染色流程

手工苏木素
-伊红
染色流程

- 石蜡切片入二甲苯溶液Ⅰ脱蜡 5~10 分钟
- 二甲苯溶液Ⅱ脱蜡 5~10 分钟
- 二甲苯溶液Ⅲ脱蜡 5~10 分钟
- 无水乙醇溶液洗 5~10 分钟
- 95%酒精溶液洗 5~10 分钟
- 80%酒精溶液洗 5~10 分钟
- 自来水冲洗
- 入苏木素染液 5~10 分钟，水洗
- 1%盐酸乙醇溶液分化数秒
- 流水洗至细胞核呈蓝色
- 伊红染色液染 0.5~5 分钟
- 自来水洗数秒
- 80%酒精溶液脱水 1 分钟
- 95%酒精溶液脱水 1~5 分钟
- 无水乙醇溶液Ⅰ脱水 1~5 分钟
- 无水乙醇溶液Ⅱ脱水 1~5 分钟
- 二甲苯溶液Ⅰ透明 5~10 分钟

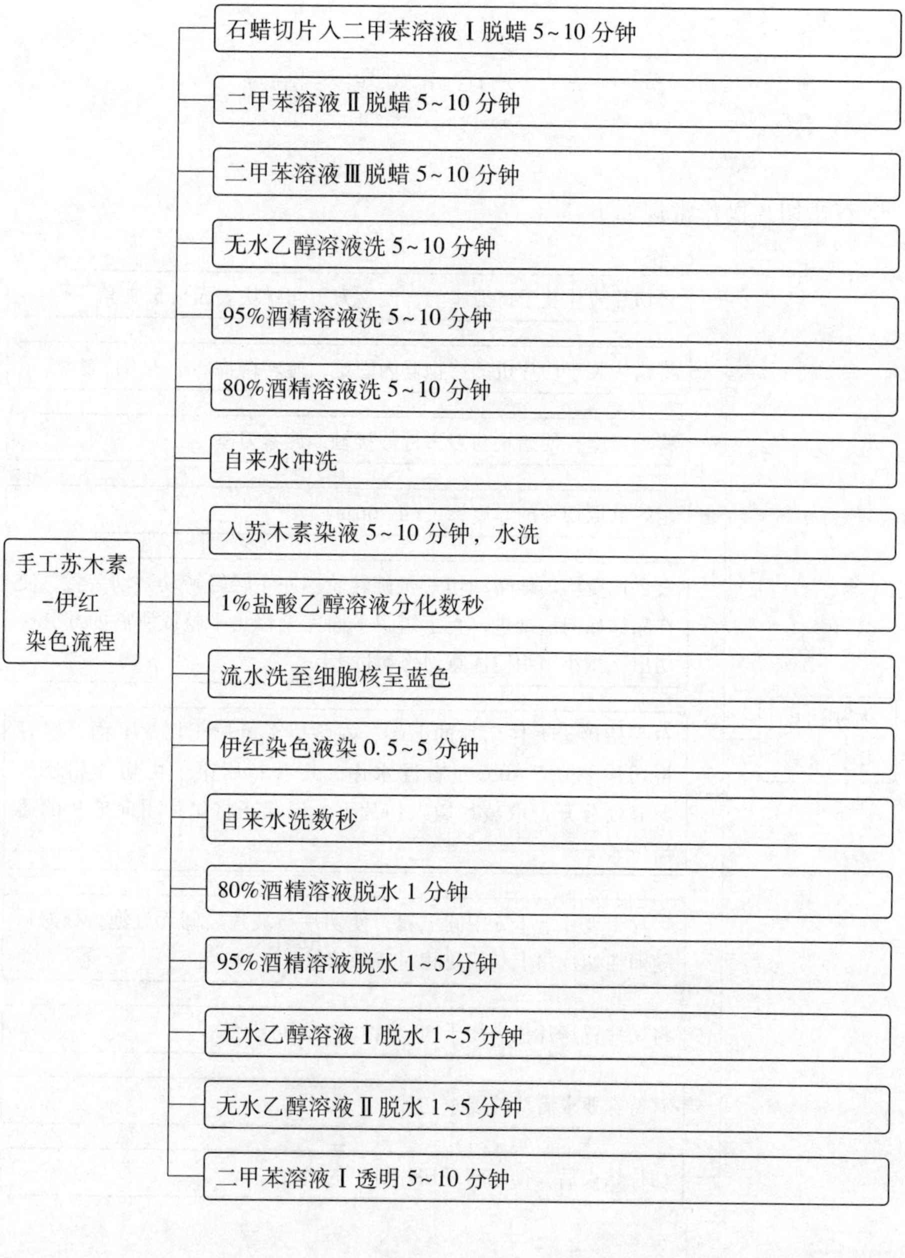

续流程

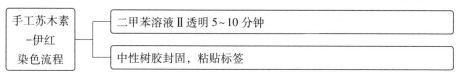

手工苏木素 -伊红 染色流程	二甲苯溶液Ⅱ透明 5~10 分钟
	中性树胶封固，粘贴标签

二、全自动组织切片染色机工作流程

1. 程序编排

程序编排	二甲苯溶液脱蜡三个步骤，各 5 分钟；无水乙醇溶液两个步骤各 30 秒；95% 酒精溶液、80% 酒精溶液各 5 秒；水洗 1 分钟；苏木素染液 10 分钟；水洗 30 秒；1% 盐酸乙醇溶液分化 40 秒；水洗 30 秒；0.5% 氢氧化氨水溶液 30 秒；水洗 1 分钟；伊红染色液 40 秒；水洗 30 秒；80% 酒精溶液 5 秒；95% 酒精溶液 5 秒；无水乙醇溶液两个步骤，各 10 秒；二甲苯溶液三个步骤，各 5 秒
	根据不同的全自动组织切片染色机染色缸的数量，编排所需程序
	根据染色液的新旧和不同或切片的不同设置多种染色程序
	程序的编排越精确，染色的效果越好，在编排程序时要设定染色架在空中停留的时间，并加上抖动振动功能，减少前一缸液体带入下一缸内

2. 操作程序

操作程序	染色前检查染色缸中的染色液数量、染色缸的位置排列
	确认仪器开关处于关闭位置
	打开主电源插座上的电源开关
	将仪器开关处于启动位置
	显示屏上显示出主菜单，然后在屏幕上调试所需染色程序
	机械手移动到每个染色缸的部位进行自检，仪器进入工作状态

续流程

操作程序

确认仪器进水开关开启

将装载切片的染色篮放入染色机，按确认键

自动染色机对每一个染色架染色结束后，停留在退出位置，蜂鸣提示染色程序完成

取出染色架后，按 Exit 键，可继续装载

染色程序全部结束后关闭仪器电源和总电源

将染色机内的染色缸盖好，关闭进水开关

3. 注意事项

注意事项

苏木素染色液每天要过滤后方可使用

根据工作量，添加或更换脱蜡用二甲苯溶液，切片从干燥加热后进入二甲苯溶液，促使液体挥发快，造成液体的不足或含蜡过高，造成脱蜡不净

保持液体的纯净度。分化液在分化 2000 张切片左右即可更换，脱水的最后一步无水乙醇溶液的纯净度很重要，纯净度要保证不带水进入二甲苯溶液进行透明，一旦将水带入到二甲苯，封片时易出现云雾状，镜下模糊不清

建立档案详细记录每天的染色数量，达到规定的染片数量时（一般为 3000 张左右）更换液体

表 4-6　医院病理科自动染色机（HE）染色试剂更换登记表

试剂／日期	二甲苯	二甲苯	二甲苯	无水乙醇	无水乙醇	95%酒精	80%酒精	苏木精染色液	盐酸乙醇	氨水	伊红染液	80%酒精	95%酒精	无水乙醇	无水乙醇	二甲苯	二甲苯	二甲苯	签名

第五节　冷冻切片操作常规

一、冷冻切片操作流程

冷冻切片操作流程

- 接通电源开关，打开箱内照明灯，设定或调整切片温度
- 将切片刀装入持刀架上固定
- 将待切样品以OCT包埋在持物托上置于切片机冷冻台冷冻，打开速冻开关
- 待切片机箱内温度达到设定温度及样品冻硬后，将样品连同持物托一同置于持物架上，固定
- 右手转动旋转轮，左手间断按动样品前进开关，使样品徐徐向前推进，直至组织平面完全修平整
- 调整好防卷板至刀刃平行，定好欲取切片的厚度标尺（6~10μm），放下防卷板，速度均匀地转动切片机旋转轮，切片
- 打开防卷板，用玻片吸附切片，切片会自然附贴于玻片上，将切片浸入固定液内固定
- 染色完毕后，将持物托上的剩余组织放入10%中性福尔马林液内固定，并在容器上注明患者姓名或病理编号
- 将持物托用水洗涤干净、擦干备用
- 将冷冻切片机内的碎组织彻底清理干净，用棉花蘸无水乙醇溶液轻轻擦拭板及刀架
- 关闭箱内照明灯，将切片机温度调至保持温度（-16℃）

二、冷冻切片部分组织参数值

表 4-7　冷冻切片部分组织控制温度参数值

切片机温度（℃）	组织名称
−10 ~ −15	淋巴结、肾上腺、脑组织、脾脏、子宫内膜组织
−16 ~ −25	乳腺、肺、胆囊、子宫、小肠、结肠、肾、肝脏、肌肉、胰腺、前列腺、皮肤、甲状腺组织
−25 ~ −35	富于脂肪的乳腺、纤维、皮肤、肿瘤等组织

三、冷冻切片染色流程

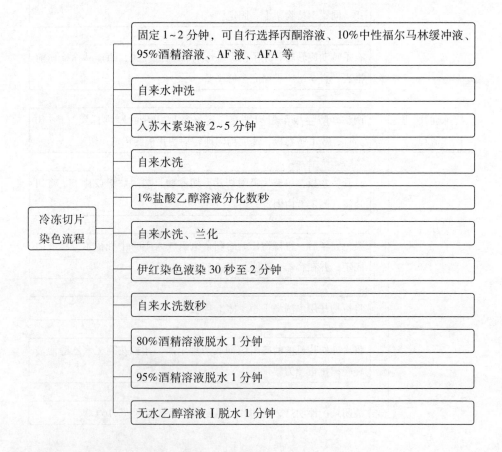

冷冻切片染色流程

- 固定 1~2 分钟，可自行选择丙酮溶液、10%中性福尔马林缓冲液、95%酒精溶液、AF 液、AFA 等
- 自来水冲洗
- 入苏木素染液 2~5 分钟
- 自来水洗
- 1%盐酸乙醇溶液分化数秒
- 自来水洗、兰化
- 伊红染色液染 30 秒至 2 分钟
- 自来水洗数秒
- 80%酒精溶液脱水 1 分钟
- 95%酒精溶液脱水 1 分钟
- 无水乙醇溶液 I 脱水 1 分钟

续流程

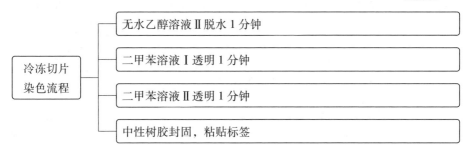

冷冻切片染色流程
- 无水乙醇溶液Ⅱ脱水1分钟
- 二甲苯溶液Ⅰ透明1分钟
- 二甲苯溶液Ⅱ透明1分钟
- 中性树胶封固，粘贴标签

第六节 封固操作常规

一、封固剂的种类

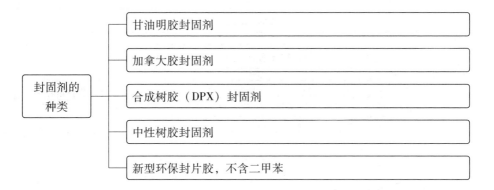

封固剂的种类
- 甘油明胶封固剂
- 加拿大胶封固剂
- 合成树胶（DPX）封固剂
- 中性树胶封固剂
- 新型环保封片胶，不含二甲苯

二、手工封固的方法

1. 手工封固流程

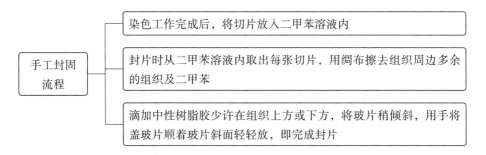

手工封固流程
- 染色工作完成后，将切片放入二甲苯溶液内
- 封片时从二甲苯溶液内取出每张切片，用绸布擦去组织周边多余的组织及二甲苯
- 滴加中性树脂胶少许在组织上方或下方，将玻片稍倾斜，用手将盖玻片顺着玻片斜面轻轻放，即完成封片

2. 手工封固的方法

手工封固的方法
- 所用封片胶浓度要适中，树胶呈水滴状即可。封片时以拇指和示指轻轻拿起盖玻片，切勿以指面接触盖玻片产生指印，影响观察
- 封片胶过稀易溢出玻片，当二甲苯溶液挥发后，所封切片会产生胶不均匀，并出现大片空泡现象
- 封片胶太浓不易散开，也容易产生气泡，用力挤压易产生胶外溢现象，影响观察
- 封片胶用量应根据组织大小、厚薄而定，并选择不同规格盖玻片，这也是手工封片的最大优点，即可以根据组织的大小适时使用各种规格的盖玻片
- 封片时，切片上应保留适量的二甲苯溶液，防止干封，产生气泡
- 为防止气泡产生，封片时树胶不宜搅动
- 遇有小气泡时可用镊子轻压盖玻片，排出气泡、切勿以指面按压
- 封片时应在上风处或在通风橱中进行封片，以减少有害气体对人体的伤害
- 封片时若离面部较近，口、鼻呼出的气体会造成在封片时产生云雾状、模糊不清，影响切片观察

三、全自动组织封片机操作流程

1. 操作步骤

操作步骤
- 开机前，首先检查封固剂胶量，管道连接；盖玻片数量以及将切片接收架放入轨道中
- 打开电源开关，机器进行自测，显示"PRIME"，按加压键，机器进行管道压力检测；将封片机滴嘴移至封片位置，屏幕显示"READY"
- 将切片按顺序插入专用染色架，移入封片机装切片的抽屉
- 按 START 键，机器开始自动封片。可单一封片，也可以连续封片
- 封片结束后，机器报警，关闭报警音，按 LIFT 键取出载片架

续流程

操作
步骤
- 将下一栏染色架待封切片，移入封片机装切片的抽屉，继续下一染色架封片
- 封片全部完成后，将封片机滴嘴移至待机位置
- 长按关闭键，显示"STANDBY"，进行软关机
- 关闭电源

2. 注意事项

注意
事项
- 在工作前检查封固剂接口，封固剂黏稠度应适中。封固剂过稀则需打开瓶口蒸发溶剂；过稠则应加入适量二甲苯溶液
- 盖玻片规格有 24mm×40mm、24mm×50mm、24mm×60mm 三种规格，添加盖玻片要适量，且一定要在机器静止的状态下进行
- 封片机内装切片的抽屉内宜放入适量二甲苯溶液，进行湿封片
- 仪器工作中出现故障，如盖玻片不足或重叠等，应处理问题后直接按 START 键继续工作
- 仪器在运行中出现故障，如切片位置不对或切片接受架位置不正确等，应先按 PAUSE 键调整后，再按 START 键进行机器重新检测，重新开始封片
- 封片机封固剂量的调节：待机状态下，常按声音键进入调节菜单，选择 VOL 键，可按 START 键增大剂量、按 PAUSE 键减小剂量。依据封固剂的黏稠度进行调节，通常设置为 4。添加或更换中性树胶时一定要关闭电源，以免产生气泡，影响封片质量
- 封片机封片剂压力的调节待机状态下，常按 VOL 键进入调节菜单，选择 TYP 键，可按 START 键增大压力、按 PAUSE 键减小压力。通常设置为 5
- 定期清理轨道内的破碎盖玻片
- 定期用无水乙醇擦洗机械臂残留封片剂
- 仪器应保持清洁、干燥，定期维护保养

第五章

诊断病理学相关技术操作常规

第一节　常用特殊染色技术

特殊染色是指与普通（常规）染色，即苏木精和伊红（HE）染色相对而言的组织切片染色技术。它主要是利用组织和细胞对染料的亲和力、摄取及丢失速率等物理学特性的差异进行组织染色，显示正常和异常的组织与细胞中某些特定成分，例如结缔组织、肌肉组织、神经组织、脂质、糖类、蛋白质和核酸、色素、淀粉样物、无机物、神经内分泌细胞胞质颗粒和其他细胞器、病原微生物、血液和淋巴组织以及骨和软骨组织等。

一、网状纤维染色

网状纤维染色用于鉴别来源于上皮组织和间叶组织的恶性肿瘤。来源于间叶组织的恶性肿瘤（肉瘤），其瘤细胞之间往往有较多网状纤维；来源于上皮组织的恶性肿瘤（癌）则网状纤维仅包绕于癌细胞团（癌巢）的周围，而不伸入癌巢内癌细胞之间。Gordon-Sweet 网状纤维染色法（GS 法）为浸银染色，是一种常用的网状纤维染色法。

1. 操作步骤

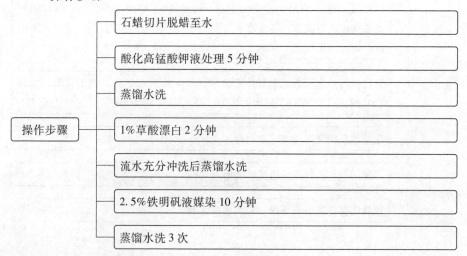

操作步骤
- 石蜡切片脱蜡至水
- 酸化高锰酸钾液处理 5 分钟
- 蒸馏水洗
- 1% 草酸漂白 2 分钟
- 流水充分冲洗后蒸馏水洗
- 2.5% 铁明矾液媒染 10 分钟
- 蒸馏水洗 3 次

续流程

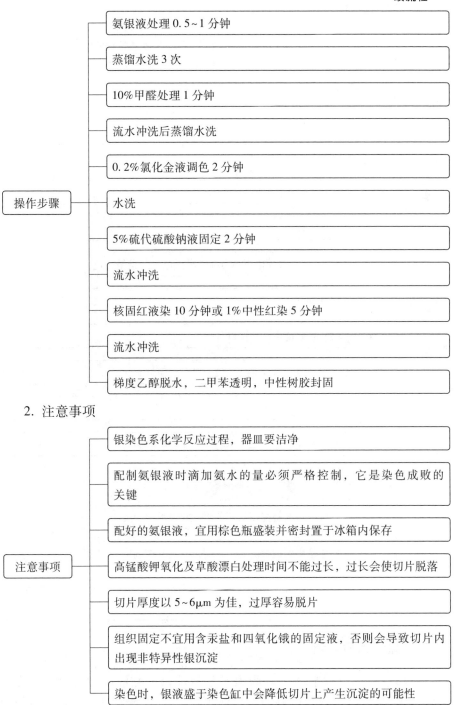

操作步骤

- 氨银液处理 0.5~1 分钟
- 蒸馏水洗 3 次
- 10%甲醛处理 1 分钟
- 流水冲洗后蒸馏水洗
- 0.2%氯化金液调色 2 分钟
- 水洗
- 5%硫代硫酸钠液固定 2 分钟
- 流水冲洗
- 核固红液染 10 分钟或 1%中性红染 5 分钟
- 流水冲洗
- 梯度乙醇脱水，二甲苯透明，中性树胶封固

2. 注意事项

注意事项

- 银染色系化学反应过程，器皿要洁净
- 配制氨银液时滴加氨水的量必须严格控制，它是染色成败的关键
- 配好的氨银液，宜用棕色瓶盛装并密封置于冰箱内保存
- 高锰酸钾氧化及草酸漂白处理时间不能过长，过长会使切片脱落
- 切片厚度以 5~6μm 为佳，过厚容易脱片
- 组织固定不宜用含汞盐和四氧化锇的固定液，否则会导致切片内出现非特异性银沉淀
- 染色时，银液盛于染色缸中会降低切片上产生沉淀的可能性

二、弹力纤维染色

弹力纤维染色在皮肤、血管系统、呼吸系统及某些肿瘤性疾病的病理诊断和研究中具有重要意义。HE 切片中往往不易识别病变所致弹力纤维异常增生，需借助特殊染色。Verhoeff 铁苏木素染色法速度快，操作简便，染色效果良好。

1. 操作步骤

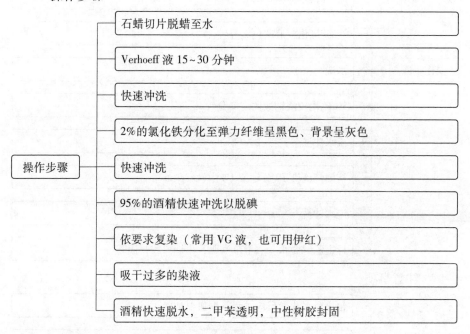

操作步骤
- 石蜡切片脱蜡至水
- Verhoeff 液 15~30 分钟
- 快速冲洗
- 2%的氯化铁分化至弹力纤维呈黑色、背景呈灰色
- 快速冲洗
- 95%的酒精快速冲洗以脱碘
- 依要求复染（常用 VG 液，也可用伊红）
- 吸干过多的染液
- 酒精快速脱水，二甲苯透明，中性树胶封固

2. 注意事项

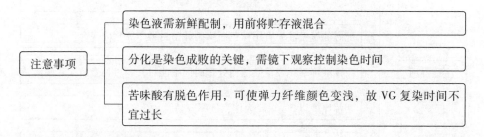

注意事项
- 染色液需新鲜配制，用前将贮存液混合
- 分化是染色成败的关键，需镜下观察控制染色时间
- 苦味酸有脱色作用，可使弹力纤维颜色变浅，故 VG 复染时间不宜过长

三、黏液物质染色

正常主要存在于消化道、呼吸道及其他部位的黏液腺分泌物中，也广泛存在于结缔组织、软骨的基质内。病理情况下结缔组织、心肌等组织内

可出现黏液水肿、黏液变性和黏蛋白增多；某些肿瘤内也可出现大量黏液样物质。

1. 黏液卡红染色法

该技术可使上皮来源的黏蛋白特异性着色，用于鉴别腺癌，尤其是消化道的腺癌。亦可用于显示新型隐球菌的荚膜。

（1）操作步骤

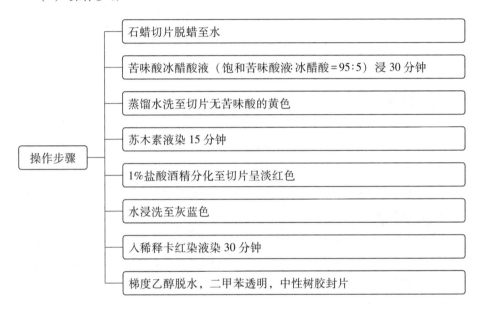

操作步骤
- 石蜡切片脱蜡至水
- 苦味酸冰醋酸液（饱和苦味酸液:冰醋酸=95:5）浸30分钟
- 蒸馏水洗至切片无苦味酸的黄色
- 苏木素液染15分钟
- 1%盐酸酒精分化至切片呈淡红色
- 水浸洗至灰蓝色
- 入稀释卡红染液染30分钟
- 梯度乙醇脱水，二甲苯透明，中性树胶封片

（2）注意事项

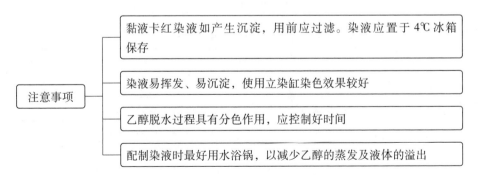

注意事项
- 黏液卡红染液如产生沉淀，用前应过滤。染液应置于4℃冰箱保存
- 染液易挥发、易沉淀，使用立染缸染色效果较好
- 乙醇脱水过程具有分色作用，应控制好时间
- 配制染液时最好用水浴锅，以减少乙醇的蒸发及液体的溢出

2. Mowry 阿尔新蓝（pH=2.5）染色法

该法是显示酸性黏液物质的标准方法。常用于区分黏液肉瘤和脂肪肉瘤，前者阳性，后者阴性。也可用于新型隐球菌荚膜的染色。

（1）操作步骤

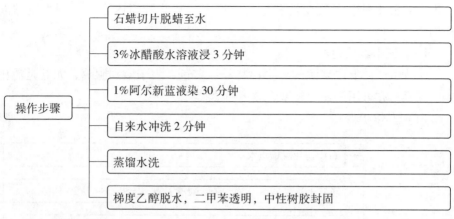

操作步骤
- 石蜡切片脱蜡至水
- 3%冰醋酸水溶液浸 3 分钟
- 1%阿尔新蓝液染 30 分钟
- 自来水冲洗 2 分钟
- 蒸馏水洗
- 梯度乙醇脱水，二甲苯透明，中性树胶封固

（2）注意事项

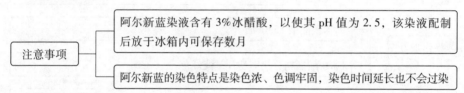

注意事项
- 阿尔新蓝染液含有 3%冰醋酸，以使其 pH 值为 2.5，该染液配制后放于冰箱内可保存数月
- 阿尔新蓝的染色特点是染色浓、色调牢固，染色时间延长也不会过染

3. 过碘酸雪夫染色法（PAS）

过碘酸雪夫染色法（简称 PAS 染色法）不仅可以显示多糖、中性黏液物质和某些酸性黏液物质，而且还能显示软骨、垂体、真菌、基底膜等物质。在病理学上应用广泛，可用于多种疾病的研究。

（1）操作步骤

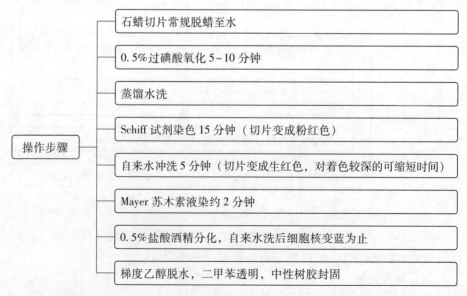

操作步骤
- 石蜡切片常规脱蜡至水
- 0.5%过碘酸氧化 5~10 分钟
- 蒸馏水洗
- Schiff 试剂染色 15 分钟（切片变成粉红色）
- 自来水冲洗 5 分钟（切片变成生红色，对着色较深的可缩短时间）
- Mayer 苏木素液染约 2 分钟
- 0.5%盐酸酒精分化，自来水洗后细胞核变蓝为止
- 梯度乙醇脱水，二甲苯透明，中性树胶封固

（2）注意事项

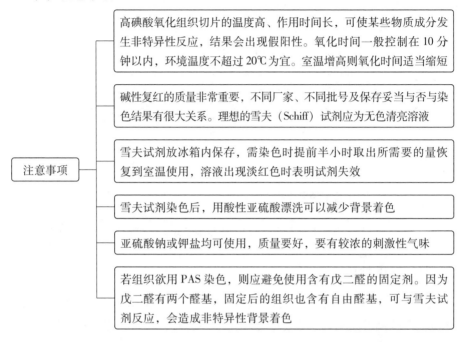

注意事项

- 高碘酸氧化组织切片的温度高、作用时间长，可使某些物质成分发生非特异性反应，结果会出现假阳性。氧化时间一般控制在 10 分钟以内，环境温度不超过 20℃为宜。室温增高则氧化时间适当缩短
- 碱性复红的质量非常重要，不同厂家、不同批号及保存妥当与否与染色结果有很大关系。理想的雪夫（Schiff）试剂应为无色清亮溶液
- 雪夫试剂放冰箱内保存，需染色时提前半小时取出所需要的量恢复到室温使用，溶液出现淡红色时表明试剂失效
- 雪夫试剂染色后，用酸性亚硫酸漂洗可以减少背景着色
- 亚硫酸钠或钾盐均可使用，质量要好，要有较浓的刺激性气味
- 若组织欲用 PAS 染色，则应避免使用含有戊二醛的固定剂。因为戊二醛有两个醛基，固定后的组织也含有自由醛基，可与雪夫试剂反应，会造成非特异性背景着色

4. 阿尔新蓝-过碘酸雪夫染色法

阿尔新蓝-过碘酸雪夫染色法（简称 ABPAS 法）是在同一组织切片上使用两种不同染料分别显示不同黏液物质的染色方法，酸性黏液物质呈蓝色，中性黏液物质呈红色，混合性黏液物质呈紫红色。

（1）操作步骤

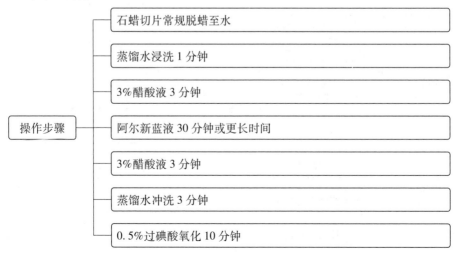

操作步骤

- 石蜡切片常规脱蜡至水
- 蒸馏水浸洗 1 分钟
- 3%醋酸液 3 分钟
- 阿尔新蓝液 30 分钟或更长时间
- 3%醋酸液 3 分钟
- 蒸馏水冲洗 3 分钟
- 0.5%过碘酸氧化 10 分钟

续流程

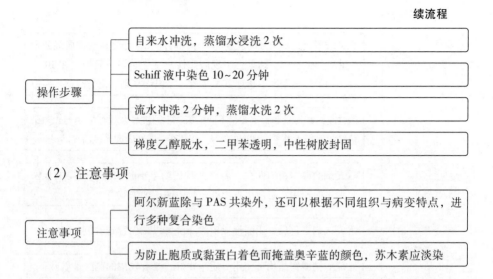

操作步骤
- 自来水冲洗，蒸馏水浸洗 2 次
- Schiff 液中染色 10~20 分钟
- 流水冲洗 2 分钟，蒸馏水洗 2 次
- 梯度乙醇脱水，二甲苯透明，中性树胶封固

（2）注意事项

注意事项
- 阿尔新蓝除与 PAS 共染外，还可以根据不同组织与病变特点，进行多种复合染色
- 为防止胞质或黏蛋白着色而掩盖奥辛蓝的颜色，苏木素应淡染

四、脂类物质染色

脂肪染色常用于区别脂肪肉瘤与黏液肉瘤、皮脂腺癌与鳞状细胞癌等。在区分脂肪变性与水泡变性时有重要作用。油红 O 染色法操作步骤及注意事项如下：

1. 操作步骤

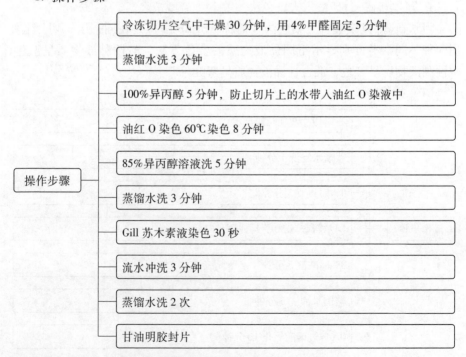

操作步骤
- 冷冻切片空气中干燥 30 分钟，用 4% 甲醛固定 5 分钟
- 蒸馏水洗 3 分钟
- 100% 异丙醇 5 分钟，防止切片上的水带入油红 O 染液中
- 油红 O 染色 60℃染色 8 分钟
- 85% 异丙醇溶液洗 5 分钟
- 蒸馏水洗 3 分钟
- Gill 苏木素液染色 30 秒
- 流水冲洗 3 分钟
- 蒸馏水洗 2 次
- 甘油明胶封片

2. 注意事项

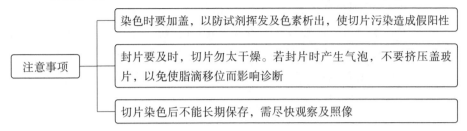

注意事项	染色时要加盖，以防试剂挥发及色素析出，使切片污染造成假阳性
	封片要及时，切片勿太干燥。若封片时产生气泡，不要挤压盖玻片，以免使脂滴移位而影响诊断
	切片染色后不能长期保存，需尽快观察及照像

五、淀粉样物质染色

除用于检测全身性淀粉样变性时，淀粉样物质在舌、喉、肠道、心、脾、肾以及甲状腺、淋巴结的沉积，还可用于鉴别易与淀粉样变性混淆的血管及胶原纤维等的病变。刚果红染色法的原理是通过淀粉样物质对刚果红有选择性的亲和力，容易使之着色。

1. 操作步骤

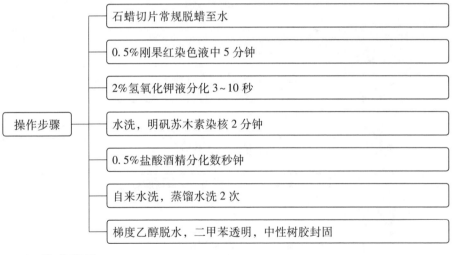

操作步骤	石蜡切片常规脱蜡至水
	0.5%刚果红染色液中 5 分钟
	2%氢氧化钾液分化 3~10 秒
	水洗，明矾苏木素染核 2 分钟
	0.5%盐酸酒精分化数秒钟
	自来水洗，蒸馏水洗 2 次
	梯度乙醇脱水，二甲苯透明，中性树胶封固

2. 注意事项

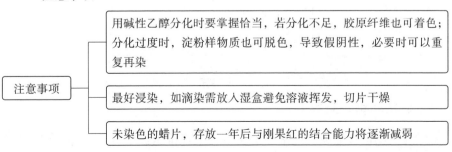

注意事项	用碱性乙醇分化时要掌握恰当，若分化不足，胶原纤维也可着色；分化过度时，淀粉样物质也可脱色，导致假阴性，必要时可以重复再染
	最好浸染，如滴染需放入湿盒避免溶液挥发，切片干燥
	未染色的蜡片，存放一年后与刚果红的结合能力将逐渐减弱

六、黑色素染色法

黑色素是由黑色素母细胞产生的一种色素颗粒，在常规 HE 染色中通常不呈黑色，而呈棕黄色或棕黑色。与其他颗粒沉积物相鉴别时需进行黑色素的特殊染色。Masson-Fontana 染色法采用氨银染液显示黑色素颗粒，是最常用的染色方法，效果较理想。

1. 操作步骤

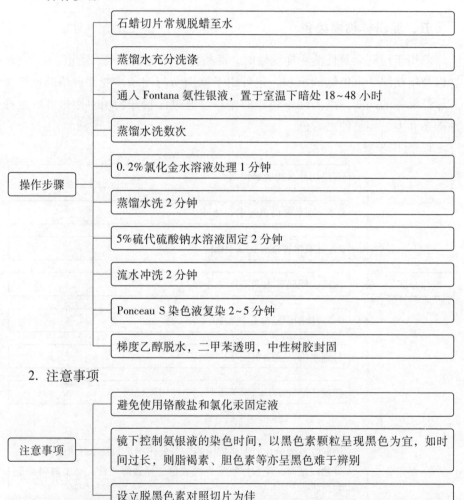

操作步骤

- 石蜡切片常规脱蜡至水
- 蒸馏水充分洗涤
- 通入 Fontana 氨性银液，置于室温下暗处 18~48 小时
- 蒸馏水洗数次
- 0.2%氯化金水溶液处理 1 分钟
- 蒸馏水洗 2 分钟
- 5%硫代硫酸钠水溶液固定 2 分钟
- 流水冲洗 2 分钟
- Ponceau S 染色液复染 2~5 分钟
- 梯度乙醇脱水，二甲苯透明，中性树胶封固

2. 注意事项

注意事项

- 避免使用铬酸盐和氯化汞固定液
- 镜下控制氨银液的染色时间，以黑色素颗粒呈现黑色为宜，如时间过长，则脂褐素、胆色素等亦呈黑色难于辨别
- 设立脱黑色素对照切片为佳

七、结缔组织染色

结缔组织包含细胞、纤维和基质，其中纤维组织又分为胶原纤维、弹力

纤维和网状纤维，这三种纤维在 HE 染色中经常难以区别，特别是病理情况下
出现增生、萎缩及其他相关变性时，必须借助特殊染色加以鉴别。

1. Pollak 三色染色法

该染色法利用多种染料、媒染剂和促染剂同时进行染色，可使结缔组织
内多种成分分别着色。胶原纤维、黏液显蓝绿色，细胞核呈蓝黑色；心肌瘢
痕，肌肉、弹力纤维显红色；纤维素、钙呈紫蓝色；玻璃样物质呈淡蓝色。

（1）操作步骤

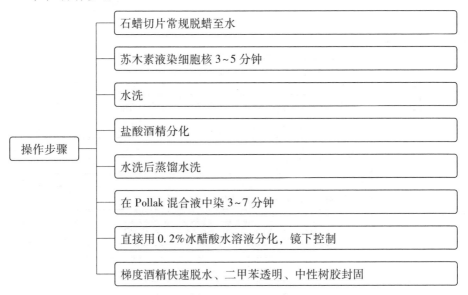

（2）注意事项

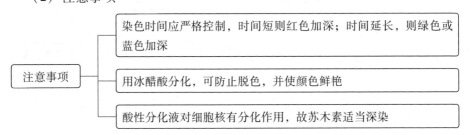

2. Masson 三色染色法

Masson 三色染色法是最为常用的结缔组织染色法，胶原纤维呈绿色或蓝
色，胞质肌纤维和红细胞红色，胞核显蓝色。多用于观察病变组织中纤维结
缔组织的增生和分布，纤维性肿瘤与肌源性肿瘤的鉴别。在肾穿刺活检中可
以判别在肾小球毛细血管网的系膜区和上皮下是否存在嗜复红蛋白的沉积，
对于肾脏疾病的病理诊断亦有重要意义。

（1）操作步骤

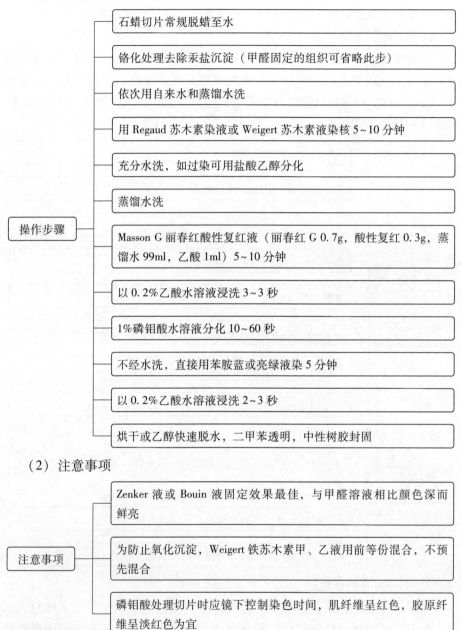

操作步骤

- 石蜡切片常规脱蜡至水
- 铬化处理去除汞盐沉淀（甲醛固定的组织可省略此步）
- 依次用自来水和蒸馏水洗
- 用 Regaud 苏木素染液或 Weigert 苏木素液染核 5~10 分钟
- 充分水洗，如过染可用盐酸乙醇分化
- 蒸馏水洗
- Masson G 丽春红酸性复红液（丽春红 G 0.7g，酸性复红 0.3g，蒸馏水 99ml，乙酸 1ml）5~10 分钟
- 以 0.2% 乙酸水溶液浸洗 3~3 秒
- 1% 磷钼酸水溶液分化 10~60 秒
- 不经水洗，直接用苯胺蓝或亮绿液染 5 分钟
- 以 0.2% 乙酸水溶液浸洗 2~3 秒
- 烘干或乙醇快速脱水，二甲苯透明，中性树胶封固

（2）注意事项

注意事项

- Zenker 液或 Bouin 液固定效果最佳，与甲醛溶液相比颜色深而鲜亮
- 为防止氧化沉淀，Weigert 铁苏木素甲、乙液用前等份混合，不预先混合
- 磷钼酸处理切片时应镜下控制染色时间，肌纤维呈红色，胶原纤维呈淡红色为宜

八、横纹肌染色

观察横纹肌的基本病理变化，以及对横纹肌肉瘤与许多未分化的间叶性

肿瘤进行鉴别诊断，需进行横纹肌特殊染色。Mallory 磷钨酸-苏木素染色法是最为常用的心肌和骨骼肌染色方法。用单一染液可同时染出两种不同的主要颜色，即紫蓝色和棕红色。

1. 操作步骤

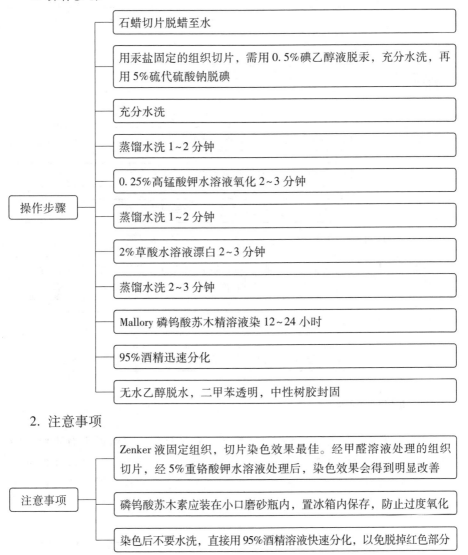

2. 注意事项

九、抗酸杆菌染色

抗酸杆菌染色法主要用于结核病、类结核病及麻风病的诊断与鉴别诊断。Ziehl-Neelsen 石炭酸复红染色法为世界卫生组织（WHO）所推荐的标准染色方法。

1. 操作步骤

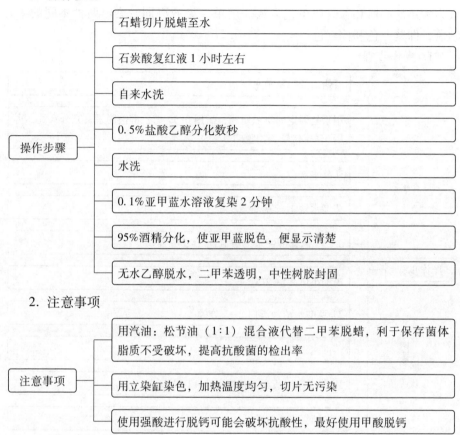

操作步骤

- 石蜡切片脱蜡至水
- 石炭酸复红液 1 小时左右
- 自来水洗
- 0.5%盐酸乙醇分化数秒
- 水洗
- 0.1%亚甲蓝水溶液复染 2 分钟
- 95%酒精分化，使亚甲蓝脱色，便显示清楚
- 无水乙醇脱水，二甲苯透明，中性树胶封固

2. 注意事项

注意事项

- 用汽油：松节油（1:1）混合液代替二甲苯脱蜡，利于保存菌体脂质不受破坏，提高抗酸菌的检出率
- 用立染缸染色，加热温度均匀，切片无污染
- 使用强酸进行脱钙可能会破坏抗酸性，最好使用甲酸脱钙

十、胶原纤维染色

胶原纤维染色在显示器官损伤、修复、纤维化程度等方面具有重要作用。判定梭形细胞肿瘤是纤维肉瘤还是平滑肌肉瘤时，可以使用胶原纤维染色。Van Gieson 苦味酸酸性复红染色法（VG 染色）是显示胶原纤维的优良方法。可将胶原纤维和肌肉分别染成红色和黄色，用于与肌纤维的鉴别。

1. 操作步骤

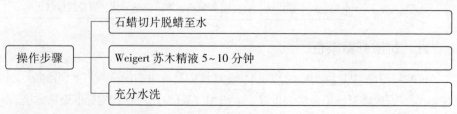

操作步骤

- 石蜡切片脱蜡至水
- Weigert 苏木精液 5~10 分钟
- 充分水洗

续流程

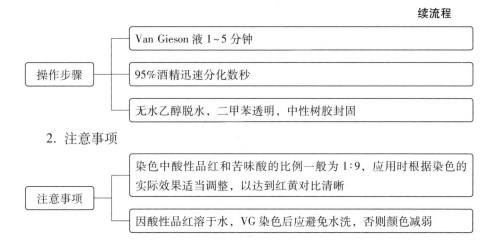

操作步骤

- Van Gieson 液 1~5 分钟
- 95% 酒精迅速分化数秒
- 无水乙醇脱水，二甲苯透明，中性树胶封固

2. 注意事项

注意事项

- 染色中酸性品红和苦味酸的比例一般为 1:9，应用时根据染色的实际效果适当调整，以达到红黄对比清晰
- 因酸性品红溶于水，VG 染色后应避免水洗，否则颜色减弱

十一、神经胶质细胞染色

神经胶质细胞染色常用于鉴别神经胶质细胞瘤与脑膜瘤、室管膜瘤等。氯化金升汞法 Cajal 星形胶质细胞染色的染色原理可能是因为神经组织含有脂蛋白对银具有亲和力的缘故。

1. 操作步骤

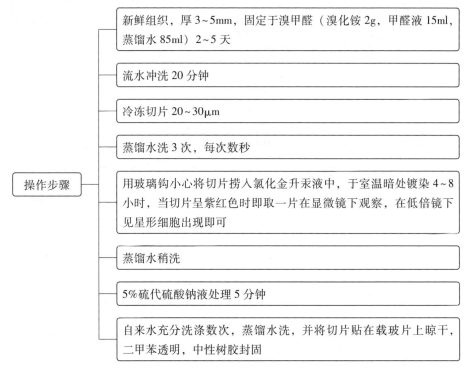

操作步骤

- 新鲜组织，厚 3~5mm，固定于溴甲醛（溴化铵 2g，甲醛液 15ml，蒸馏水 85ml）2~5 天
- 流水冲洗 20 分钟
- 冷冻切片 20~30μm
- 蒸馏水洗 3 次，每次数秒
- 用玻璃钩小心将切片捞入氯化金升汞液中，于室温暗处镀染 4~8 小时，当切片呈紫红色时即取一片在显微镜下观察，在低倍镜下见星形细胞出现即可
- 蒸馏水稍洗
- 5% 硫代硫酸钠液处理 5 分钟
- 自来水充分洗涤数次，蒸馏水洗，并将切片贴在载玻片上晾干，二甲苯透明，中性树胶封固

2. 注意事项

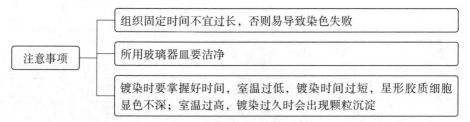

注意事项 ——
- 组织固定时间不宜过长，否则易导致染色失败
- 所用玻璃器皿要洁净
- 镀染时要掌握好时间，室温过低，镀染时间过短，星形胶质细胞显色不深；室温过高，镀染过久时会出现颗粒沉淀

十二、神经元及神经纤维染色

一些中毒性外周神经疾病、维生素 B_1 缺乏症及其他外周神经病变时，可用特殊染色法来观察其损害程度。在某些神经系统肿瘤的病理诊断和鉴别诊断中也常用此法。Bielschowsky 改良法是一种镀银法，是显示神经元和神经纤维的常用方法。

1. 操作步骤

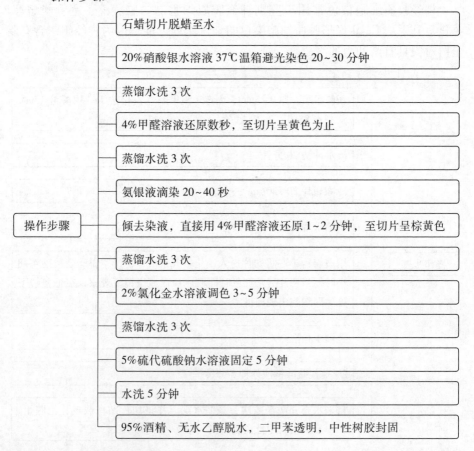

操作步骤 ——
- 石蜡切片脱蜡至水
- 20%硝酸银水溶液 37℃温箱避光染色 20~30 分钟
- 蒸馏水洗 3 次
- 4%甲醛溶液还原数秒，至切片呈黄色为止
- 蒸馏水洗 3 次
- 氨银液滴染 20~40 秒
- 倾去染液，直接用 4%甲醛溶液还原 1~2 分钟，至切片呈棕黄色
- 蒸馏水洗 3 次
- 2%氯化金水溶液调色 3~5 分钟
- 蒸馏水洗 3 次
- 5%硫代硫酸钠水溶液固定 5 分钟
- 水洗 5 分钟
- 95%酒精、无水乙醇脱水，二甲苯透明，中性树胶封固

2. 注意事项

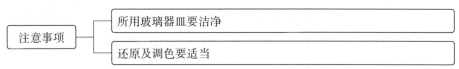

十三、神经髓鞘染色

任何因素的神经纤维损伤均可导致髓鞘的变性、崩解或脱失。普通染色中髓鞘不易着色，在正常或病理情况下均需用特殊染色法来观察髓鞘的损害程度。

1. Weil 法

Weil 法用铁矾苏木素进行染色，是一种传统的髓鞘染色方法。注意事项如下：

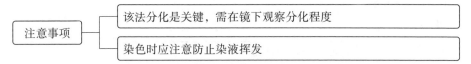

2. 坚牢固蓝染色法

Luxol fast blue 染色法是一种常用的髓鞘染色方法，染色效果最佳，可把髓鞘染成蓝绿色，细胞紫红色，背景黄色到棕色。

（1）操作步骤

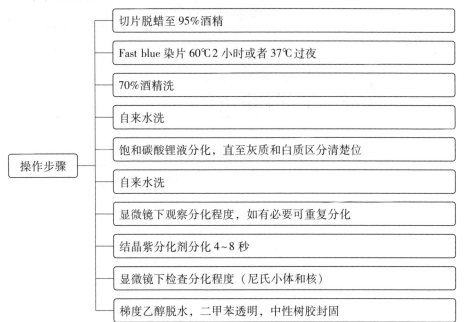

（2）注意事项

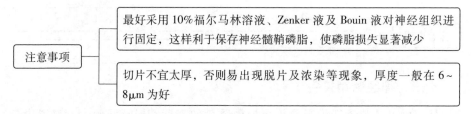

注意事项 — 最好采用10%福尔马林溶液、Zenker 液及 Bouin 液对神经组织进行固定，这样利于保存神经髓鞘磷脂，使磷脂损失显著减少

— 切片不宜太厚，否则易出现脱片及浓染等现象，厚度一般在 6～8μm 为好

十四、胃幽门螺杆菌染色

螺旋体的特性介于细菌与原虫之间，普通染色不易观察。Warthin-Starry（简称 W-S）染色法除可显示螺旋体外，还可显示鼻硬结杆菌及胃幽门螺杆菌。研究表明，胃幽门螺杆菌感染可导致慢性胃炎和消化性溃疡，是胃癌发生的重要致病因素。

1. 操作步骤

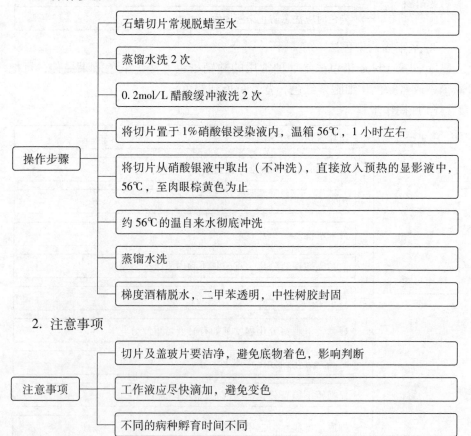

操作步骤 — 石蜡切片常规脱蜡至水

— 蒸馏水洗 2 次

— 0.2mol/L 醋酸缓冲液洗 2 次

— 将切片置于1%硝酸银浸染液内，温箱 56℃，1 小时左右

— 将切片从硝酸银液中取出（不冲洗），直接放入预热的显影液中，56℃，至肉眼棕黄色为止

— 约 56℃的温自来水彻底冲洗

— 蒸馏水洗

— 梯度酒精脱水，二甲苯透明，中性树胶封固

2. 注意事项

注意事项 — 切片及盖玻片要洁净，避免底物着色，影响判断

— 工作液应尽快滴加，避免变色

— 不同的病种孵育时间不同

十五、六胺银染色

对于切片内的细菌，常规 HE 染色着色较浅或不着色，较难观察。六胺银染色能够较好地把真菌显示出来，各种真菌均可着色，菌丝和孢子呈明显的黑褐色，抗酸菌也呈黑褐色。

1. 操作步骤

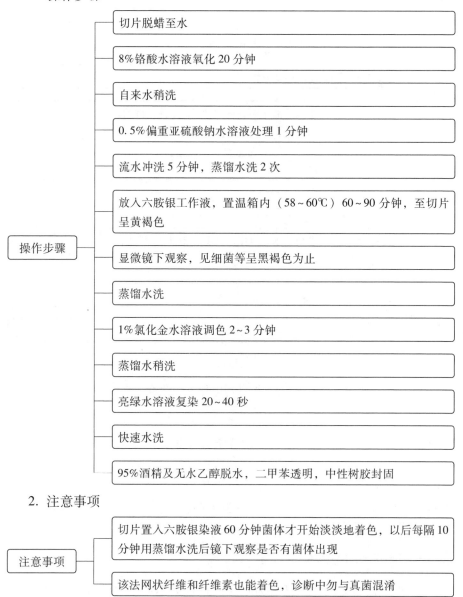

操作步骤

- 切片脱蜡至水
- 8%铬酸水溶液氧化 20 分钟
- 自来水稍洗
- 0.5%偏重亚硫酸钠水溶液处理 1 分钟
- 流水冲洗 5 分钟，蒸馏水洗 2 次
- 放入六胺银工作液，置温箱内（58~60℃）60~90 分钟，至切片呈黄褐色
- 显微镜下观察，见细菌等呈黑褐色为止
- 蒸馏水洗
- 1%氯化金水溶液调色 2~3 分钟
- 蒸馏水稍洗
- 亮绿水溶液复染 20~40 秒
- 快速水洗
- 95%酒精及无水乙醇脱水，二甲苯透明，中性树胶封固

2. 注意事项

注意事项

- 切片置入六胺银染液 60 分钟菌体才开始淡淡地着色，以后每隔 10 分钟用蒸馏水洗后镜下观察是否有菌体出现
- 该法网状纤维和纤维素也能着色，诊断中勿与真菌混淆

十六、尼氏小体染色

尼氏小体可作为观察神经细胞损害程度的一种灵敏指标。当神经细胞遭受损害时，其胞质中的尼氏小体消失，最后神经细胞坏死。硫堇染色法：尼氏小体的染色机制还不是很清楚，仅知其对一些盐基性染料如硫堇等具有亲和力，可能是尼氏小体内的核酸蛋白和染料的阳性基团易于结合之故。

1. 操作步骤

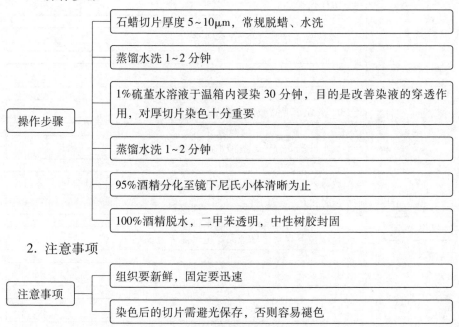

操作步骤

石蜡切片厚度 5~10μm，常规脱蜡、水洗

蒸馏水洗 1~2 分钟

1%硫堇水溶液于温箱内浸染 30 分钟，目的是改善染液的穿透作用，对厚切片染色十分重要

蒸馏水洗 1~2 分钟

95%酒精分化至镜下尼氏小体清晰为止

100%酒精脱水，二甲苯透明，中性树胶封固

2. 注意事项

注意事项

组织要新鲜，固定要迅速

染色后的切片需避光保存，否则容易褪色

第二节　免疫组织化学染色技术

组织化学技术主要是指在组织切片上显示组织和细胞中某些特殊化学成分的技术，利用无色的试剂与组织和细胞中某一成分发生化学反应，在原位生成有色沉淀的产物。免疫组织化学是将抗原、抗体间的免疫反应引入组织标本，并通过对其所带有的特殊标志物的显示，对组织内某抗原或抗体做定性、定位以及定量检测。

一、规范化的组织标本固定

免疫组织化学染色技术已成为临床病理诊断不可或缺的技术手段。良好的固定是保证组化技术质量的首要条件。

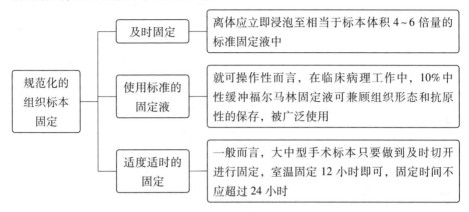

二、组织脱水、透明、浸蜡的规范化

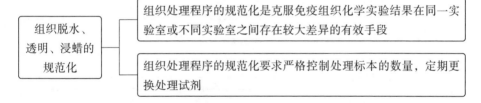

三、免疫组织化学染色的基本技术流程

1. 两步法免疫组化染色技术流程

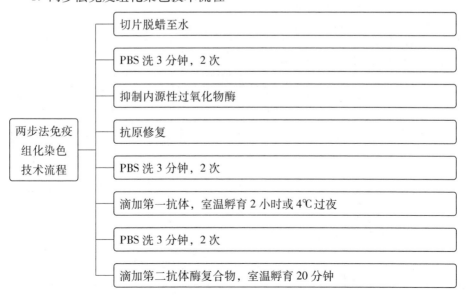

续流程

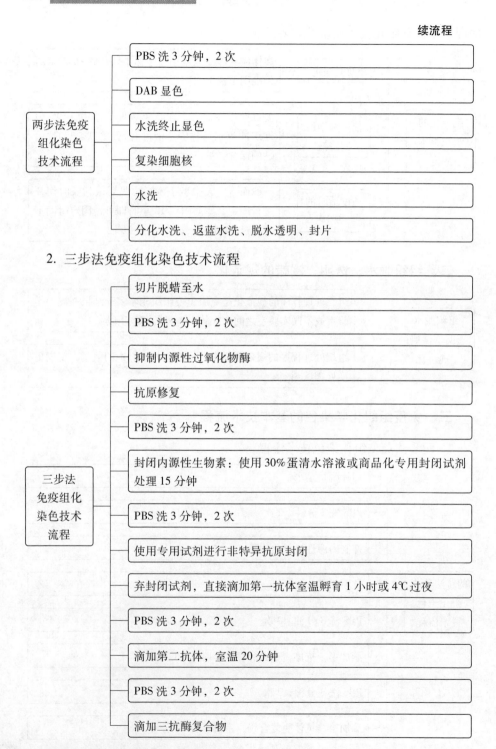

两步法免疫组化染色技术流程

- PBS 洗 3 分钟，2 次
- DAB 显色
- 水洗终止显色
- 复染细胞核
- 水洗
- 分化水洗、返蓝水洗、脱水透明、封片

2. 三步法免疫组化染色技术流程

三步法免疫组化染色技术流程

- 切片脱蜡至水
- PBS 洗 3 分钟，2 次
- 抑制内源性过氧化物酶
- 抗原修复
- PBS 洗 3 分钟，2 次
- 封闭内源性生物素：使用 30% 蛋清水溶液或商品化专用封闭试剂处理 15 分钟
- PBS 洗 3 分钟，2 次
- 使用专用试剂进行非特异抗原封闭
- 弃封闭试剂，直接滴加第一抗体室温孵育 1 小时或 4℃ 过夜
- PBS 洗 3 分钟，2 次
- 滴加第二抗体，室温 20 分钟
- PBS 洗 3 分钟，2 次
- 滴加三抗酶复合物

续流程

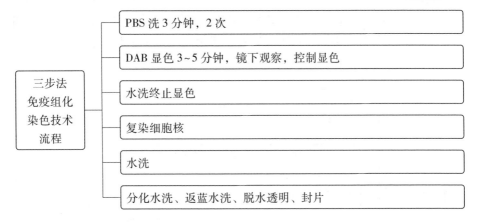

三步法免疫组化染色技术流程
- PBS 洗 3 分钟，2 次
- DAB 显色 3~5 分钟，镜下观察，控制显色
- 水洗终止显色
- 复染细胞核
- 水洗
- 分化水洗、返蓝水洗、脱水透明、封片

四、组织切片染色前的处理

1. 用于免疫组织化学染色的载玻片的处理

为了防止切片在高温高压下脱片，免疫组织化学染色中所采用的载玻片须进行防脱片处理

免疫组织化学染色中载玻片的处理
- 3-氨丙基-3-乙氧基硅烷
  - 3-氨丙基-3-乙氧基硅烷（APES）是一种常用的载玻片组织黏附剂
  - 操作方法是：载玻片经酸洗、水洗、95%酒精溶液洗、无水乙醇溶液洗后烘干
  - 将载玻片插入玻片架，于通风橱内将载玻片置入 APES-丙酮工作液中（APES 1ml/纯丙酮 50ml）处理 20 秒，然后将玻片移入纯丙酮 I 和纯丙酮 II 中各漂洗 5~10 秒
  - 用大功率吹风机吹干，装盒密封备用
- 多聚赖氨酸
  - 载玻片经酸洗、水洗、95%酒精溶液洗、无水乙醇溶液洗后烘干
  - 将载玻片浸入 0.01%多聚赖氨酸溶液中（市售的多聚赖氨酸一般浓度为 0.1%，将其用双蒸水稀释 10 倍即可）浸泡 5 分钟
  - 将载玻片移入 60℃烤箱内烘烤 1 小时或室温干燥后装盒备用

2. 烤片

烤片的目的是使组织切片平整地与载玻片充分粘合，防止脱片。一般可以在60℃烤箱内烘烤4~12小时或在70℃烤箱内烘烤1小时。

3. 内源性过氧化物酶的抑制

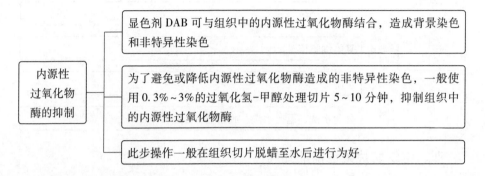

内源性
过氧化物
酶的抑制

- 显色剂DAB可与组织中的内源性过氧化物酶结合，造成背景染色和非特异性染色
- 为了避免或降低内源性过氧化物酶造成的非特异性染色，一般使用0.3%~3%的过氧化氢-甲醇处理切片5~10分钟，抑制组织中的内源性过氧化物酶
- 此步操作一般在组织切片脱蜡至水后进行为好

4. 酶消化

酶消化是指用不同种类、不同浓度的蛋白酶处理组织切片，以便暴露组织细胞上抗体结合位点（抗原决定簇）的技术方法。

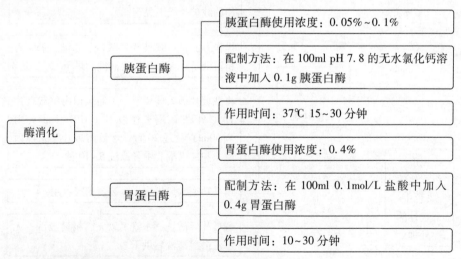

酶消化

胰蛋白酶
- 胰蛋白酶使用浓度：0.05%~0.1%
- 配制方法：在100ml pH 7.8的无水氯化钙溶液中加入0.1g胰蛋白酶
- 作用时间：37℃ 15~30分钟

胃蛋白酶
- 胃蛋白酶使用浓度：0.4%
- 配制方法：在100ml 0.1mol/L盐酸中加入0.4g胃蛋白酶
- 作用时间：10~30分钟

5. 抗原热修复

（1）抗原热修复的目的：病理组织学常规使用的甲醛固定剂可以造成蛋白质的交联，即在氨基酸分子间形成亚甲基桥从而造成部分或大部分抗原结合位点（抗原决定族）的封闭。抗原热修复可以有效地使抗原结合位点重新暴露。

（2）抗原热修复的方法

抗原热修复的方法

水浴法
- 将盛有抗原修复液的烧杯置入水浴设备中加热至95~99℃
- 将脱蜡浸蒸馏水洗过的切片置入抗原修复液中加热处理18分钟
- 将烧杯连同抗原修复液和被修复的组织切片一起置入冷水中进行隔水降温至室温
- PBS洗3分钟进行后续免疫组织化学染色
- 采用该方法进行抗原修复时最好使用高pH值的抗原修复液

高压法
- 将盛有抗原修复液的高压锅在电磁炉上加热至沸腾
- 将脱蜡浸蒸馏水洗过的切片置入抗原修复液中加盖进行热处理。当高压锅气阀喷气后计时2.5~3分钟
- 将高压锅置入冷水中降温至室温取出切片
- PBS洗3分钟，进行后续免疫组织化学染色
- 使用高压锅方法进行抗原热修复存在修复过头造成背景染色的现象，建议使用该方法进行抗原修复时，如非必要应避免使用高pH值的抗原修复液

微波法
- 将脱蜡浸水后的组织切片置入盛有抗原修复液的容器中
- 将容器置入微波炉内高档加热至修复液沸腾
- 将微波炉调至低档维持加热10分钟
- 将容器连同修复液和切片移出微波炉降至室温
- PBS洗3分钟，进行后续免疫组织化学染色

6. 抗原修复液

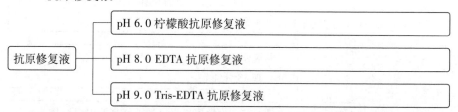

针对某种抗体的免疫组织化学染色，在使用抗原修复液的选择上目前通行的观点如下：

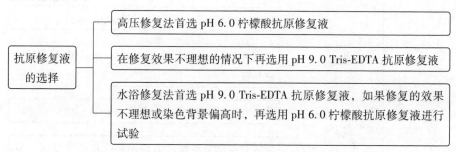

五、第一抗体的类型、特点及最佳稀释度

1. 第一抗体的类型及特点

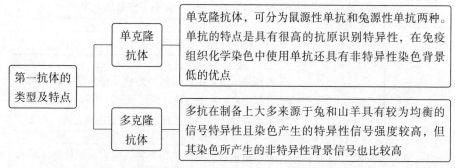

2. 第一抗体的最佳稀释度

在对浓缩型第一抗体进行稀释时建议使用专用的抗体稀释液。测试浓缩型第一抗体最佳工作浓度时应遵循以下原则：

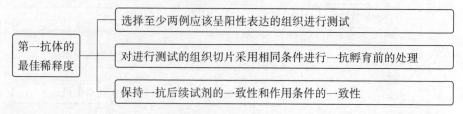

续流程

| 第一抗体的最佳稀释度 | —— | 采用起始浓度、中间浓度、最高浓度至少 3 个浓度梯度进行测试 |

六、免疫组织化学染色系统

1. 两步法——非生物素系统

两步法——非生物素系统

- 以生物素标记第二抗体为核心的三步法免疫组织化学染色技术存在着染色过程复杂、技术原理上无法回避组织内源性生物素干扰等不足
- 1995 年多聚螯合物/酶两步法诞生
- 两步法的技术核心是将多个二抗分子和多个酶分子结合在一个大分子聚合物上形成螯合物结构与一抗分子结合完成免疫组织化学染色
- 两步法由于反应体系中不含有生物素分子，从技术上克服了组织内源性生物素造成的非特异性背景染色
- 两步法——非生物素系统免疫组织化学染色试剂盒的典型代表有 Envision 系列检测试剂盒和 Powervision 系列检测试剂盒

2. 三步法——生物素系统

三步法——生物素系统

- 三步法是指采用生物素标记的二抗与第一抗体连接的免疫组织化学染色技术方法
- 由于采用第一抗体、生物素化第二抗体和抗生物素蛋白/酶复合物（三抗）三个主要生物化学反应完成染色过程，故称为三步法
- 三步法的技术核心是利用抗生物素蛋白与第二抗体上标记的生物素分子间的亲和化学反应完成免疫组织化学染色
- 三步法——生物素系统免疫组织化学染色试剂盒的典型代表有 SP 系列检测试剂盒和 LSAB 系列检测试剂盒

七、免疫组织化学的显色、显色控制及复染

免疫组织化学的显色依靠酶和底物色原间化学反应完成

最常使用的 DAB（3,3-对二氨基联苯）底物显色溶液的配制是将 6mg DAB 溶解于 10ml 0.05mol/L pH 7.6 的 Tris 缓冲液中，然后加入 0.1ml 0.3% 过氧化氢混合均匀

将配制好的 DAB 显色溶液滴加到组织切片上，在室温下孵育 3~8 分钟即可完成显色过程

免疫组织化学的显色、显色控制及复染

在显色过程中，如果加入 DAB 显色溶液后的 1 分钟内组织切片迅速地呈现棕黄色或随着时间的延长出现明显的背景染色，则提示第一抗体的工作浓度偏高

当显色进行 5~6 分钟后组织切片显色依然较淡，说明第一抗体的工作浓度偏低或抗原修复不足

正确的显色应首先观察同一抗体染色的阳性对照片，以阳性对照片的显色为依据判断显色的程度

免疫组织化学的复染即细胞核染色。为了达到良好的细胞核染色，染色液应保持新鲜并定时更换

此外，对细胞核染色后的分化和返蓝应给予重视

第三节　细胞和分子遗传学技术

细胞遗传学技术主要是指通过制备染色体标本，分析染色体数目和结构改变与人类疾病之间的关系的技术。

近代分子生物学技术与细胞遗传学技术相结合，便形成了细胞和分子遗传学技术。其中，比较成熟、具有实用价值的技术有荧光原位杂交（FISH）

和比较基因组杂交（CGH）。

一、荧光原位杂交

1. 原理

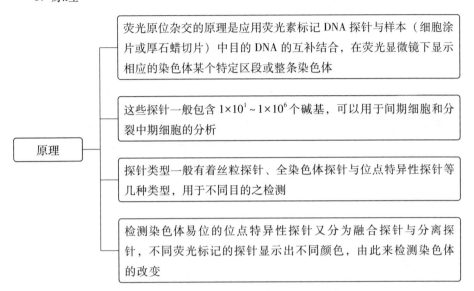

原理

- 荧光原位杂交的原理是应用荧光素标记 DNA 探针与样本（细胞涂片或厚石蜡切片）中目的 DNA 的互补结合，在荧光显微镜下显示相应的染色体某个特定区段或整条染色体
- 这些探针一般包含 $1 \times 10^1 \sim 1 \times 10^6$ 个碱基，可以用于间期细胞和分裂中期细胞的分析
- 探针类型一般有着丝粒探针、全染色体探针与位点特异性探针等几种类型，用于不同目的之检测
- 检测染色体易位的位点特异性探针又分为融合探针与分离探针，不同荧光标记的探针显示出不同颜色，由此来检测染色体的改变

2. 应用

荧光原位杂交（FISH）适用于染色体的易位、缺失和扩增的检测，能够有效地检测染色体结构和数目的异常。

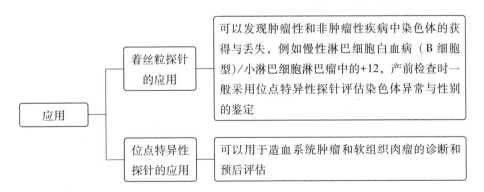

应用

- 着丝粒探针的应用：可以发现肿瘤性和非肿瘤性疾病中染色体的获得与丢失，例如慢性淋巴细胞白血病（B 细胞型）/小淋巴细胞淋巴瘤中的+12，产前检查时一般采用位点特异性探针评估染色体异常与性别的鉴定
- 位点特异性探针的应用：可以用于造血系统肿瘤和软组织肉瘤的诊断和预后评估

FISH 分析还可以用于检测乳腺癌中 *HER2/neu* 基因的扩增、多形性胶质瘤中 *EGFR* 基因的扩增、神经母细胞瘤中 *MYCN* 基因的扩增以及检测染色体特异性位点的缺失，用于诊断疾病和评估预后等。

二、比较基因组杂交

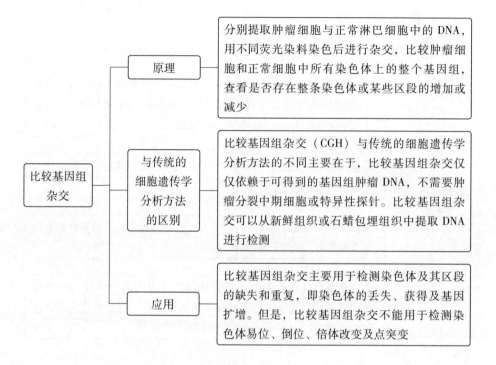

比较基因组杂交
- 原理：分别提取肿瘤细胞与正常淋巴细胞中的 DNA，用不同荧光染料染色后进行杂交，比较肿瘤细胞和正常细胞中所有染色体上的整个基因组，查看是否存在整条染色体或某些区段的增加或减少
- 与传统的细胞遗传学分析方法的区别：比较基因组杂交（CGH）与传统的细胞遗传学分析方法的不同主要在于，比较基因组杂交仅仅依赖于可得到的基因组肿瘤 DNA，不需要肿瘤分裂中期细胞或特异性探针。比较基因组杂交可以从新鲜组织或石蜡包埋组织中提取 DNA 进行检测
- 应用：比较基因组杂交主要用于检测染色体及其区段的缺失和重复，即染色体的丢失、获得及基因扩增。但是，比较基因组杂交不能用于检测染色体易位、倒位、倍体改变及点突变

第四节　超微病理诊断技术

一、电子显微镜技术

1. 应用范围

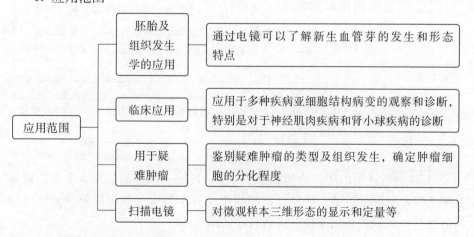

应用范围
- 胚胎及组织发生学的应用：通过电镜可以了解新生血管芽的发生和形态特点
- 临床应用：应用于多种疾病亚细胞结构病变的观察和诊断，特别是对于神经肌肉疾病和肾小球疾病的诊断
- 用于疑难肿瘤：鉴别疑难肿瘤的类型及组织发生，确定肿瘤细胞的分化程度
- 扫描电镜：对微观样本三维形态的显示和定量等

续流程

| 应用范围 | 形态学的应用 | 用于细胞凋亡的形态学观察 |

2. 注意事项

注意事项	电镜检查结果必须结合光镜形态，方能作出准确诊断
	组织离体后必须迅速取材和固定，用4%戊二醛固定后，在四氧化锇中进行后固定。超过1小时未固定的组织，不宜做电镜检查。因电镜下观察范围很小，故应结合光镜先在1mm薄切片定位后再做超薄切片观察
	检查者须了解自溶和坏死的超微结构特点，了解光镜形态特征及电镜检查待解决的问题，熟悉各种肿瘤电镜表现的特点
	电镜检查确定肿瘤的组织发生或分化时，一般需要确定肿瘤细胞的分化程度，鉴别肿瘤的类型和组织发生上与已确定的肿瘤细胞进行超微结构对比
	在肿瘤电镜诊断时，超微结构特点通常无法区分同一类型细胞的反应性病变、良性肿瘤和恶性肿瘤。在分化差的恶性肿瘤中，并非每个肿瘤细胞均会显示特征性超微结构特点
	电镜诊断报告书应附在病理诊断报告中，单独签发

二、显微切割技术的特点

显微切割技术的特点	可从结构复杂的组织中获得某一特定种类的细胞群或单个细胞，特别适用于肿瘤的分子生物学研究
	例如肿瘤的克隆性分析、肿瘤发生和演进过程中各阶段细胞基因改变的比较研究以及肿瘤细胞内某些酶活性的定量检测等
	显微切割技术的不足之处在于手工操作法的技术难度大
	激光捕获显微切割（LCM）虽然操作简便、耗时少、取材准确，但需要特殊设备，而且激光器造价高

三、图像分析技术的应用

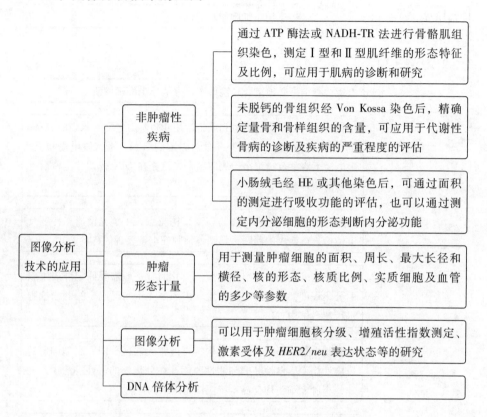

图像分析技术的应用

非肿瘤性疾病
- 通过 ATP 酶法或 NADH-TR 法进行骨骼肌组织染色，测定 I 型和 II 型肌纤维的形态特征及比例，可应用于肌病的诊断和研究
- 未脱钙的骨组织经 Von Kossa 染色后，精确定量骨和骨样组织的含量，可应用于代谢性骨病的诊断及疾病的严重程度的评估
- 小肠绒毛经 HE 或其他染色后，可通过面积的测定进行吸收功能的评估，也可以通过测定内分泌细胞的形态判断内分泌功能

肿瘤形态计量
- 用于测量肿瘤细胞的面积、周长、最大长径和横径、核的形态、核质比例、实质细胞及血管的多少等参数

图像分析
- 可以用于肿瘤细胞核分级、增殖活性指数测定、激素受体及 *HER2/neu* 表达状态等的研究

DNA 倍体分析

第 六 章

呼吸系统常见疾病的病理诊断常规

第一节　肺　疾　病

一、非肿瘤性病变

1. 支气管扩张

支气管扩张是指支气管管腔的持续性扩张，常伴有支气管壁某些成分的破坏和周围肺实质的炎症性破坏，是各种不相关联的疾病所造成的终期改变。支气管扩张可分为两类：阻塞性支气管扩张和非阻塞性支气管扩张。

病理诊断常规：

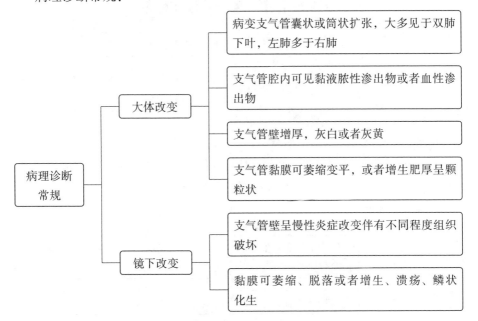

病理诊断常规
- 大体改变
  - 病变支气管囊状或筒状扩张，大多见于双肺下叶，左肺多于右肺
  - 支气管腔内可见黏液脓性渗出物或者血性渗出物
  - 支气管壁增厚，灰白或者灰黄
  - 支气管黏膜可萎缩变平，或者增生肥厚呈颗粒状
- 镜下改变
  - 支气管壁呈慢性炎症改变伴有不同程度组织破坏
  - 黏膜可萎缩、脱落或者增生、溃疡、鳞状化生

续流程

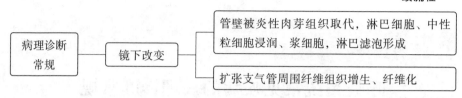

2. 支气管哮喘

支气管哮喘是各种内、外因素作用所引发呼吸道过敏反应而导致的支气管可逆性痉挛为特征的支气管慢性炎性疾病。主要表现为反复发作性喘息，带有哮鸣音的呼气性呼吸困难、胸闷及咳嗽等。

病理诊断常规：

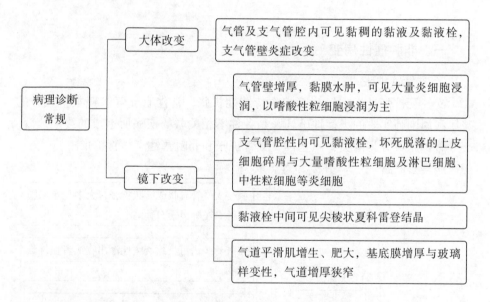

3. 慢性支气管炎

慢性支气管炎每年持续发病3个月且连续2年以上，多在冬春两季发病。主要表现为反复发作性咳嗽、咳痰或喘息。

病理诊断常规：

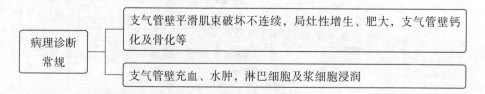

续流程

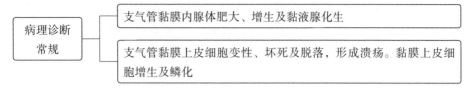

病理诊断
常规

支气管黏膜内腺体肥大、增生及黏液腺化生

支气管黏膜上皮细胞变性、坏死及脱落，形成溃疡。黏膜上皮细胞增生及鳞化

4. 急性间质性肺炎

急性间质性肺炎（AIP）是一种快速进展性间质性肺炎，亦称Hamman-Rich综合征，多为青年人，始动因素不清。主要表现为在流感样症状后出现呼吸困难，预后很差，多数患者起病2个月内死亡。

病理诊断常规：

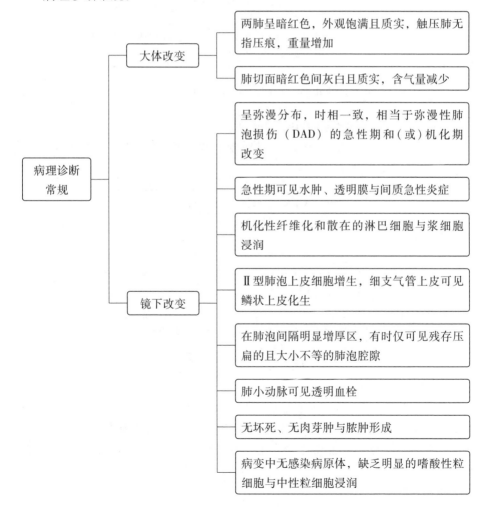

病理诊断
常规

大体改变

两肺呈暗红色，外观饱满且质实，触压肺无指压痕，重量增加

肺切面暗红色间灰白且质实，含气量减少

镜下改变

呈弥漫分布，时相一致，相当于弥漫性肺泡损伤（DAD）的急性期和（或）机化期改变

急性期可见水肿、透明膜与间质急性炎症

机化性纤维化和散在的淋巴细胞与浆细胞浸润

Ⅱ型肺泡上皮细胞增生，细支气管上皮可见鳞状上皮化生

在肺泡间隔明显增厚区，有时仅可见残存压扁的且大小不等的肺泡腔隙

肺小动脉可见透明血栓

无坏死、无肉芽肿与脓肿形成

病变中无感染病原体，缺乏明显的嗜酸性粒细胞与中性粒细胞浸润

5. 非特异性间质性肺炎

非特异性间质性肺炎（NSIP）主要表现呼吸困难，表现有咳嗽、疲乏、体重减轻，常与过敏性肺炎或者 BOOP 共存。大部分患者对激素治疗反应良好，绝大部分病例症状能够改善或者缓解。

病理诊断常规：

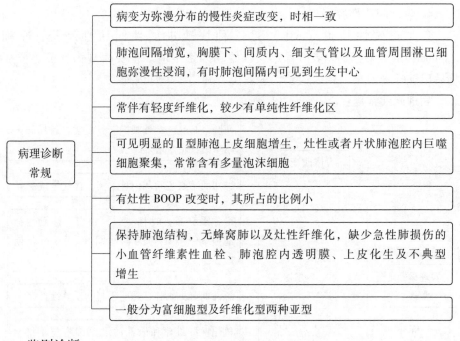

病理诊断常规

- 病变为弥漫分布的慢性炎症改变，时相一致
- 肺泡间隔增宽，胸膜下、间质内、细支气管以及血管周围淋巴细胞弥漫性浸润，有时肺泡间隔内可见到生发中心
- 常伴有轻度纤维化，较少有单纯性纤维化区
- 可见明显的Ⅱ型肺泡上皮细胞增生，灶性或者片状肺泡腔内巨噬细胞聚集，常常含有多量泡沫细胞
- 有灶性 BOOP 改变时，其所占的比例小
- 保持肺泡结构，无蜂窝肺以及灶性纤维化，缺少急性肺损伤的小血管纤维素性血栓、肺泡腔内透明膜、上皮化生及不典型增生
- 一般分为富细胞型及纤维化型两种亚型

鉴别诊断：

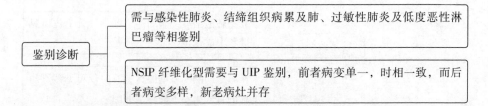

鉴别诊断

- 需与感染性肺炎、结缔组织病累及肺、过敏性肺炎及低度恶性淋巴瘤等相鉴别
- NSIP 纤维化型需要与 UIP 鉴别，前者病变单一，时相一致，而后者病变多样，新老病灶并存

6. 普通型间质性肺炎

普通型间质性肺炎是特发性间质性肺炎中较常见的一种类型。主要表现为不知不觉中出现气喘、干咳，渐进行呼吸困难为其突出症状，偶可见体重减轻、发热、疲劳、肌痛或者关节痛，患者确诊时间常为出现症状后数月到数年。

病理诊断常规：

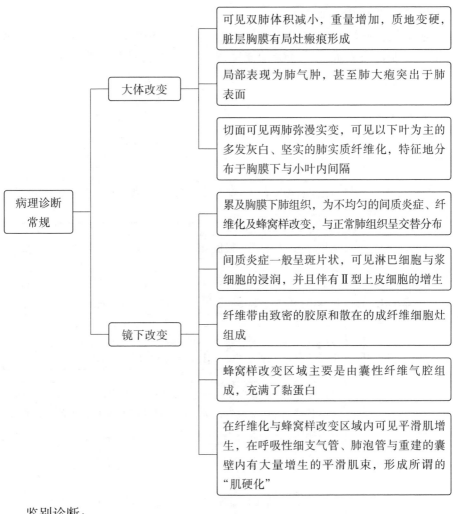

鉴别诊断：

```
             ┌─ 普通型间质性肺疾病病变一般可与家族性特发性肺纤维化、胶原
             │   血管病、慢性超敏性肺炎、石棉沉着病、药物中毒、Herman-
             │   sky-Pudlak 综合征的肺纤维化相鉴别
             │
鉴别诊断 ────┼─ 还可与其他有增生成纤维细胞灶的疾病鉴别
             │
             ├─ UIP 部分区域肺泡腔内有吞噬细胞，需要与 DIP 鉴别
             │
             └─ 普通型间质性肺疾病病变中不具有肉芽肿形成、石棉小体、透明
                 膜及明显的慢性炎症
```

7. 脱屑性间质性肺炎

脱屑性间质性肺炎（DIP）年龄大多在 40～50 岁，为重度吸烟者。肺功能为限制性或者混合性呼吸功能障碍。表现为缓慢渐进性呼吸困难，常常伴有咳嗽。患者停止吸烟病变会有所改善，对类固醇治疗反应良好，预后好。

病理诊断常规：

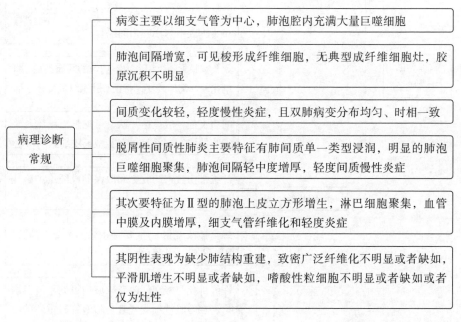

病理诊断常规
病变主要以细支气管为中心，肺泡腔内充满大量巨噬细胞
肺泡间隔增宽，可见梭形成纤维细胞，无典型成纤维细胞灶，胶原沉积不明显
间质变化较轻，轻度慢性炎症，且双肺病变分布均匀、时相一致
脱屑性间质性肺炎主要特征有肺间质单一类型浸润，明显的肺泡巨噬细胞聚集，肺泡间隔轻中度增厚，轻度间质慢性炎症
其次要特征为Ⅱ型的肺泡上皮立方形增生，淋巴细胞聚集，血管中膜及内膜增厚，细支气管纤维化和轻度炎症
其阴性表现为缺少肺结构重建，致密广泛纤维化不明显或者缺如，平滑肌增生不明显或者缺如，嗜酸性粒细胞不明显或者缺如或者仅为灶性

鉴别诊断：

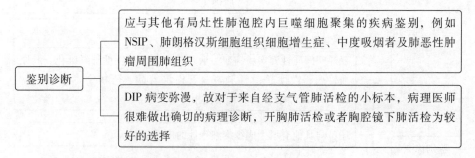

鉴别诊断
应与其他有局灶性肺泡腔内巨噬细胞聚集的疾病鉴别，例如 NSIP、肺朗格汉斯细胞组织细胞增生症、中度吸烟者及肺恶性肿瘤周围肺组织
DIP 病变弥漫，故对于来自经支气管肺活检的小标本，病理医师很难做出确切的病理诊断，开胸肺活检或者胸腔镜下肺活检为较好的选择

8. 呼吸性细支气管炎伴随的间质性肺炎

呼吸性细支气管炎伴随的间质性肺炎见于重度吸烟者，常被偶然发现，但有时此病症状较明显。

病理诊断常规：

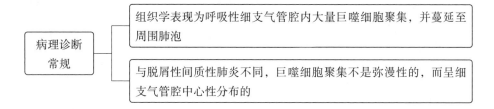

病理诊断常规 —— 组织学表现为呼吸性细支气管腔内大量巨噬细胞聚集，并蔓延至周围肺泡

病理诊断常规 —— 与脱屑性间质性肺炎不同，巨噬细胞聚集不是弥漫性的，而呈细支气管腔中心性分布的

9. 淋巴性或淋巴细胞性间质性肺炎

淋巴性或淋巴细胞性间质性肺炎 1/3 患者伴有 Sjögren 综合征。对类固醇药物治疗反应较差。在无 HIV 感染的患者提示可能在病因上与 EB 病毒感染有关。

病理诊断常规与鉴别诊断：

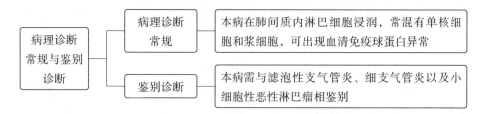

病理诊断常规与鉴别诊断

病理诊断常规 —— 本病在肺间质内淋巴细胞浸润，常混有单核细胞和浆细胞，可出现血清免疫球蛋白异常

鉴别诊断 —— 本病需与滤泡性支气管炎、细支气管炎以及小细胞性恶性淋巴瘤相鉴别

10. 大叶性肺炎

大叶性肺炎起病急骤，以青壮年男性最为多见。主要表现为高热、寒战，继而出现胸痛、咳嗽和咳铁锈色痰、呼吸困难，并伴有肺实变体征及外周血白细胞计数增高等。大叶性肺炎由肺炎链球菌引起的，病变可累及肺段及段以上肺组织。

病理诊断常规：

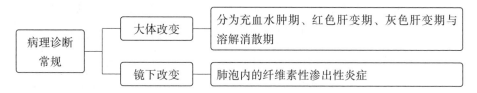

病理诊断常规

大体改变 —— 分为充血水肿期、红色肝变期、灰色肝变期与溶解消散期

镜下改变 —— 肺泡内的纤维素性渗出性炎症

11. 小叶性肺炎

小叶性肺炎大多见于小儿和年老体弱者。主要表现为发热、咳嗽及咳痰等症状。其是由多种细菌混合感染所致。一般为口腔及上呼吸道内致病力较弱的常驻寄生菌。还可以是营养不良、受寒及患急性传染病等情况所致。坠积性肺炎及吸入性肺炎也属于小叶性肺炎。

病理诊断常规：

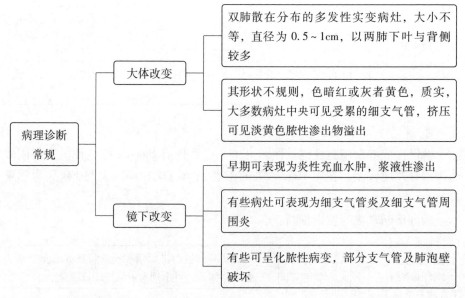

12. 病毒性肺炎

病毒性肺炎是由呼吸道合胞病毒、疹病毒、鼻病毒、流感病毒、副流感病毒、腺病毒、麻巨细胞病毒等感染所致。主要表现为倦怠、发热、头痛、剧烈咳嗽、缺氧、呼吸困难、发绀、全身酸痛等症状。无并发症的病毒性肺炎预后较好。

病理诊断常规：

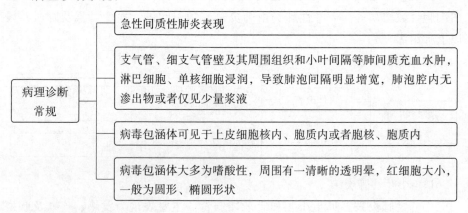

13. 军团菌性肺炎

军团菌性肺炎是涉及全身多系统的一种全身性疾病，主要表现为革兰阴性嗜肺军团杆菌引起的肺炎，伴有畏寒、发热、咳嗽、胸痛、全身不适。咳痰，多为黏液痰或者血痰，部分为脓痰。常常有腹痛、腹泻、意识障碍、行走困难以及关节炎等症状。

病理诊断常规：

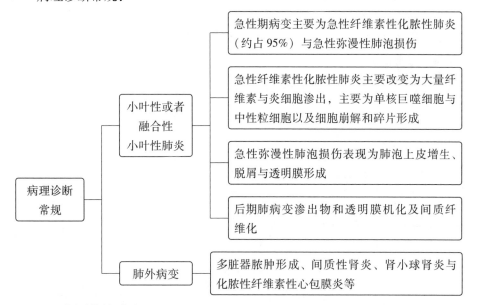

14. 支原体性肺炎

支原体性肺炎是肺炎支原体引起的急性间质性肺炎。起病较急，可伴有发热、头痛、剧烈咳嗽、黏痰及全身不适等症状。外周血白细胞计数轻度增高。

病理诊断常规：

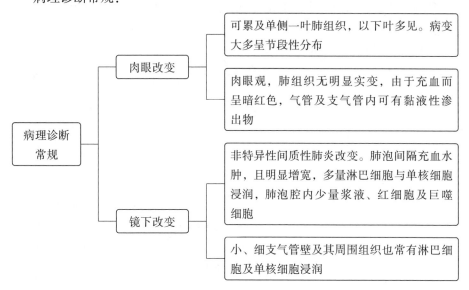

15. 卡氏肺孢子菌性肺炎

卡氏肺孢子菌性肺炎是由卡氏肺孢子菌感染引起的间质性肺炎，主要表现为发热、咳嗽及呼吸困难，甚至呼吸衰竭。其为肿瘤患者化疗最主要的肺部并发症，也见于原发性或者继发性免疫缺陷患者，是艾滋病最常见的机会性感染。

病理诊断常规：

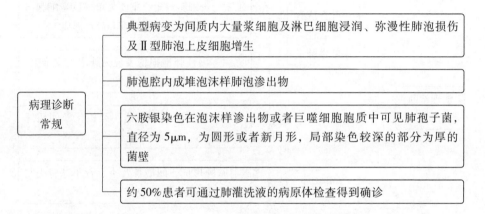

病理诊断常规
- 典型病变为间质内大量浆细胞及淋巴细胞浸润、弥漫性肺泡损伤及Ⅱ型肺泡上皮细胞增生
- 肺泡腔内成堆泡沫样肺泡渗出物
- 六胺银染色在泡沫样渗出物或者巨噬细胞胞质中可见肺孢子菌，直径为5μm，为圆形或者新月形，局部染色较深的部分为厚的菌壁
- 约50%患者可通过肺灌洗液的病原体检查得到确诊

16. 急性呼吸窘迫综合征

急性呼吸窘迫综合征是以肺的急性炎症性损伤为主，可合并心、脑、肾等脏器损害。主要表现为发热（>38℃）、咳嗽（干咳少痰，偶有血丝），可伴有胸闷、乏力、头痛、关节酸痛、肌肉酸痛、腹泻，严重者出现呼吸加速、气促，或明显呼吸窘迫。急性传染病，病情进展迅速，病死率较高。

病理诊断常规：

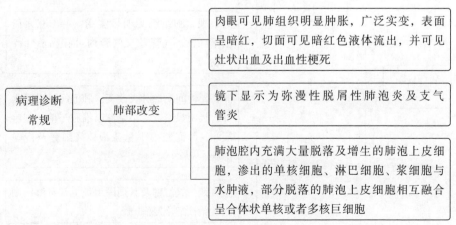

病理诊断常规 — 肺部改变
- 肉眼可见肺组织明显肿胀，广泛实变，表面呈暗红，切面可见暗红色液体流出，并可见灶状出血及出血性梗死
- 镜下显示为弥漫性脱屑性肺泡炎及支气管炎
- 肺泡腔内充满大量脱落及增生的肺泡上皮细胞，渗出的单核细胞、淋巴细胞、浆细胞与水肿液，部分脱落的肺泡上皮细胞相互融合呈合体状单核或者多核巨细胞

续流程

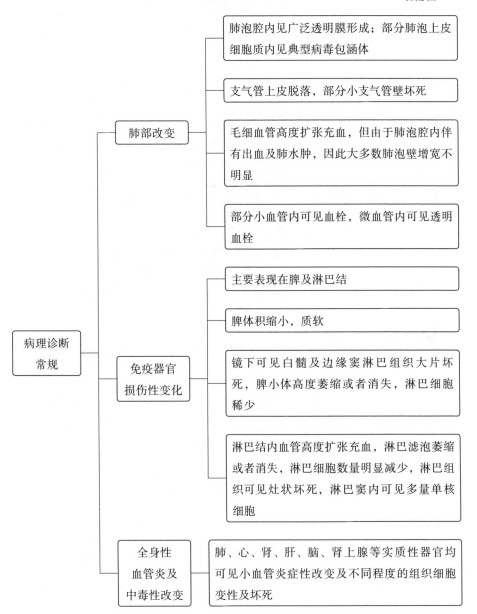

17. Wegener 肉芽肿

肺 Wegener 肉芽肿时，主要表现为发热、体重减轻、咳嗽、胸痛及咯血等。

病理诊断常规：

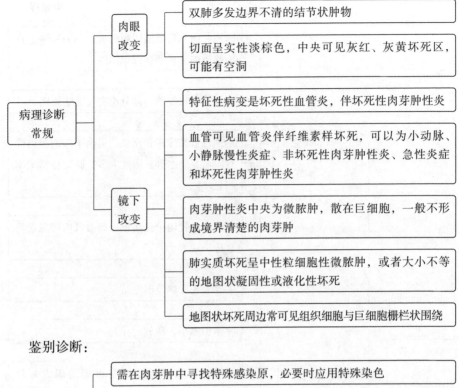

鉴别诊断：

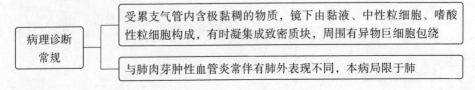

18. 支气管中心性肉芽肿

支气管中心性肉芽肿全部或几乎全部的肉芽肿均围绕着支气管和细支气管，导致后者的破坏。多数患者为成年人，除病变严重者外无明显症状。预后一般较好。应该注意的是支气管中心性肉芽肿也可见于 Wegener 肉芽肿

病理诊断常规：

病理诊断常规	受累支气管内含极黏稠的物质，镜下由黏液、中性粒细胞、嗜酸性粒细胞构成，有时凝集成致密质块，周围有异物巨细胞包绕
	与肺肉芽肿性血管炎常伴有肺外表现不同，本病局限于肺

续流程

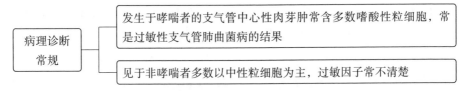

病理诊断常规
- 发生于哮喘者的支气管中心性肉芽肿常含多数嗜酸性粒细胞，常是过敏性支气管肺曲菌病的结果
- 见于非哮喘者多数以中性粒细胞为主，过敏因子常不清楚

19. 过敏性肉芽肿

过敏性肉芽肿又称 Churg-Strauss 综合征，为与结节性多动脉炎相似的全身性动脉炎，患者有哮喘史，多达 80% 的患者有末梢血嗜酸性粒细胞计数升高，肺受累概率较高。

病理诊断常规：

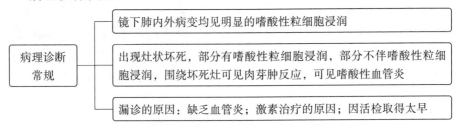

病理诊断常规
- 镜下肺内外病变均见明显的嗜酸性粒细胞浸润
- 出现灶状坏死，部分有嗜酸性粒细胞浸润，部分不伴嗜酸性粒细胞浸润，围绕坏死灶可见肉芽肿反应，可见嗜酸性血管炎
- 漏诊的原因：缺乏血管炎；激素治疗的原因；因活检取得太早

20. 肺结节病

肺结节病多见于 20~50 岁的女性。早期主要表现为肺门淋巴结肿大，也可出现结节性红斑。目前病因尚不清楚。

病理诊断常规：

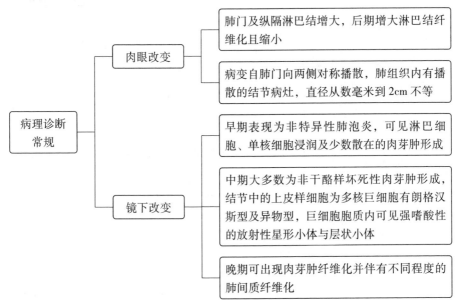

病理诊断常规
- 肉眼改变
  - 肺门及纵隔淋巴结增大，后期增大淋巴结纤维化且缩小
  - 病变自肺门向两侧对称播散，肺组织内有播散的结节病灶，直径从数毫米到 2cm 不等
- 镜下改变
  - 早期表现为非特异性肺泡炎，可见淋巴细胞、单核细胞浸润及少数散在的肉芽肿形成
  - 中期大多数为非干酪样坏死性肉芽肿形成，结节中的上皮样细胞为多核巨细胞有朗格汉斯型及异物型，巨细胞胞质内可见强嗜酸性的放射性星形小体与层状小体
  - 晚期可出现肉芽肿纤维化并伴有不同程度的肺间质纤维化

21. 肺结核病

肺结核病患者一般无症状，外科病理一般遇到的是结核球或者孤立性肉芽肿。其在肺的主要表现为原发性结核与继发性肺结核。

病理诊断常规：

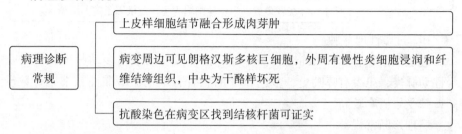

病理诊断常规 ── 上皮样细胞结节融合形成肉芽肿

病变周边可见朗格汉斯多核巨细胞，外周有慢性炎细胞浸润和纤维结缔组织，中央为干酪样坏死

抗酸染色在病变区找到结核杆菌可证实

22. 非结核分枝杆菌病

日益增多的肺肉芽肿性感染由非结核分枝杆菌或未分类的抗酸杆菌引起。多数病例为免疫不健全宿主，或其他肺疾病患者，包括慢性阻塞性肺疾病、肺结核、肺尘埃沉着症、支气管扩张和肺癌。外科治疗原则与肺结核相同。

病理诊断常规：

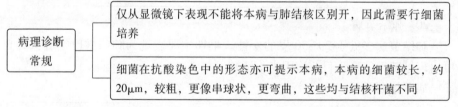

病理诊断常规 ── 仅从显微镜下表现不能将本病与肺结核区别开，因此需要行细菌培养

细菌在抗酸染色中的形态亦可提示本病，本病的细菌较长，约20μm，较粗，更像串球状，更弯曲，这些均与结核杆菌不同

23. 肺脓肿

肺脓肿的致病菌通常为厌氧菌，多为异物吸入及肺癌的继发性感染。未经治疗的肺脓肿合并症有支气管胸膜瘘、脓胸及脑脓肿等。

病理诊断常规及鉴别诊断：

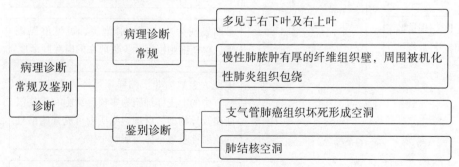

病理诊断常规及鉴别诊断 ── 病理诊断常规 ── 多见于右下叶及右上叶

慢性肺脓肿有厚的纤维组织壁，周围被机化性肺炎组织包绕

鉴别诊断 ── 支气管肺癌组织坏死形成空洞

肺结核空洞

24. 嗜酸性肺炎

嗜酸性肺炎主要表现为发热、呼吸困难、体重下降，常伴有周围血嗜酸

粒细胞增多及肺浸润病变、类风湿关节炎、结节性多动脉炎、乳腺癌、恶性淋巴瘤等疾病。有些还与蠕虫、丝虫、药物、曲菌相关联。

病理诊断常规：

肺泡和间质嗜酸性粒细胞浸润，也可见到浆细胞及组织细胞。

25. 隐源性机化性肺炎

隐源性机化性肺炎（COP）多数预后较好。该病的形态学主要特点是气道内出现成纤维细胞栓（Masson 小体）。

病理诊断常规：

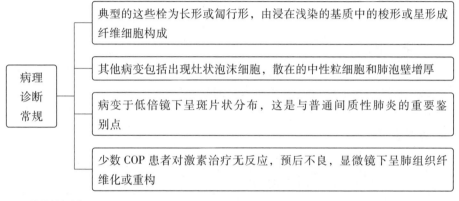

病理诊断常规	典型的这些栓为长形或匐行形，由浸在浅染的基质中的梭形或星形成纤维细胞构成
	其他病变包括出现灶状泡沫细胞，散在的中性粒细胞和肺泡壁增厚
	病变于低倍镜下呈斑片状分布，这是与普通间质性肺炎的重要鉴别点
	少数 COP 患者对激素治疗无反应，预后不良，显微镜下呈肺组织纤维化或重构

鉴别诊断：

鉴别诊断	隐源性机化性肺炎呈斑片状分布，肺组织结构保留而无间质纤维化，且无肉芽肿病变，缺少中性粒细胞浸润及脓肿形成，无坏死；气腔内无透明膜及明显纤维素；无嗜酸性粒细胞浸润，无血管炎改变
	需要与弥漫性肺泡损伤、NSIP、DIP、UIP 及结缔组织病、肺肉芽肿性疾病等鉴别

二、肺癌

1. 肺癌与癌前病变的病理学分类

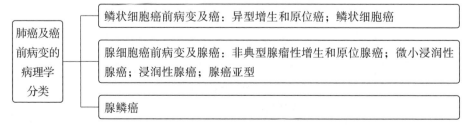

肺癌及癌前病变的病理学分类	鳞状细胞癌前病变及癌：异型增生和原位癌；鳞状细胞癌
	腺细胞癌前病变及腺癌：非典型腺瘤性增生和原位腺癌；微小浸润性腺癌；浸润性腺癌；腺癌亚型
	腺鳞癌

续流程

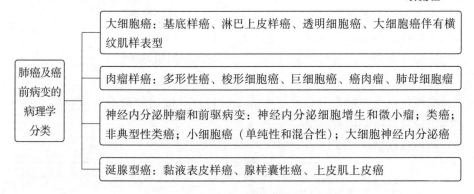

肺癌及癌前病变的病理学分类

- 大细胞癌：基底样癌、淋巴上皮样癌、透明细胞癌、大细胞癌伴有横纹肌样表型
- 肉瘤样癌：多形性癌、梭形细胞癌、巨细胞癌、癌肉瘤、肺母细胞瘤
- 神经内分泌肿瘤和前驱病变：神经内分泌细胞增生和微小瘤；类癌；非典型性类癌；小细胞癌（单纯性和混合性）；大细胞神经内分泌癌
- 涎腺型癌：黏液表皮样癌、腺样囊性癌、上皮肌上皮癌

2. 鳞状细胞癌

鳞状细胞癌患者多为老年男性，患者有吸烟史。主要由段及段以上支气管黏膜上皮经鳞状上皮化生恶变而来。鳞状细胞癌约 10% 为外周型，其他多为中央型。

病理诊断常规：

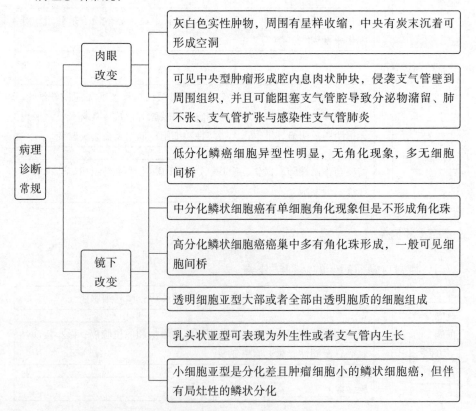

病理诊断常规

- 肉眼改变
  - 灰白色实性肿物，周围有星样收缩，中央有炭末沉着可形成空洞
  - 可见中央型肿瘤形成腔内息肉状肿块，侵袭支气管壁到周围组织，并且可能阻塞支气管腔导致分泌物潴留、肺不张、支气管扩张与感染性支气管肺炎
- 镜下改变
  - 低分化鳞癌细胞异型性明显，无角化现象，多无细胞间桥
  - 中分化鳞状细胞癌有单细胞角化现象但是不形成角化珠
  - 高分化鳞状细胞癌癌巢中多有角化珠形成，一般可见细胞间桥
  - 透明细胞亚型大部或者全部由透明胞质的细胞组成
  - 乳头状亚型可表现为外生性或者支气管内生长
  - 小细胞亚型是分化差且肿瘤细胞小的鳞状细胞癌，但伴有局灶性的鳞状分化

续流程

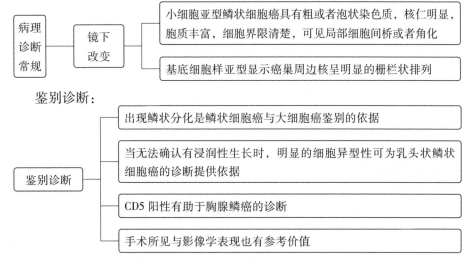

病理诊断常规 — 镜下改变
- 小细胞亚型鳞状细胞癌具有粗或者泡状染色质，核仁明显，胞质丰富，细胞界限清楚，可见局部细胞间桥或者角化
- 基底细胞样亚型显示癌巢周边核呈明显的栅栏状排列

鉴别诊断：

鉴别诊断
- 出现鳞状分化是鳞状细胞癌与大细胞癌鉴别的依据
- 当无法确认有浸润性生长时，明显的细胞异型性可为乳头状鳞状细胞癌的诊断提供依据
- CD5 阳性有助于胸腺鳞癌的诊断
- 手术所见与影像学表现也有参考价值

3. 腺癌

腺癌的发病率已超过鳞状细胞癌而成为最常见的肺癌类型。腺癌大约占女性肺癌的一半，在男性患者所占比例较低。大约 65% 的肿瘤位于周边，胸膜或胸壁累及大约占 15%，常导致胸膜纤维化和胸膜"皱褶"。有时极少数周边型腺癌在双层胸膜广泛蔓延，看起来像弥漫性间皮瘤，因此称为假间皮瘤样癌。

病理诊断常规：

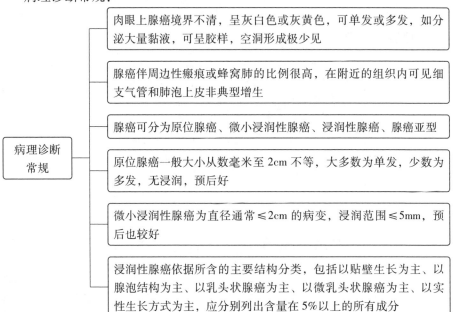

病理诊断常规
- 肉眼上腺癌境界不清，呈灰白色或灰黄色，可单发或多发，如分泌大量黏液，可呈胶样，空洞形成极少见
- 腺癌伴周边性瘢痕或蜂窝肺的比例很高，在附近的组织内可见细支气管和肺泡上皮非典型增生
- 腺癌可分为原位腺癌、微小浸润性腺癌、浸润性腺癌、腺癌亚型
- 原位腺癌一般大小从数毫米至 2cm 不等，大多数为单发，少数为多发，无浸润，预后好
- 微小浸润性腺癌为直径通常 ≤2cm 的病变，浸润范围 ≤5mm，预后也较好
- 浸润性腺癌依据所含的主要结构分类，包括以贴壁生长为主、以腺泡结构为主、以乳头状腺癌为主、以微乳头状腺癌为主、以实性生长方式为主，应分别列出含量在 5% 以上的所有成分

续流程

| 病理诊断常规 | 腺癌亚型包括黏液性腺癌、胶样癌、高分化胎儿型腺癌和肠型腺癌 |
| | 电镜可见腺癌含所有支气管上皮类型的细胞，只不过是肿瘤性，这些细胞包括杯状细胞、黏液细胞、非纤毛型细支气管细胞和Clara细胞。免疫组化：CK7和TTF-1通常阳性 |

4. 腺鳞癌

腺鳞癌患者多有吸烟史，且多数为周围型肿瘤，可有中央瘢痕。

病理诊断常规与鉴别诊断：

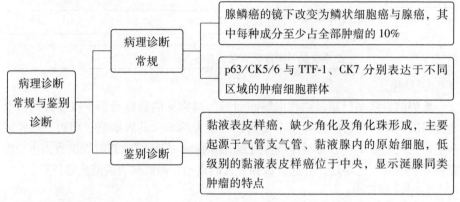

病理诊断常规与鉴别诊断	病理诊断常规	腺鳞癌的镜下改变为鳞状细胞癌与腺癌，其中每种成分至少占全部肿瘤的10%
		p63/CK5/6与TTF-1、CK7分别表达于不同区域的肿瘤细胞群体
	鉴别诊断	黏液表皮样癌，缺少角化及角化珠形成，主要起源于气管支气管、黏液腺内的原始细胞，低级别的黏液表皮样癌位于中央，显示涎腺同类肿瘤的特点

5. 肉瘤样癌

病理诊断常规：

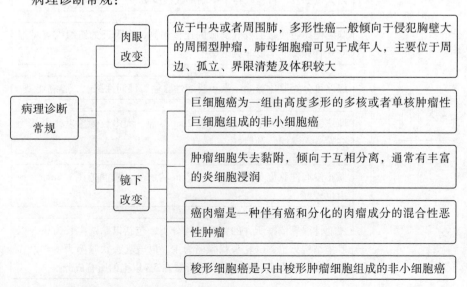

病理诊断常规	肉眼改变	位于中央或者周围肺，多形性癌一般倾向于侵犯胸壁大的周围型肿瘤，肺母细胞瘤可见于成年人，主要位于周边、孤立、界限清楚及体积较大
	镜下改变	巨细胞癌为一组由高度多形的多核或者单核肿瘤性巨细胞组成的非小细胞癌
		肿瘤细胞失去黏附，倾向于互相分离，通常有丰富的炎细胞浸润
		癌肉瘤是一种伴有癌和分化的肉瘤成分的混合性恶性肿瘤
		梭形细胞癌是只由梭形肿瘤细胞组成的非小细胞癌

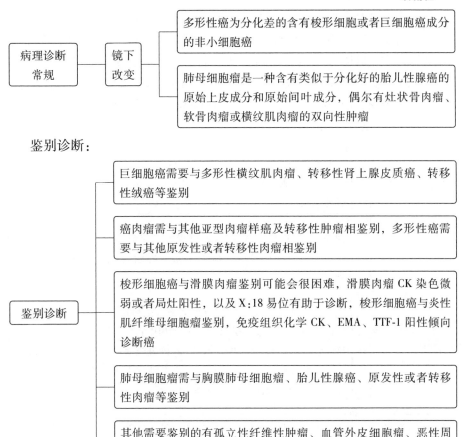

右上角标注：**续流程**

流程图文字内容：

病理诊断常规 —— 镜下改变：
- 多形性癌为分化差的含有梭形细胞或者巨细胞癌成分的非小细胞癌
- 肺母细胞瘤是一种含有类似于分化好的胎儿性腺癌的原始上皮成分和原始间叶成分，偶尔有灶状骨肉瘤、软骨肉瘤或横纹肌肉瘤的双向性肿瘤

鉴别诊断：

鉴别诊断：
- 巨细胞癌需要与多形性横纹肌肉瘤、转移性肾上腺皮质癌、转移性绒癌等鉴别
- 癌肉瘤需与其他亚型肉瘤样癌及转移性肿瘤相鉴别，多形性癌需要与其他原发性或者转移性肉瘤相鉴别
- 梭形细胞癌与滑膜肉瘤鉴别可能会很困难，滑膜肉瘤 CK 染色微弱或者局灶阳性，以及 X∶18 易位有助于诊断，梭形细胞癌与炎性肌纤维母细胞瘤鉴别，免疫组织化学 CK、EMA、TTF-1 阳性倾向诊断癌
- 肺母细胞瘤需与胸膜肺母细胞瘤、胎儿性腺癌、原发性或者转移性肉瘤等鉴别
- 其他需要鉴别的有孤立性纤维性肿瘤、血管外皮细胞瘤、恶性周围神经鞘膜瘤、恶性间皮瘤、Kaposi 肉瘤和黑色素瘤等

6. 微小瘤

在上皮层内（未突破基底膜）神经内分泌细胞数目增多称为弥漫性神经内分泌细胞增生。如果增生的神经内分泌细胞突破基底膜并形成最大径不足 0.5cm 的小结节称微小瘤，亦称类癌性微小瘤，为与细支气管相关的小梭形细胞结节状增生。常与支气管扩张和其他伴有瘢痕形成的疾病相伴随。虽然个别病例可有转移，但微小瘤的行为总体为良性。

病理诊断常规：

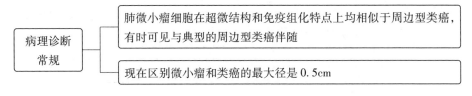

病理诊断常规：
- 肺微小瘤细胞在超微结构和免疫组化特点上均相似于周边型类癌，有时可见与典型的周边型类癌伴随
- 现在区别微小瘤和类癌的最大径是 0.5cm

7. 类癌

类癌占全部肺原发性肿瘤不足 5%，包括中心型和周边型。中心型类癌最常见，常为支气管腔内生长缓慢的实性息肉状肿块。由于其部位和富含血管，咯血和远部支气管阻塞所引起的肺感染是常见症状。多数发生于成人，但亦可见于儿童。类癌是儿童原发性肿瘤中最常见的一类。多数患者在临床水平上无内分泌表现，但有些患者有典型的类癌综合征和尿中 5-HIAA 升高。

病理诊断常规：

病理诊断常规	中心型类癌肉眼上主要在支气管内生长，但也可浸润支气管壁，浸润至周围肺组织，甚至延及胸膜或心脏。某些肿瘤主要在支气管外生长
	肿瘤表面被覆支气管黏膜，仅少数形成溃疡。切面灰黄色，有时可见纤维间质分隔，血管丰富。肿瘤常完全包裹支气管软骨岛
	镜下肿瘤细胞均匀一致，为小细胞，核居中；染色质细颗粒状、核仁不明显，极少或无分裂（<2/10HP），胞质嗜酸性，中等量。呈实性巢状、缎带状和花边状，亦可呈弥漫性实性片块，少数情况呈假乳头状或真乳头状排列。少数情况下可见小腺管，似菊形团样结构和滤泡样结构。肿瘤无坏死
	血管丰富，间质可明显玻璃样变，可呈灶状钙化或骨化。一些骨是包陷进去的支气管软骨的骨化生，肿瘤内或肿瘤周淋巴管内可见肿瘤细胞。偶尔类癌中可见内分泌型核多形性，但无坏死或核分裂，该表现本身不足以诊断非典型性类癌
	个别肿瘤细胞的胞质透明。黏液染色常为阴性。肿瘤细胞还可呈梭形细胞，嗜酸细胞及腺泡细胞等。除了神经内分泌标志外，肺类癌常表达 TTF-1，人们可借此鉴别肺的原发性和转移性类癌
	肺类癌通常呈角蛋白 $CK7^+/CK20^-$。明显呈巢状结构的类癌相似于"副节瘤"，而且常出现 S-100 阳性的癌巢边缘支持细胞，此种表现更像"副节瘤"
	个别类癌含黑色素颗粒称为黑色素性类癌

续流程

```
┌──────────┐   ┌─────────────────────────────────────────┐
│          │───│嗜酸细胞类癌是中心型类癌的一个亚型，细胞胞质丰富，呈嗜酸│
│ 病理诊断  │   │性颗粒状                                     │
│  常规    │   └─────────────────────────────────────────┘
│          │   ┌─────────────────────────────────────────┐
│          │───│电镜下胞质含丰富线粒体，同时含致密核心分泌颗粒        │
└──────────┘   └─────────────────────────────────────────┘
```

鉴别诊断：

```
              ┌─────────────────────────────────────────┐
              │周围型类癌发生于肺的周边，常位于胸膜下。由于位置原因，肿│
              │瘤常无症状而被偶然发现                        │
              └─────────────────────────────────────────┘
              ┌─────────────────────────────────────────┐
              │常为多发性，肉眼上无包膜，呈灰褐色，解剖上肿瘤与支气管│
              │无关                                       │
              └─────────────────────────────────────────┘
              ┌─────────────────────────────────────────┐
              │镜下肿瘤细胞呈梭形，相似于平滑肌细胞，肿瘤常被误诊为平滑│
              │肌瘤                                       │
              └─────────────────────────────────────────┘
              ┌─────────────────────────────────────────┐
              │细胞排列紊乱，有一定的多形性。间质较多，有时间质含量可极│
              │丰富，当肿瘤是多发性时可引起限制性和阻塞性肺疾病       │
              └─────────────────────────────────────────┘
┌──────────┐  ┌─────────────────────────────────────────┐
│          │  │如同中心类癌，周围性类癌可呈副节瘤样表现，因为可出现S-│
│ 鉴别诊断  │──│100阳性的支持细胞，但CK表达阴性                 │
│          │  └─────────────────────────────────────────┘
└──────────┘  ┌─────────────────────────────────────────┐
              │可见淀粉样物质和黑色素，免疫组化可呈降钙素阳性，这些表现提│
              │示周围型肺类癌、胸腺类癌和甲状腺髓样癌在组织起源上密切相关│
              └─────────────────────────────────────────┘
              ┌─────────────────────────────────────────┐
              │其他免疫组化特点与中心型类癌相似。微小瘤与类癌的鉴别二者│
              │只能从大小上区分，微小瘤直径<5mm。非典型类癌：核分裂数及│
              │坏死是鉴别的主要依据。类癌核分裂<2个/10HP，并且无坏死，│
              │非典型类癌核分裂2~10个/10HP或伴有坏死的类癌         │
              └─────────────────────────────────────────┘
              ┌─────────────────────────────────────────┐
              │腺样囊性癌和硬化性肺细胞瘤：二者神经内分泌标志物阴性。血│
              │管球瘤：SMA阳性而神经内分泌标志物阴性。平滑肌瘤：梭形细│
              │胞类癌具有器官样巢的排列，免疫组化可鉴别。转移性乳腺癌和│
              │前列腺癌：免疫组化及核形态不同                    │
              └─────────────────────────────────────────┘
```

8. 非典型性类癌

非典型性类癌从总体结构，超微结构和免疫组化特点与类癌相同，但显示核分裂（2~10/10HP）、核染色质含量增多和灶状坏死等非典型性表现。

病理诊断常规：

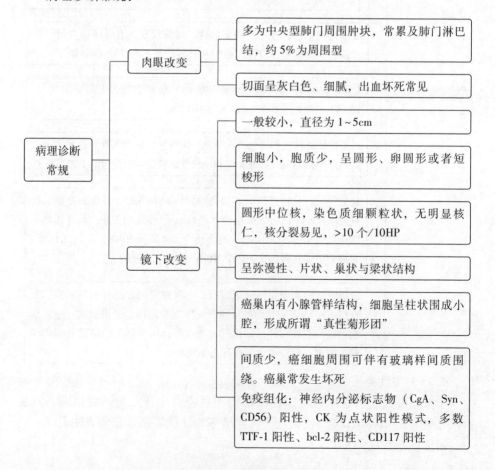

病理诊断常规
- 如同典型类癌，非典型性类癌表达各种神经内分泌和神经标志
- 在一组报告中非典型性类癌淋巴结转移率几乎为 70%，而典型的类癌仅约 5%
- 非典型性类癌的 5 年和 10 年生存率分别是 56% 和 35%
- 不良预后指标是女性患者、高临床分期、肿瘤体积大（>3.5cm）、核分裂增加、细胞多形性和沿气道蔓延

9. 小细胞癌

肺小细胞癌是一种由小细胞组成的恶性上皮肿瘤，生长迅速转移早，预后差，5 年存活率为 10%，10 年存活率不足 5%。

病理诊断常规：

病理诊断常规
- 肉眼改变
  - 多为中央型肺门周围肿块，常累及肺门淋巴结，约 5% 为周围型
  - 切面呈灰白色、细腻，出血坏死常见
- 镜下改变
  - 一般较小，直径为 1~5cm
  - 细胞小，胞质少，呈圆形、卵圆形或者短梭形
  - 圆形中位核，染色质细颗粒状，无明显核仁，核分裂易见，>10 个/10HP
  - 呈弥漫性、片状、巢状与梁状结构
  - 癌巢内有小腺管样结构，细胞呈柱状围成小腔，形成所谓"真性菊形团"
  - 间质少，癌细胞周围可伴有玻璃样间质围绕。癌巢常发生坏死
  免疫组化：神经内分泌标志物（CgA、Syn、CD56）阳性，CK 为点状阳性模式，多数 TTF-1 阳性、bcl-2 阳性、CD117 阳性

10. 大细胞神经内分泌癌

大细胞神经内分泌癌细胞体积较小细胞癌大，较少见。

病理诊断常规：

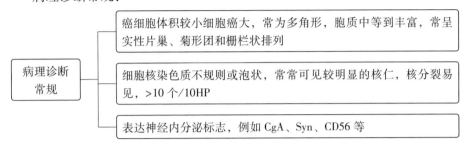

病理诊断常规
- 癌细胞体积较小细胞癌大，常为多角形，胞质中等到丰富，常呈实性片巢、菊形团和栅栏状排列
- 细胞核染色质不规则或泡状，常常可见较明显的核仁，核分裂易见，>10 个/10HP
- 表达神经内分泌标志，例如 CgA、Syn、CD56 等

三、其他原发性肿瘤

1. 硬化性血管瘤（硬化性肺细胞瘤）

硬化性血管瘤女性患者较多，平日无症状，少数患者有咯血、咳嗽及胸痛症状。影像学显示外周孤立的、界限清楚的肿块。

病理诊断常规：

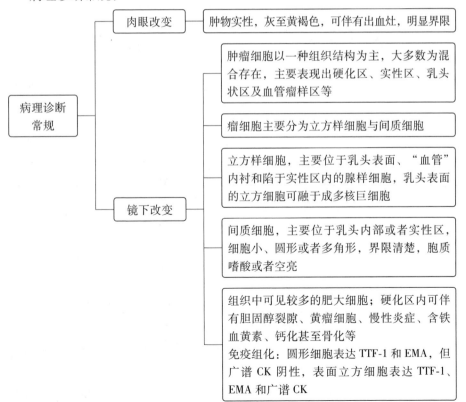

病理诊断常规
- 肉眼改变
  - 肿物实性，灰至黄褐色，可伴有出血灶，明显界限
- 镜下改变
  - 肿瘤细胞以一种组织结构为主，大多数为混合存在，主要表现出硬化区、实性区、乳头状区及血管瘤样区等
  - 瘤细胞主要分为立方样细胞与间质细胞
  - 立方样细胞，主要位于乳头表面、"血管"内衬和陷于实性区内的腺样细胞，乳头表面的立方细胞可融于成多核巨细胞
  - 间质细胞，主要位于乳头内部或者实性区，细胞小、圆形或者多角形，界限清楚，胞质嗜酸或者空亮
  - 组织中可见较多的肥大细胞；硬化区内可伴有胆固醇裂隙、黄瘤细胞、慢性炎症、含铁血黄素、钙化甚至骨化等
  - 免疫组化：圆形细胞表达 TTF-1 和 EMA，但广谱 CK 阴性，表面立方细胞表达 TTF-1、EMA 和广谱 CK

鉴别诊断：

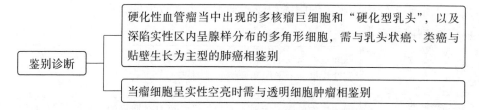

鉴别诊断 ── 硬化性血管瘤当中出现的多核瘤巨细胞和"硬化型乳头"，以及深陷实性区内呈腺样分布的多角形细胞，需与乳头状癌、类癌与贴壁生长为主型的肺癌相鉴别

── 当瘤细胞呈实性空亮时需与透明细胞肿瘤相鉴别

2. 透明细胞肿瘤

透明细胞肿瘤又称为"糖瘤"，可能是起源于血管周上皮样细胞的良性肿瘤。一般无症状，多数为外周孤立的肿物。

病理诊断常规：

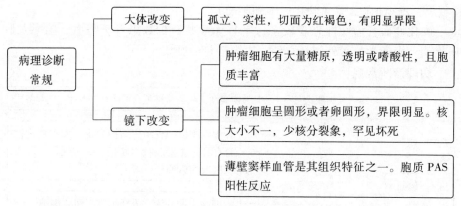

病理诊断常规
- 大体改变 ── 孤立、实性，切面为红褐色，有明显界限
- 镜下改变
  - 肿瘤细胞有大量糖原，透明或嗜酸性，且胞质丰富
  - 肿瘤细胞呈圆形或者卵圆形，界限明显。核大小不一，少核分裂象，罕见坏死
  - 薄壁窦样血管是其组织特征之一。胞质 PAS 阳性反应

鉴别诊断：

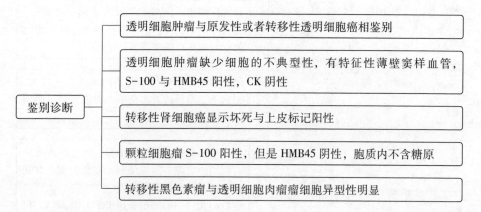

鉴别诊断
- 透明细胞肿瘤与原发性或者转移性透明细胞癌相鉴别
- 透明细胞肿瘤缺少细胞的不典型性，有特征性薄壁窦样血管，S-100 与 HMB45 阳性，CK 阴性
- 转移性肾细胞癌显示坏死与上皮标记阳性
- 颗粒细胞瘤 S-100 阳性，但是 HMB45 阴性，胞质内不含糖原
- 转移性黑色素瘤与透明细胞肉瘤瘤细胞异型性明显

3. 淋巴管平滑肌瘤病

淋巴管平滑肌瘤病多发生于生育年龄女性，主要表现为气胸、呼吸困难、

咯血及乳糜性胸腔积液。预后不佳，自然病程呈进行性进展，以肌型为主者比以囊性变为主者预后好些。

病理诊断常规：

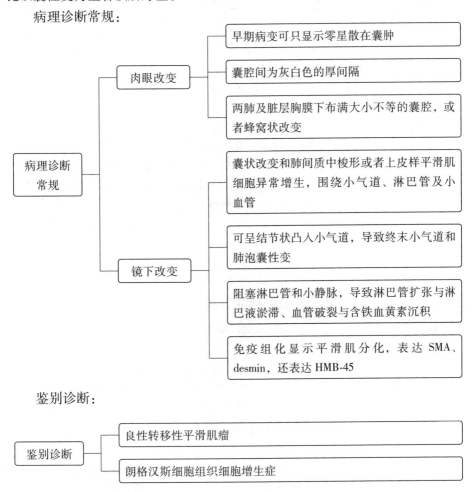

```
                        ┌─── 早期病变可只显示零星散在囊肿
                        │
                肉眼改变 ├─── 囊腔间为灰白色的厚间隔
                        │
                        └─── 两肺及脏层胸膜下布满大小不等的囊腔，或
                             者蜂窝状改变
病理诊断
常规
                        ┌─── 囊状改变和肺间质中梭形或者上皮样平滑肌
                        │    细胞异常增生，围绕小气道、淋巴管及小
                        │    血管
                        │
                        ├─── 可呈结节状凸入小气道，导致终末小气道和
                镜下改变 │    肺泡囊性变
                        │
                        ├─── 阻塞淋巴管和小静脉，导致淋巴管扩张与淋
                        │    巴液淤滞、血管破裂与含铁血黄素沉积
                        │
                        └─── 免疫组化显示平滑肌分化，表达 SMA、
                             desmin，还表达 HMB-45
```

鉴别诊断：

```
          ┌─── 良性转移性平滑肌瘤
鉴别诊断 ├
          └─── 朗格汉斯细胞组织细胞增生症
```

4. 胸膜肺母细胞瘤

胸膜肺母细胞瘤是一种胚胎发育不良恶性儿科肿瘤，位于肺和（或）胸膜。本瘤与肺母细胞瘤无关，后者为成人肿瘤。

病理诊断常规：

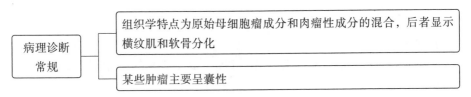

```
            ┌─── 组织学特点为原始母细胞瘤成分和肉瘤性成分的混合，后者显示
病理诊断 │    横纹肌和软骨分化
常规     │
            └─── 某些肿瘤主要呈囊性
```

续流程

病理诊断常规	上皮成分或缺乏或以良性表现出现，可能为包裹到肿瘤内的上皮
	本肿瘤为高度恶性，特别是那些实性成分较多的肿瘤

鉴别诊断：

鉴别诊断	良性囊性病变，为胚胎发育异常，比胸膜肺母细胞瘤常见，无形成层及横纹肌母细胞分化
	含有母细胞的肿瘤，滑膜肉瘤、转移性肾母细胞瘤及肺母细胞瘤。转移性肾母细胞瘤包括未分化胚芽组织、间胚叶性间质及上皮成分，可见肾小球和肾小管样结构；与滑膜肉瘤可以通过免疫组化 EMA、CK 及 CD99 表达鉴别

第二节 纵隔疾病

一、纵隔常见肿瘤及肿瘤样病变分类

纵隔各部位常见肿瘤及肿瘤样病变分类见表 6-1。

表 6-1 纵隔常见肿瘤及肿瘤样病变分类

部位	常见肿瘤及肿瘤样病变
上纵隔	胸腺瘤，胸腺囊肿，甲状腺异位及有关病变，副甲状腺异位及有关病变，恶性淋巴瘤，淋巴管瘤
前纵隔	胸腺瘤，胸腺囊肿，生殖细胞源性肿瘤，甲状腺及副甲状腺异位及有关病变，恶性淋巴瘤，副节瘤，淋巴管瘤，血管瘤（良性及恶性），脂肪瘤及其肉瘤
中纵隔	心包疾病，支气管源性囊肿，淋巴管瘤，恶性淋巴瘤
后纵隔	神经纤维瘤，神经鞘瘤，节细胞神经瘤，神经母细胞瘤，节细胞神经母细胞瘤，神经纤维肉瘤，副节瘤（化感瘤），淋巴管瘤，胃或肠上皮囊肿，脑膜囊肿

二、纵隔肿瘤

1. A 型胸腺瘤

A 型胸腺瘤在胸腺瘤的比例为 4%~19%，其中 24% 的患者伴有重症肌无力。
病理诊断常规：

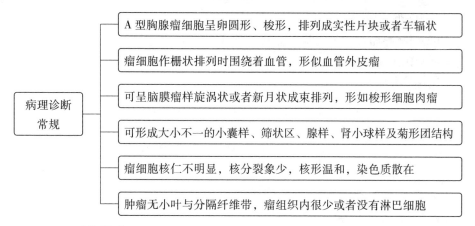

2. AB 型胸腺瘤

AB 型胸腺瘤在所有胸腺瘤中占 15%～43%，是常见的胸腺瘤类型。其患者的平均发病年龄为 55 岁。AB 型胸腺瘤与 A 型胸腺瘤相似，约 14% 的 AB 型胸腺瘤伴有重症肌无力现象。

病理诊断常规：

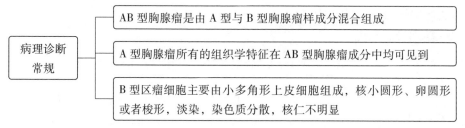

3. B1 型胸腺瘤

B1 胸腺瘤在所有胸腺瘤中约占 7%。一般伴有重症肌无力表现的自身免疫性疾病，可出现局部症状，如咳嗽、呼吸困难等。

病理诊断常规：

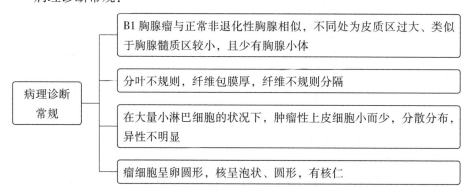

4. B2 型胸腺瘤

B2 型胸腺瘤最常见的临床症状是重症肌无力，约占病例的 20%。也可表现为呼吸困难、咳嗽与胸痛。

病理诊断常规：

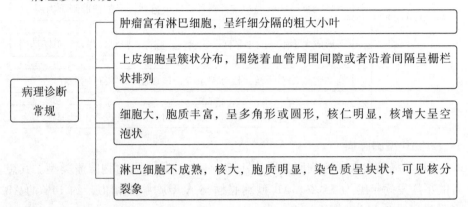

病理诊断常规
- 肿瘤富有淋巴细胞，呈纤细分隔的粗大小叶
- 上皮细胞呈簇状分布，围绕着血管周围间隙或者沿着间隔呈栅栏状排列
- 细胞大，胞质丰富，呈多角形或圆形，核仁明显，核增大呈空泡状
- 淋巴细胞不成熟，核大，胞质明显，染色质呈块状，可见核分裂象

5. B3 型胸腺瘤

B3 型胸腺瘤与 B2 型胸腺瘤临床症状相似，为重症肌无力，局部也可表现为呼吸困难、咳嗽与胸痛。

病理诊断常规：

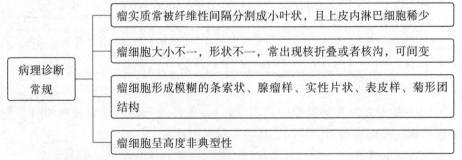

病理诊断常规
- 瘤实质常被纤维性间隔分割成小叶状，且上皮内淋巴细胞稀少
- 瘤细胞大小不一，形状不一，常出现核折叠或者核沟，可间变
- 瘤细胞形成模糊的条索状、腺瘤样、实性片状、表皮样、菊形团结构
- 瘤细胞呈高度非典型性

6. 胸腺神经内分泌肿瘤

胸腺神经内分泌肿瘤包括胸腺类癌、非典型类癌、小细胞性神经内分泌癌和大细胞性神经内分泌癌。

7. 淋巴造血组织肿瘤

主要为 B 淋巴细胞淋巴瘤，常见者为纵隔原发性大 B 淋巴细胞淋巴瘤（常常有明显硬化）结外黏膜相关淋巴组织淋巴瘤和霍奇金淋巴瘤。儿童常见的肿瘤为 T 淋巴母细胞性淋巴瘤。

8. 纵隔生殖细胞肿瘤

纵隔生殖细胞肿瘤形态及类型与发生在性腺的生殖细胞肿瘤相似，一般可分为精原细胞瘤、畸胎瘤、胚胎性癌、卵黄囊瘤、绒毛膜癌与混合性生殖细胞肿瘤。其中混合性生殖细胞肿瘤大约占所有纵隔生殖细胞肿瘤的 34%。

9. 纵隔神经源性肿瘤

神经源性肿瘤是后纵隔最常见的肿瘤，包括神经母细胞瘤、节细胞神经瘤、神经鞘瘤、神经纤维瘤和恶性神经鞘瘤等。

三、纵隔囊肿

1. 胸腺囊肿

胸腺囊肿多见于年轻人。可发生在从颈部到前纵隔的胸腺下降线的任何处，主要表现为巨型囊肿。

病理诊断常规：

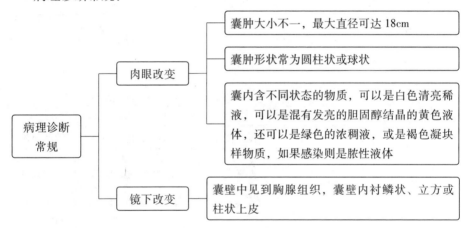

2. 支气管源性囊肿

支气管源性囊肿最常见的部位就是气管隆凸的后面，也有发生于心包内。原因是支气管的发育异常，并沿支气管树发生，故支气管囊肿可见于前、上、中纵隔或者后纵隔。肿物呈圆形或卵圆形，内部密度较低，囊壁上有线状钙化，有独立的血液供应。

病理诊断常规：

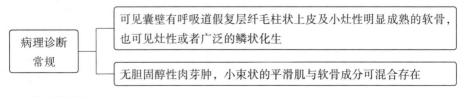

鉴别诊断：

需与成熟性畸胎瘤相鉴别。

3. 肠源性囊肿

肠源性囊肿多发于儿童和青少年阶段，局限于后纵隔。当囊内容物漏出，可表现为胸腔积液或者双肺后叶的实性变。胃食管囊肿患者的主要表现为咳嗽、呕吐、发热、肺炎及肺脓肿等。食管旁囊肿患者的主要表现为吞咽困难与低体重。肠源性纵隔囊肿可能会同时发生脊柱异常。

病理诊断常规：

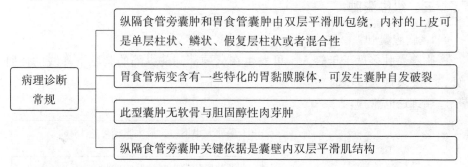

4. 单纯性囊肿

单纯性囊肿又称纤维性囊肿。

病理诊断常规：

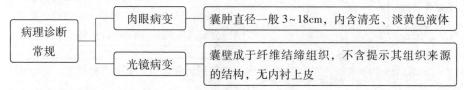

5. 心包囊肿

心包囊肿一般位于前纵隔的胸膜膈角处，常见右侧，可与心包及膈肌相连，可与心包腔相通。临床表现不明显，如出现咳嗽、呼吸困难及胸痛等症状，应是由囊肿增大压迫肺和横膈产生。

病理诊断常规：

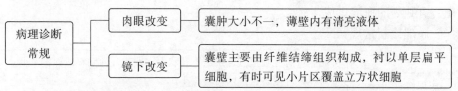

6. 淋巴管囊肿

淋巴管囊肿又称囊性水瘤。

病理诊断常规：

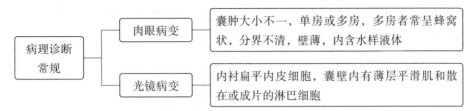

7. 甲状旁腺囊肿

单纯甲状旁腺囊肿发病年龄不定，甲状旁腺肿瘤及瘤样病变可发生于纵隔内。

病理诊断常规与鉴别诊断：

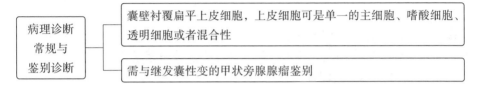

第三节　胸膜肿瘤

一、良性间皮瘤

良性乳头状间皮瘤相对常见于腹膜腔，胸膜十分罕见。其他良性间皮增生性病变，分别被称作良性多囊性间皮瘤和腺瘤样瘤，在腹膜腔和生殖区域较为常见，而在胸膜很少见。

病理诊断常规：

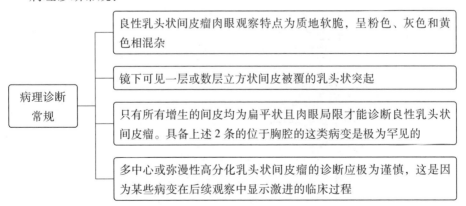

二、恶性间皮瘤

1. 局限性恶性间皮瘤

胸膜局限性恶性间皮瘤是指恶性间皮瘤生长在胸膜局部呈结节状，肿块大时可达 10cm。其生长呈侵袭性，但不沿胸膜表面扩散，虽然术后可能复发与转移，但一般预后较佳。

病理诊断常规：

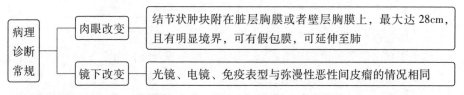

鉴别诊断：

胸膜局限性恶性间皮瘤在特殊染色、组织学、免疫表型及超微结构上均与弥漫性恶性间皮瘤相同。注意与孤立性纤维性肿瘤相区别。

2. 弥漫性恶性胸膜间皮瘤

弥漫性恶性胸膜间皮瘤大多发生于 40~60 岁成人。早期症状为胸痛、气短，胸腔积液是最常见的体征。弥漫性恶性胸膜间皮瘤是高度恶性肿瘤，治疗效果不佳，预后与多种因素有关。

病理诊断常规：

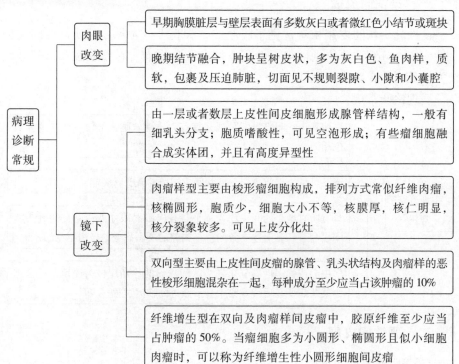

鉴别诊断：

需与纤维肉瘤、肺腺癌侵及胸膜及滑膜肉瘤相鉴别。

3. 高分化乳头状间皮瘤

病理诊断常规：

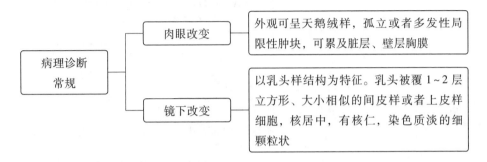

鉴别诊断：

需与弥漫性恶性间皮瘤、间皮细胞反应性增生及乳头状腺癌相鉴别。

4. 反应性嗜酸性胸膜炎

反应性嗜酸性胸膜炎是一种胸膜非特异性反应性炎症，导致原因可能是自发性气胸。

病理诊断常规与鉴别诊断：

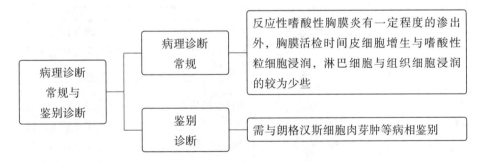

三、孤立性纤维性肿瘤

孤立性纤维性肿瘤多为局限性生长，为由胸膜脏层发生的孤立性肿瘤。生长缓慢，易于手术切除。胸膜原发孤立性纤维性肿瘤的发生与接触石棉无关，现已研究证明，其细胞也不具有间皮细胞分化的特点，是具有表达 CD34 和 bcl-2 的树突状成纤维细胞来源的一类肿瘤。

病理诊断常规：

```
                                    ┌─────────────────────────────────────────┐
                                    │ 为有包膜的圆形肿块，质硬有弹性，可有蒂       │
                                    │ 与胸膜相连                                │
                                    └─────────────────────────────────────────┘
                                    ┌─────────────────────────────────────────┐
                                    │ 肿瘤界限清楚、质硬、分叶状，灰白到黄白       │
                          ┌────────┐│ 色，常有旋涡和编织样结构，平均直径为        │
                          │肉眼观察├┤ 6cm。与子宫平滑肌瘤相似                   │
                          └────────┘└─────────────────────────────────────────┘
                                    ┌─────────────────────────────────────────┐
                                    │ 囊性变极罕见，但孤立性纤维性肿瘤可表现       │
                                    │ 为附壁性结节，位于胸膜衬覆的囊内            │
                                    └─────────────────────────────────────────┘
                                    ┌─────────────────────────────────────────┐
                                    │ 80%连于脏层胸膜，亦可连于壁层胸膜，或       │
                                    │ 位于叶间裂，有时位于肺实质内而与胸膜        │
                                    │ 无关                                    │
              ┌────────┐            └─────────────────────────────────────────┘
              │ 病理   │            ┌─────────────────────────────────────────┐
              │诊断常规│            │ 肿瘤可为良性、交界性和恶性，区别主要根       │
              └────────┘            │ 据细胞异型性、核分裂多寡、坏死及肿瘤境       │
                                    │ 界是否清楚等。良性占大多数                 │
                                    └─────────────────────────────────────────┘
                                    ┌─────────────────────────────────────────┐
                                    │ 典型的良性病例，成纤维细胞样细胞交错缠       │
                                    │ 绕在一起，伴大量胶原纤维沉积，许多肿瘤       │
                                    │ 呈蟹足肿样                               │
                          ┌────────┐└─────────────────────────────────────────┘
                          │镜下改变├┐┌────────────────────────────────────────┐
                          └────────┘ │ 各区细胞丰富程度差别很大，即存在细胞密      │
                                    │ 集区和细胞稀疏区。血管周细胞瘤样结构的      │
                                    │ 区域很常见，部分肿瘤呈明显黏液样特点        │
                                    └─────────────────────────────────────────┘
                                    ┌─────────────────────────────────────────┐
                                    │ 在纤维成分为主的肿瘤边缘有时可见立方细      │
                                    │ 胞团，可形成乳头状、管状或实性巢索，这      │
                                    │ 些细胞实际上是陷入肿瘤内的间皮或细支气      │
                                    │ 管肺泡细胞，而不应误认为肿瘤含有双向分      │
                                    │ 化的成分                                │
                                    └─────────────────────────────────────────┘
```

鉴别诊断：

```
              ┌────────┐┌─────────────────────────────────────────────────────┐
              │        ││ 明显硬化型孤立性纤维性肿瘤的鉴别诊断包括纤维斑、纤维瘤病、 │
              │        ││ 钙化性和纤维性假瘤                                    │
              │鉴别诊断│└─────────────────────────────────────────────────────┘
              │        │┌─────────────────────────────────────────────────────┐
              │        ││ 黏液型肿瘤需与低度恶性的黏液纤维肉瘤和低度恶性的纤维黏液  │
              └────────┘│ 瘤相区别                                             │
                        └─────────────────────────────────────────────────────┘
```

续流程

鉴别诊断
- 细胞丰富者可被误诊为纤维肉瘤和恶性神经鞘瘤
- 若注意到无核异型性、核分裂稀少或缺乏，便不易混淆
- 恶性的特点是浸润性生长、细胞丰富、具有中度至明显异型性、细胞分裂活跃（核分裂≥4 个/10HP）和坏死
- 免疫组化示肿瘤细胞恒定，CD34 和 bcl-2 强阳性，以及 CD99、波形蛋白阳性，有时结蛋白阳性

第七章

消化系统常见疾病的病理诊断常规

第一节 食 管 疾 病

一、食管炎症

1. 反流性食管炎

胃食管反流病是胃内容物反流入食管所引起不适症状和（或）并发症的一种疾病，主要表现为胃烧灼感与反流。胃食管反流性疾病病因复杂，主要易感因素包括吸烟、肥胖及胃排空延迟等反流性食管炎的改变与病因、持续时间和病程的长短有关，但大多仅见局部充血。

病理诊断常规：

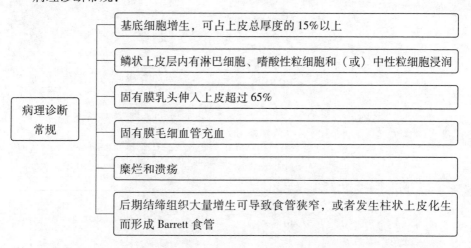

病理诊断常规
- 基底细胞增生，可占上皮总厚度的 15% 以上
- 鳞状上皮层内有淋巴细胞、嗜酸性粒细胞和（或）中性粒细胞浸润
- 固有膜乳头伸入上皮超过 65%
- 固有膜毛细血管充血
- 糜烂和溃疡
- 后期结缔组织大量增生可导致食管狭窄，或者发生柱状上皮化生而形成 Barrett 食管

2. 感染性食管炎

（1）病毒性食管炎：食管黏膜常伴有病毒感染，尤其是免疫抑制患者。引起病毒性食管炎的常见病毒有单纯性疱疹病毒、水痘-带状疱疹病毒、巨细胞病毒、EB 病毒与人乳头状瘤病毒等。

病理诊断常规：

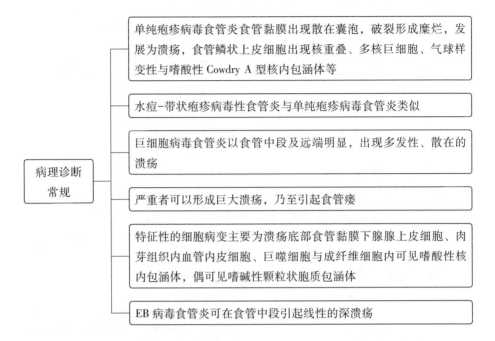

（2）真菌性食管炎：真菌性食管炎可引起急性、亚急性与慢性炎症，好发于体质虚弱或免疫抑制人群。真菌性食管炎病变累及食管中段和远端，最常见的病原菌是念珠菌属。

病理诊断常规：

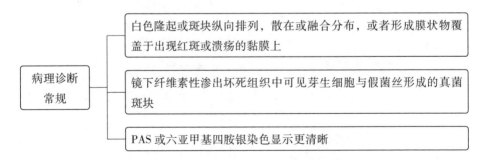

（3）细菌性食管炎：细菌性食管炎主要表现为吞咽困难和疼痛、上消化道出血及胸痛等，严重时可引起穿孔、食管瘘与脓毒血症等并发症。食管的细菌感染常发生于粒细胞减少的患者或邻近组织的广泛感染侵犯。细菌性食管炎的致病细菌主要有金黄色葡萄球菌、表皮葡萄球菌与链球菌，且一般是数种细菌混合感染。

病理诊断常规：

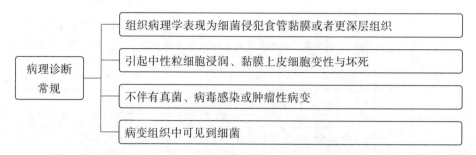

组织病理学表现为细菌侵犯食管黏膜或者更深层组织

引起中性粒细胞浸润、黏膜上皮细胞变性与坏死

不伴有真菌、病毒感染或肿瘤性病变

病变组织中可见到细菌

3. 放射性食管炎

放射性食管炎可由肺部、头颈部、食管、纵隔与脊柱恶性肿瘤患者接受放射治疗引起。放射性食管炎根据组织损伤一般可分为 4 个阶段：急性期、亚急性期、慢性期与晚期。放射性食管损伤的范围与放射类型、剂量、治疗时间与组织的敏感性有关。

病理诊断常规：

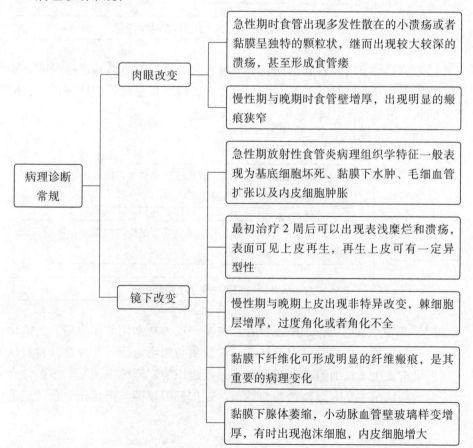

肉眼改变

急性期时食管出现多发性散在的小溃疡或者黏膜呈独特的颗粒状，继而出现较大较深的溃疡，甚至形成食管瘘

慢性期与晚期时食管壁增厚，出现明显的瘢痕狭窄

镜下改变

急性期放射性食管炎病理组织学特征一般表现为基底细胞坏死、黏膜下水肿、毛细血管扩张以及内皮细胞肿胀

最初治疗 2 周后可以出现表浅糜烂和溃疡，表面可见上皮再生，再生上皮可有一定异型性

慢性期与晚期上皮出现非特异改变，棘细胞层增厚，过度角化或者角化不全

黏膜下纤维化可形成明显的纤维瘢痕，是其重要的病理变化

黏膜下腺体萎缩，小动脉血管壁玻璃样变增厚，有时出现泡沫细胞，内皮细胞增大

4. 腐蚀性食管炎

腐蚀性食管炎绝大部分是由强酸或者强碱所造成，损伤程度取决于摄入种类、浓度、数量、物理状态与接触的时间，损伤最严重处常发生在食管狭窄部位。

病理诊断常规：

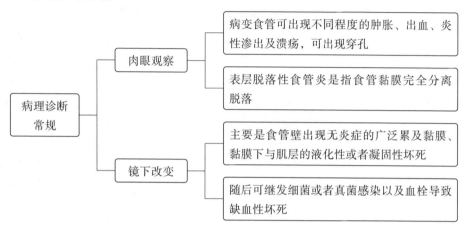

5. Barrett 食管

病变多因反流性食管炎所致，一般位于食管下段，少部分可在食管下段发生腺癌。

病理诊断常规：

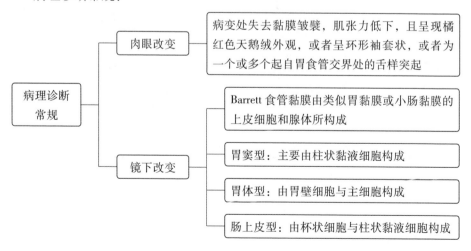

二、食管肿瘤

1. 食管肿瘤的组织学分类

目前食管肿瘤组织学分类国际标准是参照世界卫生组织消化道肿瘤分类（WHO 2000 版）制定的。食管良性和恶性肿瘤主要为上皮性肿瘤，包括上皮内肿瘤（即癌前病变）和非上皮性肿瘤。食管肿瘤的组织学类型繁多，参见表 7-1。

表 7-1　世界卫生组织食管肿瘤组织学分类（2000 年）

上皮性肿瘤	非上皮性肿瘤
鳞状细胞乳头状瘤	平滑肌瘤
上皮内瘤变	脂肪瘤
鳞状上皮	颗粒细胞瘤
腺上皮（腺瘤）	胃肠间质瘤
癌	良性
鳞状细胞癌	恶性潜能未定
疣状（鳞状细胞）癌	恶性
基底细胞样鳞状细胞癌	平滑肌肉瘤
梭形细胞（鳞状细胞）癌	横纹肌肉瘤
腺癌	Kaposi 肉瘤
腺鳞癌	恶性黑色素瘤
黏液表皮样癌	淋巴瘤
腺样囊性癌	继发性肿瘤
神经内分泌肿瘤	
混合性腺神经内分泌癌	
未分化癌	

2. 食管肿瘤 TNM 分类

T：原发肿瘤

Tx：原发肿瘤无法评估

T_0：无原发肿瘤的证据

Tis：原位癌

T_1：肿瘤浸润固有层或黏膜下层

T_2：肿瘤浸润固有肌层

T_3：肿瘤浸润纤维膜

T_4：肿瘤浸润邻近结构

N：区域性淋巴结

Nx：区域性淋巴结无法评估

N_0：无区域性淋巴结转移

N_1：区域性淋巴结转移

M：远处转移

Mx：远处转移无法评估

M_0：无远处转移

M_1：远处转移

对于胸部下段的食管肿瘤

M_1a：腹腔淋巴结转移

M_1b：其他远处转移

对于胸部上段食管肿瘤

M_1a：颈部淋巴结转移

M_1b：其他远处转移

对于胸部中段食管肿瘤

M_1a：无适用点

M_1b：非区域性淋巴结或其他远处转移

分期/组	T	N	M
0 期	Tis	N_0	M_0
Ⅰ 期	T_1	N Ⅰ A期	M_0
ⅡA期	T_2	N_0	M Ⅰ B期
ⅡA期	T_3	N_0	M_0
ⅡB期	T_1	N_0	M_0
	T_2	N_0	M_0
Ⅲ 期	T_3	N_1	M_0
	T_4	任何 N	M_0
Ⅳ 期	任何 T	任何 N	

3. 鳞状细胞癌

（1）早期食管鳞癌：食管鳞癌是常见致命性恶性肿瘤之一，癌组织局限于黏膜或者黏膜下层，无肌层浸润，无淋巴结转移，包括黏膜内癌与黏膜下癌。早期食管癌5年生存率可达90%以上。

病理诊断常规：

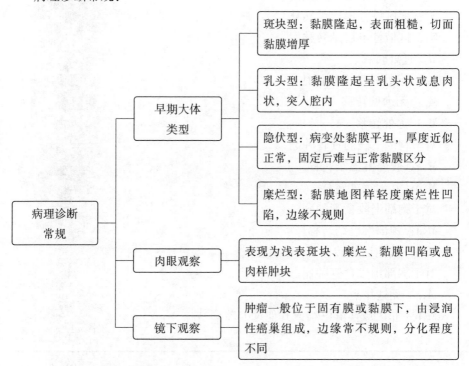

（2）进展期鳞状细胞癌：目前中晚期食管癌生存率很低，5年生存率10%~30%，患者就诊过晚是影响预后的重要因素。

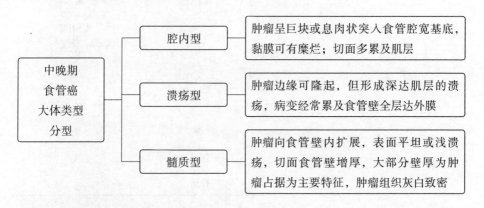

续流程

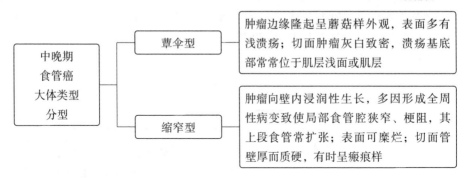

| 中晚期食管癌大体类型分型 | 蕈伞型 | 肿瘤边缘隆起呈蘑菇样外观，表面多有浅溃疡；切面肿瘤灰白致密，溃疡基底部常常位于肌层浅面或肌层 |
| | 缩窄型 | 肿瘤向壁内浸润性生长，多因形成全周性病变致使局部食管腔狭窄、梗阻，其上段食管常扩张；表面可糜烂；切面管壁厚而质硬，有时呈瘢痕样 |

病理诊断常规：

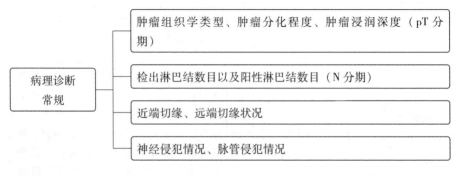

病理诊断常规	肿瘤组织学类型、肿瘤分化程度、肿瘤浸润深度（pT 分期）
	检出淋巴结数目以及阳性淋巴结数目（N 分期）
	近端切缘、远端切缘状况
	神经侵犯情况、脉管侵犯情况

鉴别诊断：

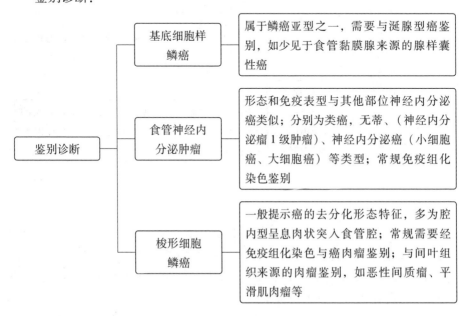

鉴别诊断	基底细胞样鳞癌	属于鳞癌亚型之一，需要与涎腺型癌鉴别，如少见于食管黏膜腺来源的腺样囊性癌
	食管神经内分泌肿瘤	形态和免疫表型与其他部位神经内分泌癌类似；分别为类癌，无蒂、（神经内分泌瘤 1 级肿瘤）、神经内分泌癌（小细胞癌、大细胞癌）等类型；常规免疫组化染色鉴别
	梭形细胞鳞癌	一般提示癌的去分化形态特征，多为腔内型呈息肉状突入食管腔；常规需要经免疫组化染色与癌肉瘤鉴别；与间叶组织来源的肉瘤鉴别，如恶性间质瘤、平滑肌肉瘤等

4. 食管神经内分泌肿瘤

食管神经内分泌肿瘤只占消化道内分泌肿瘤的 0.05%，占所有食管癌的 0.02%。大多发生于老年人（60~70 岁）。

病理诊断常规：

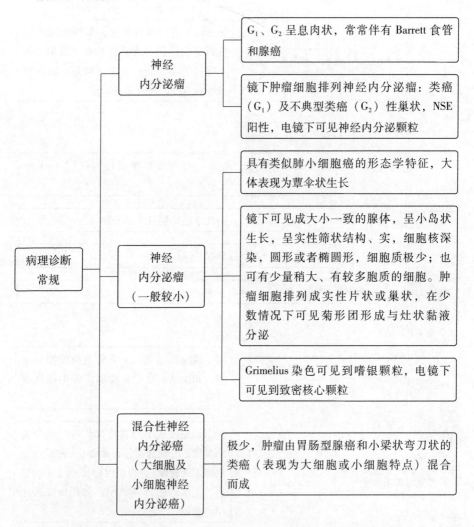

5. 鳞状上皮乳头状瘤

鳞状上皮乳头状瘤一般位于食管下段，极少临床病征，属于癌前病变。主要分为 2 型：一种为湿疣型，与人乳头状瘤病毒（HPV）感染有关，常见的是 HPV16 型，其次为 HPV18、6b 与 11 型。另外一种即为 HPV 感染无关的类型，常常称作鳞状上皮乳头状瘤。

病理诊断常规：

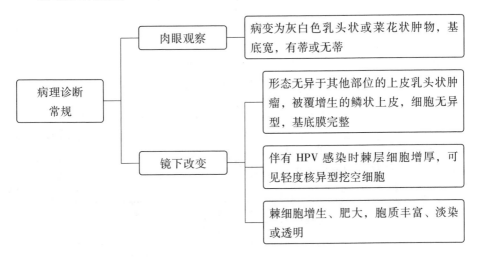

```
                  ┌─── 肉眼观察 ─── 病变为灰白色乳头状或菜花状肿物，基
                  │                 底宽，有蒂或无蒂
                  │
  病理诊断 ───────┤                 形态无异于其他部位的上皮乳头状肿
    常规          │              ┌─ 瘤，被覆增生的鳞状上皮，细胞无异
                  │              │  型，基底膜完整
                  │              │
                  └─── 镜下改变 ──┤  伴有 HPV 感染时棘层细胞增厚，可
                                 │  见轻度核异型挖空细胞
                                 │
                                 └─ 棘细胞增生、肥大，胞质丰富、淡染
                                    或透明
```

鉴别诊断：

需要与食管鳞状上皮角化棘皮症相鉴别。

6. 腺样囊性癌

腺样囊性癌源于食管腺体，组织学与涎腺发生类似，应注意与基底样鳞状细胞癌鉴别，出现鳞状细胞原位癌的成分时则提示为基底样鳞状细胞癌。

病理诊断常规：

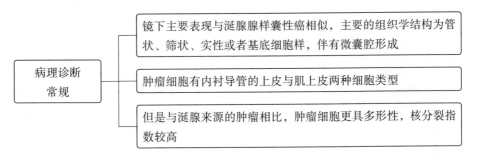

```
                  ┌── 镜下主要表现与涎腺腺样囊性癌相似，主要的组织学结构为管
                  │   状、筛状、实性或者基底细胞样，伴有微囊腔形成
                  │
  病理诊断 ───────┤── 肿瘤细胞有内衬导管的上皮与肌上皮两种细胞类型
    常规          │
                  │
                  └── 但是与涎腺来源的肿瘤相比，肿瘤细胞更具多形性，核分裂指
                      数较高
```

第二节　胃　疾　病

一、胃炎

1. 急性胃炎

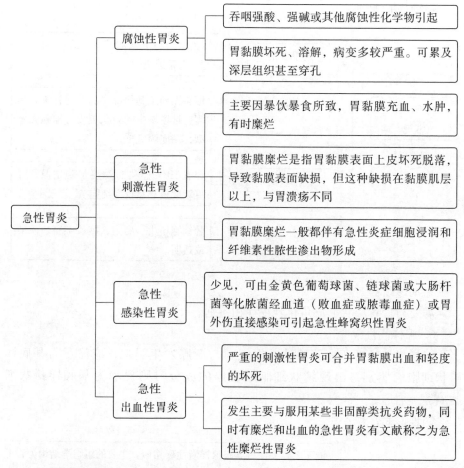

2. 慢性胃炎

（1）慢性浅表性胃炎：慢性浅表性胃炎病变以胃窦部为最常见，呈局灶性或弥漫性。主要表现为一般炎症的充血、水肿。一般炎症累及黏膜浅层的固有膜，严重者可达深层。根据炎症细胞的浸润深度可分为三级。慢性浅表性胃炎检出率可达 20%~40%。

病理诊断常规：

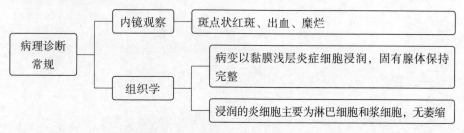

（2）慢性萎缩性胃炎：慢性萎缩性胃炎一般由慢性浅表性胃炎发展而来，多见于中年以上患者。病变也以胃窦部最常见。

病理诊断常规：

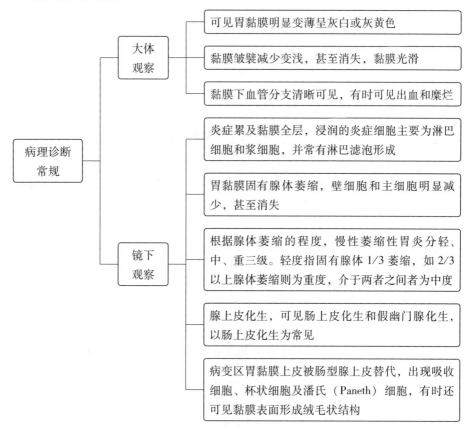

（3）慢性肥厚性胃炎：病变常发生于胃底和胃体，黏膜层增厚，皱襞肥大加深似脑回。镜下改变在不同亚型表现不同。黏膜固有层内有弥漫性炎细胞浸润。

病理诊断常规：

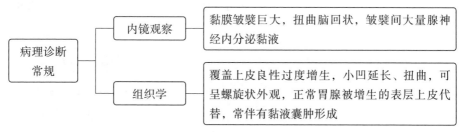

3．嗜酸性胃炎

嗜酸性胃炎临床上多见于中年妇女，主要症状为腹痛，常有幽门梗阻症状。胃壁全层有大量嗜酸性粒细胞浸润，主要改变在胃窦部。患者外周血嗜酸性粒细胞和血清 IgE 升高，其发生可能与过敏有关。神经内分泌癌激素治疗有效。

病理诊断常规：

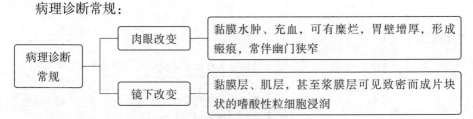

鉴别诊断：

需与寄生虫病、过敏性疾病、某些结缔组织疾病（如硬皮病、多发性肌炎、皮肌炎）引起的胃黏膜病变相鉴别。

4. 肉芽肿性胃炎

肉芽肿性胃炎比较少见，从病因上可分为感染性肉芽肿性炎与非感染性或者原因未明肉芽肿性炎。其特点是肉眼上形成肿瘤样损害，在组织学上有多少不等的肉芽肿形成。

病理诊断常规：

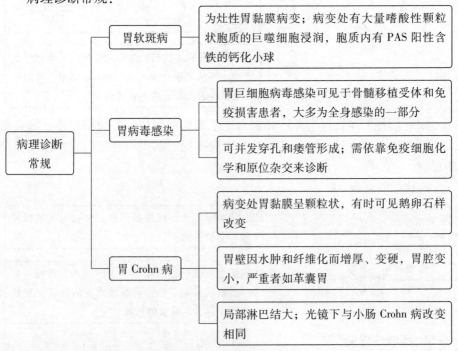

续流程

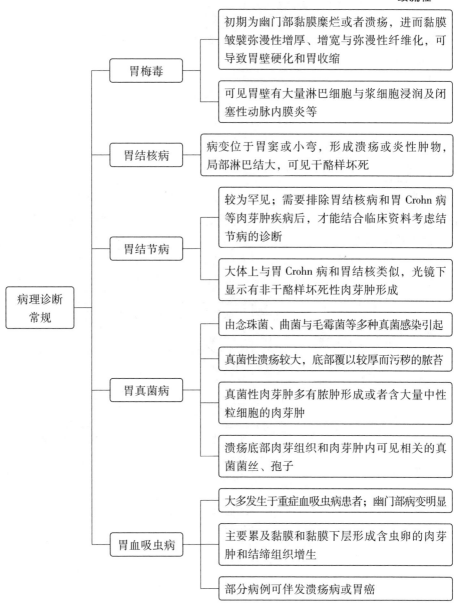

5. 淋巴细胞性胃炎

淋巴细胞性胃炎胃黏膜表面上皮和腺窝上皮内有大量成熟的 T 淋巴细胞，绝大部分是 CD8$^+$的抑制性 T 细胞。病因与发病机制尚不清楚，可能代表胃黏膜对于局部抗原的异常免疫反应。

病理诊断常规：

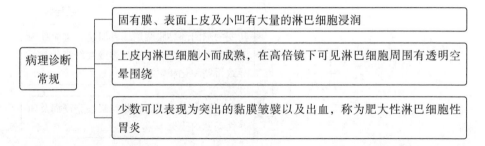

病理诊断常规
- 固有膜、表面上皮及小凹有大量的淋巴细胞浸润
- 上皮内淋巴细胞小而成熟，在高倍镜下可见淋巴细胞周围有透明空晕围绕
- 少数可以表现为突出的黏膜皱襞以及出血，称为肥大性淋巴细胞性胃炎

二、胃上皮性肿瘤

1. 胃息肉

胃息肉组织学主要由胃黏膜上皮构成，依据病因、部位和形态特征等综合元素进一步分类为增生性息肉、胃底腺息肉、息肉病综合征、腺瘤。

病理诊断常规：

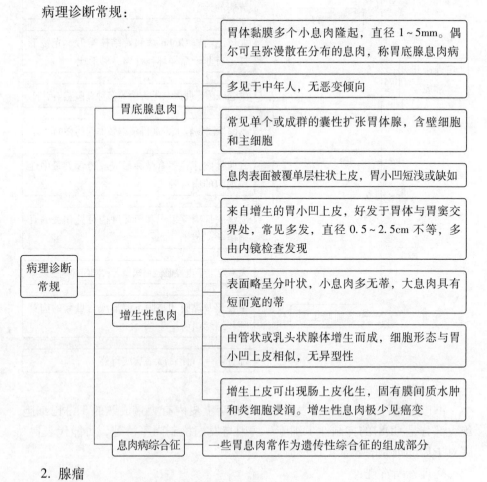

病理诊断常规

胃底腺息肉
- 胃体黏膜多个小息肉隆起，直径 1～5mm。偶尔可呈弥漫散在分布的息肉，称胃底腺息肉病
- 多见于中年人，无恶变倾向
- 常见单个或成群的囊性扩张胃体腺，含壁细胞和主细胞
- 息肉表面被覆单层柱状上皮，胃小凹短浅或缺如

增生性息肉
- 来自增生的胃小凹上皮，好发于胃体与胃窦交界处，常见多发，直径 0.5～2.5cm 不等，多由内镜检查发现
- 表面略呈分叶状，小息肉多无蒂，大息肉具有短而宽的蒂
- 由管状或乳头状腺体增生而成，细胞形态与胃小凹上皮相似，无异型性
- 增生上皮可出现肠上皮化生，固有膜间质水肿和炎细胞浸润。增生性息肉极少见癌变

息肉病综合征 — 一些胃息肉常作为遗传性综合征的组成部分

2. 腺瘤

腺瘤又称腺管状或绒毛状腺瘤，多位于胃窦部胃中部肠上皮化生区域，约占胃息肉样病变的10%。腺上皮存在不同程度的异型性。

病理诊断常规：

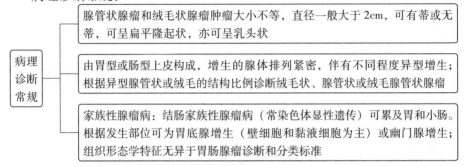

病理诊断常规	腺管状腺瘤和绒毛状腺瘤肿瘤大小不等，直径一般大于2cm，可有蒂或无蒂，可呈扁平隆起状，亦可呈乳头状
	由胃型或肠型上皮构成，增生的腺体排列紧密，伴有不同程度异型增生；根据异型腺管状或绒毛的结构比例诊断绒毛状、腺管状或绒毛腺管状腺瘤
	家族性腺瘤病：结肠家族性腺瘤病（常染色体显性遗传）可累及胃和小肠。根据发生部位可为胃底腺增生（壁细胞和黏液细胞为主）或幽门腺增生；组织形态学特征无异于胃肠腺瘤诊断和分类标准

3. 胃神经内分泌肿瘤

胃神经内分泌肿瘤约占消化道肿瘤的5%。来源于胃神经内分泌细胞的肿瘤。胃黏膜内含有分泌生长抑素、促胃液素（G）、内啡肽、高糖素的多种神经内分泌细胞和肠嗜铬细胞（EC）等。

病理诊断常规：

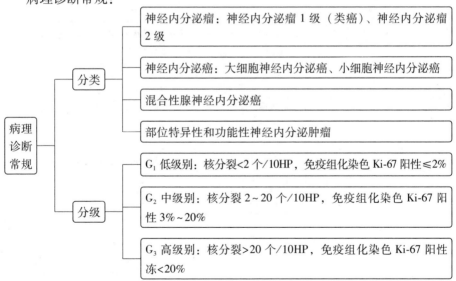

病理诊断常规	分类	神经内分泌瘤：神经内分泌瘤1级（类癌）、神经内分泌瘤2级
		神经内分泌癌：大细胞神经内分泌癌、小细胞神经内分泌癌
		混合性腺神经内分泌癌
		部位特异性和功能性神经内分泌肿瘤
	分级	G_1低级别：核分裂<2个/10HP，免疫组化染色Ki-67阳性≤2%
		G_2中级别：核分裂2~20个/10HP，免疫组化染色Ki-67阳性3%~20%
		G_3高级别：核分裂>20个/10HP，免疫组化染色Ki-67阳性冻<20%

4. 胃癌前疾病和癌前病变

癌前疾病特指可能继发胃癌的独立性胃疾病。癌前病变的本质为局限于上皮细胞层内的异型增生性病变（上皮内肿瘤），包括不同部位器官的复层上皮和腺上皮，并非一种疾病或一类肿瘤，但具有发生癌变的高危险性。

病理诊断常规：

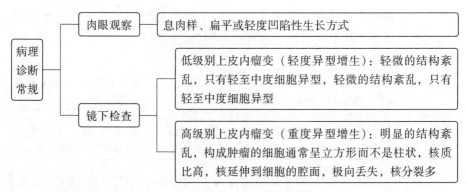

5. 早期胃癌

早期胃癌是癌组织浸润仅限于黏膜层或黏膜下层的胃癌，无论有无淋巴结转移。早期胃癌的特殊情形见于小胃癌（癌直径<1cm 的早期胃癌）、微小胃癌（癌直径<0.5cm 的早期胃癌）。

病理诊断常规：

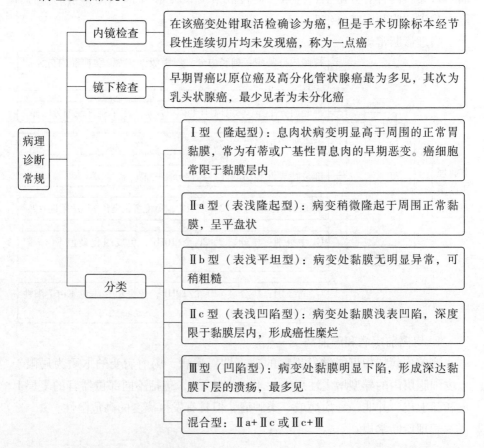

6. 进展期胃癌

中晚期胃癌的肉眼形态类型如下：

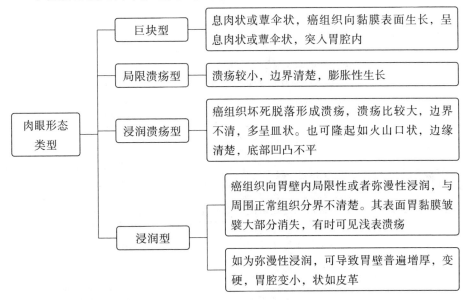

三、胃非上皮性肿瘤

1. 胃原发淋巴瘤

胃原发淋巴瘤患者多大于 50 岁。好发于胃窦、胃体，其次是贲门、小弯、幽门或全胃。一般预后好于胃癌。胃原发淋巴瘤与幽门螺杆菌（Hp）感染相关，部分患者抗 Hp 治疗有效。

病理诊断常规：

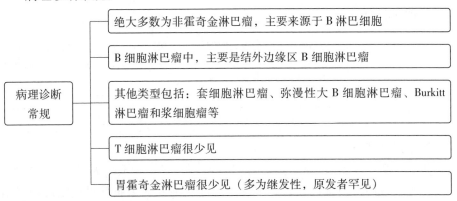

2. 胃肠间质肿瘤

胃肠间质肿瘤（GIST）发生于食管至直肠的任何部位，是胃肠道最常见的间叶性肿瘤，可能源于神经丛的 Cajal 细胞或原始间叶细胞。既往病理诊断的胃肠道平滑肌源肿瘤和周围神经源肿瘤多属于 GIST。胃肠间质肿瘤分为良性，不确定恶性潜能和恶性。

病理诊断常规：

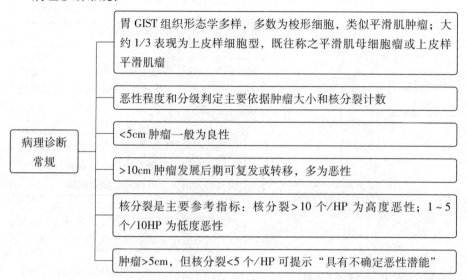

病理诊断常规	胃 GIST 组织形态学多样，多数为梭形细胞，类似平滑肌肿瘤；大约 1/3 表现为上皮样细胞型，既往称之平滑肌母细胞瘤或上皮样平滑肌瘤
	恶性程度和分级判定主要依据肿瘤大小和核分裂计数
	<5cm 肿瘤一般为良性
	>10cm 肿瘤发展后期可复发或转移，多为恶性
	核分裂是主要参考指标：核分裂>10 个/HP 为高度恶性；1～5 个/10HP 为低度恶性
	肿瘤>5cm，但核分裂<5 个/HP 可提示"具有不确定恶性潜能"

四、其他疾病

1. 胃重复

胃重复大多见于女性婴幼儿。好发于大弯侧胃壁；主要表现为内衬胃黏膜的单房或者多房性囊肿，一般不与胃腔相通，常伴有液体潴留、扩张；囊壁衬以胃黏膜，与胃共一肌层。

病理诊断常规：

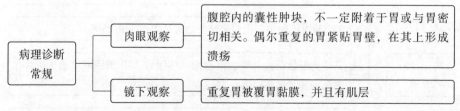

| 病理诊断常规 | 肉眼观察 | 腹腔内的囊性肿块，不一定附着于胃或与胃密切相关。偶尔重复的胃紧贴胃壁，在其上形成溃疡 |
| | 镜下观察 | 重复胃被覆胃黏膜，并且有肌层 |

2. 先天性肥大性幽门狭窄

先天性肥大性幽门狭窄约 80% 发生于男婴，发生于成年人者多为继发性。婴儿出生后数周出现食物反刍、喂食后呕吐等症状，上腹部可扪及硬而光滑的卵圆形肿块，直径为 1～2cm。

病理诊断常规：

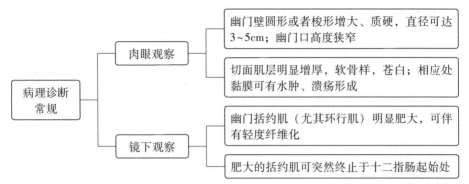

3. 胃窦血管扩张

胃窦血管扩张是胃黏膜后天性血管疾病，可能与胃黏膜损伤或者脱垂有关，可致失血与缺铁性贫血。

病理诊断常规：

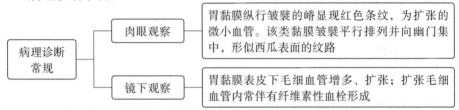

4. Zollinger-Ellison 综合征

Zollinger-Ellison 综合征是具有高促胃液素血症、高胃酸与反复发作的胃、十二指肠与空肠多发性溃疡等特征的一组疾病，常常并发多发性内分泌肿瘤，又称为胃底腺增生。

病理诊断常规：

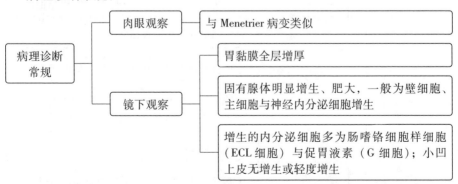

5. 胰腺异位

胰腺异位可伴发溃疡形成或者胃出血等，可由于胃肿物、剖腹手术或者尸体解剖时偶然发现。

病理诊断常规：

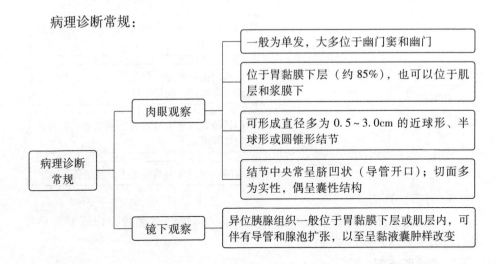

病理诊断常规
├─ 肉眼观察
│   ├─ 一般为单发，大多位于幽门窦和幽门
│   ├─ 位于胃黏膜下层（约 85%），也可以位于肌层和浆膜下
│   ├─ 可形成直径多为 0.5～3.0cm 的近球形、半球形或圆锥形结节
│   └─ 结节中央常呈脐凹状（导管开口）；切面多为实性，偶呈囊性结构
└─ 镜下观察
　　└─ 异位胰腺组织一般位于胃黏膜下层或肌层内，可伴有导管和腺泡扩张，以至呈黏液囊肿样改变

第三节 肠 疾 病

一、小肠炎

1. 十二指肠溃疡病

十二指肠溃疡为小肠最常见的非特异性炎症，较胃溃疡病更多见，是中、青年人的常见病，且男性明显高于女性。

病理诊断常规：

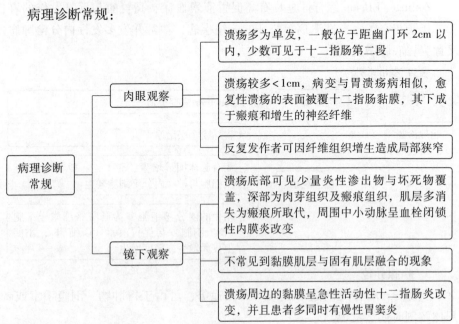

病理诊断常规
├─ 肉眼观察
│   ├─ 溃疡多为单发，一般位于距幽门环 2cm 以内，少数可见于十二指肠第二段
│   ├─ 溃疡较多＜1cm，病变与胃溃疡病相似，愈复性溃疡的表面被覆十二指肠黏膜，其下成于瘢痕和增生的神经纤维
│   └─ 反复发作者可因纤维组织增生造成局部狭窄
└─ 镜下观察
　　├─ 溃疡底部可见少量炎性渗出物与坏死物覆盖，深部为肉芽组织及瘢痕组织，肌层多消失为瘢痕所取代，周围中小动脉呈血栓闭锁性内膜炎改变
　　├─ 不常见到黏膜肌层与固有肌层融合的现象
　　└─ 溃疡周边的黏膜呈急性活动性十二指肠炎改变，并且患者多同时有慢性胃窦炎

2. Crohn 病

Crohn 病又称克罗恩病、节段性回肠炎或局限型回肠炎，多见于青年人，有家族倾向。主要表现为慢性腹痛、腹泻，伴吸收不良、体重下降，晚期可有肠梗阻。病因未明，可能与免疫功能障碍有关。病变可累及全消化道，以回肠末段最多见，其次为结肠和直肠。

病理诊断常规：

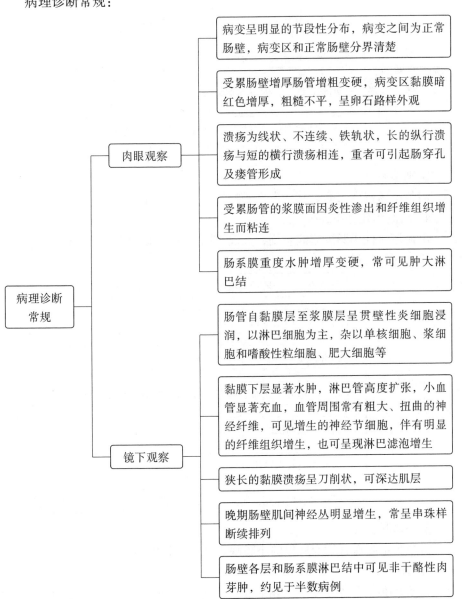

病变呈明显的节段性分布，病变之间为正常肠壁，病变区和正常肠壁分界清楚

受累肠壁增厚肠管增粗变硬，病变区黏膜暗红色增厚，粗糙不平，呈卵石路样外观

溃疡为线状、不连续、铁轨状，长的纵行溃疡与短的横行溃疡相连，重者可引起肠穿孔及瘘管形成

受累肠管的浆膜面因炎性渗出和纤维组织增生而粘连

肠系膜重度水肿增厚变硬，常可见肿大淋巴结

肠管自黏膜层至浆膜层呈贯壁性炎细胞浸润，以淋巴细胞为主，杂以单核细胞、浆细胞和嗜酸性粒细胞、肥大细胞等

黏膜下层显著水肿，淋巴管高度扩张，小血管显著充血，血管周围常有粗大、扭曲的神经纤维，可见增生的神经节细胞，伴有明显的纤维组织增生，也可呈现淋巴滤泡增生

狭长的黏膜溃疡呈刀削状，可深达肌层

晚期肠壁肌间神经丛明显增生，常呈串珠样断续排列

肠壁各层和肠系膜淋巴结中可见非干酪性肉芽肿，约见于半数病例

病理诊断常规 — 肉眼观察 — 镜下观察

鉴别诊断：

需与肠结核病相鉴别。

3. 嗜酸性胃肠炎

嗜酸性胃肠炎常见于儿童和青年人，主要表现是腹泻、吸收不良、体重下降，晚期可出现腹腔积液。

病理诊断常规：

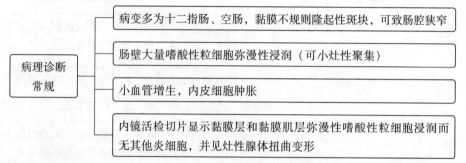

病理诊断常规：

- 病变多为十二指肠、空肠，黏膜不规则隆起性斑块，可致肠腔狭窄
- 肠壁大量嗜酸性粒细胞弥漫性浸润（可小灶性聚集）
- 小血管增生，内皮细胞肿胀
- 内镜活检切片显示黏膜层和黏膜肌层弥漫性嗜酸性粒细胞浸润而无其他炎细胞，并见灶性腺体扭曲变形

鉴别诊断：

需与小肠寄生虫病、其他炎性肠病等疾病相鉴别。

4. 出血坏死性小肠炎

出血坏死性小肠炎起病急剧，大段小肠出血坏死，多见于儿童。

病理诊断常规：

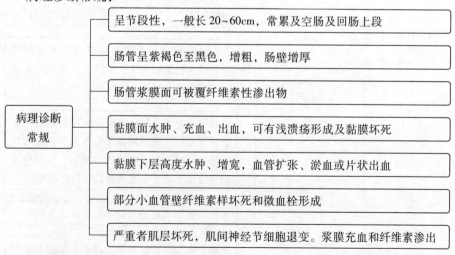

病理诊断常规：

- 呈节段性，一般长 20~60cm，常累及空肠及回肠上段
- 肠管呈紫褐色至黑色，增粗，肠壁增厚
- 肠管浆膜面可被覆纤维素性渗出物
- 黏膜面水肿、充血、出血，可有浅溃疡形成及黏膜坏死
- 黏膜下层高度水肿、增宽，血管扩张、淤血或片状出血
- 部分小血管壁纤维素样坏死和微血栓形成
- 严重者肌层坏死，肌间神经节细胞退变。浆膜充血和纤维素渗出

鉴别诊断：

需与肠系膜血管病变所致的小肠缺血性坏死相鉴别。

5. 肠伤寒

肠伤寒临床有持续发热、相对缓脉、脾大、玫瑰疹与白细胞数减少等症状。肠道病变显著时，可见腹痛、腹泻，常合并肠出血和穿孔。

病理诊断常规：

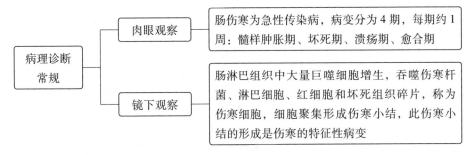

6. 蜂窝织炎性小肠炎

蜂窝织炎性小肠炎起病急剧，由化脓菌感染所致，尤其以链球菌感染为主。主要发生在空肠，少数累及十二指肠和回肠。

病理诊断常规：

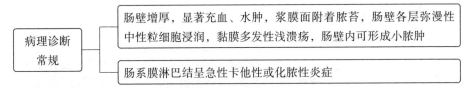

7. 假膜性肠炎

假膜性肠炎发生人群为于长期使用广谱抗生素造成的菌群失调者。肠腔扩张，腔内充满液体，可致水样腹泻、脱水和休克。

病理诊断常规：

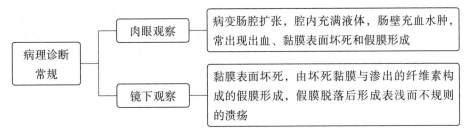

二、阑尾炎

1. 急性单纯性阑尾炎

急性单纯性阑尾炎多见于青年人，表现为急性右下腹痛。主要表现为右下腹压痛、反跳痛、腹直肌紧张；恶心、呕吐；发热；血白细胞增多和中性粒细胞增多。

病理诊断常规：

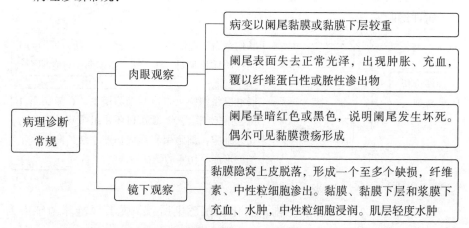

2. 急性蜂窝织炎性阑尾炎

急性蜂窝织炎性阑尾炎又称急性化脓性阑尾炎，常由单纯性阑尾炎发展而来。主要表现同急性单纯性阑尾炎。

病理诊断常规：

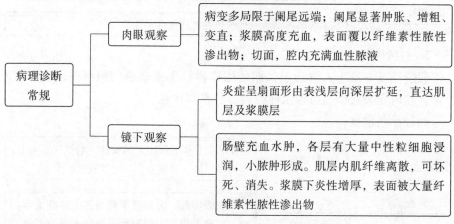

3. 急性坏疽性阑尾炎

急性坏疽性阑尾炎是一种重型阑尾炎，主要表现同急性单纯性阑尾炎。

病理诊断常规：

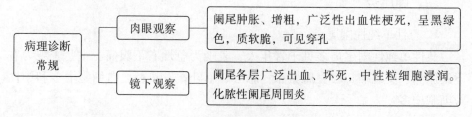

4. 慢性阑尾炎

慢性阑尾炎为慢性右下腹痛与右下腹局限性压痛。主要表现取决于阑尾病变的时期是急性发作期，或者是发作间歇期。

病理诊断常规：

阑尾壁内淋巴细胞、浆细胞与嗜酸性粒细胞浸润以及纤维结缔组织增生。

三、结肠炎

1. 溃疡性结肠炎

溃疡性结肠炎又称非特异性溃疡性结肠炎，多见于 20～40 岁人群。主要表现为便血、腹泻、痉挛性腹痛、贫血及低钾低蛋白血症等。病因未明，多认为该病是主要累及结肠的全身性自身免疫病。长期患病者的大肠癌发生率高于正常人群 5～10 倍。

病理诊断常规：

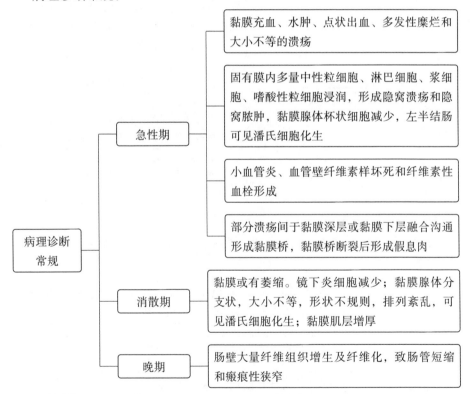

病理诊断常规
- 急性期
  - 黏膜充血、水肿、点状出血、多发性糜烂和大小不等的溃疡
  - 固有膜内多量中性粒细胞、淋巴细胞、浆细胞、嗜酸性粒细胞浸润，形成隐窝溃疡和隐窝脓肿，黏膜腺体杯状细胞减少，左半结肠可见潘氏细胞化生
  - 小血管炎、血管壁纤维素样坏死和纤维素性血栓形成
  - 部分溃疡间于黏膜深层或黏膜下层融合沟通形成黏膜桥，黏膜桥断裂后形成假息肉
- 消散期
  - 黏膜或有萎缩。镜下炎细胞减少；黏膜腺体分支状，大小不等，形状不规则，排列紊乱，可见潘氏细胞化生；黏膜肌层增厚
- 晚期
  - 肠壁大量纤维组织增生及纤维化，致肠管短缩和瘢痕性狭窄

2. 假膜性结肠炎

假膜性结肠炎又称抗生素伴发性（相关性）结肠炎，大多发生于儿童、老年人与体弱多病患者。病因是由难辨梭状芽胞杆菌所引起，多数病例有大

量使用林可霉素及克林霉素等抗生素的病史。

病理诊断常规：

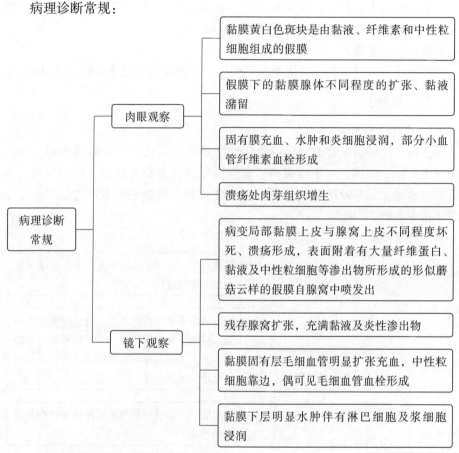

3. 胶原性结肠炎

胶原性结肠炎好发于中老年女性，主要依靠肠黏膜活检诊断。

病理诊断常规：

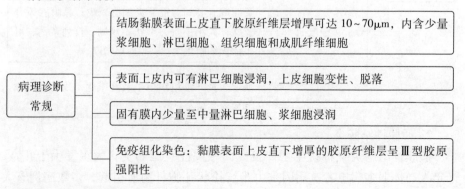

4. 缺血性结肠炎

缺血性结肠炎主要为腹痛及血性腹泻，慢性期可发生肠狭窄出现肠梗阻症状。缺血原因为动静脉阻塞及血管炎等。

病理诊断常规：

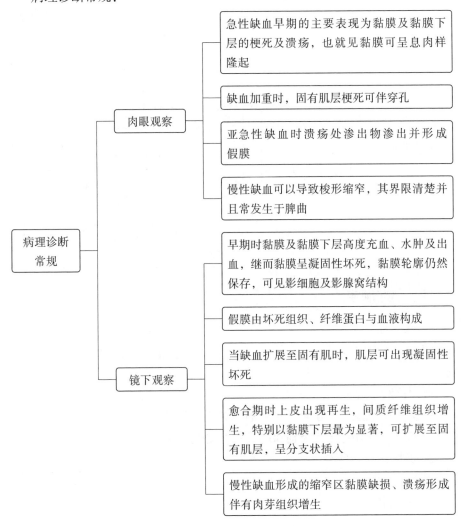

病理诊断常规

肉眼观察
- 急性缺血早期的主要表现为黏膜及黏膜下层的梗死及溃疡，也就见黏膜可呈息肉样隆起
- 缺血加重时，固有肌层梗死可伴穿孔
- 亚急性缺血时溃疡处渗出物渗出并形成假膜
- 慢性缺血可以导致梭形缩窄，其界限清楚并且常发生于脾曲

镜下观察
- 早期时黏膜及黏膜下层高度充血、水肿及出血，继而黏膜呈凝固性坏死，黏膜轮廓仍然保存，可见影细胞及影腺窝结构
- 假膜由坏死组织、纤维蛋白与血液构成
- 当缺血扩展至固有肌时，肌层可出现凝固性坏死
- 愈合期时上皮出现再生，间质纤维组织增生，特别以黏膜下层最为显著，可扩展至固有肌层，呈分支状插入
- 慢性缺血形成的缩窄区黏膜缺损、溃疡形成伴有肉芽组织增生

5. 直肠孤立性溃疡综合征

直肠孤立性溃疡综合征大多见于女性，是与直肠局限性黏膜脱垂相关而发生的一种溃疡性或者息肉样炎症性病变，85%左右病灶位于直肠前壁。主要表现为便秘、黏液血便及疼痛等。

病理诊断常规：

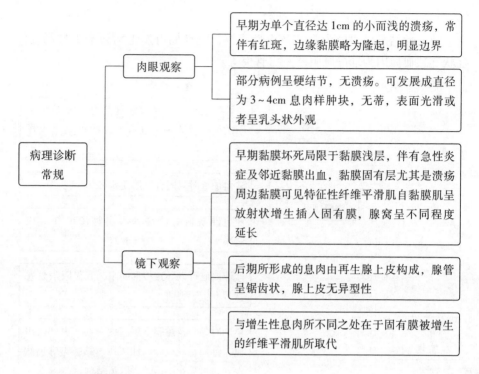

早期为单个直径达 1cm 的小而浅的溃疡，常伴有红斑，边缘黏膜略为隆起，明显边界

部分病例呈硬结节，无溃疡。可发展成直径为 3~4cm 息肉样肿块，无蒂，表面光滑或者呈乳头状外观

早期黏膜坏死局限于黏膜浅层，伴有急性炎症及邻近黏膜出血，黏膜固有层尤其是溃疡周边黏膜可见特征性纤维平滑肌自黏膜肌呈放射状增生插入固有膜，腺窝呈不同程度延长

后期所形成的息肉由再生腺上皮构成，腺管呈锯齿状，腺上皮无异型性

与增生性息肉所不同之处在于固有膜被增生的纤维平滑肌所取代

四、小肠肿瘤

1. 腺瘤性息肉

腺瘤性息肉较多见于十二指肠和空肠。十二指肠和壶腹区腺瘤可发生癌变。

病理诊断常规：

形态同大肠腺瘤，分为管状腺瘤、绒毛状腺瘤和管状绒毛状腺瘤，伴有不同程度的异型增生（低级别和高级别上皮内瘤变）。

2. 炎性纤维样息肉

炎性纤维样息肉临床少见，属于炎性假瘤。

病理诊断常规：

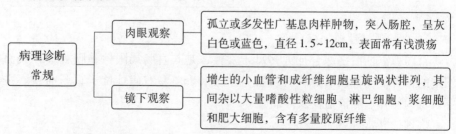

孤立或多发性广基息肉样肿物，突入肠腔，呈灰白色或蓝色，直径 1.5~12cm，表面常有浅溃疡

增生的小血管和成纤维细胞呈旋涡状排列，其间杂以大量嗜酸性粒细胞、淋巴细胞、浆细胞和肥大细胞，含有多量胶原纤维

3. Peutz-Jegher 息肉

Peutz-Jegher（P-J）综合征多发于儿童和青少年。息肉可发生于全胃肠道，最多见于小肠。P-J 综合征又称黑斑息肉综合征，罕见恶变。色素斑大多见于青春前期与青春期，青春期后可变浅或者逐渐消退是其特点。少数错构瘤性息肉为孤立性、散发性，不具有 P-J 综合征的其他特点。患者可合并消化道其他部位的肿瘤，卵巢、子宫颈、睾丸、胰、乳腺等良恶性肿瘤。少数错构瘤性息肉为孤立性、散发性，不具有 P-J 综合征的其他特点。

病理诊断常规：

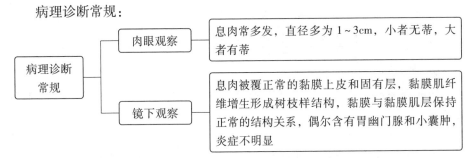

病理诊断常规 —— 肉眼观察：息肉常多发，直径多为 1~3cm，小者无蒂，大者有蒂

镜下观察：息肉被覆正常的黏膜上皮和固有层，黏膜肌纤维增生形成树枝样结构，黏膜与黏膜肌层保持正常的结构关系，偶尔含有胃幽门腺和小囊肿，炎症不明显

4. 十二指肠腺腺瘤

十二指肠腺腺瘤多认为属于错构瘤。各种年龄均可发生，男性多见，可引起黑便或十二指肠梗阻。好发于十二指肠第一段和第一、二段交界处的十二指肠后壁。

病理诊断常规：

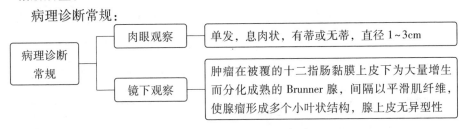

病理诊断常规 —— 肉眼观察：单发，息肉状，有蒂或无蒂，直径 1~3cm

镜下观察：肿瘤在被覆的十二指肠黏膜上皮下为大量增生而分化成熟的 Brunner 腺，间隔以平滑肌纤维，使腺瘤形成多个小叶状结构，腺上皮无异型性

5. 小肠癌

小肠癌是小肠最常见的恶性肿瘤，占小肠全部恶性肿瘤的 30%~50%。病因是慢性炎症，特别是多年 Crohn 病或者乳糜泻。肿瘤可以发生于小肠的任何肠段，约 50% 发生于十二指肠，特别以壶腹部为多见。

病理诊断常规：

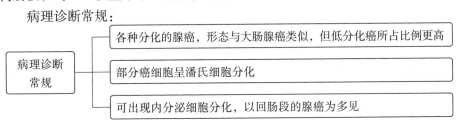

病理诊断常规：
- 各种分化的腺癌，形态与大肠腺癌类似，但低分化癌所占比例更高
- 部分癌细胞呈潘氏细胞分化
- 可出现内分泌细胞分化，以回肠段的腺癌为多见

6. 神经内分泌瘤 G_1 级

神经内分泌瘤 G_1 级老年好发，年龄高峰 60~70 岁，好发于回肠下段。肿瘤多数单发、直径一般<1.8cm（0.2~5cm），偶见多发，呈息肉样，位于黏膜下层，表面被覆黏膜可见溃疡形成；生长缓慢。

病理诊断常规：

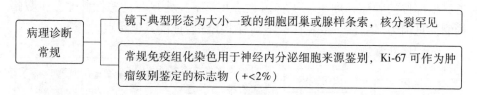

病理诊断常规 —— 镜下典型形态为大小一致的细胞团巢或腺样条索，核分裂罕见

常规免疫组化染色用于神经内分泌细胞来源鉴别，Ki-67 可作为肿瘤级别鉴定的标志物（+<2%）

鉴别诊断：

功能性鉴别包括生长抑素细胞肿瘤、胃泌素肿瘤、EC 细胞肿瘤、L 细胞肿瘤等。

7. 小肠恶性淋巴瘤

小肠恶性淋巴瘤是小肠恶性肿瘤的常见类型，占 30%~50%。组织学类型主要是 B 细胞淋巴瘤，尤其黏膜相关淋巴组织（MALT）淋巴瘤。少数为肠 T 细胞淋巴瘤，约占胃肠淋巴瘤的 5%。

病理诊断常规（小肠 B 细胞淋巴瘤的主要类型）：

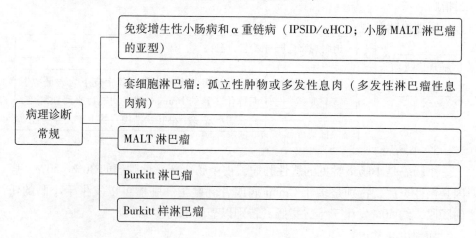

病理诊断常规 —— 免疫增生性小肠病和 α 重链病（IPSID/αHCD；小肠 MALT 淋巴瘤的亚型）

套细胞淋巴瘤：孤立性肿物或多发性息肉（多发性淋巴瘤性息肉病）

MALT 淋巴瘤

Burkitt 淋巴瘤

Burkitt 样淋巴瘤

五、阑尾肿瘤

阑尾肿瘤和瘤样病变一般与小肠肿瘤相同。阑尾是神经内分泌瘤常见部位之一。

1. 阑尾黏液囊肿和腹膜假黏液瘤

阑尾黏液囊肿罕见，分为潴留囊肿、黏膜增殖、囊腺瘤和囊腺癌4型。6%病例将伴发腹膜假黏液瘤，后者常是阑尾囊腺癌的典型转移形式。腹膜假黏液瘤（PMP）是发生在腹腔壁层、大网膜及肠壁浆膜面的低度恶性黏液性肿瘤。发生率较低，发病率女高于男，大多为中年人或老年人。治疗后容易复发。该病是一种腹腔充有大量胶样黏蛋白形成假性腹腔积液的疾病。与阑尾黏液囊肿和卵巢黏液性囊腺瘤或卵巢囊腺癌有关。

病理诊断常规：

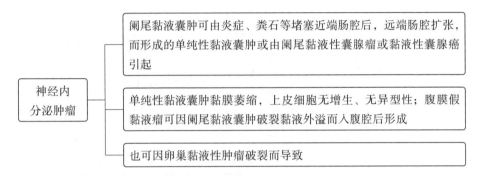

2. 黏液性囊腺瘤和黏液性囊腺癌

黏液性囊腺瘤可偶见，单房或多房，囊壁衬覆分化较好的黏液性腺上皮。阑尾可发生各型腺癌，常早期侵犯肌壁，与周围组织粘连，因而难以判断其源于阑尾或盲肠。

病理诊断常规：

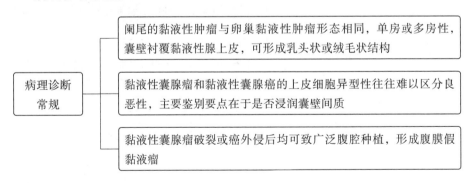

3. 类癌

占阑尾恶性肿瘤的85%，消化道类癌的50%。发病率无性别差异。多单发；直径多<1cm，主要位于黏膜下层，呈灰白色，也可略显黄色，肠壁常增厚，肠腔狭窄或闭塞。

病理诊断常规：

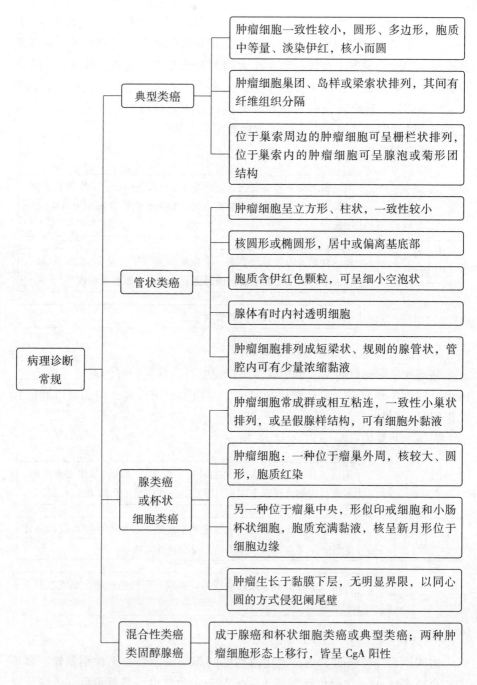

病理诊断常规
- 典型类癌
  - 肿瘤细胞一致性较小，圆形、多边形，胞质中等量、淡染伊红，核小而圆
  - 肿瘤细胞巢团、岛样或梁索状排列，其间有纤维组织分隔
  - 位于巢索周边的肿瘤细胞可呈栅栏状排列，位于巢索内的肿瘤细胞可呈腺泡或菊形团结构
- 管状类癌
  - 肿瘤细胞呈立方形、柱状，一致性较小
  - 核圆形或椭圆形，居中或偏离基底部
  - 胞质含伊红色颗粒，可呈细小空泡状
  - 腺体有时内衬透明细胞
  - 肿瘤细胞排列成短梁状、规则的腺管状，管腔内可有少量浓缩黏液
- 腺类癌或杯状细胞类癌
  - 肿瘤细胞常成群或相互粘连，一致性小巢状排列，或呈假腺样结构，可有细胞外黏液
  - 肿瘤细胞：一种位于瘤巢外周，核较大、圆形，胞质红染
  - 另一种位于瘤巢中央，形似印戒细胞和小肠杯状细胞，胞质充满黏液，核呈新月形位于细胞边缘
  - 肿瘤生长于黏膜下层，无明显界限，以同心圆的方式侵犯阑尾壁
- 混合性类癌类固醇腺癌
  - 成于腺癌和杯状细胞类癌或典型类癌；两种肿瘤细胞形态上移行，皆呈 CgA 阳性

六、大肠肿瘤

1. 大肠腺瘤

结直肠腺瘤发病率随年龄增长递增；分为遗传性与非遗传性；一般男性多于女性发病。可为单发、数个（多发性）及息肉病（>100 个）；伴有癌前病变时属于癌变高危病变，有研究表明癌变率约 5%。

病理诊断常规：

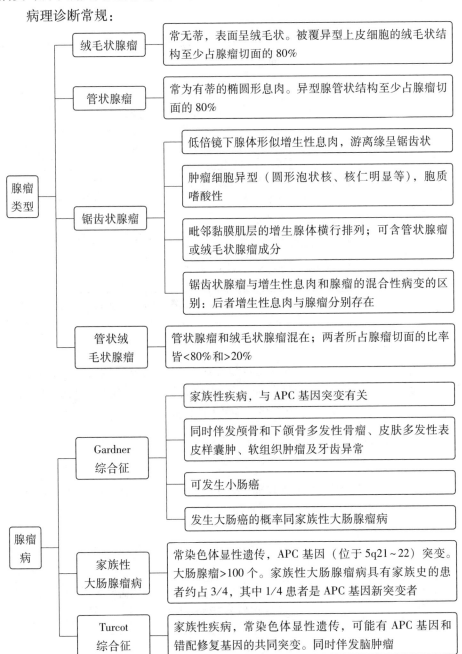

续流程

| 腺瘤病 | 遗传性扁平腺瘤综合征 | 主要见于右半结肠的扁平状息肉，通常<100 个 |

2. 大肠癌

癌细胞限于大肠黏膜下层者称早期结直肠癌。进展期结直肠癌分为隆起型肿瘤、溃疡型肿瘤、浸润型肿瘤。

病理诊断常规：

病理诊断常规	黏膜内浸润的单个或小簇状异型腺上皮细胞，局限于黏膜固有膜内，但未侵透肌层；类似状态在食管、胃、小肠以及以往在结直肠都被称为"微小浸润性癌"或"黏膜内癌"
	结直肠部位的黏膜层内浸润的病变，称大肠黏膜异型增生腺上皮细胞未突破基底膜，为"高级别上皮内肿瘤"。大肠黏膜异型增生腺上皮细胞突破基底膜，浸润固有膜，但未穿越黏膜肌层达黏膜下层者，并无转移危险，和（或）称为"黏膜内瘤变"，可避免过度治疗
	p53 检测可明确显示癌变灶内呈强阳性表达
	黏膜下浸润癌：癌细胞或癌变腺管浸润至黏膜下层、肌层、浆膜层或浆膜外组织

鉴别诊断：

结直肠低分化腺癌有时需要通过免疫组化染色或分子病理学方法鉴别诊断，主要是与结直肠其他少见的非上皮性肿瘤相鉴别，包括间叶来源肿瘤、淋巴造血系统肿瘤、恶性黑色素瘤、血管肉瘤等。

七、其他疾病

1. 肠套叠

肠套叠主要表现为阵发性腹痛、呕吐、果酱色黏液脓血便与腹部包块。成人多表现为慢性肠梗阻，小儿则是急性肠套叠。

病理诊断常规：

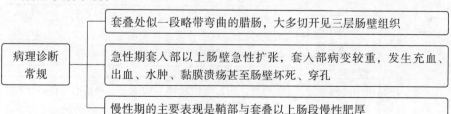

病理诊断常规	套叠处似一段略带弯曲的腊肠，大多切开见三层肠壁组织
	急性期套入部以上肠壁急性扩张，套入部病变较重，发生充血、出血、水肿、黏膜溃疡甚至肠壁坏死、穿孔
	慢性期的主要表现是鞘部与套叠以上肠段慢性肥厚

2. 先天性巨结肠及相关神经元异常疾病

先天性疾病，常常伴有便秘、腹胀、呕吐与排便延迟。多见于男性婴幼儿和儿童发生此病。

病理诊断常规：

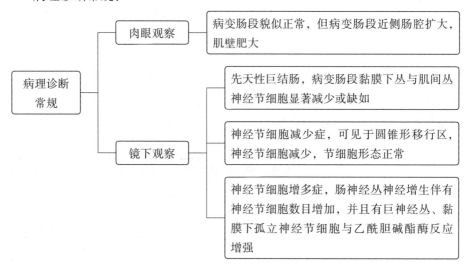

第四节　肝　疾　病

一、病毒性肝炎

1. 急性病毒性肝炎

急性病毒性肝炎主要体征为肝大，主要表现为乏力、疲倦、低热、恶心、呕吐，偶有黄疸。临床上分 4 期：潜伏期，各型肝炎的潜伏期不同；黄疸前期；黄疸期；恢复期。急性肝炎大多数可痊愈，少数转变为慢性肝炎。

病理诊断常规：

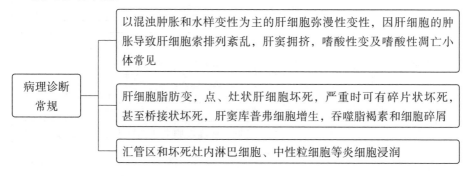

续流程

| 病理诊断常规 | 部分黄疸病例，变性的肝细胞和库普弗细胞内可见胆色素颗粒，毛细胆管和小胆管中可见胆栓 |
| | 急性肝炎时肝细胞损伤和炎症以小叶中心最为明显，甚至出现不同小叶间的桥接性坏死或区带状坏死 |

2. 急性重型肝炎

根据其急骤程度分为亚急性重型肝炎和急性重型肝炎，曾称亚急性肝坏死和急性肝坏死。临床表现为亚急性肝功能衰竭（几个月）或急性肝功能衰竭（几天）。暴发性肝炎起病急骤，短期可因肝功能衰竭死亡。

病理诊断常规：

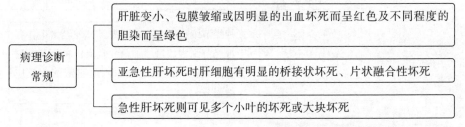

病理诊断常规	肝脏变小、包膜皱缩或因明显的出血坏死而呈红色及不同程度的胆染而呈绿色
	亚急性肝坏死时肝细胞有明显的桥接状坏死、片状融合性坏死
	急性肝坏死则可见多个小叶的坏死或大块坏死

鉴别诊断：

除急性病毒性肝炎外，其他很多原因均可导致广泛的肝细胞坏死，诸如中毒、严重的药物反应和肝窦状核变性病等。

3. 慢性肝炎

慢性病毒性肝炎临床上是指出现肝炎表现至少持续 6 个月以上，可无症状，亦可有轻度乏力等症状，原因复杂，可见肝大、掌红斑等体征。其通常的特点为汇管区的炎症、界面性肝炎、肝实质的炎症、坏死和纤维化。

病理诊断常规：

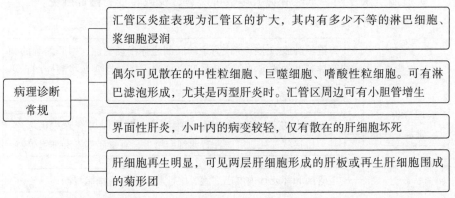

病理诊断常规	汇管区炎症表现为汇管区的扩大，其内有多少不等的淋巴细胞、浆细胞浸润
	偶尔可见散在的中性粒细胞、巨噬细胞、嗜酸性粒细胞。可有淋巴滤泡形成，尤其是丙型肝炎时。汇管区周边可有小胆管增生
	界面性肝炎，小叶内的病变较轻，仅有散在的肝细胞坏死
	肝细胞再生明显，可见两层肝细胞形成的肝板或再生肝细胞围成的菊形团

续流程

病理诊断常规	肝细胞界板的炎症、坏死和 Diss 腔内胶原及其他细胞外基质的沉积导致肝窦的毛细血管化
	纤维组织增生导致汇管区的星状扩张，其纤维条索不断伸入到小叶，形成汇管区-小叶和汇管区-汇管区之间以及小叶-小叶之间的纤维桥，后形成肝硬化

二、自身免疫性肝炎

1. 原发性胆汁性肝硬化

原发性胆汁性肝硬化（PBC）为一种慢性胆管破坏性疾病，导致进行性淤胆，并最终演变为肝硬化。发病高峰年龄 40~60 岁，女性居多。早期多无症状，但常有血清碱性磷酸酶及 GGT（γ-谷氨酰转移酶）升高、血胆固醇升高。血胆红素一般小于 $34\mu mol/L$（2mg/100ml），晚期出现黄疸、瘙痒和骨质疏松以及肝硬化。病因不明，现有证据表明原发性胆汁性肝硬化是针对胆道上皮的自身免疫所致。

病理诊断常规：

病理诊断常规	累及小叶间和间隔中胆管的破坏性胆管炎，导致胆管的破坏而继发胆汁性肝硬化
	汇管区淋巴细胞、浆细胞浸润、以间隔或小叶胆管为中心的上皮样细胞肉芽肿及胆管的破坏
	浸润的浆细胞多为 IgM 阳性
	胆管的破坏为节段性，有时仅累及胆管横切面圆周的一部分
	随病变进展，小叶和间隔的胆管消失，仅存小团聚集的淋巴细胞和组织细胞
	诊断需结合临床自身抗体的检测

2. 原发性硬化性胆管炎

原发性硬化性胆管炎可累及肝内外的胆管，亦可累及胆囊，患者 70% 伴有慢性溃疡性结肠炎，少数与慢性溃疡性结肠炎相结合。随疾病进展可出现黄疸、血胆红素升高以及肝硬化的表现。本病预后不良，症状出现后平均存活期为 6 年。

病理诊断常规：

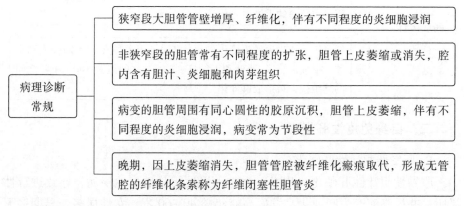

病理诊断常规

- 狭窄段大胆管管壁增厚、纤维化，伴有不同程度的炎细胞浸润
- 非狭窄段的胆管常有不同程度的扩张，胆管上皮萎缩或消失，腔内含有胆汁、炎细胞和肉芽组织
- 病变的胆管周围有同心圆性的胶原沉积，胆管上皮萎缩，伴有不同程度的炎细胞浸润，病变常为节段性
- 晚期，因上皮萎缩消失，胆管管腔被纤维化瘢痕取代，形成无管腔的纤维化条索称为纤维闭塞性胆管炎

鉴别诊断：

需排除胆管结石、肿瘤或外科损伤所致的胆管炎后才可诊断。

3. 自身免疫性肝炎

自身免疫性肝炎以女性多见，HLA-A1、B8、DR3 或 DR4 型的人发病率高。本病特点为血清学无病毒感染的证据、多克隆高丙种球蛋白血症、血中常常自身抗体阳性，免疫抑制治疗有效。

病理诊断常规：

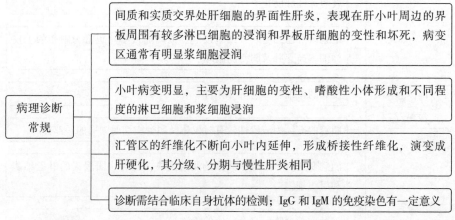

病理诊断常规

- 间质和实质交界处肝细胞的界面性肝炎，表现在肝小叶周边的界板周围有较多淋巴细胞的浸润和界板肝细胞的变性和坏死，病变区通常有明显浆细胞浸润
- 小叶病变明显，主要为肝细胞的变性、嗜酸性小体形成和不同程度的淋巴细胞和浆细胞浸润
- 汇管区的纤维化不断向小叶内延伸，形成桥接性纤维化，演变成肝硬化，其分级、分期与慢性肝炎相同
- 诊断需结合临床自身抗体的检测；IgG 和 IgM 的免疫染色有一定意义

鉴别诊断：

需同病毒性肝炎以及药物中毒或其他病毒引起的肝脏损害相鉴别。

三、非酒精性脂性肝炎

非酒精性脂性肝炎是指非酗酒者中出现的类似酒精性肝病的临床病理表

现。原发性大多数与肥胖、高脂血症、高胰岛素血症、胰岛素抵抗、2 型糖尿病有关；继发性为空回肠短路手术、胃成形术及肥胖个体明显体重下降者、完全胃肠外营养、肝毒性物质暴露等导致的非酒精性脂性肝炎。

病理诊断常规：

病理诊断常规
- 镜下改变与酒精性肝病相同
- 病变有脂肪肝、有肝细胞变性及 Mallory 小体的脂性肝炎、中性粒细胞浸润、中心硬化、纤维化以及肝硬化

鉴别诊断：
肝活检的光镜和电镜检查均不易同酒精性肝炎鉴别。

四、酒精性肝病

1. 酒精性肝炎
酒精性肝炎常可见结节，肝脏通常红色和胆绿色相间。患者常有饮酒史。
病理诊断常规：

病理诊断常规
- 肝细胞浊肿、气球样变和单个或散在肝细胞坏死。Mallory-Denk 小体形成
- CK 或泛素的免疫组化染色有助于发现 Mallory-Denk 小体
- 以中性粒细胞为主的小叶内炎症，主要在变性的肝细胞周围，尤其在有 Mallory-Denk 小体的肝细胞周围
- 汇管区亦可有不同程度的淋巴细胞和巨噬细胞浸润，亦可蔓延到小叶内
- 纤维化主要见于肝窦和小静脉周围和小叶中心区，可伴有小静脉周坏死
- 在严重反复酗酒的患者亦可见汇管区周围的纤维化，纤维组织似蜘蛛状向四周伸展，从而分隔单个或成簇的肝细胞，逐渐演变成肝硬化，可有淤胆和轻度肝细胞内和库普弗细胞内含铁血黄素沉积
- 在酒精性肝病中，电镜下常见到巨大线粒体等线粒体异常

2. 酒精性肝硬化

酒精性肝硬化为酒精性肝病的最终病变。

病理诊断常规：

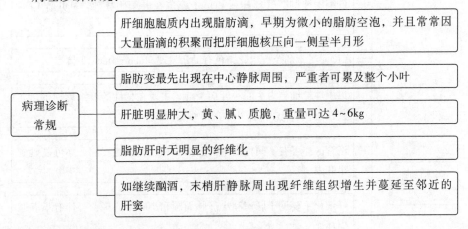

病理诊断常规

- 肝脏变为褐色、皱缩，脂肪含量很少
- 纤维间隔早期比较纤细，从中心静脉通过肝窦到汇管区或从汇管区到汇管区。残余的肝细胞再生形成比较均匀的细结节
- 随病变进展，细结节渐变为粗细结节混合的类型，纤维间隔增宽。结节内的肝细胞因缺血而出现坏死
- 坏死的修复又进一步形成瘢痕而不断分隔肝细胞结节，使结节越来越不规则，并常有淤胆。此时酒精性肝硬化的形态与其他原因所致的肝硬化相似

3. 脂肪肝

酗酒可因乙醇的毒性作用而导致各种肝脏病变，脂肪肝为最常见的病变。

病理诊断常规：

病理诊断常规

- 肝细胞胞质内出现脂肪滴，早期为微小的脂肪空泡，并且常常因大量脂滴的积聚而把肝细胞核压向一侧呈半月形
- 脂肪变最先出现在中心静脉周围，严重者可累及整个小叶
- 肝脏明显肿大，黄、腻、质脆，重量可达 4~6kg
- 脂肪肝时无明显的纤维化
- 如继续酗酒，末梢肝静脉周出现纤维组织增生并蔓延至邻近的肝窦

五、肝硬化

肝硬化是各种原因所致的肝的终末性病变。其形成原因包括肝窦内星状细胞及汇管区成肌纤维细胞的激活分泌大量胶原。肝硬化尚无统一的分类，传统上按病因分类有酒精性肝硬化、肝炎后肝硬化、坏死后肝硬化、胆汁性肝硬化、心源性肝硬化及其他原因所致的肝硬化等。

病理诊断常规：

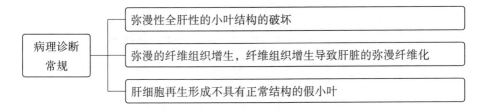

鉴别诊断：

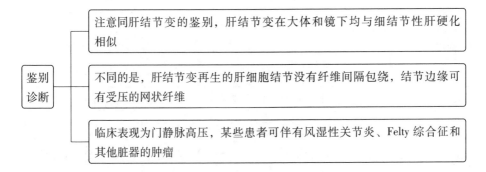

六、肝肿瘤和瘤样病变

1. 肝细胞性肝癌

肝细胞性肝癌为发生于肝脏的常见的恶性肿瘤。肝细胞性肝癌多见于50岁左右，男性高于女性。主要表现为腹痛、腹腔积液、黄疸和肝大，有时可有全身表现如低血糖、高胆固醇血症、红细胞增多症等。肝细胞性肝癌的预后不良。主要死亡原因为肝功能衰竭和消化道出血，完全切除仍为治疗肝细胞性肝癌的唯一途径。

病理诊断常规：

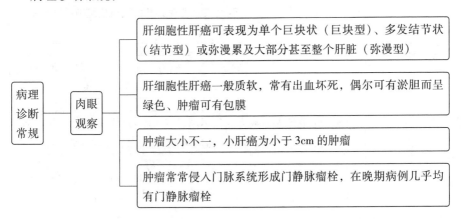

续流程

```
                    ┌─ 瘤细胞可排列成小梁状、实性巢状、假腺样或腺泡样结构，
                    │  有时可有乳头状结构
                    │
                    ├─ 瘤细胞间有丰富的血窦样腔隙，与正常肝窦不同，此血窦样
                    │  腔隙的内皮细胞 CD34 和第 8 因子相关抗原阳性，更像毛细
                    │  血管，故称毛细血管化。某些窦状隙由瘤细胞衬覆
        ┌─ 镜下 ─┤
病理       │  改变   ├─ 肝细胞性肝癌的瘤细胞内常见到以下改变：脂肪变、胆汁产
诊断 ─────┤        │  生、Mallory 小体、小球状透明小体、淡染小体、毛玻璃样包
常规       │        │  涵体
                    │
                    ├─ 肝细胞性肝癌可分为高分化、中分化、低分化和未分化型
                    │
                    └─ 肝细胞性肝癌的细胞学变型可表现为：透明细胞癌；肉瘤样
                       变或称肉瘤样（梭形细胞）肝细胞癌；小细胞型肝细胞癌；
                       淋巴上皮瘤样癌；纤维层状型肝细胞癌
```

2. 肝内胆管癌

肝内胆管癌多发在 60 岁以上的老年人。临床上主要表现为乏力、腹痛、消瘦，如肿瘤侵及肝门部胆管则出现梗阻性黄疸，甚至胆汁性肝硬化。

病理诊断常规：

```
              ┌─ 肝内胆管癌可累及任何部位的肝内胆管，发生于较小胆管者称为
              │  外周型胆管细胞癌
              │
              ├─ 肿瘤通常灰白、实性、硬韧，有时可以向腔内生长为主或突向腔
              │  内形成息肉样肿物，但大多数表现为肝内灰白色结节或融合的结
              │  节，结节切面常见坏死和瘢痕
病理诊断       │
常规 ─────────┤─ 累及肝门者（肝门型），主要表现为肝脏明显的淤胆、胆汁性肝
              │  硬化和继发性胆道感染，有时胆管内可见结石或寄生虫
              │
              ├─ 肝内胆管癌大多数为分化不同程度的腺癌，发生于较大胆管者，
              │  可为乳头状。肿瘤常有丰富的间质反应，甚至出现局部钙化
              │
              └─ 大多数肿瘤均可见多少不等的黏液，淀粉酶消化后的 PAS、奥辛
                 蓝染色、黏液核心蛋白（MUC）1、2、3 皆可阳性
```

续流程

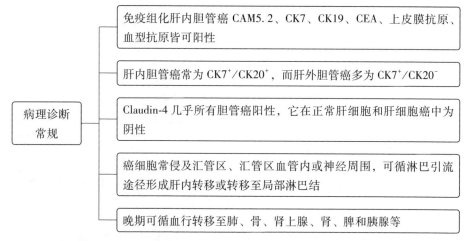

病理诊断常规

- 免疫组化肝内胆管癌 CAM5.2、CK7、CK19、CEA、上皮膜抗原、血型抗原皆可阳性
- 肝内胆管癌常为 CK7$^+$/CK20$^+$，而肝外胆管癌多为 CK7$^+$/CK20$^-$
- Claudin-4 几乎所有胆管癌阳性，它在正常肝细胞和肝细胞癌中为阴性
- 癌细胞常侵及汇管区、汇管区血管内或神经周围，可循淋巴引流途径形成肝内转移或转移至局部淋巴结
- 晚期可循血行转移至肺、骨、肾上腺、肾、脾和胰腺等

鉴别诊断：

需与肝细胞性肝癌相鉴别。

3. 转移性肿瘤

转移性肿瘤较原发肿瘤常见得多，胃肠道癌、乳腺癌、肺癌、胰腺癌和恶性黑色素瘤为最易形成肝转移的肿瘤。主要表现为肝大、体重下降、门静脉高压及消化道出血的表现。

病理诊断常规：

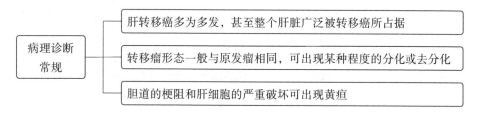

病理诊断常规

- 肝转移癌多为多发，甚至整个肝脏广泛被转移癌所占据
- 转移瘤形态一般与原发瘤相同，可出现某种程度的分化或去分化
- 胆道的梗阻和肝细胞的严重破坏可出现黄疸

4. 肝细胞腺瘤

肝细胞腺瘤常见于 20~40 岁的妇女。有报道称 70%肝细胞腺瘤为单发，偶尔有 10 多个肿瘤（肝腺瘤病）。

病理诊断常规：

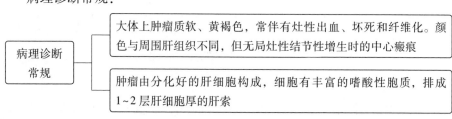

病理诊断常规

- 大体上肿瘤质软、黄褐色，常伴有灶性出血、坏死和纤维化。颜色与周围肝组织不同，但无局灶性结节性增生时的中心瘢痕
- 肿瘤由分化好的肝细胞构成，细胞有丰富的嗜酸性胞质，排成 1~2 层肝细胞厚的肝索

病理诊断常规

- 大多数情况下，细胞大小形态一致，偶见轻度异型，但无核分裂
- 肝细胞胞质内常有脂褐素、脂肪和糖原积聚，故常为透明状
- 可见出血、梗死、纤维化和肝紫癜样病变
- 肿瘤内没有汇管区和中心静脉，库普弗细胞的数量和分布正常
- 有时有大嗜酸颗粒性细胞、Mallory 透明小体和继发性肉芽肿反应
- 免疫组化 75% 的病例 ER、PR 阳性，雄激素受体仅 20% 阳性

鉴别诊断：

鉴别诊断

- 肝细胞腺瘤同分化好的肝细胞癌有时很难鉴别
- 有口服避孕药或合成类固醇的病史，对诊断腺瘤很重要
- 有时肝细胞腺瘤中可隐含肝细胞癌灶，偶尔肝细胞腺瘤和肝细胞癌在同一肝内。可见核分裂、核质比较高和肝索 2 层以上细胞厚度应提示为肝细胞癌
- 肝细胞癌时由于毛细血管化而 CD34 阳性，而腺瘤阴性或仅为局灶弱阳性
- 应多切片仔细检查有无肝细胞癌的病灶，血管浸润的有无尤为重要
- 有时需结合临床病程决定良性或恶性
- 肝细胞腺瘤与局灶性结节性增生不同，临床常有症状，并可出现严重的甚至致命的腹腔出血

5. 局灶性结节性增生

局灶性结节性增生多发于 20~40 岁的成人，女性多于男性。80% 的

患者无明显症状，但多发者常伴有其他改变，如肝血管瘤、颅内病变等。发病原因不明，推测部分女性患者与口服避孕药有关，男性患者与酗酒有关。

病理诊断常规：

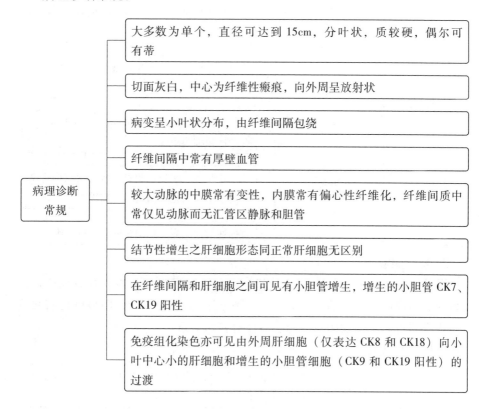

鉴别诊断：

需与肝细胞腺瘤和分化好的肝细胞癌以及结节性再生性增生相鉴别。

第五节　胆囊与肝外胆管疾病

一、胆囊炎

1. 急性胆囊炎

急性胆囊炎大多见于女性肥胖者，年龄 40~60 岁。主要表现是右上腹阵发性绞痛与胆囊区明显压痛，并且常伴有腹肌强直。

病理诊断常规：

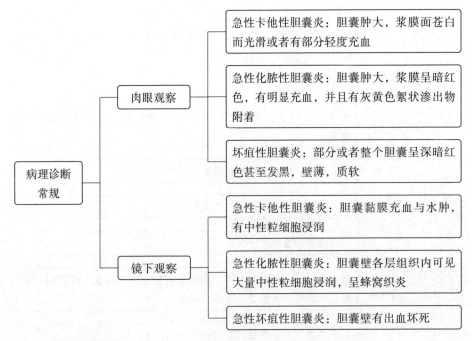

2. 慢性胆囊炎

慢性胆囊炎大多为慢性起病，部分由急性胆囊炎反复发作迁延而来。主要表现为胆源性消化不良、厌油腻、上腹部闷胀及嗳气等，胆囊区可有轻度压痛或者叩击痛。慢性胆囊炎与胆石症有密切关系。

病理诊断常规：

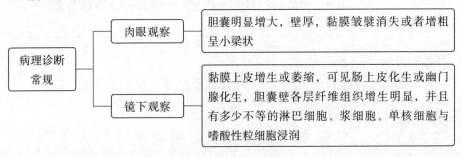

二、胆囊和肝外胆管肿瘤

1. 胆囊腺瘤

各年龄段均可见，其平均发病年龄为 58 岁，女性约占 2/3。一般无临床症状。

病理诊断常规：

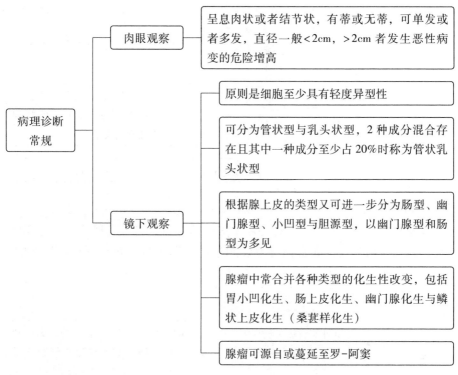

2. 胆囊癌

胆囊癌多发生于女性患者，年龄在 50~70 岁。早期临床症状不明显，可出现上腹部间歇性或者持续性钝痛或者绞痛；晚期，可出现发热与腹腔积液。

病理诊断常规：

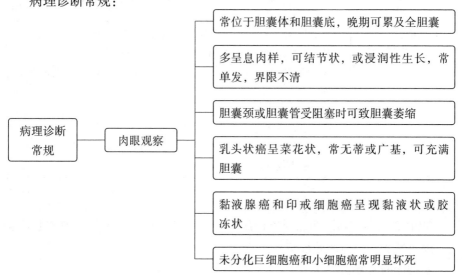

续流程

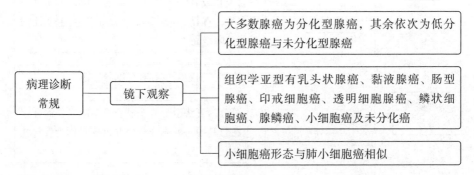

病理诊断
常规 —— 镜下观察 ——
- 大多数腺癌为分化型腺癌，其余依次为低分化型腺癌与未分化型腺癌
- 组织学亚型有乳头状腺癌、黏液腺癌、肠型腺癌、印戒细胞癌、透明细胞腺癌、鳞状细胞癌、腺鳞癌、小细胞癌及未分化癌
- 小细胞癌形态与肺小细胞癌相似

3. 肝外胆管癌

肝外胆管癌 60 岁以上多见，男女发病率相当。临床表现以梗阻性黄疸、体重下降和腹痛为主，亦常因继发性胆道感染而出现发热。肝外胆管癌的发生率略小于胆囊癌。

病理诊断常规：

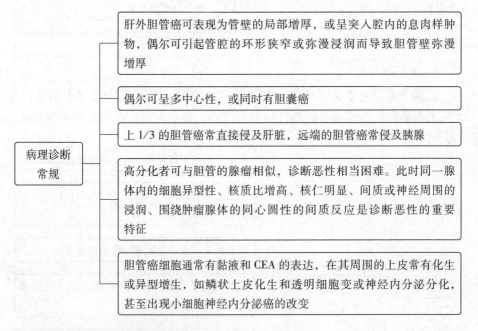

病理诊断
常规 ——
- 肝外胆管癌可表现为管壁的局部增厚，或呈突入腔内的息肉样肿物，偶尔可引起管腔的环形狭窄或弥漫浸润而导致胆管壁弥漫增厚
- 偶尔可呈多中心性，或同时有胆囊癌
- 上 1/3 的胆管癌常直接侵及肝脏，远端的胆管癌常侵及胰腺
- 高分化者可与胆管的腺瘤相似，诊断恶性相当困难。此时同一腺体内的细胞异型性、核质比增高、核仁明显、间质或神经周围的浸润、围绕肿瘤腺体的同心圆性的间质反应是诊断恶性的重要特征
- 胆管癌细胞通常有黏液和 CEA 的表达，在其周围的上皮常有化生或异型增生，如鳞状上皮化生和透明细胞变或神经内分泌分化，甚至出现小细胞神经内分泌癌的改变

4. 胆道上皮内肿瘤（BilIN）

BilIN-3 级病变和浸润癌的流行病学分布一致，可见于家族性腺瘤性息肉病、硬化性胆管炎与胆胰反流的患者。

病理诊断常规：

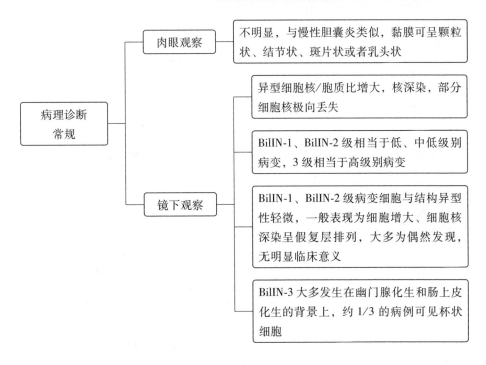

5. 黏液性囊性肿瘤

黏液性囊性肿瘤多见于成年女性。大多无症状，部分肿瘤由于体积较大可引起梗阻性黄疸或者胆囊炎样症状。发生在肝外胆管者多于胆囊。

病理诊断常规：

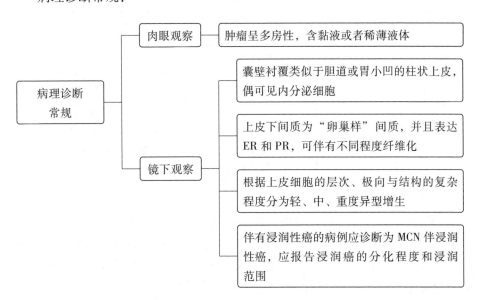

第六节　胰 腺 疾 病

一、胰腺炎

1. 急性胰腺炎

急性胰腺炎主要发病因素为胆道疾病，尤其是胆道结石和酗酒。有的原因不清称为特发性急性胰腺炎。其他因素包括妊娠、高脂血症、药物、各种原因造成的胰管阻塞以及内分泌及免疫异常等。

病理诊断常规：

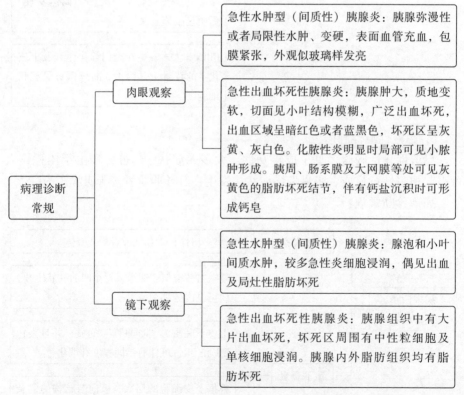

病理诊断常规
- 肉眼观察
  - 急性水肿型（间质性）胰腺炎：胰腺弥漫性或者局限性水肿、变硬，表面血管充血，包膜紧张，外观似玻璃样发亮
  - 急性出血坏死性胰腺炎：胰腺肿大，质地变软，切面见小叶结构模糊，广泛出血坏死，出血区域呈暗红色或者蓝黑色，坏死区呈灰黄、灰白色。化脓性炎明显时局部可见小脓肿形成。胰周、肠系膜及大网膜等处可见灰黄色的脂肪坏死结节，伴有钙盐沉积时可形成钙皂
- 镜下观察
  - 急性水肿型（间质性）胰腺炎：腺泡和小叶间质水肿，较多急性炎细胞浸润，偶见出血及局灶性脂肪坏死
  - 急性出血坏死性胰腺炎：胰腺组织中有大片出血坏死，坏死区周围有中性粒细胞及单核细胞浸润。胰腺内外脂肪组织均有脂肪坏死

2. 慢性胰腺炎

慢性胰腺炎主要表现为腹痛，偶有无痛者，疼痛位于中上腹、左上腹或者脐上，向背中部胸椎放射，常常呈间歇性发作，伴有发热与黄疸。有脂肪泻，大便油腻，恶臭，量多。可以引起肉质样泻。是由胆道疾病、酒精中毒以及自身免疫病等因素导致的胰腺实质进行性损害与纤维化，常常伴有钙化、

假性囊肿及胰岛细胞减少或者萎缩。

病理诊断常规：

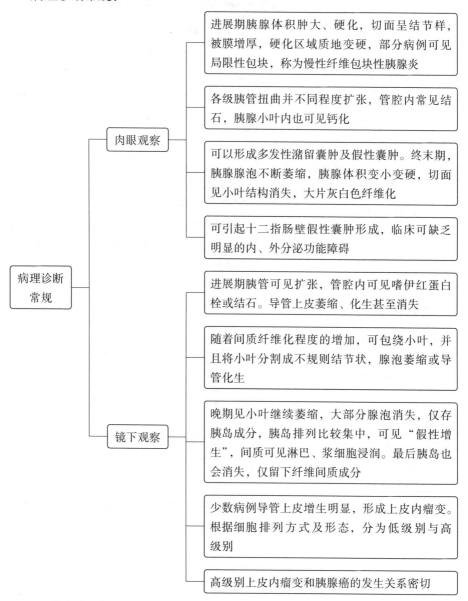

3. 淋巴浆细胞性硬化性胰腺炎

淋巴浆细胞性硬化性胰腺炎（LPSP）或者称为自身免疫性胰腺炎，属于慢性胰腺炎的特殊类型。LPSP 以及多器官纤维硬化的患者血清中存在高水平的 IgG_4，这表明此类疾病可能同为一组 IgG_4 相关的硬化性疾病谱。

病理诊断常规：

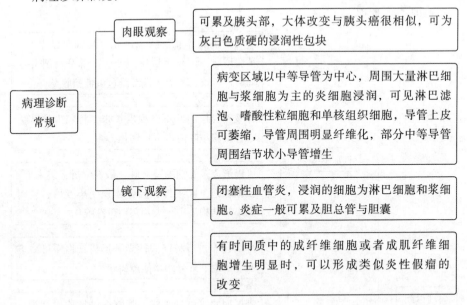

病理诊断
常规
- 肉眼观察 —— 可累及胰头部，大体改变与胰头癌很相似，可为灰白色质硬的浸润性包块
- 镜下观察
  - 病变区域以中等导管为中心，周围大量淋巴细胞与浆细胞为主的炎细胞浸润，可见淋巴滤泡、嗜酸性粒细胞和单核组织细胞，导管上皮可萎缩，导管周围明显纤维化，部分中等导管周围结节状小导管增生
  - 闭塞性血管炎，浸润的细胞为淋巴细胞和浆细胞。炎症一般可累及胆总管与胆囊
  - 有时间质中的成纤维细胞或者成肌纤维细胞增生明显时，可以形成类似炎性假瘤的改变

二、囊肿

1. 先天性囊肿

先天性囊肿由胰腺导管及腺泡发育异常引起，以小儿多见，常为多发性。

病理诊断常规：

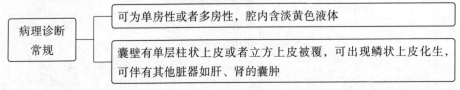

病理诊断
常规
- 可为单房性或者多房性，腔内含淡黄色液体
- 囊壁有单层柱状上皮或者立方上皮被覆，可出现鳞状上皮化生，可伴有其他脏器如肝、肾的囊肿

2. 潴留性囊肿

潴留性囊肿是慢性胰腺炎引起的导管阻塞，胰液在腺腔或者导管中潴留形成。

病理诊断常规：

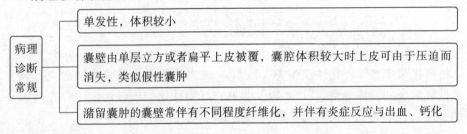

病理诊断
常规
- 单发性，体积较小
- 囊壁由单层立方或者扁平上皮被覆，囊腔体积较大时上皮可由于压迫而消失，类似假性囊肿
- 潴留囊肿的囊壁常伴有不同程度纤维化，并伴有炎症反应与出血、钙化

3. 囊性纤维化

囊性纤维化主要表现为外分泌腺的功能紊乱，分泌液黏稠，黏液腺增生，汗液氯化钠含量增高。临床上以呼吸系统与消化系统损害最为突出。

病理诊断常规：

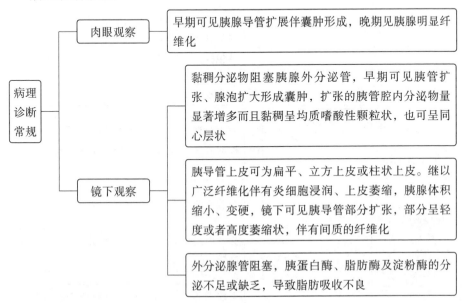

病理诊断常规
- 肉眼观察：早期可见胰腺导管扩展伴囊肿形成，晚期见胰腺明显纤维化
- 镜下观察：
  - 黏稠分泌物阻塞胰腺外分泌管，早期可见胰管扩张、腺泡扩大形成囊肿，扩张的胰管腔内分泌物量显著增多而且黏稠呈均质嗜酸性颗粒状，也可呈同心层状
  - 胰导管上皮可为扁平、立方上皮或柱状上皮。继以广泛纤维化伴有炎细胞浸润、上皮萎缩，胰腺体积缩小、变硬，镜下可见胰导管部分扩张，部分呈轻度或者高度萎缩状，伴有间质的纤维化
  - 外分泌腺管阻塞，胰蛋白酶、脂肪酶及淀粉酶的分泌不足或缺乏，导致脂肪吸收不良

三、胰腺外分泌肿瘤

1. 导管内乳头状黏液肿瘤

导管内乳头状黏液肿瘤通常发生在 60~80 岁的老人。其特征为导管内乳头状肿瘤，乳头衬覆黏液细胞，乳头可很小，也可形成较大的结节性肿块。

病理诊断常规：

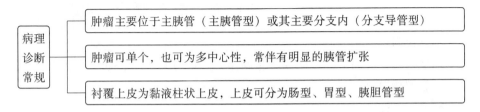

病理诊断常规
- 肿瘤主要位于主胰管（主胰管型）或其主要分支内（分支导管型）
- 肿瘤可单个，也可为多中心性，常伴有明显的胰管扩张
- 衬覆上皮为黏液柱状上皮，上皮可分为肠型、胃型、胰胆管型

鉴别诊断：

主要应同黏液性囊性肿瘤鉴别。黏液性囊性肿瘤主要发生在女性，在胰体尾部。还应同 PaniN（胰管上皮内瘤变）鉴别，导管内乳头状黏液肿瘤指临床上或大体上可见的病变，而 PaniN 则多为显微镜下才能见到的病变。

2. 黏液性囊性肿瘤

黏液性囊性肿瘤，临床表现取决于肿瘤的大小。多见于女性，发病年龄高峰为 40~60 岁。

病理诊断常规：

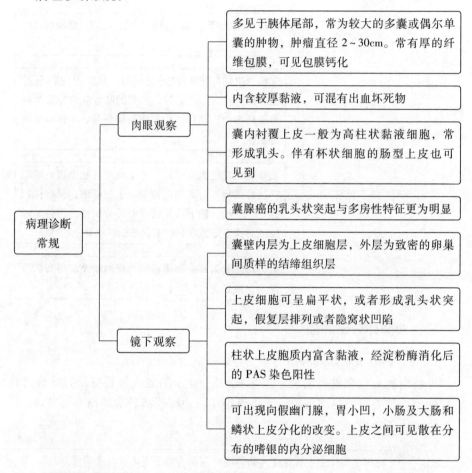

鉴别诊断：

黏液性囊性肿瘤应注意同导管腺癌伴有扩张的大导管结构时以及 IPMN 的分支导管型相鉴别。

3. 浆液性囊腺瘤

浆液性囊腺瘤的平均发病年龄 60 岁，以女性多见。主要内容症状不明显，通常在常规体检中发现。主要表现为 VHL 综合征的患者中的 90% 可恶变为浆液性囊腺癌。

病理诊断常规：

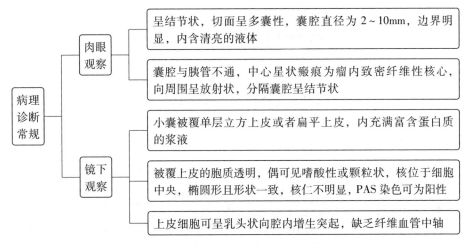

4. 实性假乳头状肿瘤

实性假乳头状肿瘤多见于青春期及青年女性。临床上可无症状或仅有上腹不适。

病理诊断常规：

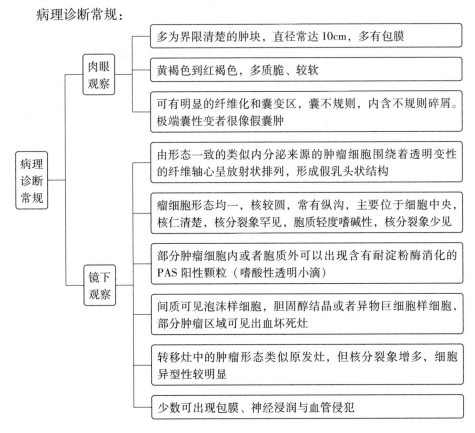

鉴别诊断：

应与胰腺内分泌肿瘤、胰母细胞瘤、腺泡细胞癌等相鉴别。

5. 腺泡细胞癌

腺泡细胞癌少见，发病年龄为 55~60 岁，男性高于女性发病率。主要表现为腹痛、恶心或者腹泻等消化道症状，黄疸少见。部分病例可以出现广泛播散的皮下脂肪坏死及关节疼痛，血清脂肪酶活性升高。

病理诊断常规：

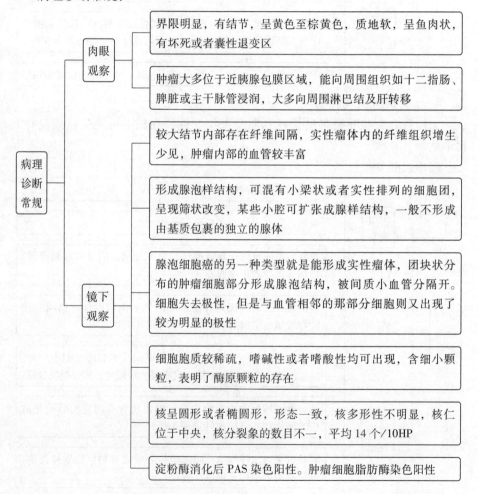

第八章

泌尿系统常见疾病的病理诊断常规

第一节 肾 疾 病

一、肾小球疾病

1. 微小病变性肾小球病

微小病变性肾小球病又称脂性肾病，是引起儿童肾病综合征的最常见原因，主要发生于 10~15 岁儿童和 45 岁以上的老年人，表现为大量选择性蛋白尿或者肾病综合征。

病理诊断常规：

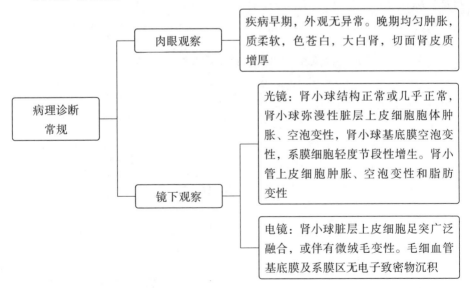

2. 局灶节段性肾小球硬化症

局灶节段性肾小球硬化症主要表现为大量的蛋白尿或者肾病综合征，可出现肾功能损伤。

病理诊断常规：

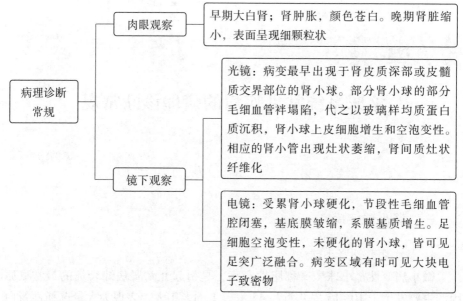

病理诊断常规
— 肉眼观察 —— 早期大白肾；肾肿胀，颜色苍白。晚期肾脏缩小，表面呈现细颗粒状
— 镜下观察 —— 光镜：病变最早出现于肾皮质深部或皮髓质交界部位的肾小球。部分肾小球的部分毛细血管祥塌陷，代之以玻璃样均质蛋白质沉积，肾小球上皮细胞增生和空泡变性。相应的肾小管出现灶状萎缩，肾间质灶状纤维化
—— 电镜：受累肾小球硬化，节段性毛细血管腔闭塞，基底膜皱缩，系膜基质增生。足细胞空泡变性，未硬化的肾小球，皆可见足突广泛融合。病变区域有时可见大块电子致密物

3. 膜性肾病

膜性肾病好发于 40 岁以上的中老年人，主要表现为非选择性大量蛋白尿与肾病综合征。

病理诊断常规：

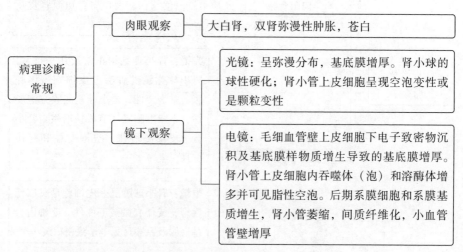

病理诊断常规
— 肉眼观察 —— 大白肾，双肾弥漫性肿胀，苍白
— 镜下观察 —— 光镜：呈弥漫分布，基底膜增厚。肾小球的球性硬化；肾小管上皮细胞呈现空泡变性或是颗粒变性
—— 电镜：毛细血管壁上皮细胞下电子致密物沉积及基底膜样物质增生导致的基底膜增厚。肾小管上皮细胞内吞噬体（泡）和溶酶体增多并可见脂性空泡。后期系膜细胞和系膜基质增生，肾小管萎缩，间质纤维化，小血管管壁增厚

4. 毛细血管内增生性肾小球肾炎

毛细血管内增生性肾小球肾炎或称急性弥漫增生性肾小球肾炎。多发于儿童及青年，主要表现多样，血尿、蛋白尿、肾病综合征等。

病理诊断常规：

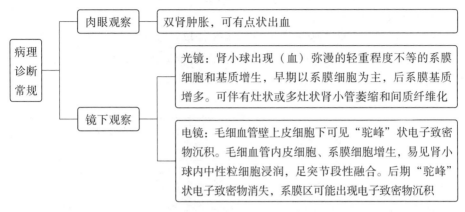

5. 狼疮性肾炎

狼疮性肾炎是系统性红斑狼疮引起的肾脏损伤，多发于年轻女性，以肾小球肾炎最为常见。

病理诊断常规：

Ⅰ型，轻微系膜性狼疮性肾炎：光镜下肾小球正常，但荧光[和/（或）电镜]显示免疫复合物存在

Ⅱ型，系膜增生性狼疮性肾炎：光镜下系膜细胞不同程度的增生或伴有系膜基质增宽及系膜区免疫复合物沉积。荧光和电镜下可有少量的上皮下或内皮下免疫复合物沉积

Ⅲ型，局灶性狼疮性肾炎：活动性或非活动性病变，呈局灶性（受累肾小球少于全部的50%）及节段性或球性的肾小球毛细血管内增生、膜增生和中度系膜增生，或有新月体形成。典型的局灶性内皮下免疫复合物沉积，伴有或无系膜病变

Ⅳ型，弥漫性狼疮性肾炎：活动性或非活动性病变，呈弥漫性（受累肾小球超过全部的50%）、节段性或球性的肾小球毛细血管内增生、膜增生和中度系膜增生，或呈新月体性肾小球肾炎。弥漫性的内皮下免疫复合物沉积，伴有或无系膜病变

Ⅴ型，膜性狼疮性肾炎：肾小球基底膜弥漫增厚。可见球性或节段性上皮下免疫复合物沉积，伴有或无系膜病变

Ⅵ型，严重硬化型狼疮性肾炎：超过90%的肾小球呈球形硬化，无活动性病变

6. IgA 肾病

IgA 肾病以肾小球系膜区大量免疫球蛋白 IgA 沉积为主要特点，多发生于青壮年，男性多于女性。主要表现为肾病综合征、无症状血尿、急进性肾小球肾炎等。

病理诊断常规：

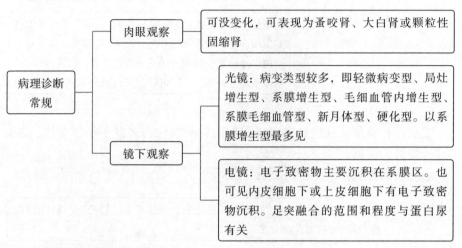

病理诊断常规 — 肉眼观察：可没变化，可表现为蚤咬肾、大白肾或颗粒性固缩肾

镜下观察 — 光镜：病变类型较多，即轻微病变型、局灶增生型、系膜增生型、毛细血管内增生型、系膜毛细血管型、新月体型、硬化型。以系膜增生型最多见

电镜：电子致密物主要沉积在系膜区。也可见内皮细胞下或上皮细胞下有电子致密物沉积。足突融合的范围和程度与蛋白尿有关

7. 抗基底膜肾小球肾炎

抗基底膜肾小球肾炎多发于青壮年人或者中老年人，主要表现为急性肾和肺功能衰竭。

病理诊断常规：

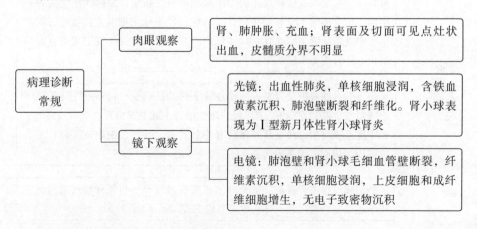

病理诊断常规 — 肉眼观察：肾、肺肿胀、充血；肾表面及切面可见点灶状出血，皮髓质分界不明显

镜下观察 — 光镜：出血性肺炎，单核细胞浸润，含铁血黄素沉积、肺泡壁断裂和纤维化。肾小球表现为 I 型新月体性肾小球肾炎

电镜：肺泡壁和肾小球毛细血管壁断裂，纤维素沉积，单核细胞浸润，上皮细胞和成纤维细胞增生，无电子致密物沉积

二、肾间质疾病与肾小管疾病

1. 急性肾盂肾炎

急性肾盂肾炎主要表现为尿频、尿急、尿痛、血内与尿内白细胞增多、发热。多是由大肠杆菌和其他细菌上行性感染所造成，偶可由病毒引起，血行感染较少见。

病理诊断常规：

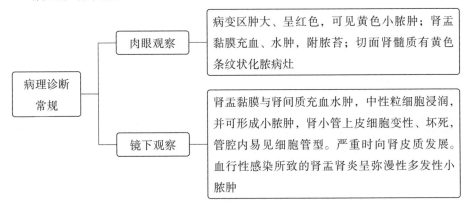

病理诊断常规	肉眼观察	病变区肿大、呈红色，可见黄色小脓肿；肾盂黏膜充血、水肿，附脓苔；切面肾髓质有黄色条纹状化脓病灶
	镜下观察	肾盂黏膜与肾间质充血水肿，中性粒细胞浸润，并可形成小脓肿，肾小管上皮细胞变性、坏死，管腔内易见细胞管型。严重时向肾皮质发展。血行性感染所致的肾盂肾炎呈弥漫性多发性小脓肿

2. 慢性肾盂肾炎

慢性肾盂肾炎是慢性肾衰竭的常见原因之一，多数由未及时治愈的急性肾盂肾炎转变而来，或尿路梗阻等诱因未解除，反复发作，病变由髓质向皮质蔓延。

病理诊断常规：

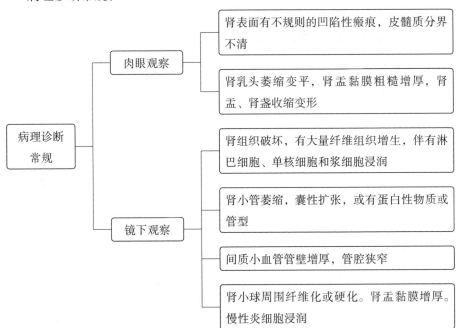

病理诊断常规	肉眼观察	肾表面有不规则的凹陷性瘢痕，皮髓质分界不清
		肾乳头萎缩变平，肾盂黏膜粗糙增厚，肾盂、肾盏收缩变形
	镜下观察	肾组织破坏，有大量纤维组织增生，伴有淋巴细胞、单核细胞和浆细胞浸润
		肾小管萎缩，囊性扩张，或有蛋白性物质或管型
		间质小血管管壁增厚，管腔狭窄
		肾小球周围纤维化或硬化。肾盂黏膜增厚。慢性炎细胞浸润

3. 急性肾小管坏死

急性肾小管坏死主要由肾缺血和毒性物质引起。主要表现为少尿性急性肾功能衰竭。

病理诊断常规：

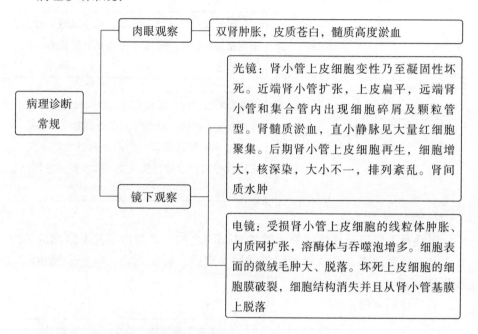

	肉眼观察	双肾肿胀，皮质苍白，髓质高度淤血
病理诊断常规	镜下观察	光镜：肾小管上皮细胞变性乃至凝固性坏死。近端肾小管扩张，上皮扁平，远端肾小管和集合管内出现细胞碎屑及颗粒管型。肾髓质淤血，直小静脉见大量红细胞聚集。后期肾小管上皮细胞再生，细胞增大，核深染，大小不一，排列紊乱。肾间质水肿
		电镜：受损肾小管上皮细胞的线粒体肿胀、内质网扩张，溶酶体与吞噬泡增多。细胞表面的微绒毛肿大、脱落。坏死上皮细胞的细胞膜破裂，细胞结构消失并且从肾小管基膜上脱落

三、代谢性疾病所致肾疾病

1. 淀粉样变性肾病

淀粉样变性病是一种全身性疾病，以淀粉样蛋白沉积为特点。

病理诊断常规：

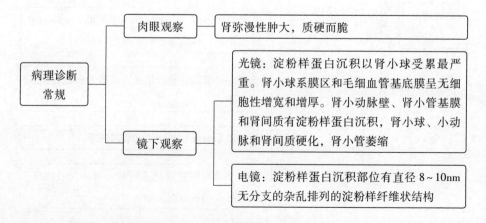

	肉眼观察	肾弥漫性肿大，质硬而脆
病理诊断常规	镜下观察	光镜：淀粉样蛋白沉积以肾小球受累最严重。肾小球系膜区和毛细血管基底膜呈无细胞性增宽和增厚。肾小动脉壁、肾小管基膜和肾间质有淀粉样蛋白沉积，肾小球、小动脉和肾间质硬化，肾小管萎缩
		电镜：淀粉样蛋白沉积部位有直径 8～10nm 无分支的杂乱排列的淀粉样纤维状结构

2. 高钙血症性肾病

高钙血症性肾病常见的致病原因是甲状旁腺功能亢进和恶性肿瘤引起的骨破坏。

病理诊断常规：

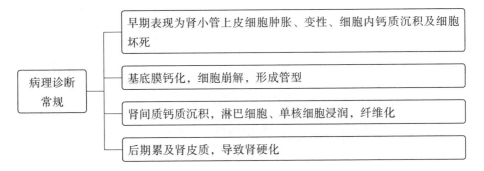

病理诊断常规
- 早期表现为肾小管上皮细胞肿胀、变性、细胞内钙质沉积及细胞坏死
- 基底膜钙化，细胞崩解，形成管型
- 肾间质钙质沉积，淋巴细胞、单核细胞浸润，纤维化
- 后期累及肾皮质，导致肾硬化

3. 低钾血症性肾病

低钾血症性肾病的致病原因是钾摄入不足或排出过多，使肾脏功能和结构发生改变。

病理诊断常规：

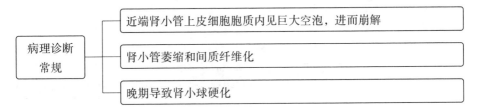

病理诊断常规
- 近端肾小管上皮细胞胞质内见巨大空泡，进而崩解
- 肾小管萎缩和间质纤维化
- 晚期导致肾小球硬化

4. 脂蛋白肾小球病

脂蛋白肾小球病是由脂质代谢障碍所致，主要表现以蛋白尿、肾病综合征伴血尿，后期出现肾功能衰竭症状。

病理诊断常规：

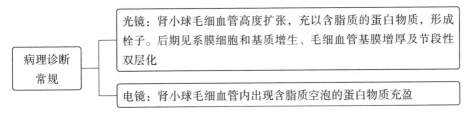

病理诊断常规
- 光镜：肾小球毛细血管高度扩张，充以含脂质的蛋白物质，形成栓子。后期见系膜细胞和基质增生、毛细血管基膜增厚及节段性双层化
- 电镜：肾小球毛细血管内出现含脂质空泡的蛋白物质充盈

5. 糖尿病肾小球硬化症

糖尿病肾小球硬化症主要表现为大量蛋白尿和肾病综合征。

病理诊断常规：

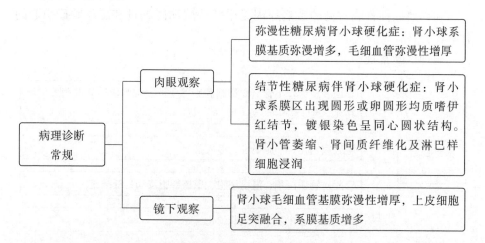

病理诊断常规 ── 肉眼观察 ── 弥漫性糖尿病肾小球硬化症：肾小球系膜基质弥漫增多，毛细血管弥漫性增厚

结节性糖尿病伴肾小球硬化症：肾小球系膜区出现圆形或卵圆形均质嗜伊红结节，镀银染色呈同心圆状结构。肾小管萎缩、肾间质纤维化及淋巴样细胞浸润

镜下观察 ── 肾小球毛细血管基膜弥漫性增厚，上皮细胞足突融合，系膜基质增多

四、异常球蛋白血症的肾损伤

骨髓瘤肾小球硬化症

骨髓瘤肾小球硬化症是因 7%～10% 多发性骨髓瘤合成大量的轻链蛋白，在多器官的细胞外沉积导致。

病理诊断常规：

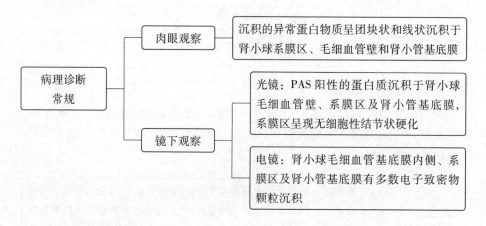

病理诊断常规 ── 肉眼观察 ── 沉积的异常蛋白物质呈团块状和线状沉积于肾小球系膜区、毛细血管壁和肾小管基底膜

镜下观察 ── 光镜：PAS 阳性的蛋白质沉积于肾小球毛细血管壁、系膜区及肾小管基底膜，系膜区呈现无细胞性结节状硬化

电镜：肾小球毛细血管基底膜内侧、系膜区及肾小管基底膜有多数电子致密物颗粒沉积

五、肾血管疾病

1. 恶性高血压病

恶性高血压病主要表现为头痛、恶心、呕吐、体重减轻及视物模糊等。肾脏受损时表现为蛋白尿、血尿，也可表现为肾病综合征，肾功能迅速恶化。

病理诊断常规：

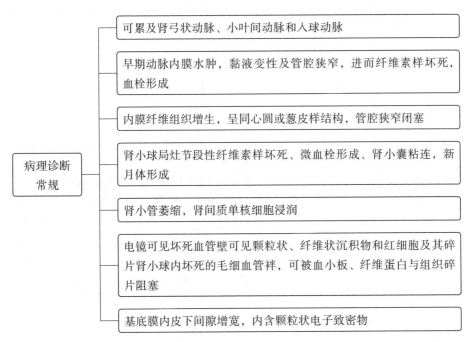

病理诊断常规
- 可累及肾弓状动脉、小叶间动脉和入球动脉
- 早期动脉内膜水肿，黏液变性及管腔狭窄，进而纤维素样坏死，血栓形成
- 内膜纤维组织增生，呈同心圆或葱皮样结构，管腔狭窄闭塞
- 肾小球局灶节段性纤维素样坏死、微血栓形成、肾小囊粘连，新月体形成
- 肾小管萎缩，肾间质单核细胞浸润
- 电镜可见坏死血管壁可见颗粒状、纤维状沉积物和红细胞及其碎片肾小球内坏死的毛细血管袢，可被血小板、纤维蛋白与组织碎片阻塞
- 基底膜内皮下间隙增宽，内含颗粒状电子致密物

2. 系统性硬化症

系统性硬化症发病年龄在 30～50 岁，是原发性高血压病和症状性高血压的主要病变。可伴有少尿、氮质血症、蛋白尿和血尿。

病理诊断常规：

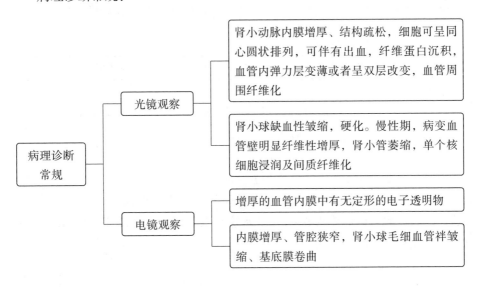

病理诊断常规
- 光镜观察
  - 肾小动脉内膜增厚、结构疏松，细胞可呈同心圆状排列，可伴有出血，纤维蛋白沉积，血管内弹力层变薄或者呈双层改变，血管周围纤维化
  - 肾小球缺血性皱缩，硬化。慢性期，病变血管壁明显纤维性增厚，肾小管萎缩，单个核细胞浸润及间质纤维化
- 电镜观察
  - 增厚的血管内膜中有无定形的电子透明物
  - 内膜增厚、管腔狭窄，肾小球毛细血管袢皱缩、基底膜卷曲

3. 结节性多动脉炎

结节性多动脉炎主要表现为衰弱、发热、关节酸痛，可发生于任何年龄，男性多于女性。

病理诊断常规：

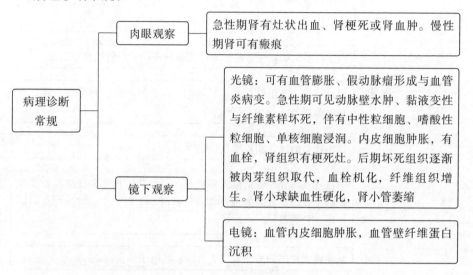

病理诊断常规

肉眼观察：急性期肾有灶状出血、肾梗死或肾血肿。慢性期肾可有瘢痕

镜下观察：

光镜：可有血管膨胀、假动脉瘤形成与血管炎病变。急性期可见动脉壁水肿、黏液变性与纤维素样坏死，伴有中性粒细胞、嗜酸性粒细胞、单核细胞浸润。内皮细胞肿胀，有血栓，肾组织有梗死灶。后期坏死组织逐渐被肉芽组织取代，血栓机化，纤维组织增生。肾小球缺血性硬化，肾小管萎缩

电镜：血管内皮细胞肿胀，血管壁纤维蛋白沉积

六、肾囊肿疾病

1. 单纯性肾囊肿

单纯性肾囊肿在肾囊性疾病中最常见，多见于 50 岁以上成年人。多为单侧单发，少有单侧多发，双侧发生少见。单纯性肾囊肿一般疗效较佳。

病理诊断常规：

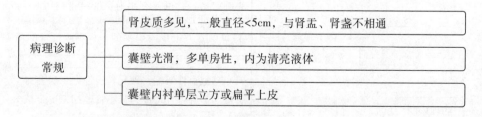

病理诊断常规

肾皮质多见，一般直径<5cm，与肾盂、肾盏不相通

囊壁光滑，多单房性，内为清亮液体

囊壁内衬单层立方或扁平上皮

2. 常染色体显性遗传（成人型）多囊肾

常染色体显性遗传多囊肾是一种扩张的囊肿进行性损害患侧肾实质，导致肾衰竭为特征的遗传性疾病。呈常染色体性遗传，PKD1（16p13.3）和 PKD2（4q12-23）基因突变。

病理诊断常规：

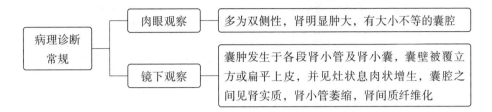

肉眼观察：多为双侧性，肾明显肿大，有大小不等的囊腔

镜下观察：囊肿发生于各段肾小管及肾小囊，囊壁被覆立方或扁平上皮，并见灶状息肉状增生，囊腔之间见肾实质，肾小管萎缩，肾间质纤维化

3. 常染色体隐性遗传（婴儿型）多囊肾

常染色体隐性遗传型多囊肾的病因主要是因为父母先天性的遗传，6 号染色体短臂基因异常，肝和双肾均受累，所以在婴儿期就开始发病。常于出生后不久死亡，只有极少数较轻类型，可存活至儿童时代甚至成人。

病理诊断常规：

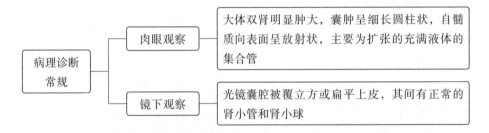

肉眼观察：大体双肾明显肿大，囊肿呈细长圆柱状，自髓质向表面呈放射状，主要为扩张的充满液体的集合管

镜下观察：光镜囊腔被覆立方或扁平上皮，其间有正常的肾小管和肾小球

4. 髓质海绵肾

髓质海绵肾是肾髓质和肾乳头的集合管扩张，导致肾髓质呈海绵样外观。

病理诊断常规：

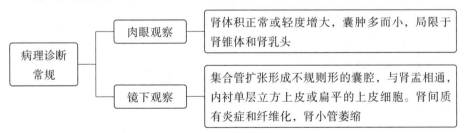

肉眼观察：肾体积正常或轻度增大，囊肿多而小，局限于肾锥体和肾乳头

镜下观察：集合管扩张形成不规则形的囊腔，与肾盂相通，内衬单层立方上皮或扁平的上皮细胞。肾间质有炎症和纤维化，肾小管萎缩

七、先天性与遗传性肾小球疾病

1. 遗传性进行性肾小球肾炎

遗传性进行性肾小球肾炎又称 Alport 综合征。是Ⅳ型胶原的遗传性缺陷所致，主要表现为血尿、感音神经性耳聋、圆锥形晶体眼病及慢性肾功能不全。

病理诊断常规：

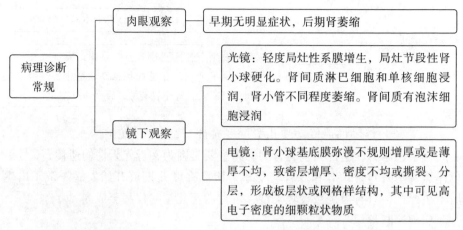

2. 薄基底膜综合征

薄基底膜综合征又称良性家族性血尿，持续性镜下血尿，偶有肉眼血尿，不影响肾功能，预后良好。

病理诊断常规：

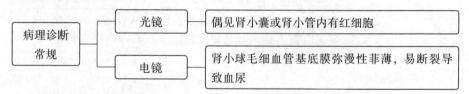

3. 胶原Ⅲ肾小球病

胶原Ⅲ肾小球病是指肾小球基底膜出现了Ⅲ型胶原，而正常情况下Ⅲ型胶原主要存在于肾间质。主要表现为大量蛋白尿或肾病综合征，后期发展成肾功能不全。

病理诊断常规：

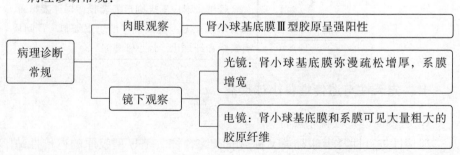

八、肾细胞肿瘤

1. 透明细胞性肾细胞癌

透明细胞性肾细胞癌多见于男性老年人。主要表现为血尿、肾区疼痛、肾区肿块。

病理诊断常规：

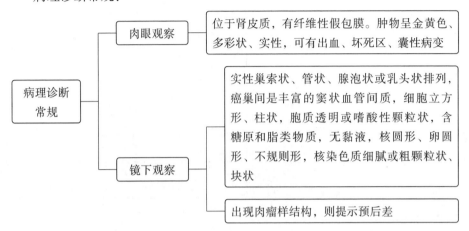

2. 乳头状肾细胞癌

乳头状肾细胞癌好发于老年男性。与透明细胞性肾细胞癌相比，预后较好。

病理诊断常规：

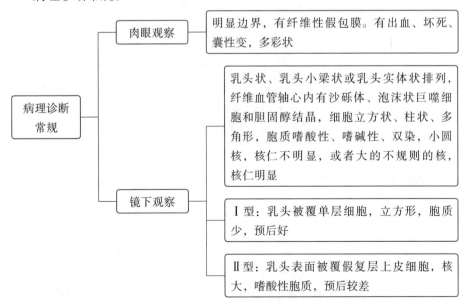

3. 嫌色性肾细胞癌

嫌色性肾细胞癌无明显症状，与乳头状肾细胞癌相比，预后较好。

病理诊断常规：

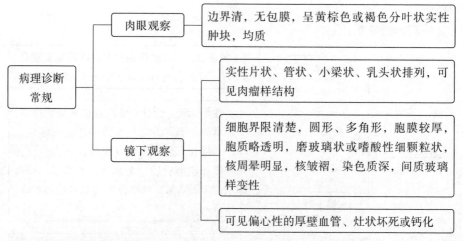

4. 肾皮质腺瘤

肾皮质腺瘤多见于老年人。各种晚期肾脏疾病的硬化肾，长期透析肾多见。

病理诊断常规：

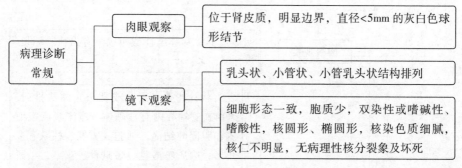

鉴别诊断：

需与高分化肾细胞癌相区别。

九、后肾肿瘤

1. 后肾腺瘤

后肾腺瘤是一种十分罕见的肾原发肿瘤，其边界清楚，具有独特的病理组织学结构，约占成人肾上皮肿瘤 0.2%，常见于女性青年人，属于 WHO（2004）肾脏肿瘤分类中"后肾肿瘤"大类。

病理诊断常规：

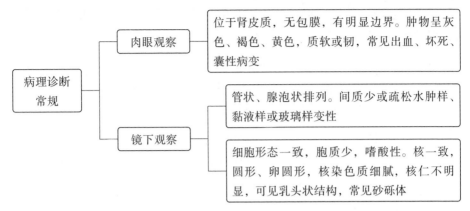

2. 后肾腺纤维瘤

后肾腺纤维瘤是上皮成分和间叶成分的混合性肿瘤。

病理诊断常规：

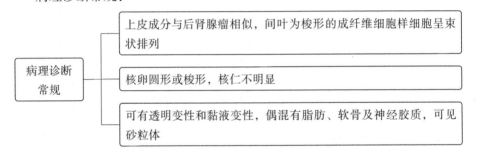

十、肾母细胞性肿瘤

1. 肾源性残余

肾源性残余多见于 3 岁以下的儿童。弥漫性或多灶状肾源性残余称为肾母细胞瘤病。

病理诊断常规：

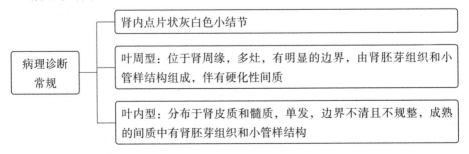

2. 肾母细胞瘤

肾母细胞瘤又称 Wilms 瘤，多见于 6 岁以下的儿童。主要表现为腹部包块，偶见血尿、疼痛。

病理诊断常规：

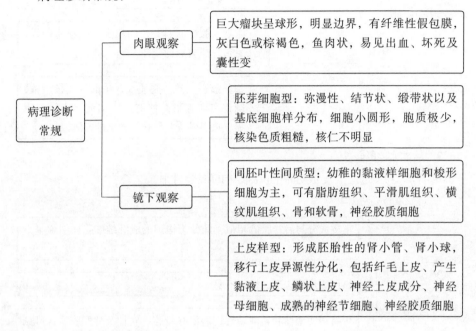

病理诊断常规 ── 肉眼观察 ── 巨大瘤块呈球形，明显边界，有纤维性假包膜，灰白色或棕褐色，鱼肉状，易见出血、坏死及囊性变

镜下观察 ── 胚芽细胞型：弥漫性、结节状、缎带状以及基底细胞样分布，细胞小圆形，胞质极少，核染色质粗糙，核仁不明显

间胚叶性间质型：幼稚的黏液样细胞和梭形细胞为主，可有脂肪组织、平滑肌组织、横纹肌组织、骨和软骨，神经胶质细胞

上皮样型：形成胚胎性的肾小管、肾小球，移行上皮异源性分化，包括纤毛上皮、产生黏液上皮、鳞状上皮、神经上皮成分、神经母细胞、成熟的神经节细胞、神经胶质细胞

十一、间叶性肿瘤

1. 先天性中胚层细胞肾瘤

先天性中胚层细胞肾瘤发病年龄小于 1 岁，是常发生于婴儿肾和肾窦的低度恶性的成纤维细胞性肿瘤。

病理诊断常规：

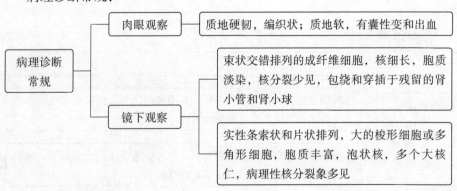

病理诊断常规 ── 肉眼观察 ── 质地硬韧，编织状；质地软，有囊性变和出血

镜下观察 ── 束状交错排列的成纤维细胞，核细长，胞质淡染，核分裂少见，包绕和穿插于残留的肾小管和肾小球

实性条索状和片状排列，大的梭形细胞或多角形细胞，胞质丰富，泡状核，多个大核仁，病理性核分裂象多见

2. 血管平滑肌脂肪瘤

血管平滑肌脂肪瘤多见于女性成人。血管平滑肌脂肪瘤源于血管周细胞的良性间叶性肿瘤，部分病例伴有结节性硬化症。累及局部淋巴结可能属于多灶性生长，非转移性。

病理诊断常规：

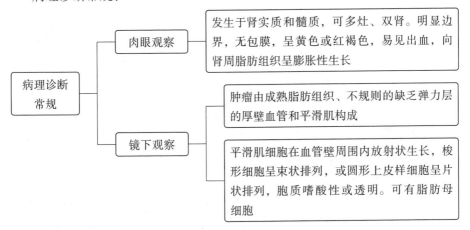

3. 上皮样血管平滑肌脂肪瘤

上皮样血管平滑肌脂肪瘤见于成人，是具有恶性潜能的间叶性肿瘤。上皮样血管平滑肌脂肪瘤以增生的上皮样细胞为主，半数以上患者有结节性硬化症。

病理诊断常规：

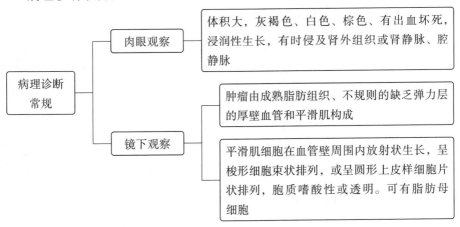

4. 肾横纹肌样瘤

肾横纹肌样瘤好发于婴幼儿，平均年龄 1 岁。分型有上皮样型、纺锤样细胞型、硬化型、淋巴瘤样型。常合并颅内的神经外胚叶恶性肿瘤。

病理诊断常规：

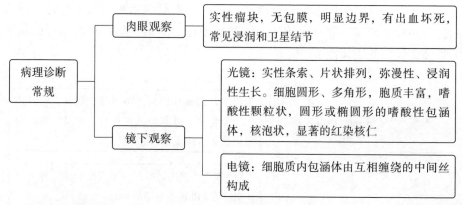

5. 平滑肌瘤

平滑肌瘤多见于成年人，最常发生于肾被膜。

病理诊断常规：

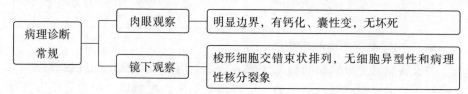

6. 肾素瘤

肾素瘤又称球旁器细胞瘤，多见于女性成人。主要表现为持续性顽固的高血压、低血钾、血浆肾素水平高。

病理诊断常规：

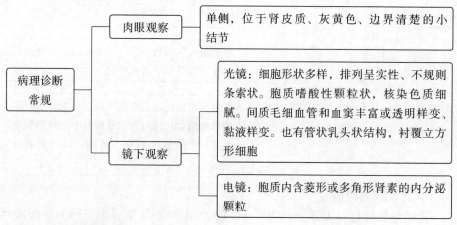

7. 肾髓质纤维瘤

肾髓质纤维瘤又称肾髓质间质细胞瘤，多见于成年人。

病理诊断常规：

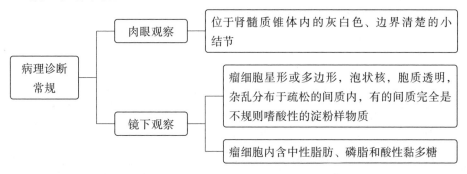

十二、间叶与上皮混合性肿瘤

1. 混合性上皮和间质肿瘤

混合性上皮和间质肿瘤多见于成年女性。主要表现为腹部疼痛、血尿。

病理诊断常规：

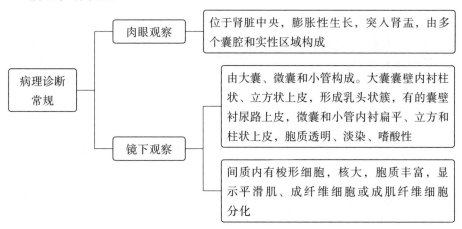

2. 囊性肾瘤

囊性肾瘤为良性囊性肿瘤，见于成年人。

病理诊断常规：

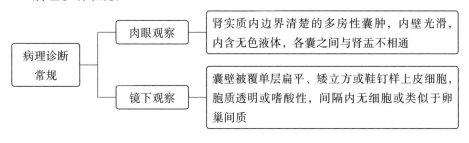

3. 滑膜肉瘤

滑膜肉瘤伴有上皮成分分化的梭形细胞肿瘤。

病理诊断常规：

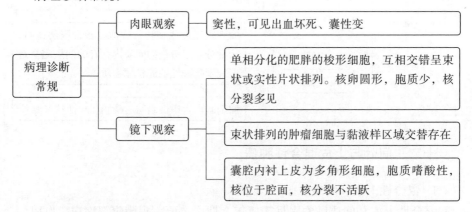

	肉眼观察	窦性，可见出血坏死、囊性变
病理诊断常规	镜下观察	单相分化的肥胖的梭形细胞，互相交错呈束状或实性片状排列。核卵圆形，胞质少，核分裂多见
		束状排列的肿瘤细胞与黏液样区域交替存在
		囊腔内衬上皮为多角形细胞，胞质嗜酸性，核位于腔面，核分裂不活跃

十三、瘤样病变

黄色肉芽肿性肾盂肾炎

黄色肉芽肿性肾盂肾炎多见于 40~60 岁女性。可表现为下尿路感染症状。

病理诊断常规：

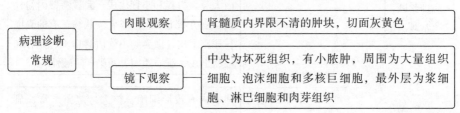

	肉眼观察	肾髓质内界限不清的肿块，切面灰黄色
病理诊断常规	镜下观察	中央为坏死组织，有小脓肿，周围为大量组织细胞、泡沫细胞和多核巨细胞，最外层为浆细胞、淋巴细胞和肉芽组织

鉴别诊断：

需与透明细胞性肾细胞癌相鉴别。

第二节　膀　胱　疾　病

一、膀胱的炎症性疾病

膀胱炎可由多种原因引起，如细菌、真菌、化学性、物理性等。以大肠杆菌和链球菌感染最常见。一般女性膀胱炎患者多于男性。

1. 急性膀胱炎

病理诊断常规：

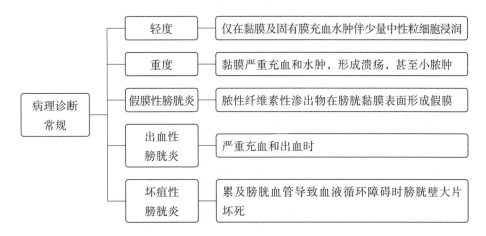

2. 慢性膀胱炎

慢性膀胱炎多由急性膀胱炎迁延或反复发作演变而来。

病理诊断常规：

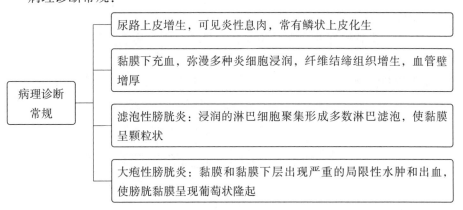

3. 间质性膀胱炎

间质性膀胱炎中老年女性多见，病因不详，有内分泌失调、感染等多种学说。

病理诊断常规：

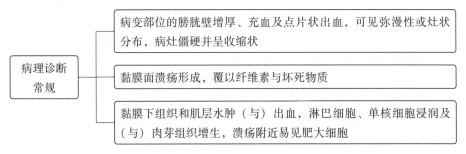

二、膀胱肿瘤

1. 尿路上皮乳头状瘤

尿路上皮乳头状瘤好发于青壮年人，多数患者肿瘤为单发，是尿路上皮最常见的良性肿瘤。最常发生于邻近输尿管口的膀胱后壁、侧壁以及尿道。

病理诊断常规：

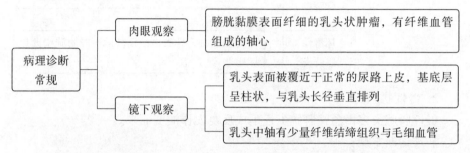

2. 内翻性乳头状瘤

内翻性乳头状瘤好发于 60~70 岁的男性老年人，病变多常见膀胱三角区，多具有孤立性。主要表现是间断性无痛性血尿、尿路梗阻。

病理诊断常规：

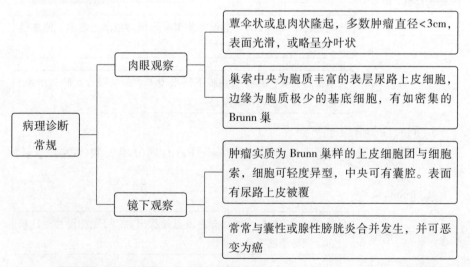

3. 低度恶性潜能的乳头状尿路上皮肿瘤

低度恶性潜能的乳头状尿路上皮肿瘤多发于 65 岁左右男性老年人。发病部位多位于邻近输尿管的膀胱后壁及侧壁。主要表现为肉眼血尿或镜下血尿。

病理诊断常规：

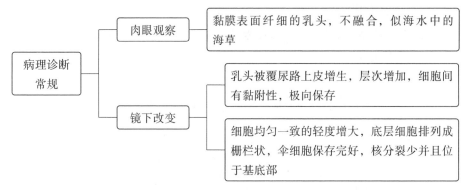

4. 非浸润性乳头状尿路上皮癌（低级别）

非浸润性乳头状尿路上皮癌（低级别）平均发病于 69 岁老年人，男性多于女性。肿瘤由排列有序的乳头状结构组成，多为单发。主要表现是肉眼血尿和镜下血尿。

病理诊断常规：

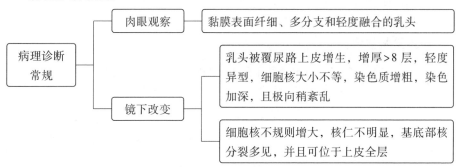

5. 非浸润性乳头状尿路上皮癌（高级别）

非浸润性乳头状尿路上皮癌（高级别）由排列无序的具有中度—显著结构和细胞异型性的乳头状肿瘤组成。

病理诊断常规：

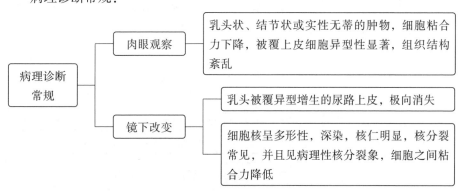

6. 尿路上皮原位癌

尿路上皮原位癌好发于 50~60 岁的中年人，主要表现为尿急、尿频、排尿困难，甚至血尿。

病理诊断常规：

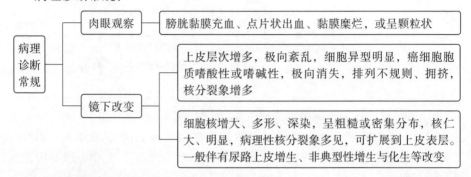

病理诊断常规

肉眼观察——膀胱黏膜充血、点片状出血、黏膜糜烂，或呈颗粒状

镜下改变——上皮层次增多，极向紊乱，细胞异型明显，癌细胞胞质嗜酸性或嗜碱性，极向消失，排列不规则、拥挤，核分裂象增多

细胞核增大、多形、深染，呈粗糙或密集分布，核仁大、明显，病理性核分裂象多见，可扩展到上皮表层。一般伴有尿路上皮增生、非典型性增生与化生等改变

7. 浸润性尿路上皮癌

浸润性尿路上皮癌是膀胱最常见的恶性肿瘤，男性发病率高于女性。主要表现为无痛性肉眼血尿，尿路梗阻。

病理诊断常规：

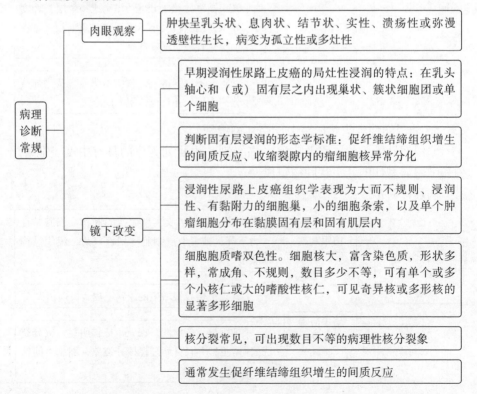

病理诊断常规

肉眼观察——肿块呈乳头状、息肉状、结节状、实性、溃疡性或弥漫透壁性生长，病变为孤立性或多灶性

镜下改变

早期浸润性尿路上皮癌的局灶性浸润的特点：在乳头轴心和（或）固有层之内出现巢状、簇状细胞团或单个细胞

判断固有层浸润的形态学标准：促纤维结缔组织增生的间质反应、收缩裂隙内的瘤细胞核异常分化

浸润性尿路上皮癌组织学表现为大而不规则、浸润性、有黏附力的细胞巢，小的细胞条索，以及单个肿瘤细胞分布在黏膜固有层和固有肌层内

细胞胞质嗜双色性。细胞核大，富含染色质，形状多样，常成角、不规则，数目多少不等，可有单个或多个小核仁或大的嗜酸性核仁，可见奇异核或多形核的显著多形细胞

核分裂常见，可出现数目不等的病理性核分裂象

通常发生促纤维结缔组织增生的间质反应

8. 鳞状细胞癌

鳞状细胞癌好发于女性老年人。多见于尿道结石、膀胱血吸虫病、长期留置导尿管、膀胱憩室等长期刺激性疾病的患者。预后与膀胱尿路上皮癌相比，鳞状细胞癌预后较差。

病理诊断常规：

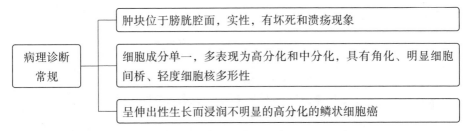

鉴别诊断：

需与伴有鳞状上皮化生的尿路上皮癌鉴别，伴有鳞状上皮化生的尿路上皮癌的主要成分是尿路上皮癌，化生的鳞状上皮分化程度高。

9. 腺癌

腺癌好发于中老年人。致病原因是移行上皮的腺性化生或腺性膀胱炎，部分来自脐尿管。较尿路细胞癌预后差。

病理诊断常规：

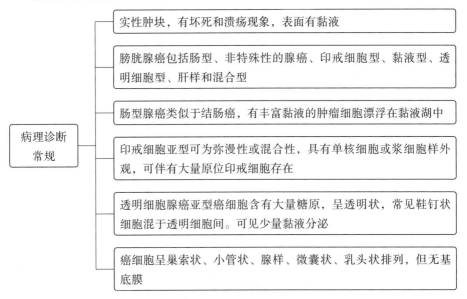

鉴别诊断：

需与伴有腺上皮化生的尿路上皮癌及大肠腺癌的膀胱壁浸润相区别。腺上皮化生的尿路上皮癌的主要成分是尿路上皮癌，化生的腺上皮分化程度高。大肠腺癌的膀胱壁浸润原发于大肠，自膀胱壁深层向黏膜方向浸润性生长。

10. 脐尿管癌

脐尿管癌是位于膀胱顶部来源于脐尿管残余的高度恶性肿瘤。主要表现为肉眼血尿，还可出现腹痛及刺激症状。

病理诊断常规：

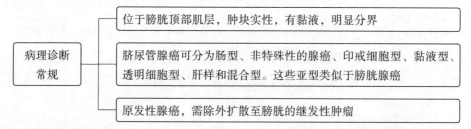

鉴别诊断：

需与膀胱腺癌及大肠腺癌膀胱浸润相鉴别。膀胱腺癌以黏膜固有层和浅肌层为主，非癌黏膜常见腺性膀胱炎等腺性化生病变。大肠腺癌膀胱浸润可发现大肠的原发癌灶。

11. 小细胞癌

小细胞癌具有神经内分泌的特点。主要表现为肉眼血尿，有时排尿困难或局部腹痛。

病理诊断常规：

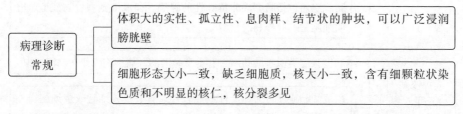

12. 副神经节瘤

副神经节瘤平均发病年龄在40岁，女性略多。主要表现为持续性或突发性高血压、间歇性肉眼血尿和排尿性发作。

病理诊断常规：

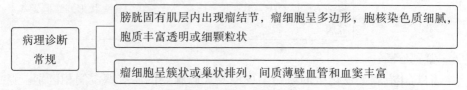

13. 平滑肌瘤

平滑肌瘤患者多为女性中老年人，主要表现为尿路梗阻或刺激性排空症状，偶尔有血尿。

病理诊断常规：

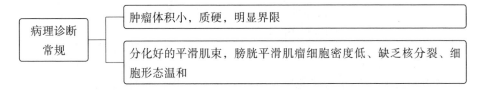

病理诊断常规 —— 肿瘤体积小，质硬，明显界限

分化好的平滑肌束，膀胱平滑肌瘤细胞密度低、缺乏核分裂、细胞形态温和

14. 平滑肌肉瘤

平滑肌肉瘤男性多于女性，主要表现为大量血尿，偶尔扪及盆腔包块。

病理诊断常规：

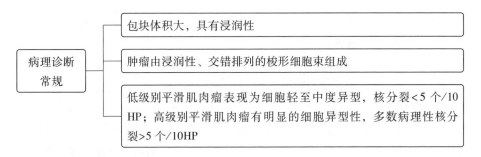

病理诊断常规 —— 包块体积大，具有浸润性

肿瘤由浸润性、交错排列的梭形细胞束组成

低级别平滑肌肉瘤表现为细胞轻至中度异型，核分裂<5 个/10HP；高级别平滑肌肉瘤有明显的细胞异型性，多数病理性核分裂>5 个/10HP

三、瘤样病变

1. 成肌纤维样瘤

成肌纤维样瘤成人好发，主要症状为血尿。本症发病原因尚不清楚，可能与外伤、激素和遗传因素有关。

病理诊断常规：

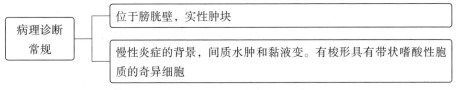

病理诊断常规 —— 位于膀胱壁，实性肿块

慢性炎症的背景，间质水肿和黏液变。有梭形具有带状嗜酸性胞质的奇异细胞

2. 腺性和囊腺性膀胱炎

腺性和囊腺性膀胱炎属于慢性和增生性膀胱炎的一种类型，致病原因是尿路长期慢性刺激。

病理诊断常规：

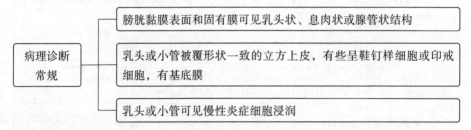

病理诊断常规
- 膀胱黏膜表面灶状隆起，可呈多灶状，可呈息肉状或乳头状
- 膀胱黏膜固有层多数 Brunn 巢聚集增生，伴有多少不等的慢性炎细胞浸润
- 部分 Brunn 巢呈腺样结构，细胞呈重层排列，外层基底细胞样，内层柱状，腔内可见黏液

3. 肾源性腺瘤

肾源性腺瘤多见于膀胱憩室，致病原因多是慢性炎症刺激、放射治疗或手术后。

病理诊断常规：

病理诊断常规
- 膀胱黏膜表面和固有膜可见乳头状、息肉状或腺管状结构
- 乳头或小管被覆形状一致的立方上皮，有些呈鞋钉样细胞或印戒细胞，有基底膜
- 乳头或小管可见慢性炎症细胞浸润

鉴别诊断：

需与尿路腺癌及转移浸润的前列腺癌相区别。尿路腺癌虽有乳头和腺管状结构，但无清楚的基底膜，细胞异型性明显。转移浸润的前列腺癌异型性明显，前列腺特异性抗原阳性。

第三节　尿道疾病

一、尿道良性肿瘤

1. 尿道乳头状瘤

多发生于尿道远端，常与乳头状瘤病毒感染有关，非真性肿瘤。

病理诊断常规：

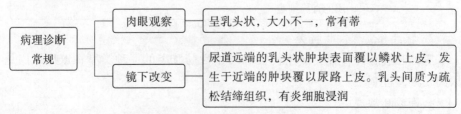

病理诊断常规
- 肉眼观察 —— 呈乳头状，大小不一，常有蒂
- 镜下改变 —— 尿道远端的乳头状肿块表面覆以鳞状上皮，发生于近端的肿块覆以尿路上皮。乳头间质为疏松结缔组织，有炎细胞浸润

2. 尿道肉阜

尿道肉阜又称尿道肉芽肿或血管性息肉，是女性尿道末端良性的息肉状赘生物，常位于尿道口的后方，是女性常见的尿道疾病。其发生可能与外阴部慢性炎症刺激、雌激素水平严重降低、局部黏膜下静脉曲张以及尿道黏膜脱垂外翻等因素有关。

病理诊断常规：

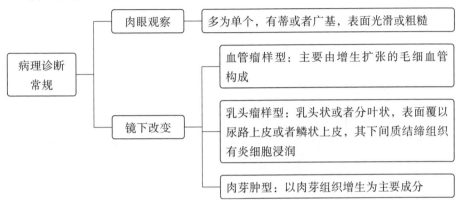

二、尿道恶性肿瘤

上皮性肿瘤包括鳞状细胞癌、尿路上皮癌和腺癌，鳞状细胞癌最多见。肉瘤包括纤维肉瘤、平滑肌肉瘤、恶性纤维性组织细胞瘤，均少见。

病理诊断常规：

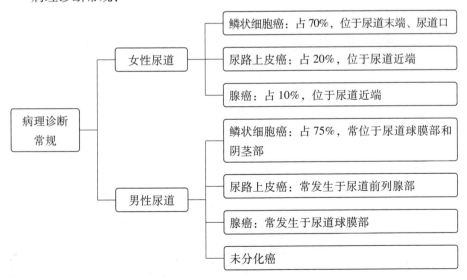

第九章

男性生殖系统常见疾病的病理诊断常规

第一节　前列腺疾病

一、前列腺炎

1. 急性细菌性前列腺炎

急性细菌性前列腺炎主要表现为突发寒战、高热，排尿刺激症状。致病原因多由泌尿系感染蔓延而来。尿培养可确定致病菌。患者多为接受免疫抑制治疗的患者。

病理诊断常规：

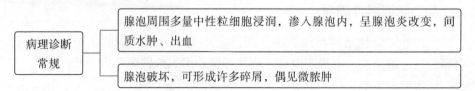

病理诊断常规	腺泡周围多量中性粒细胞浸润，渗入腺泡内，呈腺泡炎改变，间质水肿、出血
	腺泡破坏，可形成许多碎屑，偶见微脓肿

2. 慢性前列腺炎

慢性前列腺炎由泌尿系统反复感染引起，致病菌多为大肠杆菌。

病理诊断常规：

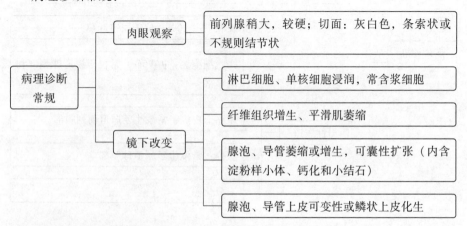

病理诊断常规	肉眼观察	前列腺稍大，较硬；切面：灰白色，条索状或不规则结节状
	镜下改变	淋巴细胞、单核细胞浸润，常含浆细胞
		纤维组织增生、平滑肌萎缩
		腺泡、导管萎缩或增生，可囊性扩张（内含淀粉样小体、钙化和小结石）
		腺泡、导管上皮可变性或鳞状上皮化生

鉴别诊断：

需与前列腺高级别的上皮内瘤变及前列腺癌鉴别。

3. 肉芽肿性前列腺炎

肉芽肿性前列腺炎发病年龄在 50~70 岁，患者常有尿路感染史。主要表现为高热、前列腺增大、质硬等症状。

病理诊断常规：

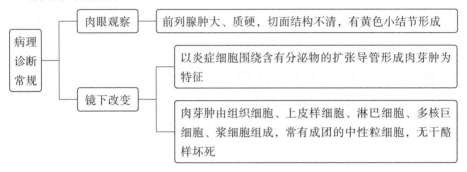

二、前列腺增生

前列腺增生好发于老年人，发病率随年龄的增长而增加，60~69 岁是发病高峰年龄。主要表现为尿急、尿频、尿流变细及中断等排尿困难等症状，以及前列腺肥大和 PSA 升高。

病理诊断常规：

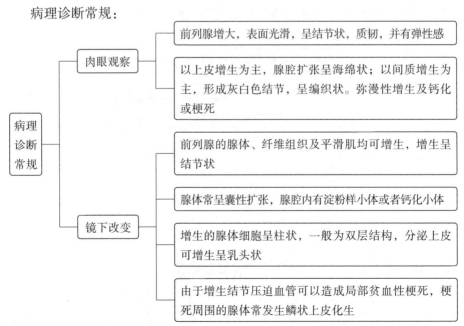

三、前列腺肿瘤

1. 前列腺上皮内瘤

前列腺上皮内瘤（PIN）大多数伴随腺癌发生，低级别 PIN 诊断重复性差，高级别 PIN 是随后检出前列腺癌的高危因素。

病理诊断常规：

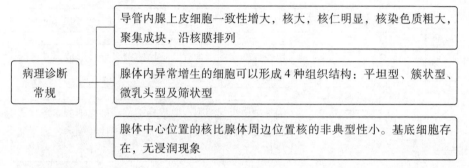

病理诊断常规
- 导管内腺上皮细胞一致性增大，核大，核仁明显，核染色质粗大，聚集成块，沿核膜排列
- 腺体内异常增生的细胞可以形成 4 种组织结构：平坦型、簇状型、微乳头型及筛状型
- 腺体中心位置的核比腺体周边位置核的非典型性小。基底细胞存在，无浸润现象

鉴别诊断：

需与前列腺导管腺癌、基底细胞非典型性增生、腺癌浸润灶、前列腺非典型性腺瘤性增生（AAH）相鉴别。

2. 导管腺癌

前列腺导管腺癌由大的、被覆假复层高柱状上皮细胞的腺体构成，与子宫内膜样癌类似，临床表现及预后与典型前列腺癌相似。

病理诊断常规：

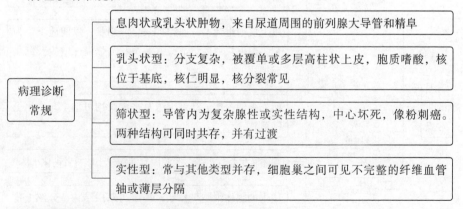

病理诊断常规
- 息肉状或乳头状肿物，来自尿道周围的前列腺大导管和精阜
- 乳头状型：分支复杂，被覆单或多层高柱状上皮，胞质嗜酸，核位于基底，核仁明显，核分裂常见
- 筛状型：导管内为复杂腺性或实性结构，中心坏死，像粉刺癌。两种结构可同时共存，并有过渡
- 实性型：常与其他类型并存，细胞巢之间可见不完整的纤维血管轴或薄层分隔

3. 腺泡腺癌

前列腺腺泡腺癌是由前列腺分泌性细胞构成的一种侵袭性恶性上皮性肿瘤。病因与种族遗传及雄性激素有关。多好发于前列腺外周区，尤其是背侧及背外侧。前列腺癌有时症状不明显，而首发淋巴结或骨转移。根据前列腺

癌的不同临床表现可以分为潜伏癌、隐匿癌、偶发癌、临床癌。

病理诊断常规：

```
                  ┌─ 肿瘤实性、坚硬，灰白、灰黄色
                  │
                  ├─ 生长方式有腺泡型、筛状型、腺体融合型、实体型、乳头型，无
                  │  论哪种类型，其共同特点是无基底层细胞及细胞类型单一
                  │
                  ├─ 单层细胞无基底层细胞；腺体拥挤、不规则、方向不一致，可出
                  │  现筛状结构及腺体融合，低分化癌呈实片状、条索状，或孤立的
                  │  单个细胞
                  │
                  ├─ 浸润方式包括在平滑肌间浸润性生长，或在良性腺体之间出现异
病理诊断          │  型小腺体
  常规    ────────┤
                  ├─ 多数细胞核增大，核仁明显，有1个至数个核仁；有些则核大、
                  │  深染，核仁不明显，少数核可无明显变化
                  │
                  ├─ 胞质特点：呈双嗜染性，无脂褐色素，癌性腺腔边界清楚，腔面
                  │  光滑
                  │
                  ├─ 腺腔特点：前列腺类结晶，呈几何形，多见于低分化腺癌，高分
                  │  化及正常前列腺少见
                  │
                  └─ 恶性特异性特点：侵犯神经、黏液样纤维组织形成胶原性小结、
                     肾小球样结构
```

第二节　精囊与尿道球腺疾病

一、精囊与尿道球腺炎症

精囊及尿道球腺的急慢性炎症多继发于尿道炎及前列腺炎，表现为化脓性炎症，可形成小脓肿。因流出道梗阻继发潴留性囊肿，囊壁被覆多层立方上皮，也可完全脱失。精囊可发生结石及结核。

二、精囊与尿道球腺先天畸形

精囊及尿道球腺先天畸形好发于30岁左右年轻人，是因中肾管发育异常

所致，与精囊腔或输精管相通，伴同侧输尿管发育障碍。主要表现为会阴痛、尿频或便秘。

病理诊断常规：

单层、单房，可多房，一般较小，被覆扁平或立方上皮，囊壁薄，为纤维肌性组织，含琥珀色液体，常见精子。

三、精囊与尿道球腺肿瘤

1. 囊腺瘤

囊腺瘤上皮性肿瘤，多见于中年男性，出现血精、耻骨上疼痛，或肛门指诊时偶然发现。切除不净可复发。

病理诊断常规：

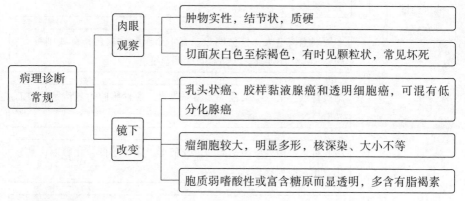

鉴别诊断：

需与纤维腺瘤及先天性多房囊肿相鉴别。

2. 精囊腺癌

精囊腺癌一般表现为直肠周围无痛性肿块引起的尿路梗阻，血清 CEA 升高。预后差，患者就诊时多已有转移，诊断后生存期不足 3 年。

病理诊断常规：

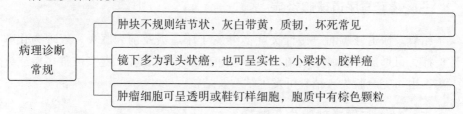

鉴别诊断：

主要是除外邻近器官的肿瘤累及，仅有乳头状结构和脂褐素不宜作为精囊癌的依据，因前列腺癌同样可出现脂褐素。

第三节　睾丸、睾丸附件和阴囊疾病

一、睾丸与附件炎症

1. 病毒性睾丸炎

病毒性睾丸炎最常由腮腺炎病毒和柯萨奇 B 病毒引发。最常见的病毒性睾丸炎是流行性腮腺炎性睾丸炎。

病理诊断常规：

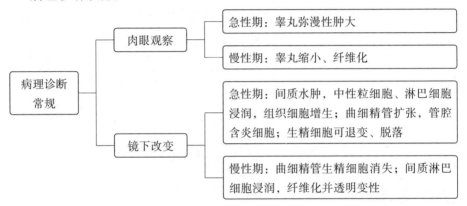

2. 软斑病

软斑病主要表现为疼痛性或无痛性肿大。原因未明，可能与细菌感染有关；多发生于泌尿道，也可见于睾丸、附睾、前列腺、胃肠道、淋巴结等处；睾丸肿大，鞘膜增厚，并有粘连。

病理诊断常规：

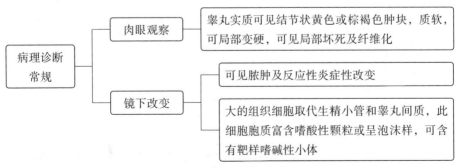

3. 化脓性睾丸炎

化脓性睾丸炎由化脓细菌引起，最常见为大肠杆菌，可直接蔓延而来，也可因血道播散而来。

病理诊断常规：

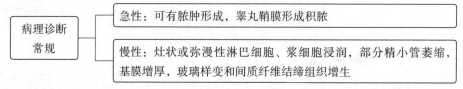

| 病理诊断常规 | 急性：可有脓肿形成，睾丸鞘膜形成积脓 |
| | 慢性：灶状或弥漫性淋巴细胞、浆细胞浸润，部分精小管萎缩，基膜增厚，玻璃样变和间质纤维结缔组织增生 |

4. 精子肉芽肿

精子肉芽肿或称精子侵袭症，主要表现为疼痛性硬韧的结节。

病理诊断常规：

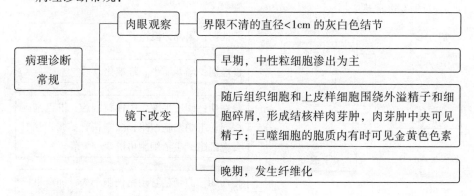

病理诊断常规	肉眼观察	界限不清的直径<1cm 的灰白色结节
	镜下改变	早期，中性粒细胞渗出为主
		随后组织细胞和上皮样细胞围绕外溢精子和细胞碎屑，形成结核样肉芽肿，肉芽肿中央可见精子；巨噬细胞的胞质内有时可见金黄色色素
		晚期，发生纤维化

二、睾丸发育异常与其他疾病

隐睾症

隐睾症通常单侧发病，右侧较左侧好发，早产儿中发病率高达 20%。隐睾多位于腹股沟管处。

病理诊断常规：

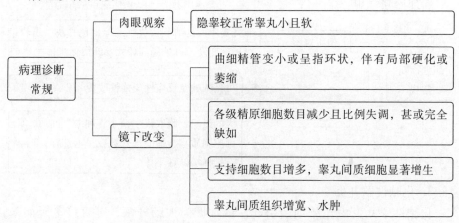

病理诊断常规	肉眼观察	隐睾较正常睾丸小且软
	镜下改变	曲细精管变小或呈指环状，伴有局部硬化或萎缩
		各级精原细胞数目减少且比例失调，甚或完全缺如
		支持细胞数目增多，睾丸间质细胞显著增生
		睾丸间质组织增宽、水肿

三、睾丸肿瘤

1. 精原细胞瘤

精原细胞瘤是最常见的生殖细胞肿瘤，好发于 40 岁左右。多数发于未降睾丸，右侧睾丸略多于左侧。主要表现为睾丸无痛性增大。

病理诊断常规：

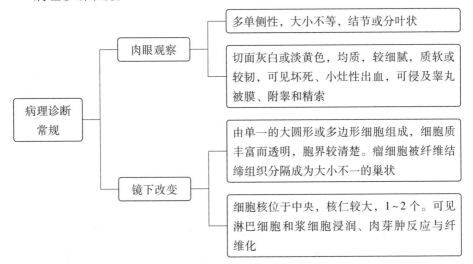

鉴别诊断：

需与实体型胚胎性癌、间质细胞瘤、精母细胞型精原细胞瘤、支持细胞瘤管状结构、转移性肿瘤如恶性黑色素瘤等鉴别。

2. 绒毛膜癌

绒毛膜癌一般发病年龄是 25~30 岁，可见转移病变的相关症状，转移部位出血。主要表现为血 hCG 水平升高，部分出现男性乳腺发育、甲亢。

病理诊断常规：

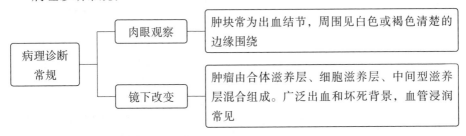

3. 睾丸间质细胞瘤

睾丸间质细胞瘤成人发病年龄多在 21~59 岁，儿童多在 3~9 岁。一般单侧发生，主要表现为无痛性睾丸增大，类固醇水平升高。可出现睾丸肿块、乳腺增大和男性激素/女性激素增多的症状。

病理诊断常规：

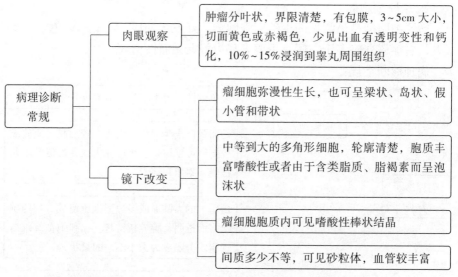

4. 支持细胞瘤

睾丸支持细胞瘤好发于成年人，平均发病年龄在 45 岁。主要表现为缓慢增大的肿块，平均激素症状不典型。支持细胞瘤变异型多见于婴儿和儿童。

病理诊断常规：

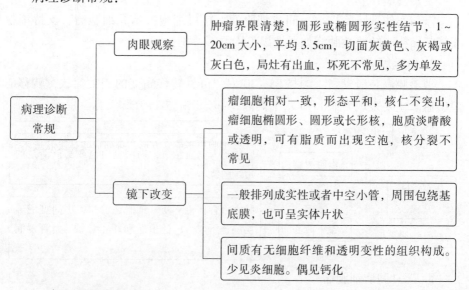

5. 睾丸恶性淋巴瘤

睾丸恶性淋巴瘤多见于老年人，平均发病年龄 60 岁。开始多为单侧，复发时有 20% 的患者可累及双侧睾丸。

病理诊断常规：

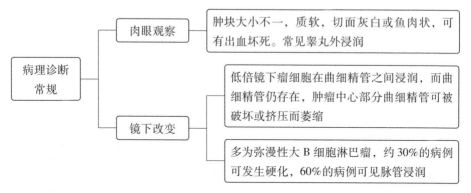

鉴别诊断：

需与精原细胞瘤、胚胎性横纹肌肉瘤及慢性睾丸炎相鉴别。

四、睾丸周围组织肿瘤

1. 附睾腺瘤样瘤

附睾腺瘤样瘤起源于间皮组织，又称良性间皮瘤。为附睾最常见的肿瘤，平均发病年龄 30~40 岁。主要表现为患部常出血肿块，有时疼痛多位于附睾下极，左侧多于右侧。

病理诊断常规：

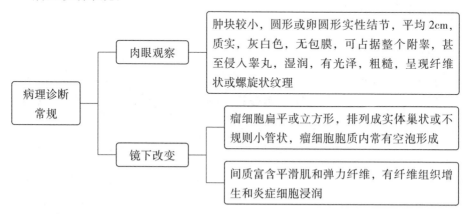

鉴别诊断：

需与上皮样血管瘤相鉴别。上皮样血管瘤腔隙样结构内含红细胞而非黏液，缺乏平滑肌成分，第Ⅷ因子及 CD31 阳性，CK 及 calretinin 阴性，可与腺瘤样瘤鉴别。

2. 乳头状囊腺瘤

为良性肿瘤或错构瘤性质，主要位于附睾头部，可见于一侧或双侧，有家族发生倾向。

病理诊断常规：

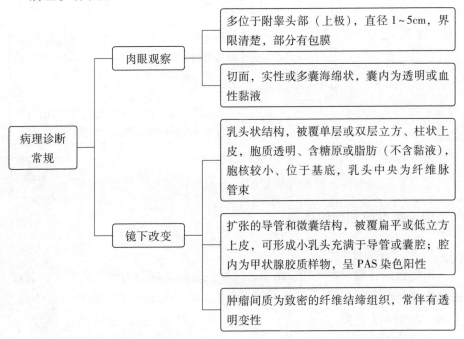

肉眼观察
- 多位于附睾头部（上极），直径 1~5cm，界限清楚，部分有包膜
- 切面，实性或多囊海绵状，囊内为透明或血性黏液

镜下改变
- 乳头状结构，被覆单层或双层立方、柱状上皮，胞质透明、含糖原或脂肪（不含黏液），胞核较小、位于基底，乳头中央为纤维脉管束
- 扩张的导管和微囊结构，被覆扁平或低立方上皮，可形成小乳头充满于导管或囊腔；腔内为甲状腺胶质样物，呈 PAS 染色阳性
- 肿瘤间质为致密的纤维结缔组织，常伴有透明变性

鉴别诊断：

需与肾透明细胞癌相鉴别。

五、阴茎炎症

1. 阴茎纤维瘤病

阴茎纤维瘤病多见于成人，可能与外伤、慢性炎症和维生素 E 缺乏有关。

病理诊断常规：

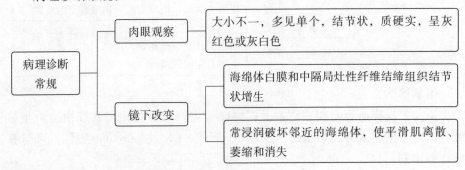

肉眼观察
- 大小不一，多见单个，结节状，质硬实，呈灰红色或灰白色

镜下改变
- 海绵体白膜和中隔局灶性纤维结缔组织结节状增生
- 常浸润破坏邻近的海绵体，使平滑肌离散、萎缩和消失

2. 慢性海绵体炎

阴茎海绵体炎为阴茎海绵体与白膜间的纤维化病变，在阴茎海绵体上出现单个或数个病损斑块。特点是阴茎海绵体白膜的损害，在勃起过程中阴茎向受损侧弯曲，可能与阴茎多次轻度损伤有关，但确切病因不明。

病理诊断常规：

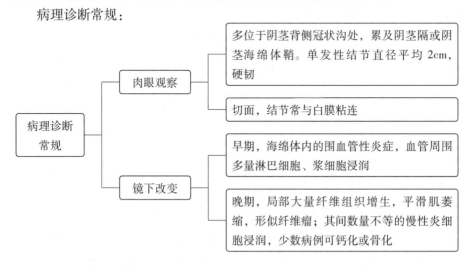

六、阴茎癌前病变

1. Queyrat 增殖性红斑

Queyrat 增殖性红斑多见于老年人，平均发病年龄 51 岁。常为单个病灶，偶可多发，病变位于阴茎头、冠状沟及包皮。

病理诊断常规：

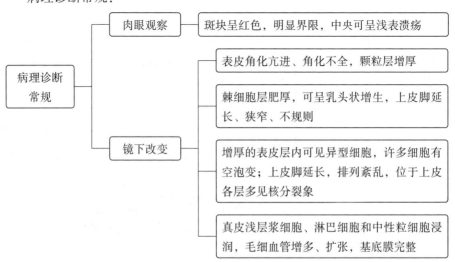

2. 阴茎白斑

阴茎白斑是一种慢性炎症引起的继发性改变，病变位于阴茎头部和包皮部。
病理诊断常规：

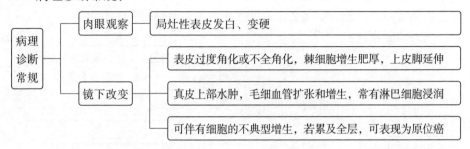

病理诊断常规 —— 肉眼观察 —— 局灶性表皮发白、变硬

镜下改变 ——
- 表皮过度角化或不全角化，棘细胞增生肥厚，上皮脚延伸
- 真皮上部水肿，毛细血管扩张和增生，常有淋巴细胞浸润
- 可伴有细胞的不典型增生，若累及全层，可表现为原位癌

七、阴茎肿瘤

1. 阴茎鳞状细胞癌

阴茎鳞状细胞癌多见于 40 岁以上，包茎患者发病率高。
病理诊断常规：

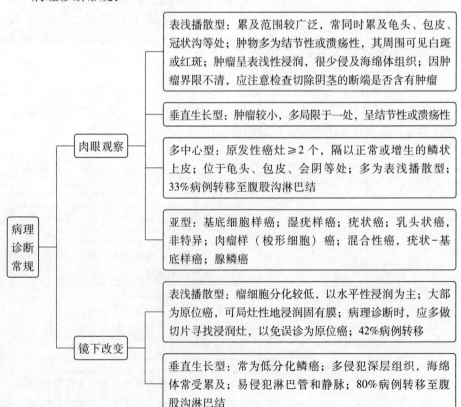

病理诊断常规

肉眼观察 ——
- 表浅播散型：累及范围较广泛，常同时累及龟头、包皮、冠状沟等处；肿物多为结节性或溃疡性，其周围可见白斑或红斑；肿瘤呈表浅性浸润，很少侵及海绵体组织；因肿瘤界限不清，应注意检查切除阴茎的断端是否含有肿瘤
- 垂直生长型：肿瘤较小，多局限于一处，呈结节性或溃疡性
- 多中心型：原发性癌灶 ≥2 个，隔以正常或增生的鳞状上皮；位于龟头、包皮、会阴等处；多为表浅播散型；33% 病例转移至腹股沟淋巴结
- 亚型：基底细胞样癌；湿疣样癌；疣状癌；乳头状癌，非特异；肉瘤样（梭形细胞）癌；混合性癌，疣状-基底样癌；腺鳞癌

镜下改变 ——
- 表浅播散型：瘤细胞分化较低，以水平性浸润为主；大部为原位癌，可局灶性地浸润固有膜；病理诊断时，应多做切片寻找浸润灶，以免误诊为原位癌；42% 病例转移
- 垂直生长型：常为低分化鳞癌；多侵犯深层组织，海绵体常受累及；易侵犯淋巴管和静脉；80% 病例转移至腹股沟淋巴结

2. 阴茎间叶来源肿瘤

阴茎间叶来源肿瘤通常体积小，增长缓慢并且常是无痛性肿块。恶性肿瘤一般发生在高龄，生长较快。

病理诊断常规：

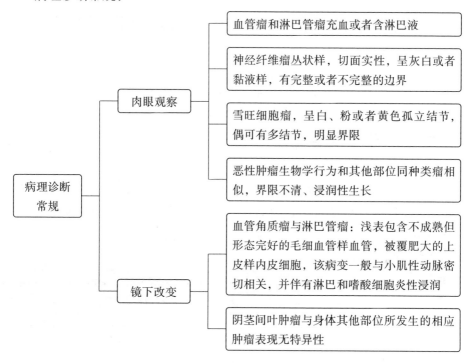

病理诊断常规

肉眼观察
- 血管瘤和淋巴管瘤充血或者含淋巴液
- 神经纤维瘤丛状样，切面实性，呈灰白或者黏液样，有完整或者不完整的边界
- 雪旺细胞瘤，呈白、粉或者黄色孤立结节，偶可有多结节，明显界限
- 恶性肿瘤生物学行为和其他部位同种类瘤相似，界限不清、浸润性生长

镜下改变
- 血管角质瘤与淋巴管瘤：浅表包含不成熟但形态完好的毛细血管样血管，被覆肥大的上皮样内皮细胞，该病变一般与小肌性动脉密切相关，并伴有淋巴和嗜酸细胞炎性浸润
- 阴茎间叶肿瘤与身体其他部位所发生的相应肿瘤表现无特异性

第十章

女性生殖系统常见疾病的病理诊断常规

第一节　外阴及阴道疾病

一、外阴及阴道炎症

1. **尖锐湿疣**

尖锐湿疣是外阴及阴道感染乳头状瘤病毒（HPV）后形成的病变，大多发生于生育年龄的妇女，主要经由性接触传染，常同时伴宫颈的湿疣或合并其他感染。

病理诊断常规：

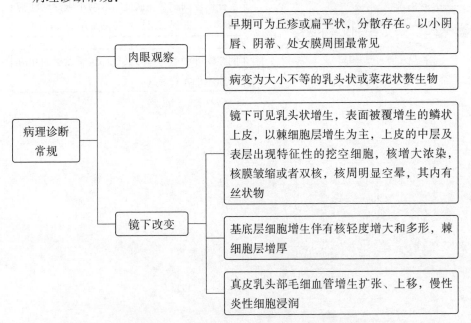

鉴别诊断：

需与鳞状上皮乳头状瘤、上皮内病变及湿疣性鳞癌相鉴别。

2. **性病淋巴肉芽肿**

性病淋巴肉芽肿，这是一种由衣原体引起的人类的接触性感染的性病。主要发生在热带及近热带地区。最普遍的症状是腹股沟淋巴结炎的病灶。慢性症状为直肠炎，可以引起直肠狭窄、肛门和阴道瘘管脓肿。在发病的过程中出现全身症状，如发热、头痛、发冷。

病理诊断常规：

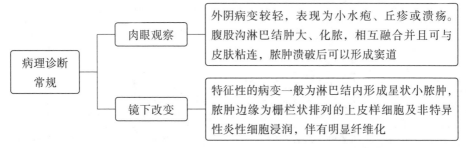

| 病理诊断常规 | 肉眼观察 | 外阴病变较轻，表现为小水疱、丘疹或溃疡。腹股沟淋巴结肿大、化脓，相互融合并且可与皮肤粘连，脓肿溃破后可以形成窦道 |
| | 镜下改变 | 特征性的病变一般为淋巴结内形成星状小脓肿，脓肿边缘为栅栏状排列的上皮样细胞及非特异性炎性细胞浸润，伴有明显纤维化 |

3. 传染性软疣

传染性软疣是痘病毒引起的自身接种性病毒性皮肤病。其特点为散在多发的半球状，蜡样光泽丘疹，中央呈脐窝状，可挤出乳酪状软疣小体。本病的传染途径可有直接接触和间接接触，直接接触也包括了性接触的内容，大多见于年轻妇女外阴部。

病理诊断常规：

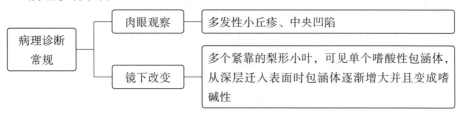

| 病理诊断常规 | 肉眼观察 | 多发性小丘疹、中央凹陷 |
| | 镜下改变 | 多个紧靠的梨形小叶，可见单个嗜酸性包涵体，从深层迁入表面时包涵体逐渐增大并且变成嗜碱性 |

4. 真菌性阴道炎

真菌性阴道炎主要由白色念珠菌引起，主要表现为白带增多，局部奇痒和疼痛。

病理诊断常规：

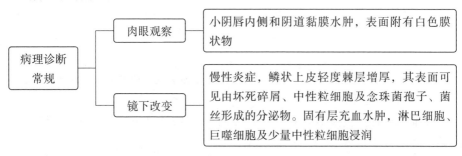

| 病理诊断常规 | 肉眼观察 | 小阴唇内侧和阴道黏膜水肿，表面附有白色膜状物 |
| | 镜下改变 | 慢性炎症，鳞状上皮轻度棘层增厚，其表面可见由坏死碎屑、中性粒细胞及念珠菌孢子、菌丝形成的分泌物。固有层充血水肿，淋巴细胞、巨噬细胞及少量中性粒细胞浸润 |

二、外阴及阴道良性肿瘤

1. 前庭大腺囊肿

前庭大腺囊肿也称巴氏腺囊肿，为外阴较常见的囊肿。前庭大腺囊肿系因前庭大腺管阻塞，分泌物积聚而成。在急性炎症消退后腺管堵塞，分泌物不能排出，脓液逐渐转为清液而形成囊肿，腺腔内的黏液浓稠或先天性腺管狭窄排液不畅，也可形成囊肿。亦可因前庭大腺损伤引起。

病理诊断常规：

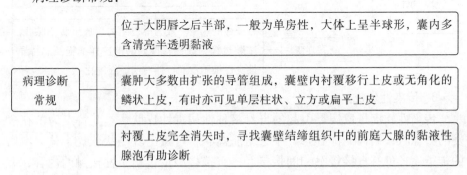

病理诊断常规

- 位于大阴唇之后半部，一般为单房性，大体上呈半球形，囊内多含清亮半透明黏液
- 囊肿大多数由扩张的导管组成，囊壁内衬覆移行上皮或无角化的鳞状上皮，有时亦可见单层柱状、立方或扁平上皮
- 衬覆上皮完全消失时，寻找囊壁结缔组织中的前庭大腺的黏液性腺泡有助诊断

2. 腺病

腺病是指阴道壁出现的良性腺体，阴道腺病有可能发展为阴道透明细胞癌及鳞状细胞癌，也可能有恶变为黏液腺癌及小细胞癌。大部分位于阴道上1/3，多见于穹隆部、阴道前壁，部分可蔓延到阴道中1/3，表现为阴道壁糜烂，红色颗粒样，有时呈息肉样或囊肿样突起。

病理诊断常规：

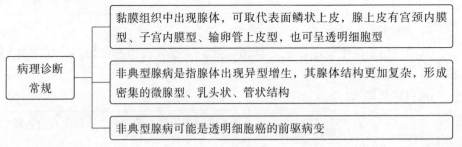

病理诊断常规

- 黏膜组织中出现腺体，可取代表面鳞状上皮，腺上皮有宫颈内膜型、子宫内膜型、输卵管上皮型，也可呈透明细胞型
- 非典型腺病是指腺体出现异型增生，其腺体结构更加复杂，形成密集的微腺型、乳头状、管状结构
- 非典型腺病可能是透明细胞癌的前驱病变

鉴别诊断：

需要与透明细胞癌鉴别，后者结构更加紊乱，有明确的间质浸润。

3. 纤维上皮性息肉

纤维上皮性息肉是激素诱导下的上皮下疏松结缔组织局部增生所致。可以见于外阴及阴道各处。

病理诊断常规：

| 病理诊断常规 | 大小不一，切面灰白色或淡红色，质地软或偏韧，多为单发的孤立性息肉 |
| | 息肉被覆正常的鳞状上皮，上皮下的纤维结缔组织致密或疏松水肿，有时伴有黏液样变 |

鉴别诊断：

需与葡萄状肉瘤、胚胎性横纹肌肉瘤、苗勒管混合瘤鉴别。

4. 外阴皮肤附属器良性肿瘤

外阴皮肤可以发生各种皮肤附属器肿瘤，如汗管瘤、乳头状汗腺瘤、透明细胞汗腺瘤以及毛发上皮瘤，其中以乳头状汗腺瘤最为常见。

病理诊断常规：

| 病理诊断常规 | 多发生于中年妇女，位于大阴唇和小阴唇之间或者肛门附近，圆形，质地坚硬的 1～2cm 大小的结节 |
| | 肿瘤与周围组织界限分明，表现出复杂的反复分支的乳头状结构，呈筛状。每个乳头由双层上皮细胞以及纤维血管中轴构成，双层上皮细胞的基底层是肌上皮细胞，其上层细胞高柱状，具有顶浆分泌功能，如同正常大汗腺细胞 |

三、外阴及阴道瘤样病变

1. 血管肌纤维母细胞瘤

血管肌纤维母细胞瘤好发于生育年龄妇女。外阴和阴道均可发生，外阴更为多见，通常为生长缓慢、无痛性肿物。

病理诊断常规：

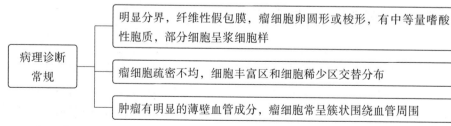

病理诊断常规	明显分界，纤维性假包膜，瘤细胞卵圆形或梭形，有中等量嗜酸性胞质，部分细胞呈浆细胞样
	瘤细胞疏密不均，细胞丰富区和细胞稀少区交替分布
	肿瘤有明显的薄壁血管成分，瘤细胞常呈簇状围绕血管周围

鉴别诊断：

需与富于细胞性血管纤维瘤及侵袭性血管黏液瘤相鉴别。

2. 侵袭性血管黏液瘤

侵袭性血管黏液瘤是一种具有侵袭性的间叶肿瘤。好发于会阴部。因肿瘤呈浸润性生长，手术难以完全切除，肿瘤易复发，但很少发生远处转移。

病理诊断常规：

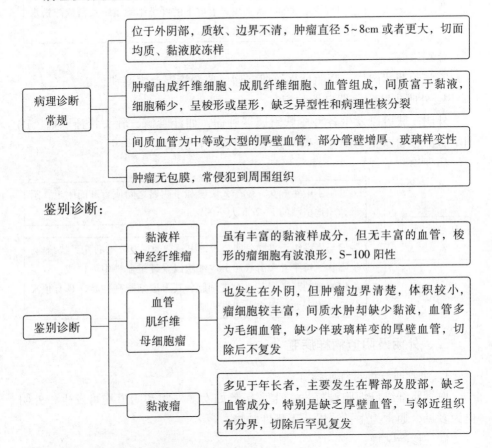

鉴别诊断：

四、外阴及阴道癌前期病变

1. 外阴鳞状上皮内病变

外阴鳞状上皮内病变是指肿瘤局限于外阴表皮内，未发生向周围间质浸润及转移的外阴鳞状上皮的癌前病变。2014 版 WHO 分为三类：低级别鳞状上皮内病变（LSIL）、高级别鳞状上皮内病变（HSIL）和分化型外阴上皮内瘤变（VIN），前两类常见于生育期妇女，后一类较为少见，主要发生在老年妇女。

病理诊断常规：

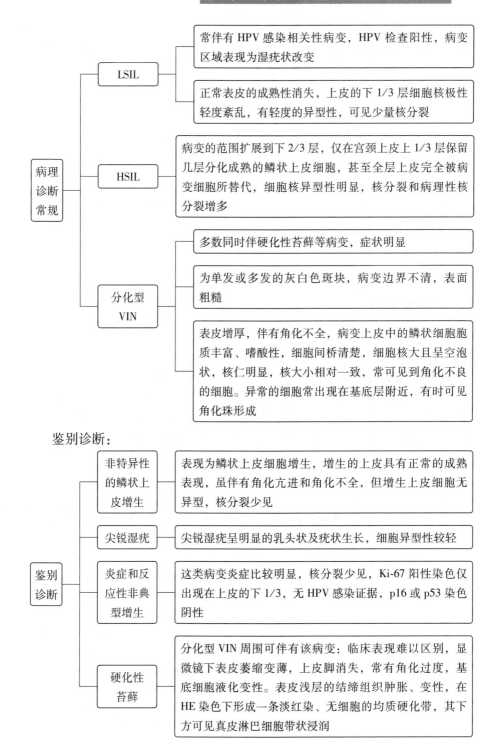

病理诊断常规

- LSIL
  - 常伴有 HPV 感染相关性病变，HPV 检查阳性，病变区域表现为湿疣状改变
  - 正常表皮的成熟性消失，上皮的下 1/3 层细胞核极性轻度紊乱，有轻度的异型性，可见少量核分裂

- HSIL
  - 病变的范围扩展到下 2/3 层，仅在宫颈上皮上 1/3 层保留几层分化成熟的鳞状上皮细胞，甚至全层上皮完全被病变细胞所替代，细胞核异型性明显，核分裂和病理性核分裂增多

- 分化型 VIN
  - 多数同时伴硬化性苔藓等病变，症状明显
  - 为单发或多发的灰白色斑块，病变边界不清，表面粗糙
  - 表皮增厚，伴有角化不全，病变上皮中的鳞状细胞胞质丰富、嗜酸性，细胞间桥清楚，细胞核大且呈空泡状，核仁明显，核大小相对一致，常可见到角化不良的细胞。异常的细胞常出现在基底层附近，有时可见角化珠形成

鉴别诊断：

鉴别诊断

- 非特异性的鳞状上皮增生
  - 表现为鳞状上皮细胞增生，增生的上皮具有正常的成熟表现，虽伴有角化亢进和角化不全，但增生上皮细胞无异型，核分裂少见

- 尖锐湿疣
  - 尖锐湿疣呈明显的乳头状及疣状生长，细胞异型性较轻

- 炎症和反应性非典型增生
  - 这类病变炎症比较明显，核分裂少见，Ki-67 阳性染色仅出现在上皮的下 1/3，无 HPV 感染证据，p16 或 p53 染色阴性

- 硬化性苔藓
  - 分化型 VIN 周围可伴有该病变：临床表现难以区别，显微镜下表皮萎缩变薄，上皮脚消失，常有角化过度，基底细胞液化变性。表皮浅层的结缔组织肿胀、变性，在 HE 染色下形成一条淡红染、无细胞的均质硬化带，其下方可见真皮淋巴细胞带状浸润

2. 阴道上皮内瘤变

阴道上皮内瘤变是指发生在阴道的鳞状上皮的癌前期病变，包括 LSIL 及 HSIL，常与宫颈鳞状上皮内病变并存。

病理诊断常规：

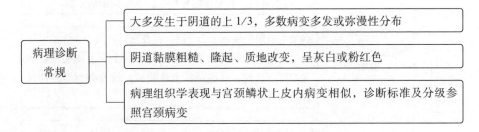

病理诊断常规 ── 大多发生于阴道的上 1/3，多数病变多发或弥漫性分布

阴道黏膜粗糙、隆起、质地改变，呈灰白或粉红色

病理组织学表现与宫颈鳞状上皮内病变相似，诊断标准及分级参照宫颈病变

鉴别诊断：

需要与阴道上皮萎缩、扁平湿疣、放疗性阴道炎、腺病伴未成熟鳞状上皮化生等疾病鉴别。

五、外阴及阴道恶性肿瘤

1. 鳞状细胞癌

鳞状细胞癌是外阴及阴道最常见的恶性肿瘤，分为二类：一是角化型，其与 HPV 不相关，有苔藓及分化型 VIN 病史，伴有 p53 阳性，一般年龄>60 岁；二是非角化型，常有 HPV 接触史，倾向于多灶或者伴宫颈肿瘤的形成，大多发生于 60 岁以下的女性。

病理诊断常规：

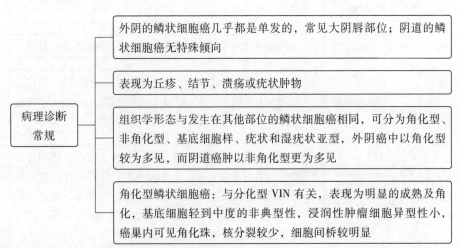

病理诊断常规 ── 外阴的鳞状细胞癌几乎都是单发的，常见大阴唇部位；阴道的鳞状细胞癌无特殊倾向

表现为丘疹、结节、溃疡或疣状肿物

组织学形态与发生在其他部位的鳞状细胞癌相同，可分为角化型、非角化型、基底细胞样、疣状和湿疣状亚型，外阴癌中以角化型较为多见，而阴道癌肿以非角化型更为多见

角化型鳞状细胞癌：与分化型 VIN 有关，表现为明显的成熟及角化，基底细胞轻到中度的非典型性，浸润性肿瘤细胞异型性小，癌巢内可见角化珠，核分裂较少，细胞间桥较明显

续流程

非角化型鳞状细胞癌：多与鳞状上皮内病变有关，无明显角化，可以有少数单个角化细胞，但缺乏角化珠。少数肿瘤由梭形细胞构成，有些肿瘤具有肉瘤样间质

基底细胞样鳞癌：形态与基底细胞类似，胞质少，排列成大小不等细胞团、索，相互吻合成片，周边细胞不成栅栏状，细胞团中心部位可见角化现象，但多不见角化珠

病理诊断常规

疣状癌：可检测到 HPV 感染，肿瘤表面不平呈疣状、乳头状或者菜花状。细胞分化良好，胞质丰富、嗜酸性，核分裂罕见，间质有明显慢性炎性细胞浸润，上皮脚呈杵球形平推性浸润深部组织。易复发

浅表浸润鳞状细胞癌：单个病变浸润深度＜1.0mm，且直径＜2.0cm

2. 外阴佩吉特（Paget）病

外阴佩吉特（Paget）病是一种恶性腺体肿瘤，一般见于老年妇女。可能与皮肤附属器的腺癌、肛周直肠癌或尿道癌等有关。

病理诊断常规：

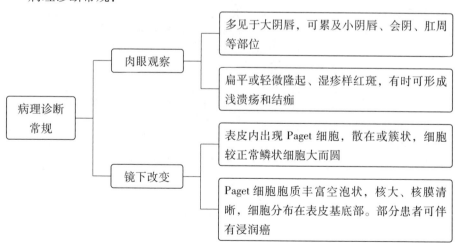

病理诊断常规

肉眼观察
- 多见于大阴唇，可累及小阴唇、会阴、肛周等部位
- 扁平或轻微隆起、湿疹样红斑，有时可形成浅溃疡和结痂

镜下改变
- 表皮内出现 Paget 细胞，散在或簇状，细胞较正常鳞状细胞大而圆
- Paget 细胞胞质丰富空泡状，核大、核膜清晰，细胞分布在表皮基底部。部分患者可伴有浸润癌

3. 前庭大腺癌

前庭大腺癌是前庭大腺起源的恶性肿瘤，主要见于 50 岁以上女性。前庭大腺癌最常见症状为阴道疼痛和肿胀，有硬结。

病理诊断常规：

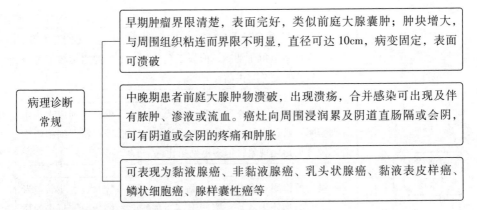

早期肿瘤界限清楚，表面完好，类似前庭大腺囊肿；肿块增大，与周围组织粘连而界限不明显，直径可达 10cm，病变固定，表面可溃破

中晚期患者前庭大腺肿物溃破，出现溃疡，合并感染可出现及伴有脓肿、渗液或流血。癌灶向周围浸润累及阴道直肠隔或会阴，可有阴道或会阴的疼痛和肿胀

可表现为黏液腺癌、非黏液腺癌、乳头状腺癌、黏液表皮样癌、鳞状细胞癌、腺样囊性癌等

4. 胚胎性横纹肌肉瘤

胚胎性横纹肌肉瘤起源于固有膜内的间叶组织，是胚胎性横纹肌母细胞组成的肿瘤，是阴道最常见的肉瘤。主要发生在 5 岁以下的儿童。

病理诊断常规：

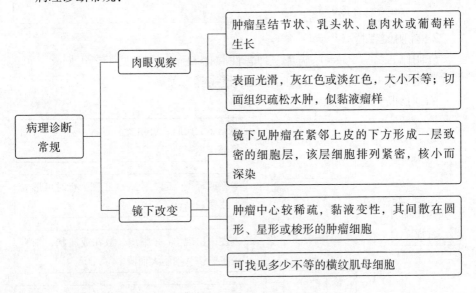

肉眼观察：肿瘤呈结节状、乳头状、息肉状或葡萄样生长

表面光滑，灰红色或淡红色，大小不等；切面组织疏松水肿，似黏液瘤样

镜下改变：镜下见肿瘤在紧邻上皮的下方形成一层致密的细胞层，该层细胞排列紧密，核小而深染

肿瘤中心较稀疏，黏液变性，其间散在圆形、星形或梭形的肿瘤细胞

可找见多少不等的横纹肌母细胞

第二节　子宫颈疾病

一、子宫颈炎症性疾病

1. 急性子宫颈炎

急性子宫颈炎主要见于感染性流产、产褥期感染、宫颈损伤和阴道异物

并发感染，病原体为葡萄球菌、链球菌、肠球菌等。主要表现是白带过多，呈脓性或混有血。常伴有腰酸、腰痛、下腹部下坠感、性交痛、尿频、尿痛等泌尿道症状。沙眼衣原体感染可出现经量增多、经间期出血、性交后出血等症状。

病理诊断常规：

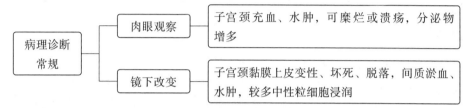

2. 慢性子宫颈炎

慢性子宫颈炎是育龄期女性最常见的妇科病变，经产妇女较为多见。临床主要表现为白带增多，呈乳白色或微黄色，或为黏稠状脓性，有时为血性或夹杂血丝。

病理诊断常规：

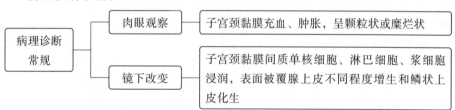

二、子宫颈鳞状细胞癌与癌前病变

1. 子宫颈鳞状上皮内病变

是对子宫颈鳞状上皮癌前期病变的命名。2014 年版 WHO 将其分为两级：低级别鳞状上皮内病变（LSIL）、高级别鳞状上皮内病变（HSIL）。

病理诊断常规：

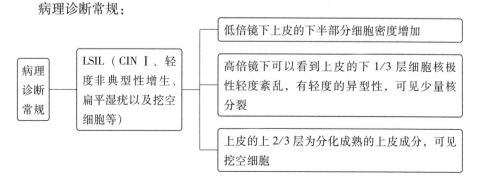

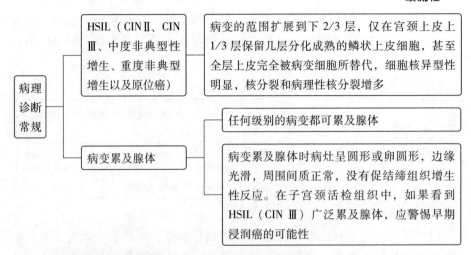

2. 浸润性鳞状细胞癌

子宫颈浸润性鳞状细胞癌是子宫颈最常见的恶性肿瘤。肿瘤形成肉眼可见的病变，浸润病灶超过微小浸润的范围。癌浸润间质的深度>基底膜下5mm，伴有临床症状。

病理诊断常规：

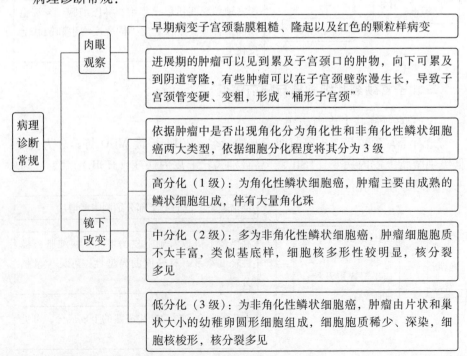

三、子宫颈腺性癌前病变与早期浸润性腺癌

1. 子宫颈腺性癌前病变

2014 年版的 WHO 分类将浸润前期的腺性病变命名为原位腺癌（AIS）。

病理诊断常规：

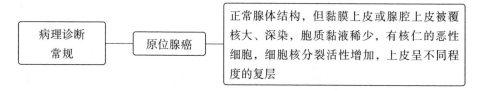

病理诊断常规 —— 原位腺癌 —— 正常腺体结构，但黏膜上皮或腺腔上皮被覆核大、深染，胞质黏液稀少，有核仁的恶性细胞，细胞核分裂活性增加，上皮呈不同程度的复层

2. 子宫颈早期浸润性腺癌

子宫颈早期浸润性腺癌是指浸润性腺癌最早期的形式，浸润间质<5mm，淋巴结转移的危险性极低。

病理诊断常规：

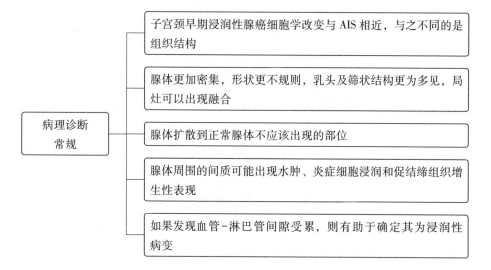

病理诊断常规
- 子宫颈早期浸润性腺癌细胞学改变与 AIS 相近，与之不同的是组织结构
- 腺体更加密集，形状更不规则，乳头及筛状结构更为多见，局灶可以出现融合
- 腺体扩散到正常腺体不应该出现的部位
- 腺体周围的间质可能出现水肿、炎症细胞浸润和促结缔组织增生性表现
- 如果发现血管–淋巴管间隙受累，则有助于确定其为浸润性病变

四、子宫颈浸润性腺癌

1. 黏液性腺癌

黏液性腺癌是指肿瘤细胞中含有中等到大量胞质内黏液，腺腔内也可出现明显的黏液。

病理诊断常规：

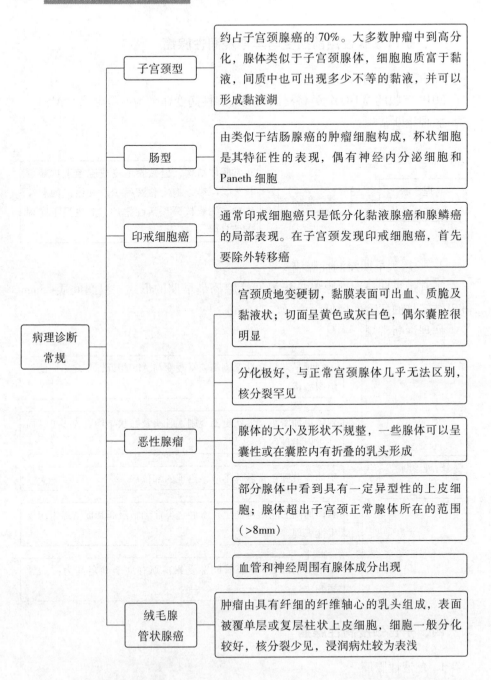

病理诊断常规

- 子宫颈型 —— 约占子宫颈腺癌的70%。大多数肿瘤中到高分化，腺体类似于子宫颈腺体，细胞胞质富于黏液，间质中也可出现多少不等的黏液，并可以形成黏液湖

- 肠型 —— 由类似于结肠腺癌的肿瘤细胞构成，杯状细胞是其特征性的表现，偶有神经内分泌细胞和Paneth细胞

- 印戒细胞癌 —— 通常印戒细胞癌只是低分化黏液腺癌和腺鳞癌的局部表现。在子宫颈发现印戒细胞癌，首先要除外转移癌

- 恶性腺瘤
  - 宫颈质地变硬韧，黏膜表面可出血、质脆及黏液状；切面呈黄色或灰白色，偶尔囊腔很明显
  - 分化极好，与正常宫颈腺体几乎无法区别，核分裂罕见
  - 腺体的大小及形状不规整，一些腺体可以呈囊性或在囊腔内有折叠的乳头形成
  - 部分腺体中看到具有一定异型性的上皮细胞；腺体超出子宫颈正常腺体所在的范围（>8mm）
  - 血管和神经周围有腺体成分出现

- 绒毛腺管状腺癌 —— 肿瘤由具有纤细的纤维轴心的乳头组成，表面被覆单层或复层柱状上皮细胞，细胞一般分化较好，核分裂少见，浸润病灶较为表浅

2. 中肾腺癌

中肾腺癌起源于宫颈壁深部的中肾残件。

病理诊断常规：

| 病理诊断常规 | 肿瘤常常发生在宫颈后壁的两侧 |
| | 镜下形态多样，最常见的形态是形成背靠背的小管状结构，管腔内可见嗜酸性或玻璃样的分泌物。此外，还可出现实性、乳头状、裂隙状或筛状结构 |

鉴别诊断：

需与中肾管残件、良性增生及子宫内膜样腺癌相鉴别。

五、子宫颈其他少见类型肿瘤

1. 磨玻璃细胞癌

磨玻璃细胞癌或称玻璃样细胞癌，是分化很低的腺鳞癌。

病理诊断常规：

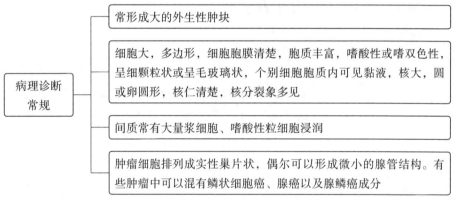

病理诊断常规	常形成大的外生性肿块
	细胞大，多边形，细胞胞膜清楚，胞质丰富，嗜酸性或嗜双色性，呈细颗粒状或呈毛玻璃状，个别细胞质内可见黏液，核大，圆或卵圆形，核仁清楚，核分裂象多见
	间质常有大量浆细胞、嗜酸性粒细胞浸润
	肿瘤细胞排列成实性巢片状，偶尔可以形成微小的腺管结构。有些肿瘤中可以混有鳞状细胞癌、腺癌以及腺鳞癌成分

鉴别诊断：

需与大细胞非角化型鳞状细胞癌鉴别。大细胞非角化型鳞状细胞癌缺乏磨玻璃样的胞质，也不出现细胞内黏液及微腺管结构，更多显示鳞状分化。

2. 腺样基底细胞癌

腺样基底细胞癌的细胞学检查常可显示高级别的上皮内瘤变。

病理诊断常规：

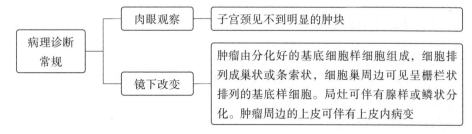

| 病理诊断常规 | 肉眼观察 | 子宫颈见不到明显的肿块 |
| | 镜下改变 | 肿瘤由分化好的基底细胞样细胞组成，细胞排列成巢状或条索状，细胞巢周边可见呈栅栏状排列的基底样细胞。局灶可伴有腺样或鳞状分化。肿瘤周边的上皮可伴有上皮内病变 |

鉴别诊断：

需与腺样囊性癌鉴别。

第三节　子宫体疾病

一、子宫内膜息肉

子宫内膜息肉是一种间质细胞克隆性增生、伴有非肿瘤性腺体成分的良性肿瘤。子宫内膜息肉可导致异常子宫出血，其中可藏有内膜癌及其癌前病变。

病理诊断常规：

厚壁血管、纤维性或胶原性间质以及不规则的腺体结构。

鉴别诊断：

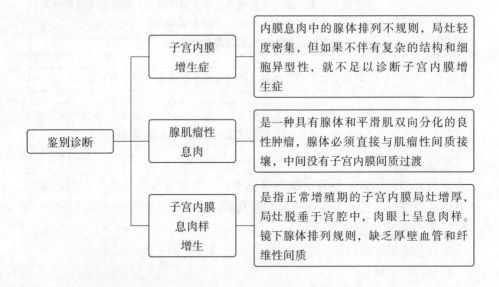

鉴别诊断	子宫内膜增生症	内膜息肉中的腺体排列不规则，局灶轻度密集，但如果不伴有复杂的结构和细胞异型性，就不足以诊断子宫内膜增生症
	腺肌瘤性息肉	是一种具有腺体和平滑肌双向分化的良性肿瘤，腺体必须直接与肌瘤性间质接壤，中间没有子宫内膜间质过渡
	子宫内膜息肉样增生	是指正常增殖期的子宫内膜局灶增厚，局灶脱垂于宫腔中，肉眼上呈息肉样。镜下腺体排列规则，缺乏厚壁血管和纤维性间质

二、子宫内膜增生性疾病

1. 子宫内膜非典型增生

子宫内膜非典型增生是在无拮抗性雌激素的持续性刺激下，子宫内膜腺上皮的形态发生改变。

病理诊断常规：

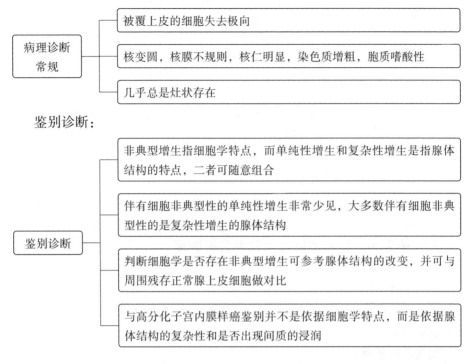

鉴别诊断：

2. 不伴非典型增生的子宫内膜增生症

不伴非典型增生的子宫内膜增生症是对无拮抗性雌激素刺激的过度反应，子宫内膜表现为腺体和间质的弥漫性增生，以腺体占优势，分为单纯性增生和复杂性增生。

病理诊断常规：

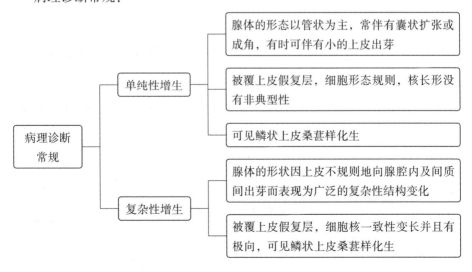

鉴别诊断：

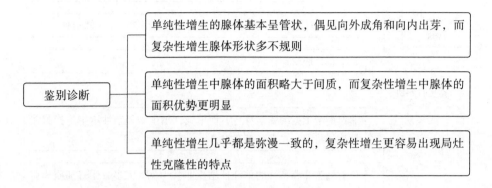

鉴别诊断 —— 单纯性增生的腺体基本呈管状，偶见向外成角和向内出芽，而复杂性增生腺体形状多不规则

单纯性增生中腺体的面积略大于间质，而复杂性增生中腺体的面积优势更明显

单纯性增生几乎都是弥漫一致的，复杂性增生更容易出现局灶性克隆性的特点

三、子宫间叶性和间叶与上皮混合型肿瘤

1. 子宫平滑肌瘤

子宫平滑肌瘤是肌层内平滑肌克隆性增生而形成的良性肿瘤，是子宫最常见的肿瘤之一。

病理诊断常规：

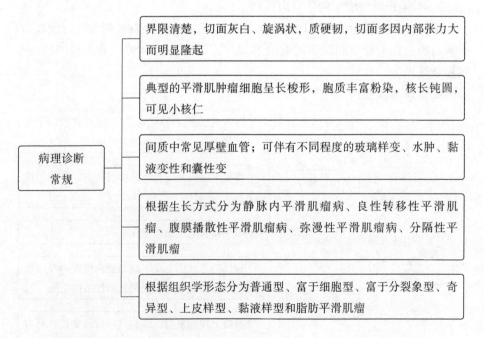

病理诊断常规 —— 界限清楚，切面灰白、旋涡状，质硬韧，切面多因内部张力大而明显隆起

典型的平滑肌肿瘤细胞呈长梭形，胞质丰富粉染，核长钝圆，可见小核仁

间质中常见厚壁血管；可伴有不同程度的玻璃样变、水肿、黏液变性和囊性变

根据生长方式分为静脉内平滑肌瘤病、良性转移性平滑肌瘤、腹膜播散性平滑肌瘤病、弥漫性平滑肌瘤病、分隔性平滑肌瘤

根据组织学形态分为普通型、富于细胞型、富于分裂象型、奇异型、上皮样型、黏液样型和脂肪平滑肌瘤

鉴别诊断：

富于细胞型平滑肌瘤需要与子宫内膜间质肉瘤鉴别

富于分裂象的子宫平滑肌瘤需要与子宫平滑肌肉瘤鉴别

奇异型平滑肌瘤虽然可具有弥漫性细胞中至重度异型性，但分裂象少（<5 个/10HP）或无，无肿瘤性坏死情况，绝经后女性少见。否则提示具有一定程度的恶性潜能

鉴别诊断

上皮样平滑肌瘤最重要的鉴别诊断是子宫的血管周上皮样细胞肿瘤（PECo-ma），尤其是具有平滑肌母细胞或透明细胞特点的子宫平滑肌瘤

静脉内平滑肌瘤病和良性转移型平滑肌瘤病均罕见，以组织学良善而生长方式具有侵袭性而著称，近年发现二者可能具有密切相关性，后者可能继发于前者

2. 子宫平滑肌肉瘤

子宫最常见的恶性间叶性肿瘤，显示为平滑肌分化。这类肿瘤高度恶性，易侵袭性生长、局部复发和远处转移，5 年生存率不足 50%。

病理诊断常规：

免疫组化：一般表达平滑肌分化标志，但可有某些标志丢失，一般具有激素依赖性，约一半病例 P53 蛋白过表达，但其鉴别诊断意义尚没有定论。

鉴别诊断：

主要与平滑肌瘤、恶性潜能未定平滑肌肿瘤以及特殊类型的平滑肌瘤鉴别。

3. 子宫腺肉瘤

子宫腺肉瘤为具有良性上皮成分及肉瘤样间叶成分的双向分化肿瘤。

病理诊断常规：

呈外生性息肉状生长或为多发性乳头状肿物，切面常可见小的囊腔

呈分叶状结构，腺体囊状扩张或被挤压成裂隙状，间叶性成分穿插生长于其间

病理诊断常规

"袖套样结构"，围绕腺体/裂隙的间质成分细胞更密集，可见细胞非典型性（轻至中度）和分裂活性（通常超过 1 个/10HP）

肉瘤成分过度生长是指肿瘤中肉瘤成分超过整个肿瘤的 25%

鉴别诊断：

需与腺纤维瘤鉴别；在肉瘤成分的刺激下，腺肉瘤的局灶上皮可出现轻度的非典型性，不能据此诊断为"癌肉瘤"。

4. 子宫内膜间质肿瘤

子宫内膜间质肿瘤由形态上类似于增殖期子宫内膜间质细胞的肿瘤细胞构成。

病理诊断常规：

根据肿瘤边界是否具有浸润和细胞学异型性的大小，将其分为 4 种亚型

非浸润性生长且细胞异型性小的良性子宫内膜间质结节

浸润性生长但细胞异型性小的低级别子宫内膜间质肉瘤

浸润性生长，在细胞形态上或生长方式上具有子宫内膜间质肿瘤的某些特征，典型的低级别区域与异型性明显的高级别区域混合存在的高级别子宫内膜间质肉瘤

浸润性生长且细胞高度异型，失去子宫内膜间质细胞的特点，具有高度恶性生物学行为的未分化子宫肉瘤

病理诊断常规

强调分子遗传学上的改变：低级别：t（7；17）（p21；q15）导致 *JAZF1-SUZ*12（*JJAZ*1）基因融合，高级别：t（10；17）（q22；p13）导致 *YWHAE-FAM*22 基因融合

子宫内膜间质结节与子宫内膜间质肉瘤在镜下的形态完全一致。二者的区别点在于生长方式：间质结节无肌层和脉管内浸润，而间质肉瘤一定会向肌层内浸润性生长，并常常伴有淋巴管内瘤栓

未分化子宫肉瘤肿瘤细胞的异型性明显，已经失去增殖期子宫内膜间质细胞的特点，且缺乏典型的生长方式和螺旋小动脉

鉴别诊断：

间质肉瘤应与富于细胞型平滑肌瘤鉴别诊断；未分化子宫肉瘤应与癌肉瘤鉴别。

四、子宫内膜恶性肿瘤

1. 子宫内膜样癌

子宫内膜样癌是子宫体最常见的上皮性恶性肿瘤，与持续性、非拮抗性雌激素刺激有关，属Ⅰ型子宫内膜癌。

病理诊断常规：

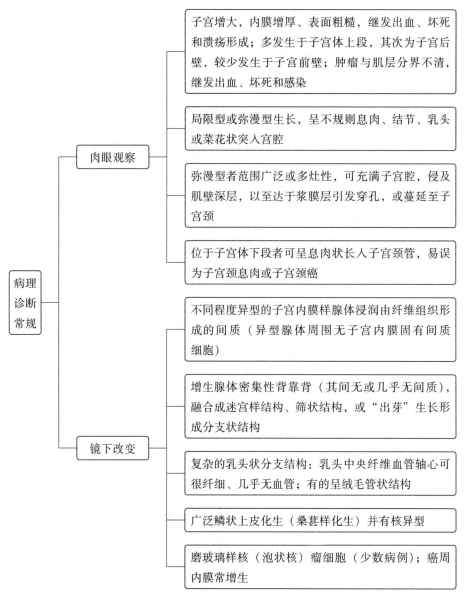

病理诊断常规

肉眼观察

- 子宫增大，内膜增厚、表面粗糙，继发出血、坏死和溃疡形成；多发生于子宫体上段，其次为子宫后壁，较少发生于子宫前壁；肿瘤与肌层分界不清，继发出血、坏死和感染
- 局限型或弥漫型生长，呈不规则息肉、结节、乳头或菜花状突入宫腔
- 弥漫型者范围广泛或多灶性，可充满子宫腔，侵及肌壁深层，以至达于浆膜层引发穿孔，或蔓延至子宫颈
- 位于子宫体下段者可呈息肉状长入子宫颈管，易误为子宫颈息肉或子宫颈癌

镜下改变

- 不同程度异型的子宫内膜样腺体浸润由纤维组织形成的间质（异型腺体周围无子宫内膜固有间质细胞）
- 增生腺体密集性背靠背（其间无或几乎无间质），融合成迷宫样结构、筛状结构，或"出芽"生长形成分支状结构
- 复杂的乳头状分支结构：乳头中央纤维血管轴心可很纤细、几乎无血管；有的呈绒毛管状结构
- 广泛鳞状上皮化生（桑葚样化生）并有核异型
- 磨玻璃样核（泡状核）瘤细胞（少数病例）；癌周内膜常增生

2. 子宫浆液性癌

子宫浆液性癌多见于绝经后的老年女性，是Ⅱ型子宫内膜癌的主要亚型。
病理诊断常规：

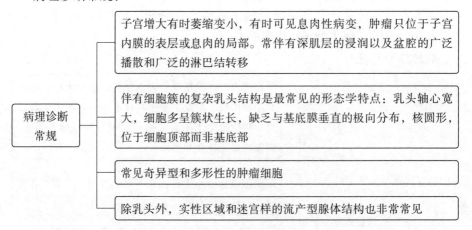

病理诊断常规

- 子宫增大有时萎缩变小，有时可见息肉性病变，肿瘤只位于子宫内膜的表层或息肉的局部。常伴有深肌层的浸润以及盆腔的广泛播散和广泛的淋巴结转移
- 伴有细胞簇的复杂乳头结构是最常见的形态学特点：乳头轴心宽大，细胞多呈簇状生长，缺乏与基底膜垂直的极向分布，核圆形，位于细胞顶部而非基底部
- 常见奇异型和多形性的肿瘤细胞
- 除乳头外，实性区域和迷宫样的流产型腺体结构也非常常见

鉴别诊断：

需与子宫内膜样癌及表面嗜酸性乳头状合体细胞性化生相鉴别。

3. 子宫透明细胞癌

子宫透明细胞癌是Ⅱ型子宫内膜癌，多发生于绝经后妇女。缺乏非拮抗
性雌激素刺激的背景，多发生于萎缩的子宫内膜背景之上。发病率较浆液性
癌低。

病理诊断常规：

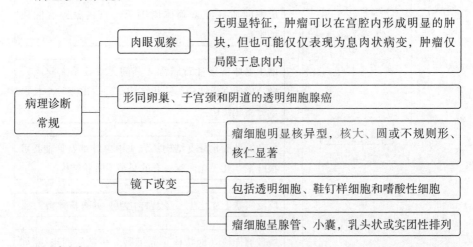

病理诊断常规

- 肉眼观察：无明显特征，肿瘤可以在宫腔内形成明显的肿块，但也可能仅仅表现为息肉状病变，肿瘤仅局限于息肉内
- 形同卵巢、子宫颈和阴道的透明细胞腺癌
- 镜下改变：
  - 瘤细胞明显核异型，核大、圆或不规则形、核仁显著
  - 包括透明细胞、鞋钉样细胞和嗜酸性细胞
  - 瘤细胞呈腺管、小囊，乳头状或实团性排列

鉴别诊断：

需要与浆液性（乳头状）腺癌、分泌型子宫内膜样癌、黏液性腺癌和转

移至子宫内膜的肾透明细胞癌相鉴别。

4. 子宫体癌肉瘤

子宫体癌肉瘤或恶性中胚叶混合瘤是一种高度恶性肿瘤。现认为其肉瘤成分是从腺癌细胞通过去分化的过程而产生。

病理诊断常规：

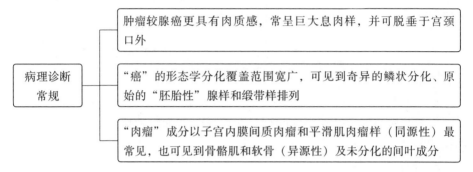

```
┌──────────┐   ┌─────────────────────────────────────────────────┐
│          │───│ 肿瘤较腺癌更具有肉质感，常呈巨大息肉样，并可脱垂于宫颈 │
│          │   │ 口外                                              │
│ 病理诊断  │   ├─────────────────────────────────────────────────┤
│   常规   │───│ "癌"的形态学分化覆盖范围宽广，可见到奇异的鳞状分化、原 │
│          │   │ 始的"胚胎性"腺样和缎带样排列                         │
│          │   ├─────────────────────────────────────────────────┤
│          │───│ "肉瘤"成分以子宫内膜间质肉瘤和平滑肌肉瘤样（同源性）最 │
│          │   │ 常见，也可见到骨骼肌和软骨（异源性）及未分化的间叶成分 │
└──────────┘   └─────────────────────────────────────────────────┘
```

鉴别诊断：

需与腺肉瘤及伴性索分化的子宫内膜间质肉瘤相鉴别。

五、子宫腺瘤样瘤

子宫腺瘤样瘤是一种起源于子宫浆膜间皮，位于浆膜下或肌壁内、形成腺样结构的良性肿瘤。

病理诊断常规：

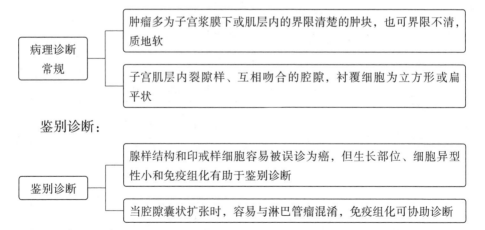

```
┌──────────┐   ┌─────────────────────────────────────────────────┐
│ 病理诊断  │───│ 肿瘤多为子宫浆膜下或肌层内的界限清楚的肿块，也可界限不清， │
│   常规   │   │ 质地软                                             │
│          │   ├─────────────────────────────────────────────────┤
│          │───│ 子宫肌层内裂隙样、互相吻合的腔隙，衬覆细胞为立方形或扁 │
│          │   │ 平状                                              │
└──────────┘   └─────────────────────────────────────────────────┘
```

鉴别诊断：

```
┌──────────┐   ┌─────────────────────────────────────────────────┐
│ 鉴别诊断  │───│ 腺样结构和印戒样细胞容易被误诊为癌，但生长部位、细胞异型 │
│          │   │ 性小和免疫组化有助于鉴别诊断                         │
│          │   ├─────────────────────────────────────────────────┤
│          │───│ 当腔隙囊状扩张时，容易与淋巴管瘤混淆，免疫组化可协助诊断 │
└──────────┘   └─────────────────────────────────────────────────┘
```

六、滋养细胞肿瘤

1. 胎盘部位结节

胎盘部位结节是由绒毛膜型中间型滋养细胞形成的结节或斑片，是一种非肿瘤性、非胎块性病变，多见于育龄妇女中偶然发现，无恶性潜能及不良预后。

病理诊断常规：

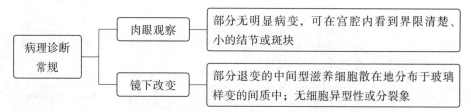

	肉眼观察	部分无明显病变，可在宫腔内看到界限清楚、小的结节或斑块
病理诊断常规	镜下改变	部分退变的中间型滋养细胞散在地分布于玻璃样变的间质中；无细胞异型性或分裂象

鉴别诊断：

需要与胎盘部位滋养细胞肿瘤、上皮样滋养细胞肿瘤及玻璃样变的蜕膜组织相鉴别。

2. 水泡状胎块

由异常受精所产生的、伴有绒毛水肿及不同程度滋养细胞增生的异常胎盘，根据体细胞遗传学的特点，分为部分性水疱状胎块和完全性水疱状胎块。

病理诊断常规：

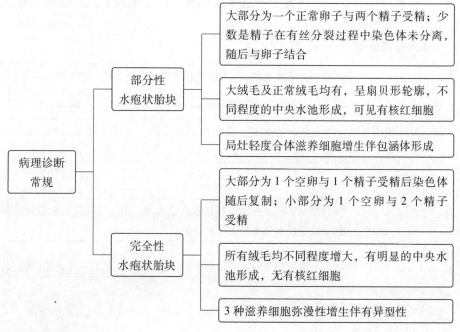

		大部分为一个正常卵子与两个精子受精；少数是精子在有丝分裂过程中染色体未分离，随后与卵子结合
	部分性水疱状胎块	大绒毛及正常绒毛均有，呈扇贝形轮廓，不同程度的中央水池形成，可见有核红细胞
病理诊断常规		局灶轻度合体滋养细胞增生伴包涵体形成
		大部分为1个空卵与1个精子受精后染色体随后复制；小部分为1个空卵与2个精子受精
	完全性水疱状胎块	所有绒毛均不同程度增大，有明显的中央水池形成，无有核红细胞
		3种滋养细胞弥漫性增生伴有异型性

鉴别诊断：

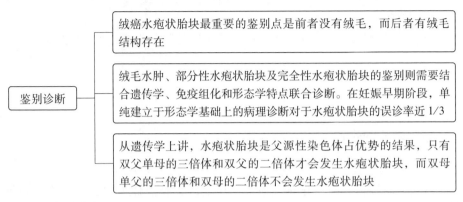

鉴别诊断
- 绒癌水疱状胎块最重要的鉴别点是前者没有绒毛，而后者有绒毛结构存在
- 绒毛水肿、部分性水疱状胎块及完全性水疱状胎块的鉴别则需要结合遗传学、免疫组化和形态学特点联合诊断。在妊娠早期阶段，单纯建立于形态学基础上的病理诊断对于水疱状胎块的误诊率近 1/3
- 从遗传学上讲，水疱状胎块是父源性染色体占优势的结果，只有双父单母的三倍体和双父的二倍体才会发生水疱状胎块，而双母单父的三倍体和双母的二倍体不会发生水疱状胎块

3. 绒毛膜癌

与妊娠相关的滋养细胞恶性肿瘤，肿瘤中没有绒毛，有大片双相分化特点。可继发于葡萄胎、流产后以及正常/异位妊娠后。

病理诊断常规：

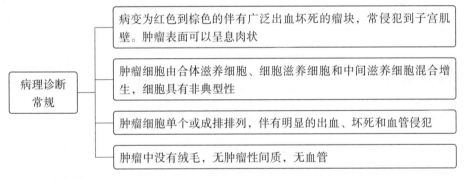

病理诊断常规
- 病变为红色到棕色的伴有广泛出血坏死的瘤块，常侵犯到子宫肌壁。肿瘤表面可以呈息肉状
- 肿瘤细胞由合体滋养细胞、细胞滋养细胞和中间滋养细胞混合增生，细胞具有非典型性
- 肿瘤细胞单个或成排排列，伴有明显的出血、坏死和血管侵犯
- 肿瘤中没有绒毛，无肿瘤性间质，无血管

鉴别诊断：

需与妊娠早期及胎盘部位滋养细胞肿瘤相鉴别。

4. 胎盘部位滋养细胞肿瘤

胎盘部位滋养细胞肿瘤是以种植部位中间滋养细胞为主要成分的肿瘤，缺乏绒毛膜癌中的双向结构。

病理诊断常规：

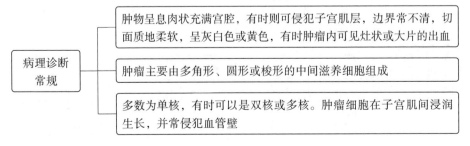

病理诊断常规
- 肿物呈息肉状充满宫腔，有时则可侵犯子宫肌层，边界常不清，切面质地柔软，呈灰白色或黄色，有时肿瘤内可见灶状或大片的出血
- 肿瘤主要由多角形、圆形或梭形的中间滋养细胞组成
- 多数为单核，有时可以是双核或多核。肿瘤细胞在子宫肌间浸润生长，并常侵犯血管壁

鉴别诊断：

需与胎盘部位过度反应、绒毛膜上皮癌及上皮样平滑肌肉瘤相鉴别。

第四节 输卵管疾病

一、输卵管炎症

1. 急性输卵管炎

急性输卵管炎一般由化脓菌引起，病变以黏膜炎症为主，可有输卵管等组织充血渗出，腔内脓性渗出物等流入盆腔，引起盆腔腹膜炎，重者形成盆腔脓肿；炎症扩散到卵巢，形成输卵管卵巢炎或脓肿。急性炎症的渗出物脓液中常可查到致病微生物。

病理诊断常规：

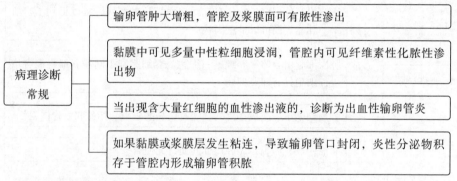

病理诊断常规

- 输卵管肿大增粗，管腔及浆膜面可有脓性渗出
- 黏膜中可见多量中性粒细胞浸润，管腔内可见纤维素性化脓性渗出物
- 当出现含大量红细胞的血性渗出液的，诊断为出血性输卵管炎
- 如果黏膜或浆膜层发生粘连，导致输卵管口封闭，炎性分泌物积存于管腔内形成输卵管积脓

2. 慢性输卵管炎

急性炎症治疗不及时，则可转为慢性输卵管炎；慢性输卵管炎症急性发作表现为急性炎症。肉眼可见输卵管红肿，盆腔脏器亦呈充血、水肿、渗出等炎症变化，按压输卵管可有脓液流出，可能见到输卵管卵巢等盆腔脓肿改变。

病理诊断常规：

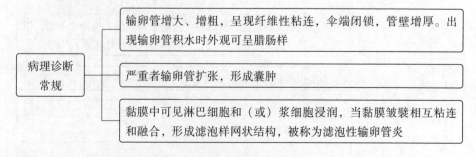

病理诊断常规

- 输卵管增大、增粗，呈现纤维性粘连，伞端闭锁，管壁增厚。出现输卵管积水时外观可呈腊肠样
- 严重者输卵管扩张，形成囊肿
- 黏膜中可见淋巴细胞和（或）浆细胞浸润，当黏膜皱襞相互粘连和融合，形成滤泡样网状结构，被称为滤泡性输卵管炎

二、输卵管肿瘤

1. 腺瘤样瘤

腺瘤样瘤是输卵管最为常见的良性肿瘤，它起源于间皮。

病理诊断常规：

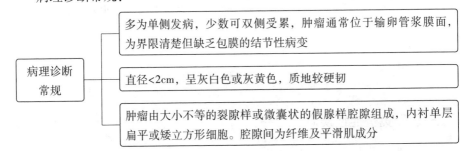

病理诊断常规

- 多为单侧发病，少数可双侧受累，肿瘤通常位于输卵管浆膜面，为界限清楚但缺乏包膜的结节性病变
- 直径<2cm，呈灰白色或灰黄色，质地较硬韧
- 肿瘤由大小不等的裂隙样或微囊状的假腺样腔隙组成，内衬单层扁平或矮立方形细胞。腔隙间为纤维及平滑肌成分

鉴别诊断：

需与淋巴管瘤、恶性间皮瘤以及具有印戒细胞表现的腺癌相鉴别。

2. 输卵管腺癌

原发性输卵管癌主要为浆液性，可见于 BRCA 基因突变携带者或散发病例，与传统认识不同，原发性输卵管癌常可表现为自身肿瘤微小或隐匿，却以卵巢肿块或肿瘤盆腔广泛扩散为突出表现。输卵管上皮内癌在盆腔浆液性腺癌中十分常见，卵巢或腹膜高级别浆液性腺癌大多源自输卵管。

病理诊断常规：

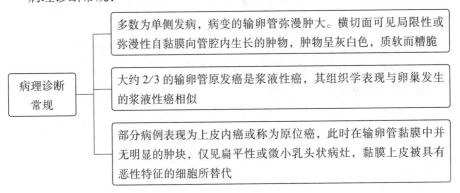

病理诊断常规

- 多数为单侧发病，病变的输卵管弥漫肿大。横切面可见局限性或弥漫性自黏膜向管腔内生长的肿物，肿物呈灰白色，质软而糟脆
- 大约 2/3 的输卵管原发癌是浆液性癌，其组织学表现与卵巢发生的浆液性癌相似
- 部分病例表现为上皮内癌或称为原位癌，此时在输卵管黏膜中并无明显的肿块，仅见扁平性或微小乳头状病灶，黏膜上皮被具有恶性特征的细胞所替代

三、输卵管妊娠相关性疾病

输卵管是异位妊娠最为好发的部位。大约 50%的输卵管异位妊娠发生在输卵管的壶腹部，其次在峡部，间质部及伞端少见。

病理诊断常规：

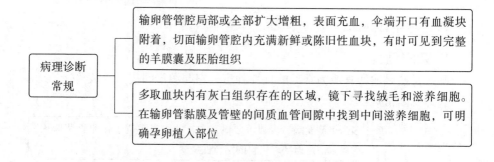

病理诊断常规

输卵管管腔局部或全部扩大增粗，表面充血，伞端开口有血凝块附着，切面输卵管腔内充满新鲜或陈旧性血块，有时可见到完整的羊膜囊及胚胎组织

多取血块内有灰白组织存在的区域，镜下寻找绒毛和滋养细胞。在输卵管黏膜及管壁的间质血管间隙中找到中间滋养细胞，可明确孕卵植入部位

第五节 卵 巢 疾 病

一、卵巢炎症性疾病

1. 急性卵巢炎

由于卵巢和输卵管的关系是部位相互邻近的关系，故卵巢炎大多继发于输卵管炎症。主要致病菌为链球菌、葡萄球菌、大肠杆菌等。单纯的卵巢炎是由于身体其他部位的感染病灶引发。

病理诊断常规：

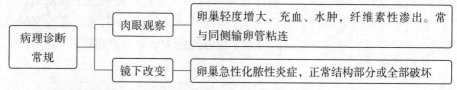

病理诊断常规

肉眼观察　卵巢轻度增大、充血、水肿，纤维素性渗出。常与同侧输卵管粘连

镜下改变　卵巢急性化脓性炎症，正常结构部分或全部破坏

2. 慢性卵巢炎

慢性卵巢炎也称慢性输卵管炎或慢性输卵管卵巢炎。输卵管卵巢炎的急性期，若治疗延误或不彻底，迁延日久则形成慢性。

病理诊断常规：

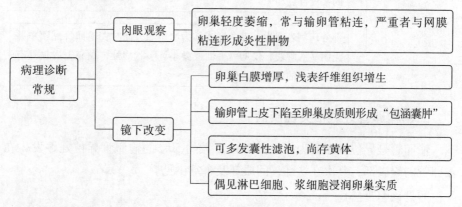

病理诊断常规

肉眼观察　卵巢轻度萎缩，常与输卵管粘连，严重者与网膜粘连形成炎性肿物

镜下改变

卵巢白膜增厚，浅表纤维组织增生

输卵管上皮下陷至卵巢皮质则形成"包涵囊肿"

可多发囊性滤泡，尚存黄体

偶见淋巴细胞、浆细胞浸润卵巢实质

鉴别诊断：

需与多囊卵巢及卵巢结核病相鉴别。

二、卵巢肿瘤

1. 卵巢良性浆液性肿瘤

浆液性肿瘤是最多见的卵巢上皮间质肿瘤，其中良性、交界性及恶性肿瘤的比例分别约为 60%、10% 和 30%。良性浆液性肿瘤双侧发生约占 20%。

病理诊断常规：

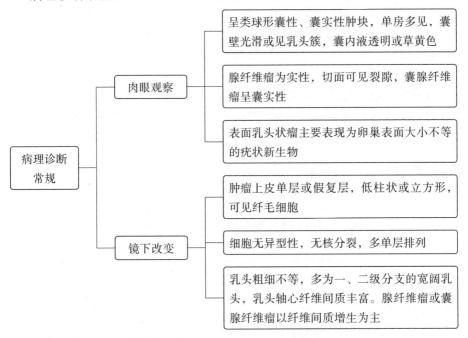

2. 交界性浆液性肿瘤

交界性浆液性肿瘤具有低度恶性潜能。双侧发生率为 25%~40%。

病理诊断常规：

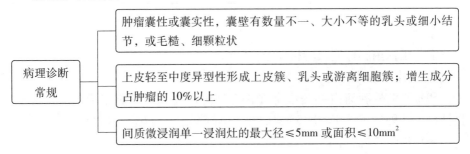

续流程

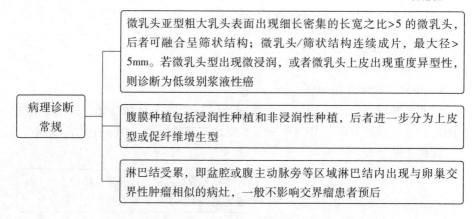

病理诊断常规

- 微乳头亚型粗大乳头表面出现细长密集的长宽之比>5 的微乳头，后者可融合呈筛状结构；微乳头/筛状结构连续成片，最大径>5mm。若微乳头型出现微浸润，或者微乳头上皮出现重度异型性，则诊断为低级别浆液性癌
- 腹膜种植包括浸润性种植和非浸润性种植，后者进一步分为上皮型或促纤维增生型
- 淋巴结受累，即盆腔或腹主动脉旁等区域淋巴结内出现与卵巢交界性肿瘤相似的病灶，一般不影响交界瘤患者预后

3. 浆液性癌

浆液性癌是卵巢最常见的恶性肿瘤。2/3 为双侧性。一旦浆液性腺癌合并有腹腔积液或转移则出现等胃肠道症状，如腹胀、消化不良或排便困难等。由于肿物的大小及所在部位，可有隐痛或压迫性症状，表现为排尿困难或不畅等。

病理诊断常规：

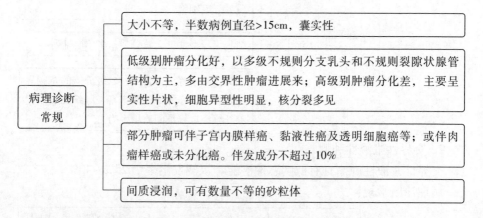

病理诊断常规

- 大小不等，半数病例直径>15cm，囊实性
- 低级别肿瘤分化好，以多级不规则分支乳头和不规则裂隙状腺管结构为主，多由交界性肿瘤进展来；高级别肿瘤分化差，主要呈实性片状，细胞异型性明显，核分裂多见
- 部分肿瘤可伴子宫内膜样癌、黏液性癌及透明细胞癌等；或伴肉瘤样癌或未分化癌。伴发成分不超过 10%
- 间质浸润，可有数量不等的砂粒体

鉴别诊断：

需与子宫内膜样癌及转移性癌相鉴别。

4. 良性黏液性肿瘤

卵巢黏液性肿瘤由部分或全部含有细胞内黏液的细胞组成的一类肿瘤。良性黏液性肿瘤多见于 30~50 岁妇女。单侧发生，约 5% 为双侧性。

病理诊断常规：

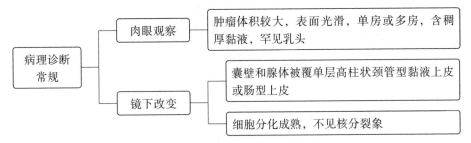

5. 交界性黏液性肿瘤

交界性黏液性肿瘤具有低度恶性潜能，发病高峰年龄为 35~47 岁。其可分为肠型（占 85%）和宫颈内膜型（15%）。

病理诊断常规：

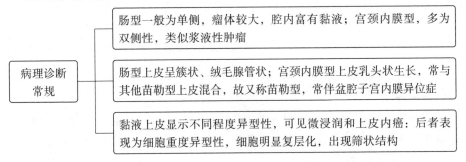

6. 卵泡膜瘤

卵泡膜瘤一般发生于 40 岁以上女性，75% 为绝经后，一般为单侧发生。可分为典型卵泡膜瘤和黄素化卵泡膜瘤。

病理诊断常规：

鉴别诊断：

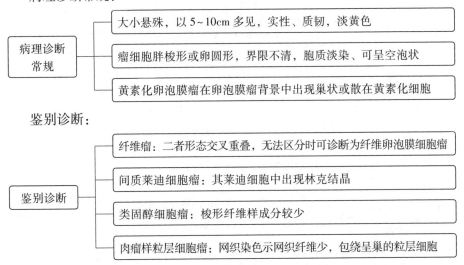

7. 纤维瘤

纤维瘤是最常见的性索-间质肿瘤。绝大多数纤维瘤发生于 30 岁以上的妇女，平均发病 50 岁。

病理诊断常规：

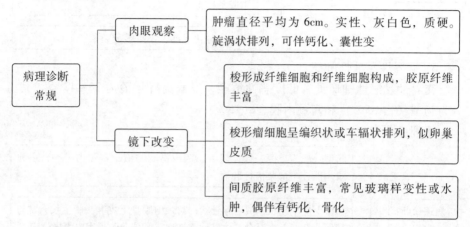

鉴别诊断：

需与卵巢平滑肌瘤、卵巢重度水肿、卵巢硬化间质瘤、卵巢神经鞘瘤、卵巢纤维瘤病及卵泡膜细胞瘤相鉴别。

8. 非特异性类固醇细胞瘤

非特异性类固醇细胞瘤是最常见的类固醇细胞瘤亚型，占卵巢类固醇细胞瘤的 60%，患者平均年龄 43 岁，绝大多数单侧发生。

病理诊断常规：

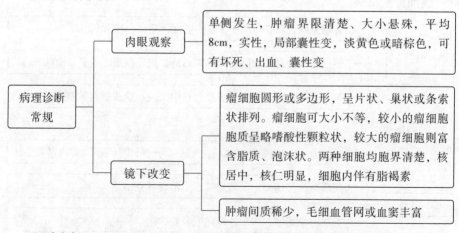

鉴别诊断：

需与妊娠黄体瘤、黄素化卵泡膜瘤、透明细胞癌等相鉴别。

9. 无性细胞瘤

无性细胞瘤是由单一增生的原始生殖细胞构成的肿瘤，好发于生育年龄。少数可伴有血浆 hCG 水平增高。

病理诊断常规：

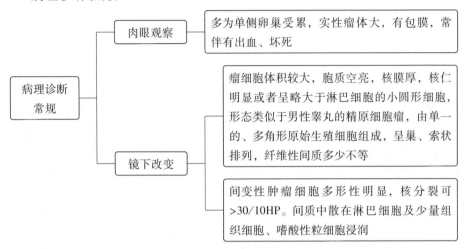

肉眼观察：多为单侧卵巢受累，实性瘤体大，有包膜，常伴有出血、坏死

镜下改变：
- 瘤细胞体积较大，胞质空亮，核膜厚，核仁明显或者呈略大于淋巴细胞的小圆形细胞，形态类似于男性睾丸的精原细胞瘤，由单一的、多角形原始生殖细胞组成，呈巢、索状排列，纤维性间质多少不等
- 间变性肿瘤细胞多形性明显，核分裂可 >30/10HP。间质中散在淋巴细胞及少量组织细胞、嗜酸性粒细胞浸润

鉴别诊断：

需与胚胎性癌及透明细胞癌相鉴别。

10. 卵黄囊瘤

卵黄囊瘤为原始畸胎样分化的恶性生殖细胞肿瘤。单侧发生，生长迅速，高度恶性，主要发生于年轻女性和幼儿。

病理诊断常规：

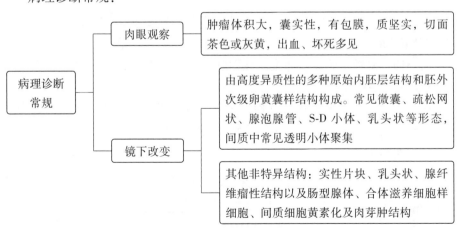

肉眼观察：肿瘤体积大，囊实性，有包膜，质坚实，切面茶色或灰黄，出血、坏死多见

镜下改变：
- 由高度异质性的多种原始内胚层结构和胚外次级卵黄囊样结构构成。常见微囊、疏松网状、腺泡腺管、S-D 小体、乳头状等形态，间质中常见透明小体聚集
- 其他非特异结构：实性片块、乳头状、腺纤维瘤性结构以及肠型腺体、合体滋养细胞样细胞、间质细胞黄素化及肉芽肿结构

鉴别诊断：

需与胚胎性癌、子宫内膜样腺癌及透明细胞癌相鉴别。

11. 卵巢小细胞癌

卵巢小细胞癌组织起源未定。可分为高钙血症型和肺型，高钙血症型好发于年轻女性，单侧发生；肺型好发于绝经后妇女，近半数为双侧卵巢发生。

病理诊断常规：

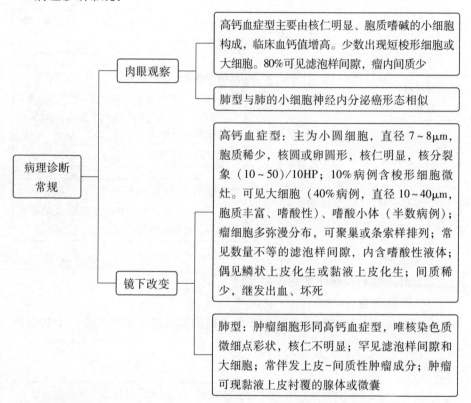

```
                        ┌─ 高钙血症型主要由核仁明显、胞质嗜碱的小细胞
                        │  构成，临床血钙值增高。少数出现短梭形细胞或
              ┌─肉眼观察─┤  大细胞。80%可见滤泡样间隙，瘤内间质少
              │         │
              │         └─ 肺型与肺的小细胞神经内分泌癌形态相似
              │
              │         ┌─ 高钙血症型：主为小圆细胞，直径7～8μm，
              │         │  胞质稀少，核圆或卵圆形，核仁明显，核分裂
 病理诊断──────┤         │  象（10～50）/10HP；10%病例含梭形细胞微
   常规       │         │  灶。可见大细胞（40%病例，直径10～40μm，
              │         │  胞质丰富、嗜酸性）、嗜酸小体（半数病例）；
              │         │  瘤细胞多弥漫分布，可聚巢或条索样排列；常
              └─镜下改变─┤  见数量不等的滤泡样间隙，内含嗜酸性液体；
                        │  偶见鳞状上皮化生或黏液上皮化生；间质稀
                        │  少，继发出血、坏死
                        │
                        └─ 肺型：肿瘤细胞形同高钙血症型，唯核染色质
                           微细点彩状，核仁不明显；罕见滤泡样间隙和
                           大细胞；常伴发上皮−间质性肿瘤成分；肿瘤
                           可现黏液上皮衬覆的腺体或微囊
```

鉴别诊断：

需与卵巢颗粒细胞瘤、卵巢恶性淋巴瘤及卵巢神经外胚层肿瘤相鉴别。

12. 中肾管残件肿瘤

中肾管残件肿瘤大多数为良性，中年女性多见。好发于卵巢门、输卵管系膜、子宫侧面及阴道侧壁，个别可复发或转移。

病理诊断常规：

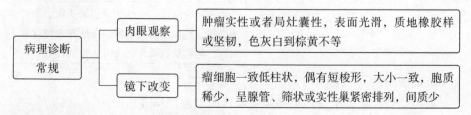

```
              ┌─肉眼观察─ 肿瘤实性或者局灶囊性，表面光滑，质地橡胶样
              │          或坚韧，色灰白到棕黄不等
 病理诊断──────┤
   常规       │
              └─镜下改变─ 瘤细胞一致低柱状，偶有短梭形，大小一致，胞质
                         稀少，呈腺管、筛状或实性巢紧密排列，间质少
```

鉴别诊断：

需要与粒层细胞瘤、透明细胞癌及支持-间质细胞瘤等相鉴别。

13. 卵巢转移性肿瘤

卵巢转移性肿瘤来自消化系统的转移性黏液或印戒细胞癌，称为 Krukenberg 瘤。最常见的原发部位有女性生殖道、大肠、胃与乳腺。

病理诊断常规：

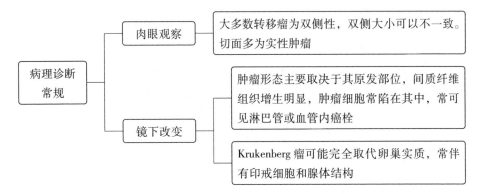

鉴别诊断：

需与原发癌相鉴别。

三、卵巢瘤样病变

1. 卵巢黄体囊肿

卵巢黄体囊肿可由于某种原因引起囊肿破损、出血，严重者可引起急腹症，出现腹痛及阴道流血，而与异位妊娠破裂极为相似。

病理诊断常规：

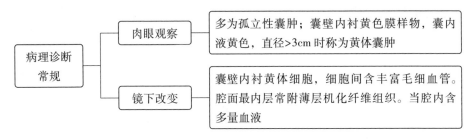

2. 子宫内膜异位囊肿

子宫内膜异位症（内异症）是指子宫内膜组织（腺体和间质）出现在子宫体以外的部位，是生育年龄妇女的多发病，主要引起疼痛及不孕。

病理诊断常规：

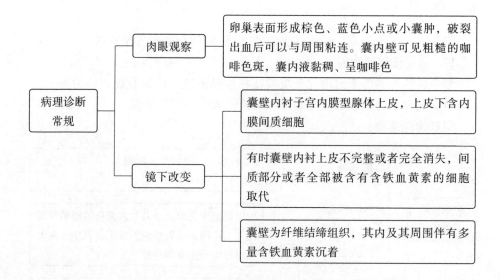

第十一章

乳腺常见疾病的病理诊断常规

第一节　乳腺炎症

一、急性化脓性乳腺炎

急性化脓性乳腺炎起病时可有寒战、高热、脉率加快等症状。

病理诊断常规：

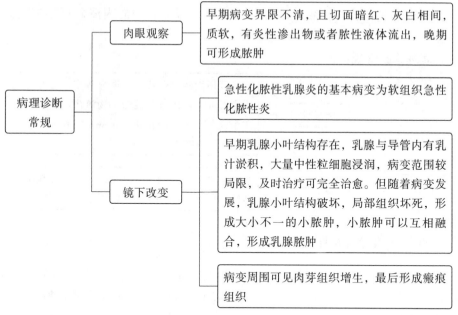

鉴别诊断：

需与乳房内积乳性脓肿、肉芽肿性小叶性乳腺炎、乳腺皮肤丹毒及浆细胞性乳腺炎相鉴别。

二、乳头乳晕炎

乳头乳晕炎一般发生在哺乳期，常有外伤或者乳头湿疹、先天性乳头内陷等病史。细菌通过破损的乳头部皮肤或者导管侵入，引起乳头与乳晕区肿大。钼靶片上乳头部位呈球形致密区，可见乳头内小囊肿，偶有钙化。

病理诊断常规：

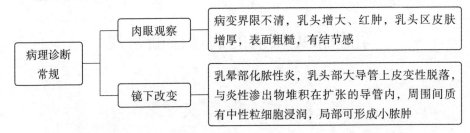

病理诊断常规	肉眼观察	病变界限不清，乳头增大、红肿，乳头区皮肤增厚，表面粗糙，有结节感
	镜下改变	乳晕部化脓性炎，乳头部大导管上皮变性脱落，与炎性渗出物堆积在扩张的导管内，周围间质有中性粒细胞浸润，局部可形成小脓肿

三、乳腺脓肿

乳腺脓肿主要由乳腺导管破裂感染引起，多发生在哺乳期，乳房可触及单个或者多个结节或者包块，皮肤改变不明显。部位较浅的脓肿有波动感，可以形成脓腔，脓液可以自乳头流出；深部脓肿向内溃破可形成乳房后脓肿。

病理诊断常规：

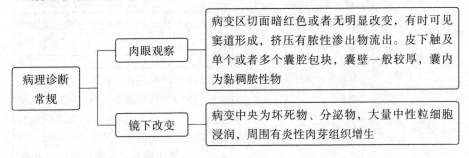

病理诊断常规	肉眼观察	病变区切面暗红色或者无明显改变，有时可见窦道形成，挤压有脓性渗出物流出。皮下触及单个或者多个囊腔包块，囊壁一般较厚，囊内为黏稠脓性物
	镜下改变	病变中央为坏死物、分泌物，大量中性粒细胞浸润，周围有炎性肉芽组织增生

四、乳腺导管扩张症

乳腺导管扩张症也称导管周围性乳腺炎，是以大导管（可累及叶间导管）扩张为基础的乳腺慢性炎症，在不同阶段有不同的临床表现和病理特征，包括浆细胞性乳腺炎。

病理诊断常规：

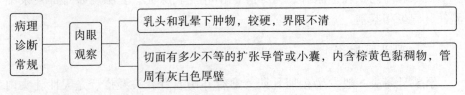

病理诊断常规	肉眼观察	乳头和乳晕下肿物，较硬，界限不清
		切面有多少不等的扩张导管或小囊，内含棕黄色黏稠物，管周有灰白色厚壁

续流程

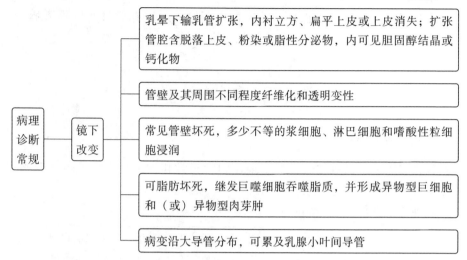

鉴别诊断：

需与浸润性癌、肉芽肿性小叶性乳腺炎、感染性肉芽肿、脂肪坏死、乳汁潴留性囊肿及囊肿病等相鉴别。

五、乳腺脂肪坏死

脂肪坏死是发生在乳腺脂肪组织的凝固性或液化性坏死。临床表现有时酷似乳腺癌。

病理诊断常规：

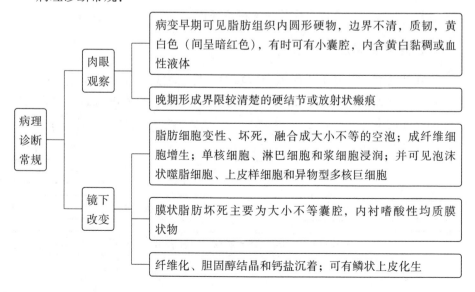

鉴别诊断：

需与浸润性癌、寄生虫病、感染性肉芽肿病、肉芽肿性小叶性乳腺炎、其他肉芽肿病变及乳腺导管扩张症等相鉴别。

第二节　乳腺腺瘤

一、管状腺瘤

管状腺瘤由大量较为一致的密集排列的腺管和少量纤维结缔组织构成的乳腺良性肿瘤。

病理诊断常规：

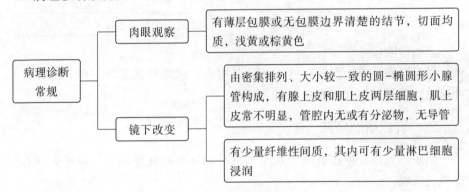

鉴别诊断：

需与小管癌、腺管状腺病及纤维腺瘤等相鉴别。

二、泌乳型腺瘤

泌乳型腺瘤一般见于妊娠和产后女性，是一种具有明显分泌现象的乳腺良性肿瘤。有人认为多数病变是伴泌乳改变的增生性小叶的融合，故视为结节性泌乳性增生为好。

病理诊断常规：

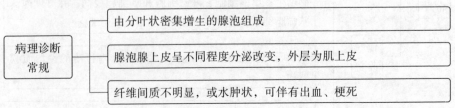

鉴别诊断：

需与分泌型癌、假分泌性增生、妊娠及哺乳期乳腺、管状腺瘤及泌乳乳腺伴乳腺癌等相鉴别。

三、大汗腺型腺瘤

大汗腺型腺瘤是一种伴明显大汗腺化生及增生或乳头状顶浆分泌改变的良性肿瘤。有人认为是大汗腺型结节性腺病。

病理诊断常规：

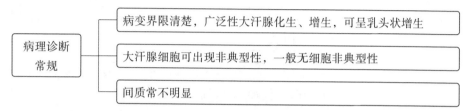

病理诊断常规 —
- 病变界限清楚，广泛性大汗腺化生、增生，可呈乳头状增生
- 大汗腺细胞可出现非典型性，一般无细胞非典型性
- 间质常不明显

鉴别诊断：

需与大汗腺癌、增生性病变伴大汗腺化生、分泌型癌、泌/假分泌乳腺及纤维腺瘤等相鉴别。

第三节 乳腺良性增生性疾病

一、硬化性腺病

硬化性腺病是以小叶为中心的腺管增生伴随间质增生，致使腺管不同程度的受挤压和变形。病变呈肉眼界限清楚的结节时可称为结节状腺病或腺病瘤。

病理诊断常规：

病理诊断常规 —
- 常呈多结节状，小叶膨大但结构存在，也可有小叶融合和结构紊乱
- 腺体增生排列紊乱，常呈向心性弧形或以小叶为中心旋涡状排列
- 腺管有腺上皮和肌上皮两种细胞，腺上皮常呈立方或扁平状
- 经典病变：其构型是旋涡状小叶中心性模式，中央区纤维结缔组织有不同程度增生，常有透明变、弹力纤维增多，挤压腺体使之变形、腺腔狭小、拉长或闭塞，甚至为单排梭形细胞条索
- 肌上皮可显著增生形成梭形细胞区域，围绕小叶中心呈旋涡状排列

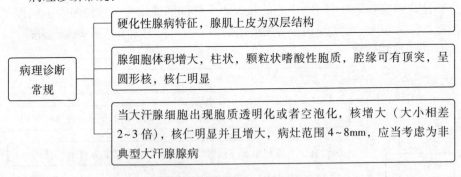

续流程

病理诊断常规 ─┬─ 外周区腺管可囊性扩张，围绕中心呈花束状

├─ 常伴有上皮增生、大汗腺化生和腺腔内微钙化

├─ 具有腺上皮和肌上皮的增生小腺管可假浸润性生长，进入邻近的间质和（或）脂肪组织内，亦可累及神经、血管

├─ 少数可有不典型增生和（或）原位癌（导管型或小叶型），亦可发生腺管内扩散

└─ 免疫组化：腺上皮表达 CK7 和 CK8/18，少许腺上皮表达 CK5/6 等；肌上皮表达 p63、calponin、SMA、CD10 等

鉴别诊断：

需与小叶性肿瘤、浸润性癌、导管原位癌、小管癌、梭形细胞癌、微腺性腺病及放射状硬化性病变等相鉴别。

二、大汗腺腺病

大汗腺腺病是指具有硬化性腺病组织结构，其腺上皮呈大汗腺样细胞形态的腺病。

病理诊断常规：

病理诊断常规 ─┬─ 硬化性腺病特征，腺肌上皮为双层结构

├─ 腺细胞体积增大，柱状，颗粒状嗜酸性胞质，腔缘可有顶突，呈圆形核，核仁明显

└─ 当大汗腺细胞出现胞质透明化或者空泡化，核增大（大小相差 2~3 倍），核仁明显并且增大，病灶范围 4~8mm，应当考虑为非典型大汗腺腺病

第四节 导管内增生性疾病

一、普通型导管增生

普通型导管（上皮）增生是一种良性导管型增生病变，或一种定向干细

胞病变。

病理诊断常规：

```
                    ┌──────────────────────────────────────────────┐
                    │ 不规则窗孔：导管内增生细胞团内形成大小不等、形状不规则  │
                  ┌─┤ 的网孔状或裂隙状腔隙，腔面不整齐，常于导管周围呈开窗样  │
                  │ │ 分布                                          │
                  │ └──────────────────────────────────────────────┘
                  │ ┌──────────────────────────────────────────────┐
                  │ │ 流水状排列：增生的上皮细胞核长轴常呈流水样或旋涡状排列，  │
                  ├─┤ 沿细胞桥或腔隙周围平行排列                          │
                  │ └──────────────────────────────────────────────┘
                  │ ┌──────────────────────────────────────────────┐
                  │ │ 成熟现象：导管基膜侧细胞体积大，排列较松散，胞质丰富淡染，  │
                  ├─┤ 核大、空、淡，核仁明显，可有核分裂；中央细胞较小，排列紧  │
                  │ │ 密，胞质少嗜酸性，核不规则、小而深染                    │
        ┌───────┐ │ └──────────────────────────────────────────────┘
        │       │ │ ┌──────────────────────────────────────────────┐
        │ 病理诊断 ├─┤ │ 增生细胞拥挤、界限不清，呈合体细胞样外观，细胞形状、胞质  │
        │ 常规   │ │ │ 着色和核大小各异（异质性细胞）                      │
        │       │ │ └──────────────────────────────────────────────┘
        └───────┘ │ ┌──────────────────────────────────────────────┐
                  │ │ 细胞核变化多样，卵圆形、肾形、梭形或不规则形，染色质颗粒  │
                  ├─┤ 状，常可见核折叠、凹陷及核沟和核内嗜酸性包涵体，核仁易见，  │
                  │ │ 核分裂罕见                                      │
                  │ └──────────────────────────────────────────────┘
                  │ ┌──────────────────────────────────────────────┐
                  │ │ 可有大汗腺化生细胞、柱状变细胞及泡沫状组织细胞等，钙化少  │
                  ├─┤ 见，偶见有坏死                                    │
                  │ └──────────────────────────────────────────────┘
                  │ ┌──────────────────────────────────────────────┐
                  │ │ 免疫组化：增生的细胞呈混合性免疫表型，表达腺上皮、肌上皮  │
                  └─┤ 及中间干细胞免疫表型，既表达低分子量角蛋白，也表达高分子  │
                    │ 量角蛋白，CK5/6呈特征性马赛克样表达，ER染色不均        │
                    └──────────────────────────────────────────────┘
```

鉴别诊断：

需与低级别导管内癌、非典型导管增生、平坦型导管上皮不典型增生相鉴别。

二、非典型导管增生

不典型导管（上皮）增生是一种肿瘤性导管内增生性病变，增生细胞与低级别的导管内癌细胞相似，但质和（或）量上达不到诊断导管内癌的全部标准。

病理诊断常规：

病理诊断常规

增生细胞形似低级别原位管癌（DCIS），细胞较小，形态单一，边界清楚，胞质淡染，可见胞质内空泡，细胞核常为圆形，均匀分布，染色质细，核仁不清，核分裂少见。呈低乳头状、簇状、棒状、拱形、僵硬桥状、"凿孔"状腔隙的筛状、实性和（或）腺样排列

部分病例受累导管与普通型导管增生（见普通型导管增生）或正常上皮并存，有多少不等的钙化。部分病例完全受累导管少于 2 个或<2mm

免疫组化：单一细胞形态肿瘤细胞常不表达高分子量角蛋白（如CK5/6），ER 弥漫阳性，与低级别导管内癌相同

鉴别诊断：

需与低级别导管内癌、普通型导管增生、乳腺发育、细胞性纤维腺瘤导管上皮旺炽性增生及胶原小体病等相鉴别。

三、导管原位癌

导管原位癌又称导管内癌和导管上皮内肿瘤 1C-3 级（WHO），包括一组异质性病变，其共同特征是肿瘤性上皮细胞局限于乳腺终末导管小叶单位腺管内。

病理诊断常规：

1. 核级别

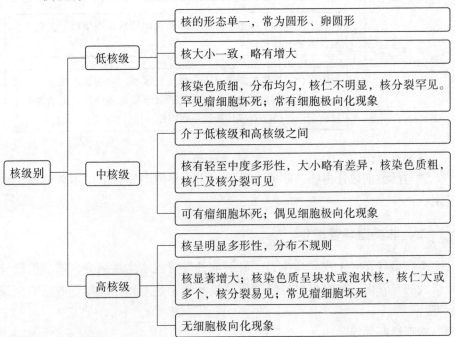

核级别

低核级
- 核的形态单一，常为圆形、卵圆形
- 核大小一致，略有增大
- 核染色质细，分布均匀，核仁不明显，核分裂罕见。罕见瘤细胞坏死；常有细胞极向化现象

中核级
- 介于低核级和高核级之间
- 核有轻至中度多形性，大小略有差异，核染色质粗，核仁及核分裂可见
- 可有瘤细胞坏死；偶见细胞极向化现象

高核级
- 核呈明显多形性，分布不规则
- 核显著增大；核染色质呈块状或泡状核，核仁大或多个，核分裂易见；常见瘤细胞坏死
- 无细胞极向化现象

2. 坏死

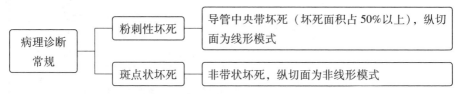

3. 低级别导管原位癌

相当于导管上皮内肿瘤1C级（WHO）和导管上皮内肿瘤1级，>2mm（AFIP），其特征如下：

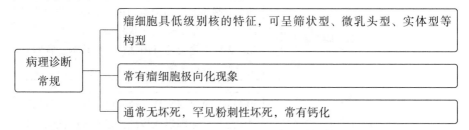

4. 中级别导管原位癌

相当于导管上皮内肿瘤2级（WHO）和导管上皮内肿瘤2级，注明范围（AFIP）。其特征如下：

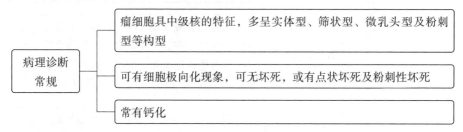

5. 高级别导管原位癌

相当于导管上皮内肿瘤3级（WHO）和导管上皮内肿瘤3级，即使单个导管就可诊断。注明范围（AFIP）其特征如下：

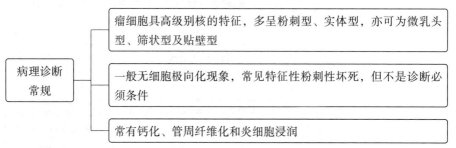

6. 特殊类型导管原位癌

大汗腺型 —— 90%以上的瘤细胞显示大汗腺细胞的细胞学特征：瘤细胞大，含有丰富的嗜酸性胞质，细胞核呈低、中或高级别，明显的核仁；常呈实性、筛状或微乳头状构型，可见坏死，管腔内可见钙化

囊性高分泌型 —— 含多数囊样结构，被覆不同增生状态的上皮细胞，局灶性筛状或微乳头状排列，囊内充满形似甲状腺胶质的嗜酸性分泌物

透明细胞型 —— 基本由胞质透明的细胞构成，界限清楚，核级别不一致，呈实体或筛状构型，可见中央型坏死；糖原组化染色可阳性；一般认为，宜归入中级别导管原位癌

神经内分泌型 —— 50%以上的瘤细胞具有神经内分泌分化：细胞呈多边形、卵圆形或梭形，胞质嗜酸性颗粒状或淡染，可有胞质黏液，核级通常较低，呈实性乳头状，可有微腺腔或菊形团，可有程度不同的坏死

印戒细胞型 —— 主要由印戒样瘤细胞组成，胞质含有黏液，通常为中级别核级，呈实体状、筛状或乳头状构型，可有中央性坏死。AB/PAS组化染色阳性，一般将印戒细胞型视为高级别导管原位癌

多形性平坦型 —— 管壁附着1~4层明显多形、异型瘤细胞，常有高级别核，腔内有或无坏死；一般认为此型为高级别导管原位癌

鳞状细胞型 —— 由鳞癌细胞构成，核级为中或高级别，呈实性，可有明显角化，偶见中央性坏死

梭形细胞型 —— 瘤细胞主要呈梭形、短梭形，形态较温和，核级常为低或中级别，通常实性排列，坏死少

基底型 —— 常为高级别导管内癌，核级高，多数是粉刺型，亦可是实体型、微乳头型，可有粉刺样坏死。免疫组化：CK5/6阳性，ER、PR、HER-2阴性

特殊类型导管原位癌

鉴别诊断：

低级别导管原位癌需与高级别导管原位癌、不典型导管增生、普通型导管增生鉴别；中级别导管原位癌需与不成熟导管增生鉴别；同时也应与小叶原位癌及微浸润及膨胀性浸润性癌等相鉴别。

四、胶原小体病

胶原小体病是由于乳腺导管和（或）腺泡腺上皮及肌上皮细胞增生，肌上皮产生丰富的基膜样物质，形成似筛状的小体样改变。

病理诊断常规：

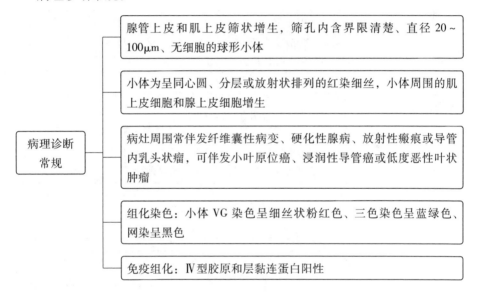

病理诊断常规

- 腺管上皮和肌上皮筛状增生，筛孔内含界限清楚、直径 20 ~ 100μm、无细胞的球形小体
- 小体为呈同心圆、分层或放射状排列的红染细丝，小体周围的肌上皮细胞和腺上皮细胞增生
- 病灶周围常伴发纤维囊性病变、硬化性腺病、放射性瘢痕或导管内乳头状瘤，可伴发小叶原位癌、浸润性导管癌或低度恶性叶状肿瘤
- 组化染色：小体 VG 染色呈细丝状粉红色、三色染色呈蓝绿色、网染呈黑色
- 免疫组化：Ⅳ型胶原和层黏连蛋白阳性

鉴别诊断：

需与腺样囊性癌、小叶原位癌、筛状导管原位癌及导管内印戒细胞癌等相鉴别。

第五节　小叶性肿瘤

小叶性肿瘤又称小叶上皮内瘤变，指发生在乳腺终末导管小叶单位内，是小叶型肿瘤细胞（缺乏细胞黏附性及极向）不典型增生谱系的病变，常为多中心性和双侧性，包括不典型小叶增生及小叶原位癌；两者区别在于单个小叶病变累及范围不同。

一、小叶原位癌

乳腺小叶原位癌是一种起源于乳腺上皮细胞的非浸润性乳腺癌。

病理诊断常规：

病理诊断常规

- 累及终末导管小叶单位（TDLU），终末导管可呈现佩吉特病样病变
- 小叶结构存在，1 个或多个小叶的腺泡不同程度膨大或变形、实性化
- 膨大腺泡内充满黏附性差的单一性小细胞，细胞边界清楚或模糊，胞质少、嗜酸性或淡染、常见小空泡，核一致性圆形、核膜清晰、染色质匀细，无核仁或不明显，核分裂罕见
- 部分病例细胞略大，具有中度异型胞质丰富，核大、染色质不均匀、深染，核仁常明显，核分裂少见
- 肌上皮细胞仍居原位，或脱离原位而与肿瘤细胞混在，也可断续分布，基膜通常完整，但不一定清晰显现
- 瘤细胞可累及毗邻导管，在导管上皮与基膜间呈佩吉特病样浸润
- 可伴有硬化性腺病、放射状瘢痕、良性乳头状病变、纤维腺瘤和胶原小体病等，部分病例细胞异型明显，核级别为 3 级，呈多形性，核大小差异 2～3 倍，伴或不伴大汗腺形态。特点如粉刺样坏死（多形性小叶原位癌）
免疫组化：80%～90%的病例 E-Cadherin 阴性，p120 异常定位于胞质内

鉴别诊断：

需与普通型旺炽性导管上皮增生、实体型导管原位癌、小叶癌化、微浸润性小叶癌、小叶透明变、乳腺妊娠样增生、良性增生性病变、良性乳头状病变及纤维腺瘤等相鉴别。

二、非典型小叶增生

非典型小叶增生是小叶内肿瘤性增生，单个小叶部分受累或形态学改变

不具有诊断小叶原位癌的全部标准。

病理诊断常规：

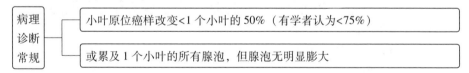

鉴别诊断：

需与小叶原位癌及腺病相鉴别。

第六节 乳腺浸润性乳腺癌

一、非特殊型浸润性癌（浸润性导管癌）

乳腺非特殊型浸润性癌是一组异质性浸润性乳腺癌，没有足够的特征归入特殊类型，占乳腺癌的 40%~70%。

病理诊断常规：

1. 经典型

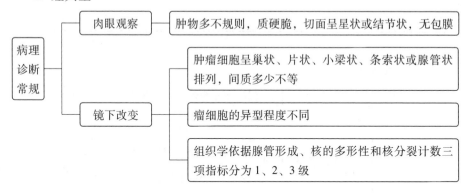

表 11-1 乳腺浸润性导管癌改良 Bloom-Richardson 半定量分级法

特　　征	积分
腺管形成	
>75%	1 分
10%~75%	2 分
<10%	3 分

续　表

特　征			积分
核多形性、异型性			
相当于正常导管上皮，规则，一致			1分
中间大小，中度多形和异型			2分
大于正常导管上皮2.5倍，明显多形和异型			3分
核分裂计数（个/10HP）			
视野直径（mm）	0.44	0.59	0.63
视野面积（mm²）	0.152	0.274	0.312
	0~5	0~9	0~11	1分
	BH 6~10	10~19	12~22	2分
	>11	>20	>23	3分
组织学分级			
Ⅰ级，分化好			3~5分
Ⅱ级，中分化			6~7分
Ⅲ级，差分化			8~9分

2. 组织学变异

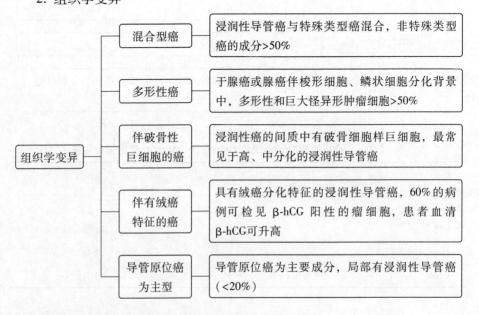

续流程

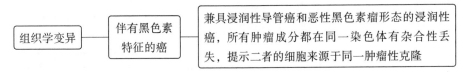

鉴别诊断：

需与腺病、放射状瘢痕、特殊类型癌、颗粒细胞瘤、恶性淋巴瘤、恶性黑色素瘤及转移癌等相鉴别。

二、特殊型浸润性乳腺癌

1. 浸润性小叶癌

浸润性小叶癌是一种有特殊生长方式的浸润性乳腺癌，癌细胞缺乏黏附性，占浸润性乳腺癌的 5%~15%。

病理诊断常规：

（1）经典型

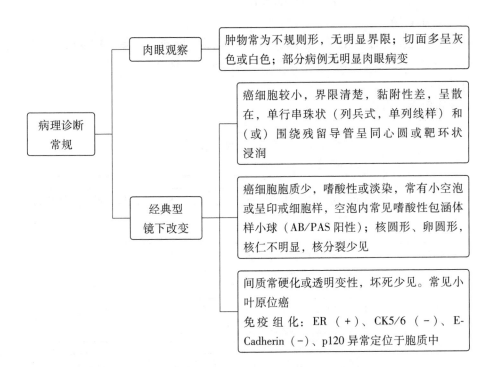

（2）组织学变异型：均具有经典型的浸润方式和（或）癌细胞的某些形

态特点，各种变型的典型图像必须占优势。

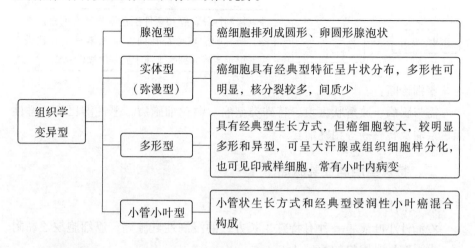

组织学变异型
- 腺泡型 —— 癌细胞排列成圆形、卵圆形腺泡状
- 实体型（弥漫型）—— 癌细胞具有经典型特征呈片状分布，多形性可明显，核分裂较多，间质少
- 多形型 —— 具有经典型生长方式，但癌细胞较大，较明显多形和异型，可呈大汗腺或组织细胞样分化，也可见印戒样细胞，常有小叶内病变
- 小管小叶型 —— 小管状生长方式和经典型浸润性小叶癌混合构成

鉴别诊断：

需与乳腺炎症及反应性病变、淋巴造血组织肿瘤、浸润性导管癌、腺病、特殊类型癌、颗粒细胞瘤、转移瘤等相鉴别。

2. 小管癌

小管癌是一种分化好、开放性、内衬单层上皮细胞小腺管构成的浸润性癌。>90%的肿瘤组织具有小管结构。50%~90%具有小管结构归入混合型，预后好。

病理诊断常规：

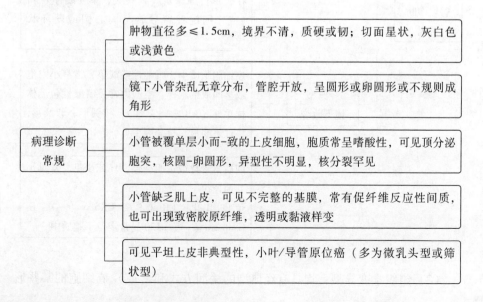

病理诊断常规
- 肿物直径多≤1.5cm，境界不清，质硬或韧；切面星状，灰白色或浅黄色
- 镜下小管杂乱无章分布，管腔开放，呈圆形或卵圆形或不规则成角形
- 小管被覆单层小而一致的上皮细胞，胞质常呈嗜酸性，可见顶分泌胞突，核圆-卵圆形，异型性不明显，核分裂罕见
- 小管缺乏肌上皮，可见不完整的基膜，常有促纤维反应性间质，也可出现致密胶原纤维，透明或黏液样变
- 可见平坦上皮非典型性，小叶/导管原位癌（多为微乳头型或筛状型）

鉴别诊断：

需与混合性小管癌、小管小叶癌、腺管型浸润性导管癌、硬化性腺病、微腺性腺病、腺管状腺病、乳头腺瘤、管状腺瘤及复杂硬化性病变等相鉴别。

3. 黏液癌

黏液癌又称胶样癌，是细胞学相对温和的肿瘤细胞团巢漂浮于细胞外黏液湖为特征的癌。黏液癌成分>90%者称为黏液癌；含有其他类型癌>10%（主要是浸润性导管癌）的黏液癌称为混合型黏液癌，诊断时应注明类型及比例。单纯型年龄大预后好。

病理诊断常规：

```
                    ┌──────────┐   ┌──────────────────────────────────────┐
                    │ 肉眼观察 ├───┤ 肿物圆形或分叶状，界限清楚，质软，切面胶 │
                    └──────────┘   │ 样感                                  │
                                   └──────────────────────────────────────┘
                                   ┌──────────────────────────────────────┐
                                   │ 大量细胞外黏液，形成大小不等的黏液池      │
                                   └──────────────────────────────────────┘
                                   ┌──────────────────────────────────────┐
                                   │ 癌细胞聚成大小、形状不等的团巢状、梁带    │
                                   │ 状、小乳头状、管状或筛状，漂浮于黏液      │
                                   │ 池中                                  │
                                   └──────────────────────────────────────┘
 ┌──────────┐                      ┌──────────────────────────────────────┐
 │ 病理诊断 │                      │ 癌细胞圆形，胞质较少、淡红染、少见黏      │
 │   常规   ├──────┐               │ 液；多为低或中级别核级，核的多形、异型    │
 └──────────┘      │               │ 常不明显，核分裂罕见                   │
                   │               └──────────────────────────────────────┘
              ┌──────────┐         ┌──────────────────────────────────────┐
              │ 镜下改变 ├─────────┤ 部分病例的癌细胞呈神经内分泌分化，偶有    │
              └──────────┘         │ 钙化和砂粒体                          │
                                   └──────────────────────────────────────┘
                                   ┌──────────────────────────────────────┐
                                   │ 少细胞型是指黏液湖内肿瘤细胞稀少          │
                                   └──────────────────────────────────────┘
                                   ┌──────────────────────────────────────┐
                                   │ 富于细胞型是指黏液湖内肿瘤细胞丰富        │
                                   └──────────────────────────────────────┘
                                   ┌──────────────────────────────────────┐
                                   │ 单纯性黏液癌是指肿瘤（>90%）黏液癌者     │
                                   └──────────────────────────────────────┘
                                   ┌──────────────────────────────────────┐
                                   │ 混合型黏液癌为含有其他类型癌（>10%）     │
                                   │ 的黏液癌                              │
                                   └──────────────────────────────────────┘
```

鉴别诊断：

需与纤维上皮肿瘤黏液变性、良性黏液囊肿样病变、隆乳黏液样充填物、叶状肿瘤黏液变、浸润性微乳头状癌及其他产生黏液的癌相鉴别。

4. 浸润性乳头状癌

浸润性乳头状癌是指一种表现为真性乳头状结构（有纤维血管轴心乳头状结构>90%）的浸润性癌，占乳腺癌不足2%。

病理诊断常规：

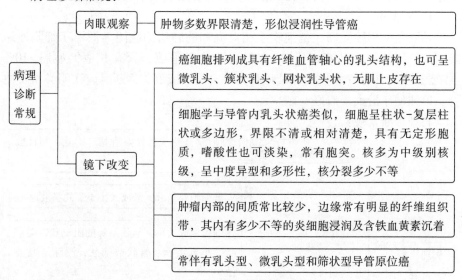

鉴别诊断：

需与囊内乳头状癌、黏液癌、导管内乳头癌及转移性乳头状癌相鉴别。

5. 浸润性大汗腺癌

浸润性大汗腺癌是指超过90%的肿瘤细胞具有大汗腺细胞的细胞学及免疫组化特征的浸润性乳腺癌，占乳腺癌的4%以上。

病理诊断常规：

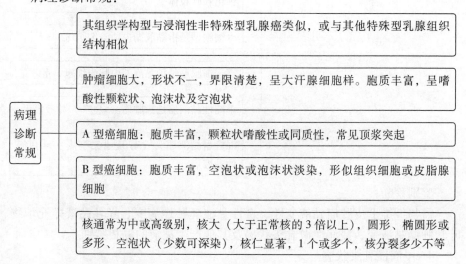

续流程

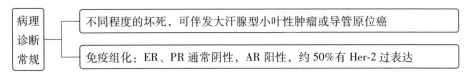

| 病理诊断常规 | 不同程度的坏死，可伴发大汗腺型小叶性肿瘤或导管原位癌 |
| | 免疫组化：ER、PR 通常阴性，AR 阳性，约 50% 有 Her-2 过表达 |

鉴别诊断：

需与非典型大汗腺化生增生性病变、嗜酸细胞癌、分泌型癌、富脂细胞癌、非典型假分泌性增生、颗粒细胞瘤、组织细胞样癌、炎性反应性病变及转移癌等相鉴别。

6. 富于脂质的癌

富于脂质的癌又称脂质分泌性癌，是一种绝大多数（≥90%）肿瘤细胞的胞质内有丰富中性脂肪的癌，占乳腺癌 1%~1.6%。

病理诊断常规：

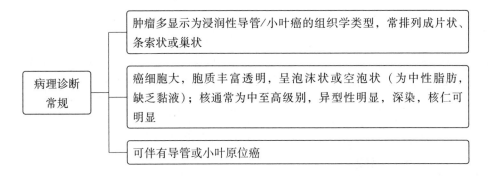

病理诊断常规	肿瘤多显示为浸润性导管/小叶癌的组织学类型，常排列成片状、条索状或巢状
	癌细胞大，胞质丰富透明，呈泡沫状或空泡状（为中性脂肪，缺乏黏液）；核通常为中至高级别，异型性明显，深染，核仁可明显
	可伴有导管或小叶原位癌

鉴别诊断：

需与富含糖原的透明细胞癌、组织细胞样癌、脂肪坏死、大汗腺癌、皮脂腺样癌、分泌型癌、上皮样脂肪肉瘤及转移性肾癌等相鉴别。

第七节　纤维上皮性肿瘤

一、纤维腺瘤

纤维腺瘤是上皮和纤维组织增生形成的乳腺良性肿瘤。多见于<30 岁的女性。完全切除不复发。

病理诊断常规：

1. 经典型

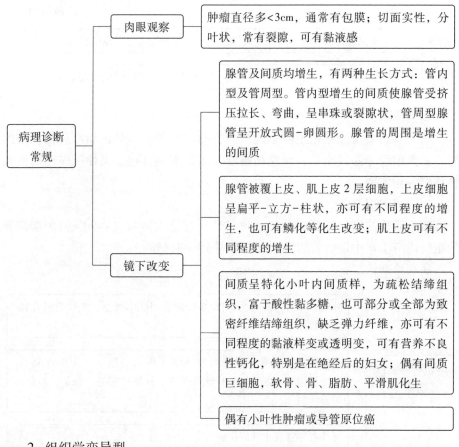

肿瘤直径多<3cm，通常有包膜；切面实性，分叶状，常有裂隙，可有黏液感

腺管及间质均增生，有两种生长方式：管内型及管周型。管内型增生的间质使腺管受挤压拉长、弯曲，呈串珠或裂隙状，管周型腺管呈开放式圆-卵圆形。腺管的周围是增生的间质

腺管被覆上皮、肌上皮2层细胞，上皮细胞呈扁平-立方-柱状，亦可有不同程度的增生，也可有鳞化等化生改变；肌上皮可有不同程度的增生

间质呈特化小叶内间质样，为疏松结缔组织，富于酸性黏多糖，也可部分或全部为致密纤维结缔组织，缺乏弹力纤维，亦可有不同程度的黏液样或透明变，可有营养不良性钙化，特别是在绝经后的妇女；偶有间质巨细胞，软骨、骨、脂肪、平滑肌化生

偶有小叶性肿瘤或导管原位癌

2. 组织学变异型

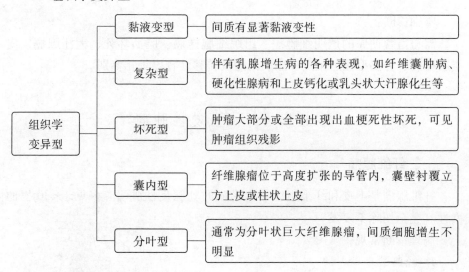

黏液变型 — 间质有显著黏液变性

复杂型 — 伴有乳腺增生病的各种表现，如纤维囊肿病、硬化性腺病和上皮钙化或乳头状大汗腺化生等

坏死型 — 肿瘤大部分或全部出现出血梗死性坏死，可见肿瘤组织残影

囊内型 — 纤维腺瘤位于高度扩张的导管内，囊壁衬覆立方上皮或柱状上皮

分叶型 — 通常为分叶状巨大纤维腺瘤，间质细胞增生不明显

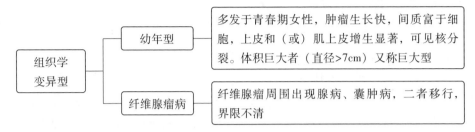

续流程

组织学变异型 —— 幼年型 —— 多发于青春期女性，肿瘤生长快，间质富于细胞，上皮和（或）肌上皮增生显著，可见核分裂。体积巨大者（直径>7cm）又称巨大型

—— 纤维腺瘤病 —— 纤维腺瘤周围出现腺病、囊肿病，二者移行，界限不清

鉴别诊断：

需与叶状肿瘤、错构瘤、纤维腺瘤癌变、间质肉瘤变、腺管状腺瘤、黏液腺癌、浸润性癌、Carney 病、癌肉瘤化生性癌等相鉴别。

二、叶状肿瘤

叶状肿瘤是一种由乳腺间质及上皮增生、常呈叶状的双相性肿瘤，曾称叶状囊肉瘤。根据间质增生程度、异型性、核分裂象数及边界分为良性、交界性和恶性。多发生于中年以后，一般年龄 40~50 岁。

病理诊断常规：

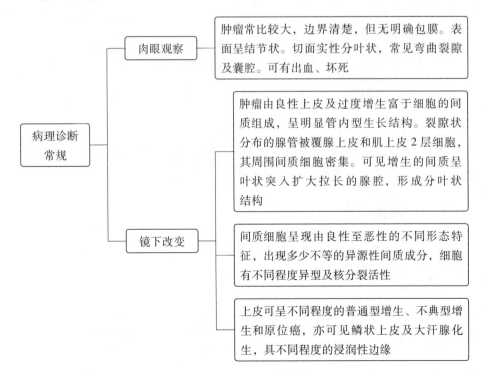

病理诊断常规 —— 肉眼观察 —— 肿瘤常比较大，边界清楚，但无明确包膜。表面呈结节状。切面实性分叶状，常见弯曲裂隙及囊腔。可有出血、坏死

—— 镜下改变 —— 肿瘤由良性上皮及过度增生富于细胞的间质组成，呈明显管内型生长结构。裂隙状分布的腺管被覆腺上皮和肌上皮 2 层细胞，其周围间质细胞密集。可见增生的间质呈叶状突入扩大拉长的腺腔，形成分叶状结构

—— 间质细胞呈现由良性至恶性的不同形态特征，出现多少不等的异源性间质成分，细胞有不同程度异型及核分裂活性

—— 上皮可呈不同程度的普通型增生、不典型增生和原位癌，亦可见鳞状上皮及大汗腺化生，具不同程度的浸润性边缘

组织学分级：

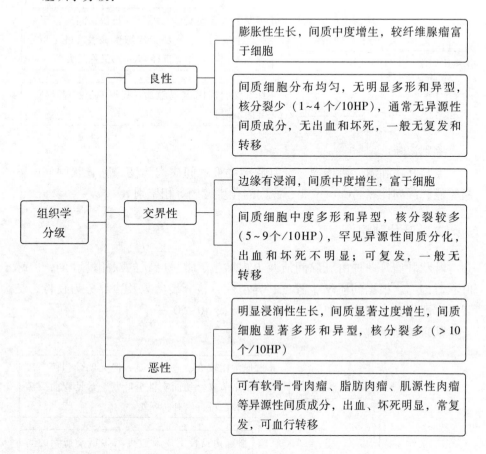

鉴别诊断：

需与原发或转移性肉瘤、幼年性纤维腺瘤、癌肉瘤、化生性癌（特别是梭形细胞癌）、囊内纤维腺瘤及显著黏液变的纤维腺瘤等相鉴别。

三、错构瘤

错构瘤是由排列紊乱的乳腺组织组成的良性病变，通常具有包膜。该病大多数含有腺体与间质两种成分，也属于纤维上皮性肿瘤范畴。

病理诊断常规：

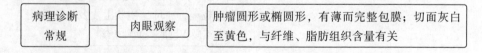

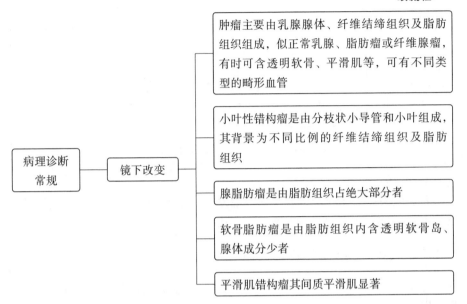

续流程

病理诊断常规 —— 镜下改变

肿瘤主要由乳腺腺体、纤维结缔组织及脂肪组织组成，似正常乳腺、脂肪瘤或纤维腺瘤，有时可含透明软骨、平滑肌等，可有不同类型的畸形血管

小叶性错构瘤是由分枝状小导管和小叶组成，其背景为不同比例的纤维结缔组织及脂肪组织

腺脂肪瘤是由脂肪组织占绝大部分者

软骨脂肪瘤是由脂肪组织内含透明软骨岛、腺体成分少者

平滑肌错构瘤其间质平滑肌显著

鉴别诊断：

需与正常青春期乳腺、纤维腺瘤、处女乳腺增生、男性乳腺发育及腺病等相鉴别。

第八节　乳头部肿瘤

一、乳头腺瘤

乳头腺瘤是一种乳头集合导管上皮局限弥漫性增生的良性肿瘤。

病理诊断常规：

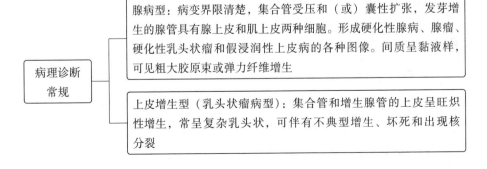

病理诊断常规

腺病型：病变界限清楚，集合管受压和（或）囊性扩张，发芽增生的腺管具有腺上皮和肌上皮两种细胞。形成硬化性腺病、腺瘤、硬化性乳头状瘤和假浸润性上皮病的各种图像。间质呈黏液样，可见粗大胶原束或弹力纤维增生

上皮增生型（乳头状瘤病型）：集合管和增生腺管的上皮呈旺炽性增生，常呈复杂乳头状，可伴有不典型增生、坏死和出现核分裂

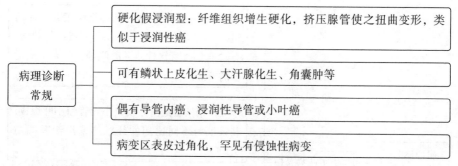

续流程

病理诊断常规	硬化假浸润型：纤维组织增生硬化，挤压腺管使之扭曲变形，类似于浸润性癌
	可有鳞状上皮化生、大汗腺化生、角囊肿等
	偶有导管内癌、浸润性导管或小叶癌
	病变区表皮过角化，罕见有侵蚀性病变

鉴别诊断：

需与乳头汗腺样腺瘤、乳头佩吉特病、导管内乳头状瘤、导管内乳头状癌、小管癌及其他浸润性癌等相鉴别。

二、乳头 Paget（佩吉特）病

乳头 Paget 病是一种乳头、乳晕区表皮内出现异型性明显的恶性腺上皮细胞病变。

病理诊断常规：

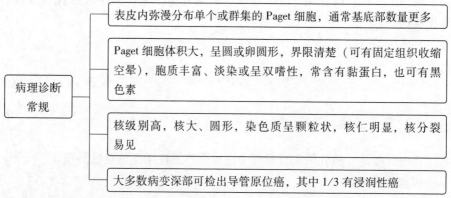

病理诊断常规	表皮内弥漫分布单个或群集的 Paget 细胞，通常基底部数量更多
	Paget 细胞体积大，呈圆或卵圆形，界限清楚（可有固定组织收缩空晕），胞质丰富、淡染或呈双嗜性，常含有黏蛋白，也可有黑色素
	核级别高，核大、圆形，染色质呈颗粒状，核仁明显，核分裂易见
	大多数病变深部可检出导管原位癌，其中 1/3 有浸润性癌

鉴别诊断：

需与表浅浸润性恶性黑色素瘤、Bowen（鲍温）病、表皮内胞质透明的良性细胞、乳头腺瘤及乳头湿疹等相鉴别。

三、汗管瘤性腺瘤

乳头的汗管瘤性腺瘤是一种显示汗腺导管分化、常呈浸润性生长，可复发，但不转移的乳头部良性肿瘤。现推荐用"汗管瘤样肿瘤"。

病理诊断常规：

病理诊断常规

- 肿瘤细胞呈汗腺样小腺管或条索状，杂乱无章排列，局限浸润性生长，可侵及乳晕下乳腺、平滑肌束和神经

- 小腺管形状不规则，常呈泪滴状、豆点状或分枝状。腔内常有分泌物

- 瘤细胞与皮肤良性汗腺肿瘤类似，形态温和，胞质少量、嗜酸性，核圆形，缺乏核分裂；由腺上皮细胞和基底细胞两种细胞构成，常见鳞状上皮分化及角囊肿形成

- 间质富于细胞或水肿，可有黏液、软骨样变，缺乏坏死

鉴别诊断：

需与乳头腺瘤、小管癌、低度恶性腺鳞癌及导管内癌等相鉴别。

第十二章

内分泌系统常见疾病的病理诊断常规

第一节 垂 体 疾 病

一、垂体腺瘤

垂体腺瘤来源于垂体前叶上皮细胞，垂体腺瘤分类应根据组织学、免疫组织化学、超微结构、临床症状和内分泌活性、影像学和手术所见综合考虑。腺瘤大小 0.1~10cm。≤1cm 者称为微小腺瘤或小腺瘤，>1cm 者为大腺瘤。腺瘤可位于鞍内或扩张至鞍外。一般为膨胀性生长，亦可侵袭性生长（侵袭性垂体腺瘤），侵犯海绵窦、硬脑膜、颅骨、神经及脑组织等。

病理诊断常规：

病理诊断 常规	呈灰白、粉红色，质软。大腺瘤可有出血、坏死及囊性变
	多数腺瘤由单一细胞构成。瘤细胞似正常前叶细胞或稍大，瘤细胞弥漫成片或排成索、巢状、假腺样或乳头状结构，间质为血管丰富的纤细间质，瘤细胞可有一定的异型性，但核分裂罕见，泌乳素（PRL）腺瘤可见砂砾样小钙化灶
	通常分为催乳素细胞腺瘤、生长激素细胞腺瘤、促肾上腺皮质激素细胞腺瘤、促性腺激素细胞腺瘤、促甲状腺激素细胞腺瘤、多激素细胞腺瘤、无功能细胞腺瘤
	单凭 HE 形态不能鉴别上述分类中各种类别的腺瘤，结合免疫组织化学及临床内分泌功能检测可进行正确分类

鉴别诊断：

需与非典型性垂体腺瘤及垂体腺癌相鉴别。

二、非典型性垂体腺瘤

WHO（2004版）《内分泌器官肿瘤及遗传学》分类中，将垂体肿瘤分为典型腺瘤、非典型性垂体腺瘤和垂体腺癌，目前非典型性垂体腺瘤诊断标准为：MIB-1增殖指数（即Ki-67标志指数）>3%、广泛的p53免疫反应核阳性以及核分裂象增多。

病理诊断常规：

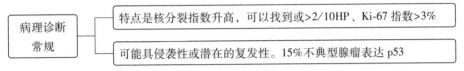

病理诊断常规 —— 特点是核分裂指数升高，可以找到或>2/10HP、Ki-67指数>3%

可能具侵袭性或潜在的复发性。15%不典型腺瘤表达p53

鉴别诊断：

垂体腺瘤亦可侵犯垂体、腺周硬脑膜或邻近的颅骨和软组织，所以不典型性腺瘤的诊断不是基于肿瘤的侵袭性，而是根据核分裂、Ki-67指数和p53表达情况。

三、垂体腺癌

垂体腺癌少见，从形态很难区分垂体腺瘤和垂体腺癌，垂体腺癌的诊断必须有全身或远处转移。

四、颅咽管瘤

颅咽管瘤由颅咽囊残留物发生，不属于内分泌肿瘤，占颅内肿瘤的2%~4%，是儿童最常见的蝶鞍肿瘤。颅咽管瘤任何年龄都能发生，发病高峰为5~20岁。大多数患者有垂体功能低下，<50%的患者有高催乳素血症，约25%的患者有尿崩症。儿童可表现为侏儒。2016年WHO肿瘤分类标准规定颅咽管瘤为WHO Ⅰ级，属于低度恶性肿瘤，根据组织学表现可分为两种亚型，即造釉细胞型和乳头型。

病理诊断常规：

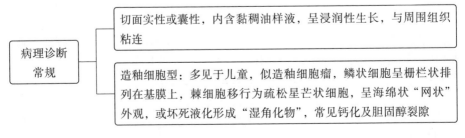

病理诊断常规 —— 切面实性或囊性，内含黏稠油样液，呈浸润性生长，与周围组织粘连

造釉细胞型：多见于儿童，似造釉细胞瘤，鳞状细胞呈栅栏状排列在基膜上，棘细胞移行为疏松星芒状细胞，呈海绵状"网状"外观，或坏死液化形成"湿角化物"，常见钙化及胆固醇裂隙

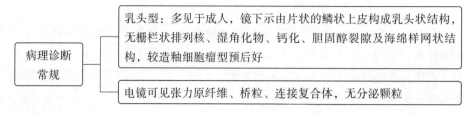

续流程

病理诊断常规

乳头型：多见于成人，镜下示由片状的鳞状上皮构成乳头状结构，无栅栏状排列核、湿角化物、钙化、胆固醇裂隙及海绵样网状结构，较造釉细胞瘤型预后好

电镜可见张力原纤维、桥粒、连接复合体，无分泌颗粒

第二节　甲状腺疾病

一、甲状腺炎

1. 急性甲状腺炎

急性甲状腺炎是一种少见的甲状腺炎，多数由细菌引起，常见菌种有金黄色葡萄球菌、溶血性链球菌和肺炎链球菌。炎症局部扩散或血行播散至甲状腺，引起化脓性炎症。急性常为急性咽炎和上呼吸道炎的合并症。甲状腺肿胀、压痛，但甲状腺功能影响不大。

病理诊断常规：

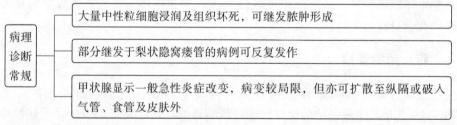

病理诊断常规

大量中性粒细胞浸润及组织坏死，可继发脓肿形成

部分继发于梨状隐窝瘘管的病例可反复发作

甲状腺显示一般急性炎症改变，病变较局限，但亦可扩散至纵隔或破入气管、食管及皮肤外

2. 亚急性甲状腺炎

亚急性甲状腺炎又称肉芽肿性甲状腺炎，中青年女性多见。主要表现有发热、甲状腺肿大、压痛，可有短暂性甲状腺功能异常等。本病为自限性，常在数周至数月自然消退。病变局限于甲状腺的一部分，可累及一叶或两叶甲状腺。

病理诊断常规：

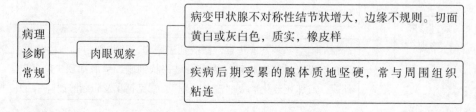

病理诊断常规

肉眼观察

病变甲状腺不对称性结节状增大，边缘不规则。切面黄白或灰白色，质实，橡皮样

疾病后期受累的腺体质地坚硬，常与周围组织粘连

续流程

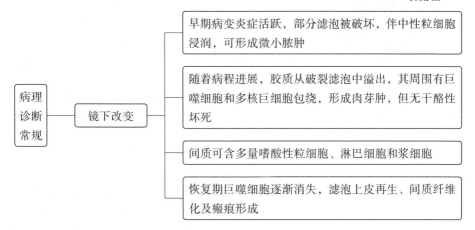

病理诊断常规 — 镜下改变
- 早期病变炎症活跃，部分滤泡被破坏，伴中性粒细胞浸润，可形成微小脓肿
- 随着病程进展，胶质从破裂滤泡中溢出，其周围有巨噬细胞和多核巨细胞包绕，形成肉芽肿，但无干酪性坏死
- 间质可含多量嗜酸性粒细胞、淋巴细胞和浆细胞
- 恢复期巨噬细胞逐渐消失，滤泡上皮再生、间质纤维化及瘢痕形成

3. 慢性甲状腺炎

慢性甲状腺炎分为桥本甲状腺炎、慢性纤维性甲状腺炎等。桥本甲状腺炎亦称桥本病及慢性淋巴细胞性甲状腺炎，属于自身免疫性炎症，多见于中年妇女，甲状腺无痛性肿大伴甲状腺功能低下，少数患者在病程中可出现甲亢。慢性纤维性甲状腺炎亦称 Riedel 甲状腺炎或木样甲状腺炎，为原因不明的罕见疾病，好发于中老年女性，病程早期，临床症状不明显，甲状腺功能正常，晚期甲状腺功能低下，可伴呼吸困难、声音嘶哑等。

病理诊断常规：

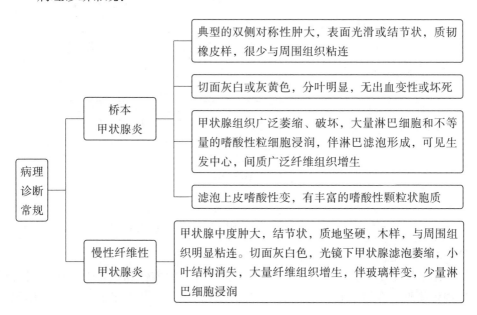

病理诊断常规
- 桥本甲状腺炎
  - 典型的双侧对称性肿大，表面光滑或结节状，质韧橡皮样，很少与周围组织粘连
  - 切面灰白或灰黄色，分叶明显，无出血变性或坏死
  - 甲状腺组织广泛萎缩、破坏，大量淋巴细胞和不等量的嗜酸性粒细胞浸润，伴淋巴滤泡形成，可见生发中心，间质广泛纤维组织增生
  - 滤泡上皮嗜酸性变，有丰富的嗜酸性颗粒状胞质
- 慢性纤维性甲状腺炎
  - 甲状腺中度肿大，结节状，质地坚硬，木样，与周围组织明显粘连。切面灰白色，光镜下甲状腺滤泡萎缩，小叶结构消失，大量纤维组织增生，伴玻璃样变，少量淋巴细胞浸润

二、甲状腺肿

1. 弥漫性毒性甲状腺肿

弥漫性毒性甲状腺肿又名 Graves 病，可引起甲状腺功能亢进症，大体病变甲状腺弥漫性对称性增大。典型者发生在年轻的成年女性，也可以发生于儿童。主要表现为乏力、消瘦、多食、兴奋、突眼、心动过速、甲状腺肿大等。

病理诊断常规：

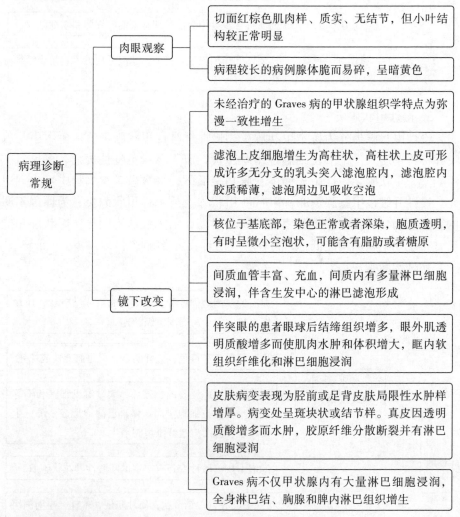

```
                              ┌─ 切面红棕色肌肉样、质实、无结节，但小叶结
              ┌─ 肉眼观察 ─────┤   构较正常明显
              │               └─ 病程较长的病例腺体脆而易碎，呈暗黄色
              │
              │               ┌─ 未经治疗的 Graves 病的甲状腺组织学特点为弥
              │               │   漫一致性增生
              │               │
              │               │   滤泡上皮细胞增生为高柱状，高柱状上皮可形
              │               │   成许多无分支的乳头突入滤泡腔内，滤泡腔内
              │               │   胶质稀薄，滤泡周边见吸收空泡
              │               │
 病理诊断      │               │   核位于基底部，染色正常或者深染，胞质透明，
   常规   ─────┤               │   有时呈微小空泡状，可能含有脂肪或者糖原
              │               │
              │               │   间质血管丰富、充血，间质内有多量淋巴细胞
              └─ 镜下改变 ─────┤   浸润，伴含生发中心的淋巴滤泡形成
                              │
                              │   伴突眼的患者眼球后结缔组织增多，眼外肌透
                              │   明质酸增多而使肌肉水肿和体积增大，眶内软
                              │   组织纤维化和淋巴细胞浸润
                              │
                              │   皮肤病变表现为胫前或足背皮肤局限性水肿样
                              │   增厚。病变处呈斑块状或结节样。真皮因透明
                              │   质酸增多而水肿，胶原纤维分散断裂并有淋巴
                              │   细胞浸润
                              │
                              └─ Graves 病不仅甲状腺内有大量淋巴细胞浸润，
                                  全身淋巴结、胸腺和脾内淋巴组织增生
```

2. 结节性甲状腺肿

结节性甲状腺肿亦称为结节状增生，可分为地方性和散发性。初诊时可发现甲状腺呈多结节状，可很大，引起气管阻塞。结节内出血可以引起体积

突然增大和疼痛。少部分患者初期具有甲状腺功能亢进的临床征象，但不发生 Graves 病的突眼征。

病理诊断常规：

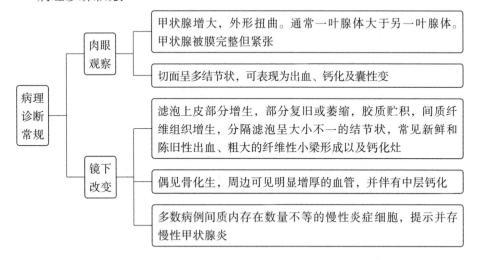

三、甲状腺肿瘤

1. 乳头状癌

乳头状癌是甲状腺最常见的恶性肿瘤，乳头状癌以 40 岁左右为多见，癌直径<1cm 者为微小乳头状癌。主要表现为甲状腺肿块，有的患者以局部淋巴结转移为首发症状。其病程长，生长缓慢，预后较好。

病理诊断常规：

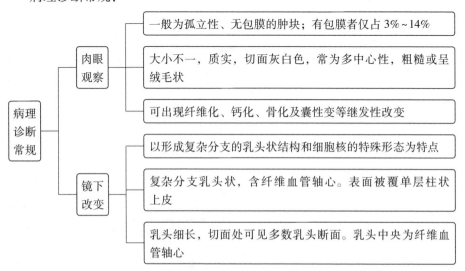

续流程

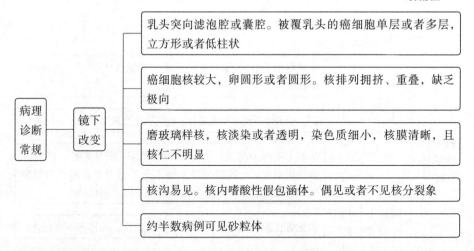

2. 滤泡癌

滤泡癌多数患者在 40 岁以上，女性较男性多 2~3 倍。恶性度较乳头状癌高。血行转移率高，主要转移至肺及骨等处，淋巴结转移少见。碘缺乏地区发病率相对较高。放射性核素扫描为"冷结节"。患者甲状腺功能常正常。

病理诊断常规：

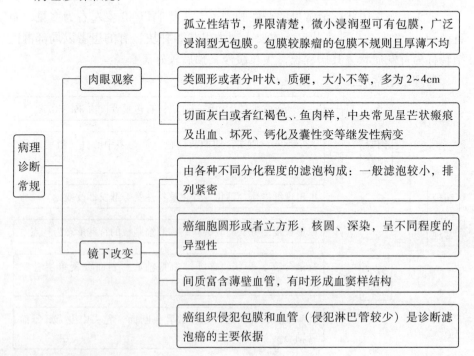

鉴别诊断：

需与腺瘤，特别是非典型腺瘤相鉴别。

3. 髓样癌

来源于滤泡旁细胞即 C 细胞的恶性肿瘤，散发性髓样癌大多累及成年人，发病年龄高峰为 40～60 岁，亦可见于青少年和儿童，多为单发性的，10%～20% 为家族性发病。

病理诊断常规：

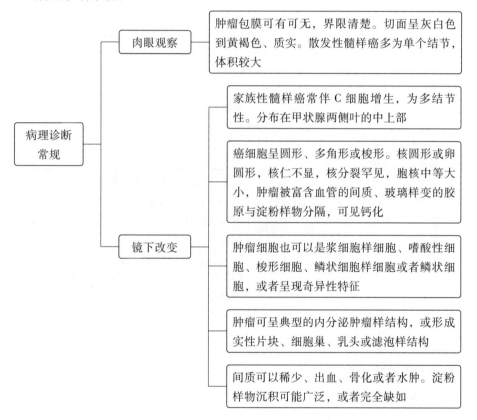

第三节　甲状旁腺疾病

一、甲状旁腺原发性增生

甲状旁腺原发性增生是指不明原因的所有甲状旁腺均增生和功能亢进。

原发性甲状旁腺增生约占原发性甲旁亢的 15%，其中主细胞增生约占 12%，水样清细胞（透明细胞）增生约占 3%。

1. 主细胞增生

主细胞增生曾被称为结节性增生、多腺体性腺瘤病或多腺体性累及。

病理诊断常规：

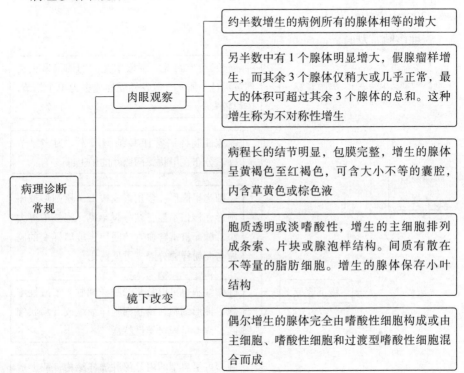

鉴别诊断：

需与甲状腺腺瘤的鉴别。

2. 水样清细胞增生

水样清细胞增生或称透明细胞腺瘤，较为罕见。

病理诊断常规：

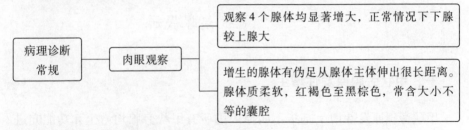

续流程

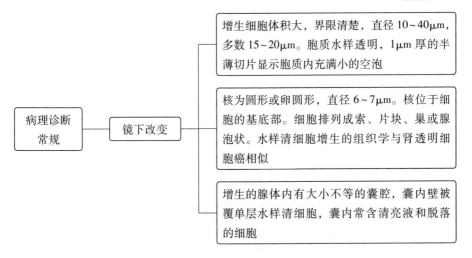

病理诊断
常规 —— 镜下改变

- 增生细胞体积大，界限清楚，直径 10～40μm，多数 15～20μm。胞质水样透明，1μm 厚的半薄切片显示胞质内充满小的空泡
- 核为圆形或卵圆形，直径 6～7μm。核位于细胞的基底部。细胞排列成索、片块、巢或腺泡状。水样清细胞增生的组织学与肾透明细胞癌相似
- 增生的腺体内有大小不等的囊腔，囊内壁被覆单层水样清细胞，囊内常含清亮液和脱落的细胞

二、甲状旁腺肿瘤

甲状旁腺癌占原发性甲旁亢的 2%～4%，发病年龄多在 40～50 岁，男性稍多于女性。

病理诊断常规：

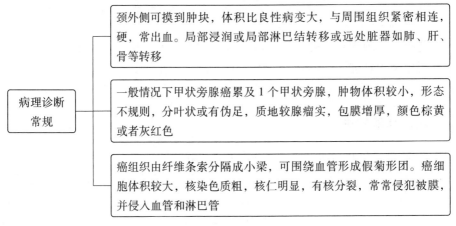

病理诊断
常规

- 颈外侧可摸到肿块，体积比良性病变大，与周围组织紧密相连，硬，常出血。局部浸润或局部淋巴结转移或远处脏器如肺、肝、骨等转移
- 一般情况下甲状旁腺癌累及 1 个甲状旁腺，肿物体积较小，形态不规则，分叶状或有伪足，质地较腺瘤实，包膜增厚，颜色棕黄或者灰红色
- 癌组织由纤维条索分隔成小梁，可围绕血管形成假菊形团。癌细胞体积较大，核染色质粗，核仁明显，有核分裂，常常侵犯被膜，并侵入血管和淋巴管

鉴别诊断：

甲状旁腺癌需与甲状腺腺瘤相鉴别。

三、甲状旁腺瘤样病变

1. 典型腺瘤

原发性甲旁亢的患者中 80%～90% 有甲状旁腺腺瘤，好发于 40～60 岁女性。

病理诊断常规：

```
              ┌─ 腺瘤一般较小，重 0.5～5g，有包膜，包膜外常有一圈残留的正常
              │  甲状旁腺组织
              │
              │  体积小时呈椭圆形，腺瘤色较暗，柔软性较差和边缘稍钝。大腺
              │  瘤可呈卵圆形、球形或泪滴状，质软、柔顺、包膜薄、灰色，切
              │  面均质肉样，常呈橘褐色，如腺瘤中含多量嗜酸性细胞则色暗呈
              │  巧克力色，可有灶性出血、囊性变或纤维化区
  病理诊断 ───┤
  常规         │  瘤细胞排列成巢、索或片块，亦有形成腺泡或假腺样结构。间质
              │  血管丰富。多数腺瘤由增大的主细胞为主要成分
              │
              │  10% 的腺瘤可见巨核细胞，核分裂极罕见。瘤细胞胞质略嗜酸，
              │  偶尔呈颗粒状或空泡状。瘤细胞中常有散在和成簇的嗜酸性细胞
              │  和（或）过渡型嗜酸性细胞
              │
              └─ 嗜酸性细胞具亮红色颗粒状胞质，核较小。过渡型嗜酸性细胞较
                 嗜酸性细胞小，胞质浅红色
```

2. 不典型腺瘤

是指一些腺瘤有癌的形态，但没有明确的浸润性生长。所谓癌的形态包括与周围组织粘连、有核分裂、纤维化、小梁状生长方式和包膜内有瘤细胞，但无明确的包膜、血管或神经浸润，这种肿瘤属恶性潜能不明确的肿瘤。

四、功能亢进

1. 原发性甲状旁腺功能亢进与继发性甲状旁腺功能亢进

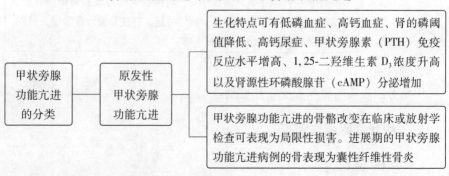

```
  甲状旁腺       原发性        ┌─ 生化特点可有低磷血症、高钙血症、肾的磷阈
  功能亢进  ──  甲状旁腺  ─────┤  值降低、高钙尿症、甲状旁腺素（PTH）免疫
  的分类        功能亢进      │  反应水平增高、1,25-二羟维生素 D₃ 浓度升高
                             │  以及肾源性环磷酸腺苷（cAMP）分泌增加
                             │
                             └─ 甲状旁腺功能亢进的骨骼改变在临床或放射学
                                检查可表现为局限性损害。进展期的甲状旁腺
                                功能亢进病例的骨表现为囊性纤维性骨炎
```

续流程

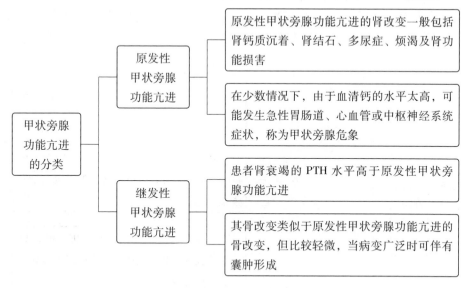

甲状旁腺功能亢进的分类

原发性甲状旁腺功能亢进
- 原发性甲状旁腺功能亢进的肾改变一般包括肾钙质沉着、肾结石、多尿症、烦渴及肾功能损害
- 在少数情况下，由于血清钙的水平太高，可能发生急性胃肠道、心血管或中枢神经系统症状，称为甲状旁腺危象

继发性甲状旁腺功能亢进
- 患者肾衰竭的 PTH 水平高于原发性甲状旁腺功能亢进
- 其骨改变类似于原发性甲状旁腺功能亢进的骨改变，但比较轻微，当病变广泛时可伴有囊肿形成

病理诊断常规：

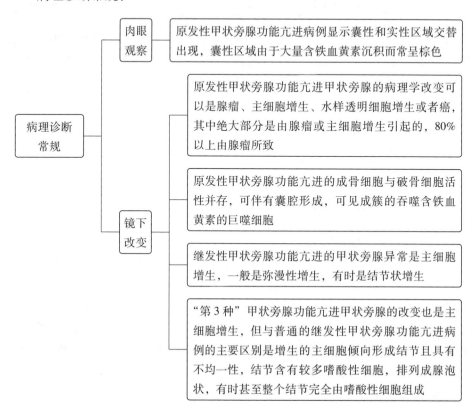

病理诊断常规

肉眼观察
- 原发性甲状旁腺功能亢进病例显示囊性和实性区域交替出现，囊性区域由于大量含铁血黄素沉积而常呈棕色

镜下改变
- 原发性甲状旁腺功能亢进甲状旁腺的病理学改变可以是腺瘤、主细胞增生、水样透明细胞增生或者癌，其中绝大部分是由腺瘤或主细胞增生引起的，80%以上由腺瘤所致
- 原发性甲状旁腺功能亢进的成骨细胞与破骨细胞活性并存，可伴有囊腔形成，可见成簇的吞噬含铁血黄素的巨噬细胞
- 继发性甲状旁腺功能亢进的甲状旁腺异常是主细胞增生，一般是弥漫性增生，有时是结节状增生
- "第3种"甲状旁腺功能亢进甲状旁腺的改变也是主细胞增生，但与普通的继发性甲状旁腺功能亢进病例的主要区别是增生的主细胞倾向形成结节且具有不均一性，结节含有较多嗜酸性细胞，排列成腺泡状，有时甚至整个结节完全由嗜酸性细胞组成

2. 多发性内分泌腺肿瘤中甲状旁腺功能亢进的 MEN 1 和 MEN 2 型

多发性内分泌腺肿瘤（MEN）是指患者的数个内分泌器官均有病变如增生、腺瘤或癌。MEN 是一独特的临床综合征。

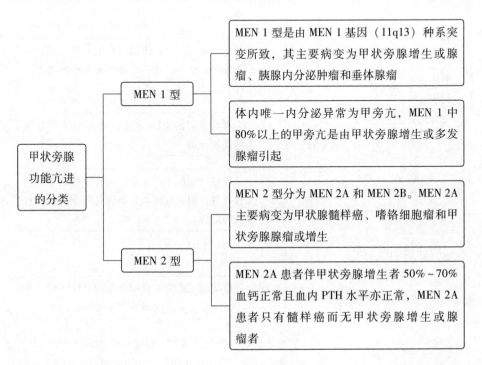

甲状旁腺功能亢进的分类

MEN 1 型
- MEN 1 型是由 MEN 1 基因（11q13）种系突变所致，其主要病变为甲状旁腺增生或腺瘤、胰腺内分泌肿瘤和垂体腺瘤
- 体内唯一内分泌异常为甲旁亢，MEN 1 中 80% 以上的甲旁亢是由甲状旁腺增生或多发腺瘤引起

MEN 2 型
- MEN 2 型分为 MEN 2A 和 MEN 2B。MEN 2A 主要病变为甲状腺髓样癌、嗜铬细胞瘤和甲状旁腺腺瘤或增生
- MEN 2A 患者伴甲状旁腺增生者 50%～70% 血钙正常且血内 PTH 水平亦正常，MEN 2A 患者只有髓样癌而无甲状旁腺增生或腺瘤者

第四节　肾上腺疾病

一、肾上腺皮质疾病

1. Cushing 综合征

长期糖皮质激素分泌过多，致使蛋白质异化、脂肪沉积，引起满月脸、向心性肥胖、高血压、皮肤紫纹、多毛、月经不调、骨质疏松等一系列表现的临床综合征，可发生在任何年龄，但以中年妇女为多见，男女比例为 1:3。病因可为垂体性、肾上腺性、异位性或医源性，其中肾上腺性原因为肾上腺增生、肾上腺皮质腺瘤或腺癌。增生中约 70% 为双侧肾上腺皮质弥漫性增生，30% 为皮质结节状（腺瘤样）增生。

病理诊断常规：

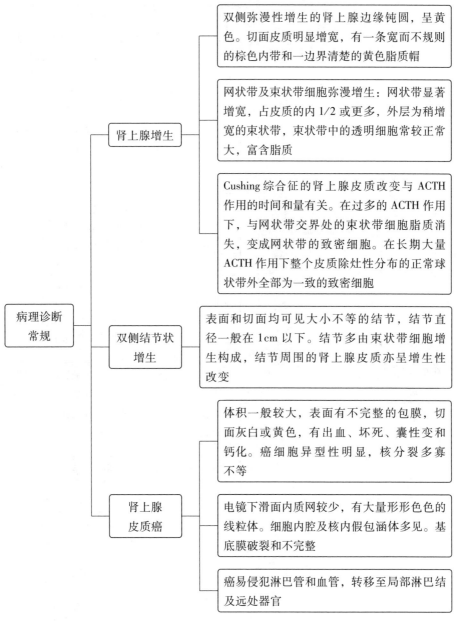

双侧弥漫性增生的肾上腺边缘钝圆，呈黄色。切面皮质明显增宽，有一条宽而不规则的棕色内带和一边界清楚的黄色脂质帽

网状带及束状带细胞弥漫增生：网状带显著增宽，占皮质的内 1/2 或更多，外层为稍增宽的束状带，束状带中的透明细胞常较正常大，富含脂质

Cushing 综合征的肾上腺皮质改变与 ACTH 作用的时间和量有关。在过多的 ACTH 作用下，与网状带交界处的束状带细胞脂质消失，变成网状带的致密细胞。在长期大量 ACTH 作用下整个皮质除灶性分布的正常球状带外全部为一致的致密细胞

肾上腺增生

表面和切面均可见大小不等的结节，结节直径一般在 1cm 以下。结节多由束状带细胞增生构成，结节周围的肾上腺皮质亦呈增生性改变

双侧结节状增生

体积一般较大，表面有不完整的包膜，切面灰白或黄色，有出血、坏死、囊性变和钙化。癌细胞异型性明显，核分裂多寡不等

电镜下滑面内质网较少，有大量形形色色的线粒体。细胞内腔及核内假包涵体多见。基底膜破裂和不完整

肾上腺皮质癌

癌易侵犯淋巴管和血管，转移至局部淋巴结及远处器官

病理诊断常规

2. 醛固酮增多症

醛固酮增多症分为原发性和继发性两种。原发性醛固酮增多症大多由功能性肾上腺肿瘤引起，少数为肾上腺皮质增生所致，主要表现为高血钠症、低血钾症及高血压。

病理诊断常规：

```
                                    ┌─────────────────────────────────┐
                                    │ 为单个,偶尔有双侧单个腺瘤。腺瘤体积 │
                                    │ 小,多见发生在左侧肾上腺。从肾上腺的前 │
                                    │ 面或后面向表面突出,或完全埋于腺体内。 │
                                    │ 突至肾上腺表面的部分有包膜,埋在皮质内 │
                                    │ 部分无包膜但界限清楚                 │
                                    └─────────────────────────────────┘
                                    ┌─────────────────────────────────┐
                                    │ 切面金黄色或黄棕色。由透明细胞、致密细 │
                                    │ 胞和一种杂交细胞混合而成,但多数以透明 │
                                    │ 细胞为主                           │
                                    └─────────────────────────────────┘
                                    ┌─────────────────────────────────┐
                                    │ 杂交细胞比透明细胞小,核质比例如球状 │
                        ┌────────┐  │ 带细胞,胞质富含脂质。杂交细胞的形态 │
                        │ 皮质腺瘤 │──│ 和生化具索状带透明细胞和球状带细胞的 │
                        └────────┘  │ 特点                             │
                                    └─────────────────────────────────┘
                                    ┌─────────────────────────────────┐
                                    │ 瘤细胞排列成短索或腺泡状,间以含毛细血 │
                                    │ 管的纤维组织。核异型性明显,但无核分 │
                                    │ 裂。电镜下瘤细胞胞质内有不等量的脂滴 │
                                    └─────────────────────────────────┘
┌────────┐                          ┌─────────────────────────────────┐
│ 病理诊断 │                          │ 线粒体可像正常球状带或束状带透明细胞内 │
│ 常规   │                          │ 的线粒体。致密细胞样的瘤细胞内有多量溶 │
└────────┘                          │ 酶体和丰富的滑面内质网,基底膜完整。间 │
                                    │ 质胶原纤维增多                      │
                                    └─────────────────────────────────┘
                                    ┌─────────────────────────────────┐
                                    │ 皮质弥漫性或结节状增生,多数为双侧性, │
                                    │ 偶尔为单侧性                        │
                                    └─────────────────────────────────┘
                                    ┌─────────────────────────────────┐
                        ┌────────┐  │ 增生的细胞主要为富含脂质的透明细胞,夹 │
                        │ 皮质增生 │──│ 杂成堆致密细胞。球状带弥漫性或灶性增宽 │
                        └────────┘  └─────────────────────────────────┘
                                    ┌─────────────────────────────────┐
                                    │ 电镜下增生细胞内有成堆排列的滑面内质网 │
                                    │ 和粗面内质网。线粒体嵴为管泡状         │
                                    └─────────────────────────────────┘
```

3. 肾上腺皮质腺瘤

肾上腺皮质腺瘤以儿童多见。常可伴有内分泌功能失调,主要表现为 Cushing 综合征、原发性醛固酮增多症,少数可出现男性女性化或者女性男性化。

病理诊断常规:

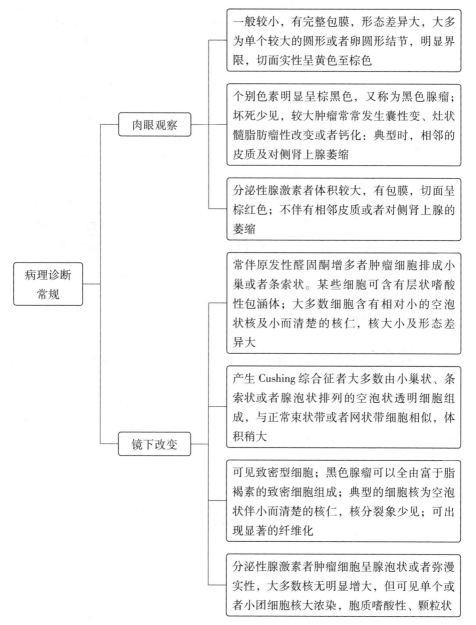

一般较小，有完整包膜，形态差异大，大多为单个较大的圆形或者卵圆形结节，明显界限，切面实性呈黄色至棕色

个别色素明显呈棕黑色，又称为黑色腺瘤；坏死少见，较大肿瘤常常发生囊性变、灶状髓脂肪瘤性改变或者钙化；典型时，相邻的皮质及对侧肾上腺萎缩

分泌性腺激素者体积较大，有包膜，切面呈棕红色；不伴有相邻皮质或者对侧肾上腺的萎缩

常伴原发性醛固酮增多者肿瘤细胞排成小巢或者条索状。某些细胞可含有层状嗜酸性包涵体；大多数细胞含有相对小的空泡状核及小而清楚的核仁，核大小及形态差异大

产生 Cushing 综合征者大多数由小巢状、条索状或者腺泡状排列的空泡状透明细胞组成，与正常束状带或者网状带细胞相似，体积稍大

可见致密型细胞；黑色腺瘤可以全由富于脂褐素的致密细胞组成；典型的细胞核为空泡状伴小而清楚的核仁，核分裂象少见；可出现显著的纤维化

分泌性腺激素者肿瘤细胞呈腺泡状或者弥漫实性，大多数核无明显增大，但可见单个或者小团细胞核大浓染，胞质嗜酸性、颗粒状

肉眼观察

镜下改变

病理诊断常规

4. 肾上腺皮质腺癌

肾上腺皮质腺癌多见于 50 岁左右成人，大多伴有严重的内分泌异常。肿瘤一般局部复发，或者转移至淋巴结、肺和骨。肿瘤明显坏死导致患者发热，类似感染性疾病。

病理诊断常规：

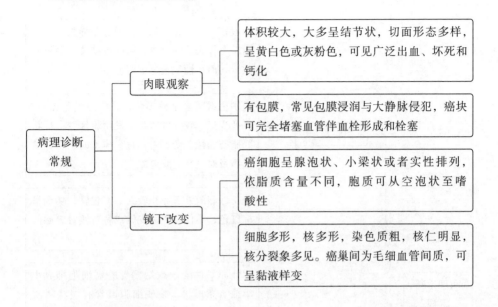

病理诊断常规 —— 肉眼观察 —— 体积较大，大多呈结节状，切面形态多样，呈黄白色或灰粉色，可见广泛出血、坏死和钙化

有包膜，常见包膜浸润与大静脉侵犯，癌块可完全堵塞血管伴血栓形成和栓塞

镜下改变 —— 癌细胞呈腺泡状、小梁状或者实性排列，依脂质含量不同，胞质可从空泡状至嗜酸性

细胞多形，核多形，染色质粗，核仁明显，核分裂象多见。癌巢间为毛细血管间质，可呈黏液样变

二、肾上腺髓质疾病

肾上腺髓质来自神经脊，可发生嗜铬细胞瘤、神经母细胞瘤和神经节瘤。

1. 嗜铬细胞瘤

嗜铬细胞瘤是肾上腺内副神经节瘤，各年龄段均能发生，多发生于20~50岁。无性别差异。临床表现由于儿茶酚胺分泌增多，产生相应症状，如间歇性或持续性高血压、头痛、出汗、心动过速、心悸、高血糖、基础代谢率升高等。

病理诊断常规：

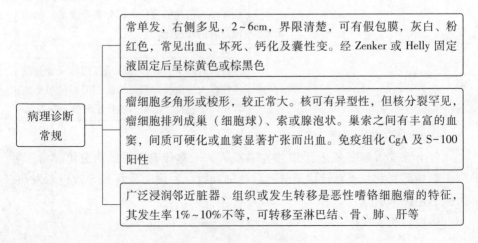

病理诊断常规 —— 常单发，右侧多见，2~6cm，界限清楚，可有假包膜，灰白、粉红色，常见出血、坏死、钙化及囊性变。经 Zenker 或 Helly 固定液固定后呈棕黄色或棕黑色

瘤细胞多角形或梭形，较正常大。核可有异型性，但核分裂罕见，瘤细胞排列成巢（细胞球）、索或腺泡状。巢索之间有丰富的血窦，间质可硬化或血窦显著扩张而出血。免疫组化 CgA 及 S-100 阳性

广泛浸润邻近脏器、组织或发生转移是恶性嗜铬细胞瘤的特征，其发生率 1%~10% 不等，可转移至淋巴结、骨、肺、肝等

2. 神经母细胞瘤

神经母细胞瘤好发于婴幼儿，少数亦可发生于青少年或成人。主要表现为腹部肿块，也可发生于头颈部、纵隔或者盆腔。部分神经母细胞瘤有家族史。神经母细胞瘤的转移发生早而广泛，主要是由血行转移至肝、肺、骨和骨髓内播散。

病理诊断常规：

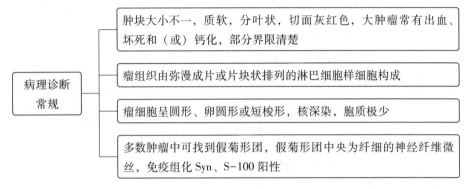

病理诊断常规

- 肿块大小不一，质软，分叶状，切面灰红色，大肿瘤常有出血、坏死和（或）钙化，部分界限清楚
- 瘤组织由弥漫成片或片块状排列的淋巴细胞样细胞构成
- 瘤细胞呈圆形、卵圆形或短梭形，核深染，胞质极少
- 多数肿瘤中可找到假菊形团，假菊形团中央为纤细的神经纤维微丝，免疫组化 Syn、S-100 阳性

鉴别诊断：

需与其他小细胞恶性肿瘤如淋巴瘤、Ewing/PNET 瘤、小细胞未分化癌和胚胎性横纹肌肉瘤鉴别。

3. 神经节细胞瘤

神经节细胞瘤是儿童和成人都能发生的良性肿瘤。最常见的部位为后纵隔和腹膜后，神经节细胞瘤可分泌过量儿茶酚胺而导致高血压。

病理诊断常规：

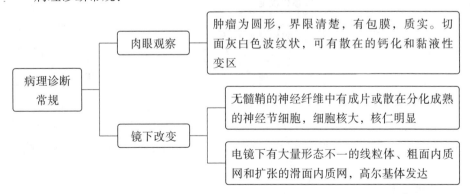

病理诊断常规

- 肉眼观察：肿瘤为圆形，界限清楚，有包膜，质实。切面灰白色波纹状，可有散在的钙化和黏液性变区
- 镜下改变：
  - 无髓鞘的神经纤维中有成片或散在分化成熟的神经节细胞，细胞核大，核仁明显
  - 电镜下有大量形态不一的线粒体、粗面内质网和扩张的滑面内质网，高尔基体发达

三、肾上腺其他肿瘤和瘤样病变

髓脂肪瘤：

髓脂肪瘤为肾上腺少见的良性肿瘤，由成熟的脂肪组织和造血组织构成。主要表现为气短、腹痛、血尿、性激素分泌过多综合征或 Cushing 综合征等。

病理诊断常规：

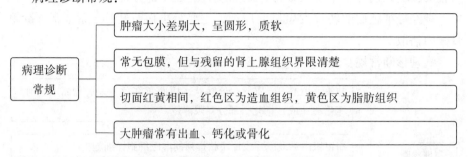

病理诊断常规
- 肿瘤大小差别大，呈圆形，质软
- 常无包膜，但与残留的肾上腺组织界限清楚
- 切面红黄相间，红色区为造血组织，黄色区为脂肪组织
- 大肿瘤常有出血、钙化或骨化

第五节　内分泌胰腺疾病

一、功能性胰腺内分泌肿瘤

1. 胰岛素瘤

胰岛素瘤是最早发现和最常见的功能性胰腺内分泌肿瘤，任何年龄都能发病，多数为良性。主要表现为高胰岛素血症和低血糖。患者发作时出现神情恍惚、意识障碍甚至昏迷。

病理诊断常规：

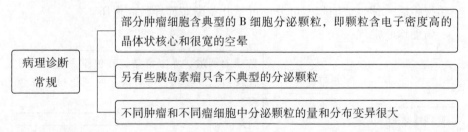

病理诊断常规
- 部分肿瘤细胞含典型的 B 细胞分泌颗粒，即颗粒含电子密度高的晶体状核心和很宽的空晕
- 另有些胰岛素瘤只含不典型的分泌颗粒
- 不同肿瘤和不同瘤细胞中分泌颗粒的量和分布变异很大

2. 胃泌素瘤

胃泌素瘤男性稍多见，占胰腺内分泌肿瘤的 20%~25%。主要表现为溃疡、腹泻、脂肪泻和维生素 B_{12} 吸收不良。胃泌素瘤虽恶性率高但预后较好。

病理诊断常规：

溃疡主要位于十二指肠近端。肿瘤直径一般<2cm。多发性多见。

3. 致腹泻性肿瘤

致腹泻性肿瘤占胰内分泌肿瘤的 3%~4%，主要表现为水样泻、低钾、低胃酸或无胃酸。胰内有非 B 细胞肿瘤。这一综合征称为 Verner-Morrison 综合征（VMS）。50%~75% 的肿瘤为恶性。

病理诊断常规：

肿瘤体积一般较大，直径 2~7cm。

4. 高血糖素瘤

高血糖素瘤占胰腺内分泌肿瘤的 1% 左右，多见于女性中年人。主要表现为坏死性游走性红斑、消瘦、贫血、口舌炎和易患静脉血栓等。部分高血糖素瘤临床无症状，只是在血清测出血内高血糖素增高。

病理诊断常规：

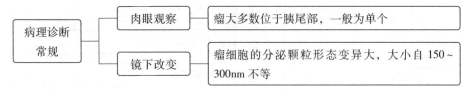

病理诊断常规
- 肉眼观察 —— 瘤大多数位于胰尾部，一般为单个
- 镜下改变 —— 瘤细胞的分泌颗粒形态变异大，大小自 150~300nm 不等

二、无功能性胰腺内分泌肿瘤

无功能性胰腺内分泌肿瘤占胰腺内分泌肿瘤的 15%~20%，多见于青年女性。

病理诊断常规：

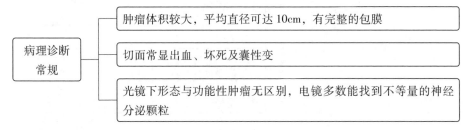

病理诊断常规
- 肿瘤体积较大，平均直径可达 10cm，有完整的包膜
- 切面常显出血、坏死及囊性变
- 光镜下形态与功能性肿瘤无区别，电镜多数能找到不等量的神经分泌颗粒

三、胰岛增生

一些具有高胰岛素血症的患者手术时找不到胰岛肿瘤。这部分患者有些可能是由于胰岛增生所致。

病理诊断常规：

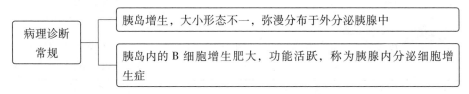

病理诊断常规
- 胰岛增生，大小形态不一，弥漫分布于外分泌胰腺中
- 胰岛内的 B 细胞增生肥大，功能活跃，称为胰腺内分泌细胞增生症

2010 年 WHO 胃肠胰神经内分泌肿瘤分类：

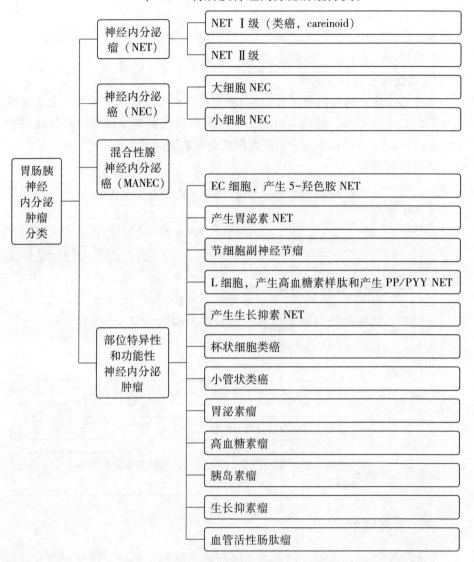

胃肠胰神经内分泌肿瘤分类

- 神经内分泌瘤（NET）
  - NET Ⅰ级（类癌，careinoid）
  - NET Ⅱ级
- 神经内分泌癌（NEC）
  - 大细胞 NEC
  - 小细胞 NEC
- 混合性腺神经内分泌癌（MANEC）
- 部位特异性和功能性神经内分泌肿瘤
  - EC 细胞，产生 5-羟色胺 NET
  - 产生胃泌素 NET
  - 节细胞副神经节瘤
  - L 细胞，产生高血糖素样肽和产生 PP/PYY NET
  - 产生生长抑素 NET
  - 杯状细胞类癌
  - 小管状类癌
  - 胃泌素瘤
  - 高血糖素瘤
  - 胰岛素瘤
  - 生长抑素瘤
  - 血管活性肠肽瘤

表 13-1　胃肠胰神经内分泌肿瘤的分级标准

分级	核分裂象（个/10HP）	Ki-67 阳性指数（%）
G_1	<2	≤2
G_2	2~20	3~20
G_3	>20	>20

第十三章

神经系统常见疾病的病理诊断常规

第一节 神经上皮组织肿瘤

一、星形细胞肿瘤

1. 弥漫性星形细胞瘤

弥漫性星形细胞瘤是星形细胞起源的肿瘤，是神经上皮组织肿瘤中最常见的类型。多见于 31~40 岁的男性，肿瘤主要位于额叶和颞叶。主要表现为头痛、癫痫发作、运动障碍等。

病理诊断常规：

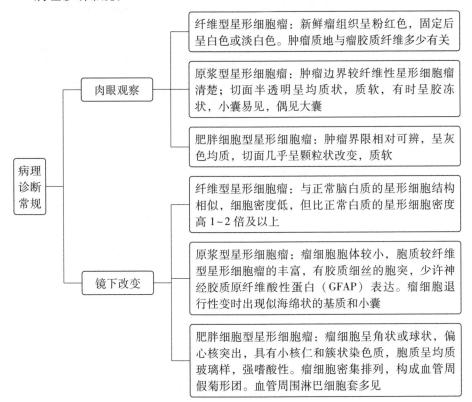

鉴别诊断：

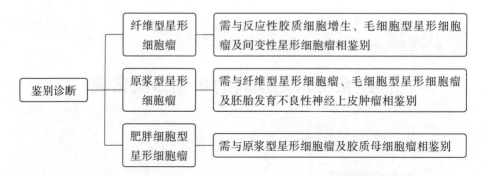

鉴别诊断 —— 纤维型星形细胞瘤 —— 需与反应性胶质细胞增生、毛细胞型星形细胞瘤及间变性星形细胞瘤相鉴别

原浆型星形细胞瘤 —— 需与纤维型星形细胞瘤、毛细胞型星形细胞瘤及胚胎发育不良性神经上皮肿瘤相鉴别

肥胖细胞型星形细胞瘤 —— 需与原浆型星形细胞瘤及胶质母细胞瘤相鉴别

2. 毛细胞型星形细胞瘤

毛细胞型星形细胞瘤是儿童最常见的胶质瘤。主要发生在视神经、视丘下部、小脑半球和脑干。肿瘤生长缓慢，病程较长。

病理诊断常规：

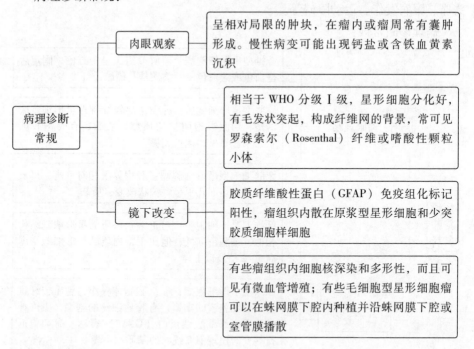

病理诊断常规 —— 肉眼观察 —— 呈相对局限的肿块，在瘤内或瘤周常有囊肿形成。慢性病变可能出现钙盐或含铁血黄素沉积

镜下改变 —— 相当于 WHO 分级 I 级，星形细胞分化好，有毛发状突起，构成纤维网的背景，常可见罗森索尔（Rosenthal）纤维或嗜酸性颗粒小体

胶质纤维酸性蛋白（GFAP）免疫组化标记阳性，瘤组织内散在原浆型星形细胞和少突胶质细胞样细胞

有些瘤组织内细胞核深染和多形性，而且可见有微血管增殖；有些毛细胞型星形细胞瘤可以在蛛网膜下腔内种植并沿蛛网膜下腔或室管膜播散

鉴别诊断：

需与颅内纤维型脑膜瘤及神经鞘瘤相鉴别。

3. 毛黏液样型星形细胞瘤

毛黏液样型星形细胞瘤多发生于婴幼儿。最常见的部位是下丘脑和视

交叉。

病理诊断常规：

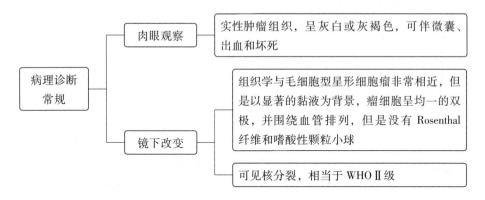

病理诊断常规
- 肉眼观察 —— 实性肿瘤组织，呈灰白或灰褐色，可伴微囊、出血和坏死
- 镜下改变
  - 组织学与毛细胞型星形细胞瘤非常相近，但是以显著的黏液为背景，瘤细胞呈均一的双极，并围绕血管排列，但是没有 Rosenthal 纤维和嗜酸性颗粒小球
  - 可见核分裂，相当于 WHO II 级

二、少突胶质细胞瘤

少突胶质细胞瘤以 30~50 岁的成年人多见，主要表现为癫痫发作和头痛。好发于额叶，其次为颞叶、顶叶、枕叶、脑干，小脑和脊髓罕见。

病理诊断常规：

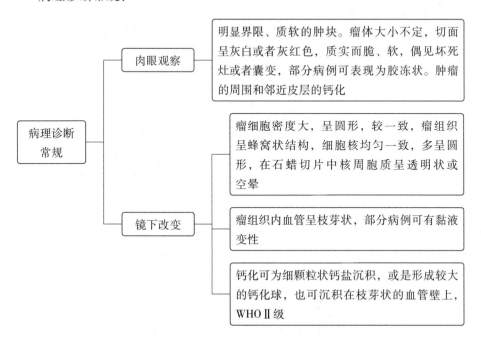

病理诊断常规
- 肉眼观察 —— 明显界限、质软的肿块。瘤体大小不定，切面呈灰白或者灰红色，质实而脆、软，偶见坏死灶或者囊变，部分病例可表现为胶冻状。肿瘤的周围和邻近皮层的钙化
- 镜下改变
  - 瘤细胞密度大，呈圆形，较一致，瘤组织呈蜂窝状结构，细胞核均匀一致，多呈圆形，在石蜡切片中核周胞质呈透明状或空晕
  - 瘤组织内血管呈枝芽状，部分病例可有黏液变性
  - 钙化可为细颗粒状钙盐沉积，或是形成较大的钙化球，也可沉积在枝芽状的血管壁上，WHO II 级

鉴别诊断：

需与透明细胞型室管膜瘤、中枢神经细胞瘤及胚胎发育不良性神经上皮

肿瘤相鉴别。

三、混合性胶质瘤

1. 少突星形细胞瘤

少突星形细胞瘤主要发生在大脑半球，最常累及额叶和颞叶。主要表现主要是癫痫发作、偏瘫、人格改变以及颅内压增高的征象。

病理诊断常规：

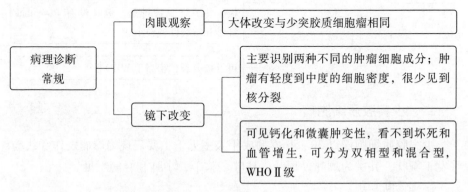

2. 间变型少突星形细胞瘤

间变型少突星形细胞瘤侵及额叶及颞叶，一般临床病史要较分化好的少突星形细胞瘤短。

病理诊断常规：

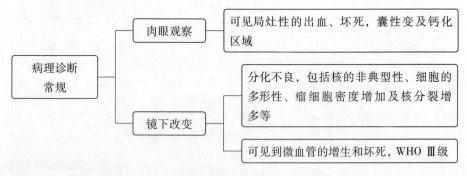

四、胶质肉瘤

胶质肉瘤是指包含胶质母细胞瘤和肉瘤两种混合成分的原发中枢神经系统恶性肿瘤。胶质肉瘤的临床表现与胶质母细胞瘤相似。临床症状取决于肿瘤部位和颅内压。常见为头痛、偏瘫、恶心、癫痫和性格改变。

病理诊断常规：

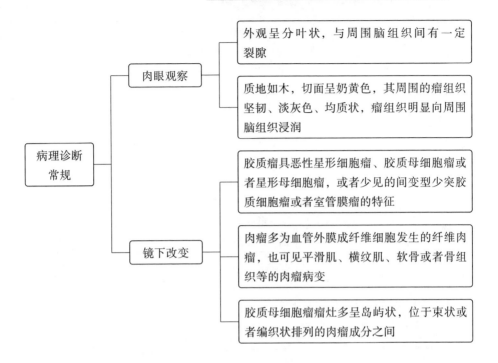

五、胚胎性肿瘤

1. 室管膜母细胞瘤

室管膜母细胞瘤是一组发生在婴儿和儿童的恶性胚胎性脑肿瘤。主要表现为颅内压增高和脑积水。肿瘤主要发生在小脑幕上，多与脑室系统有关联。

病理诊断常规：

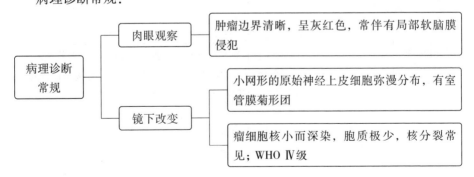

2. 髓母细胞瘤

髓母细胞瘤是好发于儿童小脑的恶性胚胎性肿瘤。主要表现为共济失调、步态异常、颅内压增高。

病理诊断常规：

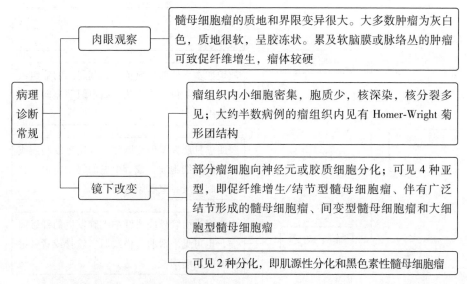

3. 幕上原始神经外胚叶肿瘤

幕上原始神经外胚叶肿瘤发病在年龄 5 岁左右。主要表现有癫痫发作、颅内压增高或运动障碍。发生在鞍区的患者可有视力视野改变和（或）内分泌改变。

病理诊断常规：

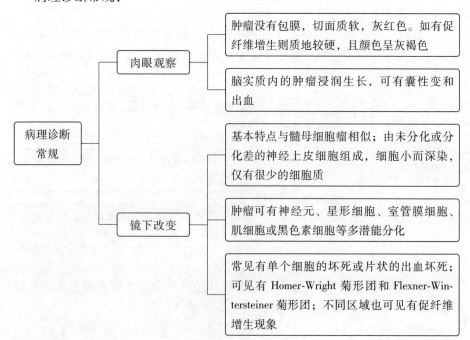

第二节　脑神经与脊神经肿瘤

一、神经鞘瘤

神经鞘瘤常见于 30~59 岁的群体，肿瘤生长较缓慢。主要发生在第Ⅷ脑神经的前庭支，也称听神经瘤。其他脑神经和脊神经也可发生，但主要发生在感觉神经（根）。

病理诊断常规：

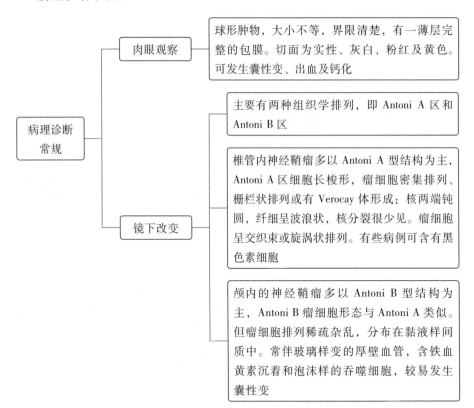

病理诊断常规

肉眼观察：球形肿物，大小不等，界限清楚，有一薄层完整的包膜。切面为实性、灰白、粉红及黄色。可发生囊性变、出血及钙化

镜下改变：
主要有两种组织学排列，即 Antoni A 区和 Antoni B 区

椎管内神经鞘瘤多以 Antoni A 型结构为主，Antoni A 区细胞长梭形，瘤细胞密集排列、栅栏状排列或有 Verocay 体形成：核两端钝圆，纤细呈波浪状，核分裂很少见。瘤细胞呈交织束或旋涡状排列。有些病例可含有黑色素细胞

颅内的神经鞘瘤多以 Antoni B 型结构为主，Antoni B 瘤细胞形态与 Antoni A 类似。但瘤细胞排列稀疏杂乱，分布在黏液样间质中。常伴玻璃样变的厚壁血管，含铁血黄素沉着和泡沫样的吞噬细胞，较易发生囊性变

二、神经纤维瘤

神经纤维瘤起源于神经内衣，由施万细胞、成纤维细胞和周细胞构成。发生在中枢神经系统者通常伴有神经纤维瘤病。

病理诊断常规：

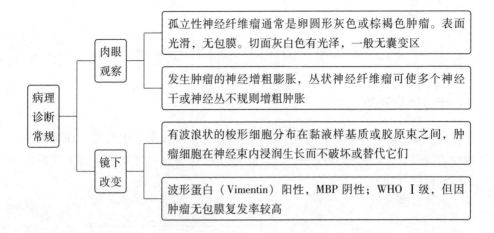

		孤立性神经纤维瘤通常是卵圆形灰色或棕褐色肿瘤。表面光滑，无包膜。切面灰白色有光泽，一般无囊变区
病理诊断常规	肉眼观察	发生肿瘤的神经增粗膨胀，丛状神经纤维瘤可使多个神经干或神经丛不规则增粗肿胀
	镜下改变	有波浪状的梭形细胞分布在黏液样基质或胶原束之间，肿瘤细胞在神经束内浸润生长而不破坏或替代它们
		波形蛋白（Vimentin）阳性，MBP阴性；WHO Ⅰ级，但因肿瘤无包膜复发率较高

三、恶性周围神经鞘肿瘤

恶性周围神经鞘肿瘤（MPNST）可以是散发病例，也可伴发于 NF1。在 NF1 患者中其发病率高于一般人群，而且发病年龄年轻且以男性占优势。MPNST 可以发生在一条完全正常的神经上，但更多是由于孤立性或丛状神经纤维瘤的恶变。

病理诊断常规：

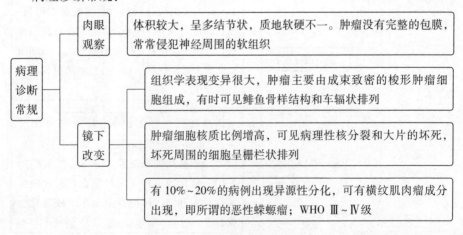

		体积较大，呈多结节状，质地软硬不一。肿瘤没有完整的包膜，常常侵犯神经周围的软组织
病理诊断常规	肉眼观察	
		组织学表现变异很大，肿瘤主要由成束致密的梭形肿瘤细胞组成，有时可见鲱鱼骨样结构和车辐状排列
	镜下改变	肿瘤细胞核质比例增高，可见病理性核分裂和大片的坏死，坏死周围的细胞呈栅栏状排列
		有 10%～20% 的病例出现异源性分化，可有横纹肌肉瘤成分出现，即所谓的恶性蝾螈瘤；WHO Ⅲ～Ⅳ级

第三节　脑膜肿瘤

一、脑膜瘤

脑膜瘤随年龄增长发病率上升，以 30～50 岁的中年人多见。少数脑膜瘤是多发性的，常见于中央型 von Recklinghausen 神经纤维瘤病。

病理诊断常规：

```
                    ┌─ 大小不一，多呈结节状或分叶状，生长在小脑幕或椎管内者
                    │  可呈哑铃状。有包膜，与硬脑膜附着
              肉眼 ─┤
              观察   ├─ 质硬软不等，切面多为灰白色，半透明或均质性粉红色，少有坏
                    │  死，切面有砂粒感，血管瘤型脑膜瘤的切面可见粗糙的血管网
                    │
                    └─ 退行变性：液化或囊性变，或钙化或骨化
```

内皮细胞型为常见的经典类型，瘤细胞大小较一致，核卵圆形，染色质细。瘤细胞合体状，细胞之间的界限不清。旋涡结构和砂粒体少见，WHO Ⅰ级

纤维型由梭形细胞形成的束状结构组成，肿瘤内含丰富的胶原和网状纤维，WHO Ⅰ级砂粒体型在合体型或过渡型脑膜瘤的背景下出现多量的砂粒体，WHO Ⅰ级

过渡型（混合型）具有内皮细胞型和纤维型脑膜瘤间的过渡特点，瘤细胞排列成分叶状和束状结构，其旁经常存在紧密排列的旋涡状或砂粒体结构，WHO Ⅰ级纤维型由梭形细胞形成的束状结构组成，可形成典型旋涡状结构，肿瘤内含丰富的胶原和网状纤维，WHO Ⅰ级

砂粒体型为过渡型脑膜瘤的背景下出现多量的砂粒体，WHO Ⅰ级

血管母细胞型在成片或散在的脑膜内皮型瘤细胞之间分布有多数大小不等的血管，血管壁增厚，伴玻璃样变，肿瘤细胞核可见一定程度的多形性，WHO Ⅰ级

微囊型肿瘤细胞的胞质突起被细胞外液体分隔产生一个微囊肿网，肿瘤间质中含有厚壁血管和泡沫细胞区，瘤细胞经常出现轻度多形性，稀疏的旋涡和砂粒体，WHO Ⅰ级富于淋巴浆细胞型肿瘤实质内可见丰富的淋巴浆细胞浸润，可有生发中心形成，背景多为纤维型脑膜瘤结构，临床可合并多克隆免疫球蛋白病，WHO Ⅰ级

分泌型肿瘤性的蛛网膜内皮细胞出现上皮的分化，甚至出现腺管样结构，细胞质内含有 PAS 阳性、嗜酸性的球状包涵体，免疫组化标记，有包涵体的瘤细胞表达 CEA 和细胞角蛋白等上皮细胞标志物，WHO Ⅰ级微囊肿型肿瘤细胞的胞质突起被细胞外液体分隔产生一个微囊肿网，肿瘤间质中含有厚壁血管和泡沫细胞区，瘤细胞经常出现轻度多形性，稀疏的旋涡和砂粒体，WHO Ⅰ级

（病理诊断常规 → 肉眼观察 / 镜下改变）

富于淋巴浆细胞型肿瘤实质内可见丰富的淋巴浆细胞浸润，可有生发中心形成，背景多为纤维型脑膜瘤结构，临床可合并多克隆免疫球蛋白病，WHO Ⅰ级化生型在瘤组织中有显著的局部间叶分化，在内皮型、纤维型和过渡型脑膜瘤中出现了脂肪，软骨，骨的分化或有黏液、黄瘤样的成分，WHO Ⅰ级

化生型在瘤组织中有显著的局部间叶分化，在内皮型、纤维型和过渡型脑膜瘤中出现了脂肪，软骨，骨的分化或有黏液、黄瘤样的成分，WHO Ⅰ级脊索瘤型局部区域组织形态与脊索瘤相似，在黏液的基质中有星芒状的肿瘤细胞，混有小叶状的脑膜内皮细胞，间质内散在淋巴浆细胞浸润，此型术后易复发。WHO Ⅱ级

脊索瘤型局部区域组织形态与脊索瘤相似，在黏液的基质中有星芒状的肿瘤细胞，混有小叶状的脑膜内皮细胞，间质内散在淋巴浆细胞浸润，此型术后易复发。WHO Ⅱ级非典型脑膜瘤脑膜瘤如果核分裂多，并加下列 3 个以上特点，即细胞密度增加、核浆比高的小细胞、鲜明的核仁、脑膜瘤固有的结构的消失、自发性或地图样坏死，WHO Ⅱ级

透明细胞型由具有透明的、富含糖原（PAS 染色阳性）的胞浆的多角形细胞构成，可见少许经典脑膜瘤的结构，常具有侵袭的行为，WHO Ⅱ级

非典型脑膜瘤脑膜瘤如果核分裂多，并加下列三个以上特点，即细胞密度增加、核浆比高的小细胞、鲜明的核仁、脑膜瘤固有的结构的消失、自发性或地图样坏死，WHO Ⅱ级混合型肿瘤中可见脑膜内皮型和纤维型结构混合排列，WHO Ⅰ级

乳头型部分肿瘤细胞围绕血管形成假乳头的排列，瘤细胞核浆比大，核分裂多，细胞间有网状纤维，散在旋涡和砂粒体，肿瘤有局部或脑组织浸润、复发及转移，WHO Ⅲ级

横纹肌样脑膜瘤在脑膜瘤中含有散在或片状分布的横纹肌样细胞，细胞为圆形，核偏位，常有明显的核仁，增殖指数高，并可有其他恶性的组织学特点，WHO Ⅲ级

恶性/间变型脑膜瘤结构与非典型脑膜瘤相同，同时出现大片坏死，多数病理性核分裂和(或)有周围脑组织的浸润，WHO Ⅲ级

病理诊断常规 — 镜下改变

二、原发性黑色素细胞病变

在软脑膜上正常存有一定的黑色素细胞，一般以脑底部脑干腹侧脑膜为多。与之对应的出现一组原发脑内的黑色素细胞病变，包括弥漫性黑色素细胞增生症、黑色素细胞瘤和恶性黑色素瘤。

病理诊断常规：

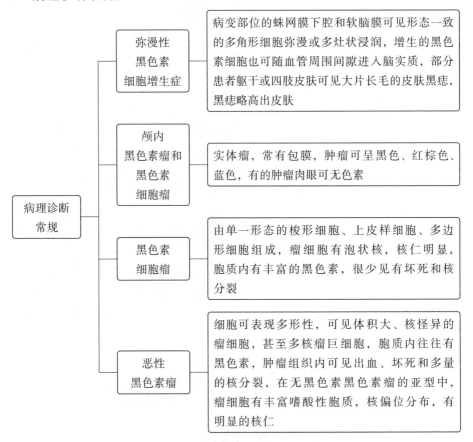

鉴别诊断：

弥漫性黑色素细胞增生症应与脑膜胶质瘤病和脑膜癌相鉴别。

三、组织来源不明的肿瘤

血管母细胞瘤又称血管网状细胞瘤，或称毛细血管性血管母细胞瘤。主要发生在有 von Hippel-Lindau 病（VHL）的患者。患者多为成人。肿瘤主要位于小脑半球、脑干和脊髓，很少发生在幕上。生长缓慢，常伴有囊性变。

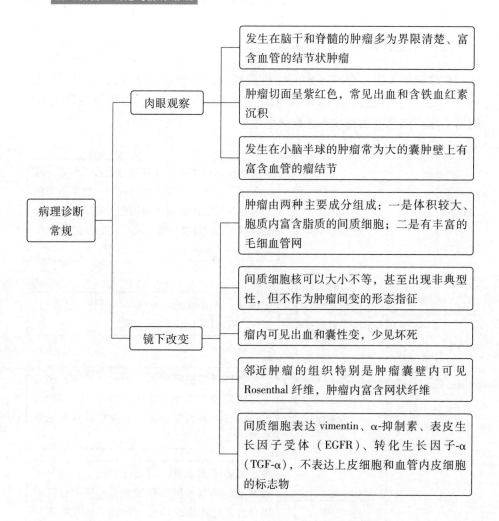

第四节 中枢神经系统恶性淋巴瘤

一、原发性中枢神经系统恶性淋巴瘤

原发性中枢神经系统淋巴瘤（PCNSL）是一种少见的高度恶性非霍奇金淋巴瘤，其在人免疫缺陷病毒感染人群中的发病率显著高于正常人群。PCNSL 的发病机制不明，主要表现为颅内压增高的症状和颅内占位性病变引起的 CNS 功能障碍。分类与系统性淋巴瘤一致，绝大多数中枢神经系统淋巴瘤是弥漫性大 B 细胞淋巴瘤。

病理诊断常规：

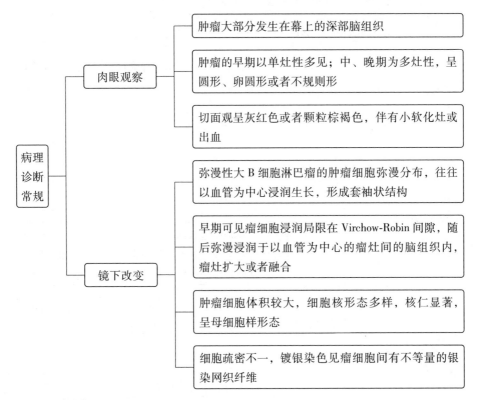

鉴别诊断：

需与胶质母细胞瘤、脱髓鞘病变、系统性淋巴瘤累及中枢神经系统以及一些炎症性病变相鉴别。

二、朗格汉斯细胞组织细胞增生症

朗格汉斯细胞组织细胞增生症是中枢神经系统最常见的组织细胞来源的肿瘤。根据临床特点进行分类，包括单灶性、多灶性和播散性。

病理诊断常规：

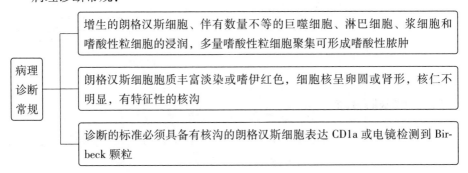

三、Rosai-Dorfman 病

Rosai-Dorfman 病常见于成年人，属于非朗格汉斯细胞增生的组织细胞增生性病变。该组病变缺乏树突状朗格汉斯细胞的特点，大多数具有巨噬细胞分化。

病理诊断常规：

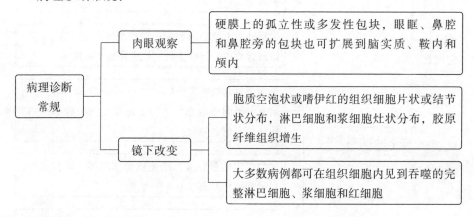

第五节　神经系统囊肿性病变

一、室管膜囊肿

室管膜囊肿大多见于额叶和顶叶的脑室周白质内，也见于小脑、脑干或者脊髓内。

病理诊断常规：

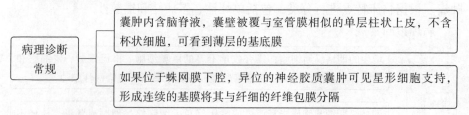

二、蛛网膜囊肿

蛛网膜囊肿发生在颅内和椎管内的蛛网膜上，特别是颞叶的外侧裂区。其他部位可有小脑脑桥角、四叠体区和枕大池。

病理诊断常规：

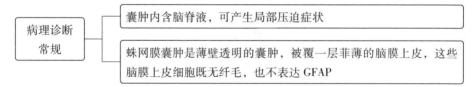

病理诊断常规：
- 囊肿内含脑脊液，可产生局部压迫症状
- 蛛网膜囊肿是薄壁透明的囊肿，被覆一层菲薄的脑膜上皮，这些脑膜上皮细胞既无纤毛，也不表达 GFAP

三、肠源性囊肿

肠源性囊肿发生在椎管内髓外硬膜下，病变多发生在颈段脊髓的腹侧。一些囊肿同时伴有发育异常，如局部椎体的骨缺陷和胃肠道重复。

病理诊断常规：

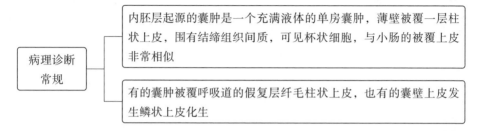

病理诊断常规：
- 内胚层起源的囊肿是一个充满液体的单房囊肿，薄壁被覆一层柱状上皮，围有结缔组织间质，可见杯状细胞，与小肠的被覆上皮非常相似
- 有的囊肿被覆呼吸道的假复层纤毛柱状上皮，也有的囊壁上皮发生鳞状上皮化生

四、第三脑室胶样囊肿

胶样囊肿多在 20~50 岁之间发病，多数发生于第三脑室，位于 Monro 孔间，并阻塞导水管致双侧脑室扩张积水。起源尚不清楚，一般认为胶样囊肿是先天性的。

病理诊断常规：

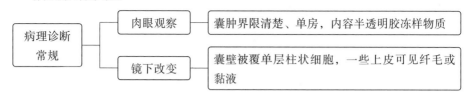

病理诊断常规：
- 肉眼观察：囊肿界限清楚、单房，内容半透明胶冻样物质
- 镜下改变：囊壁被覆单层柱状细胞，一些上皮可见纤毛或黏液

五、表皮样囊肿与皮样囊肿

表皮样囊肿主要发生在颅内。多集中在小脑脑桥角、蝶鞍周围区等颅骨缝隙多的部位。椎管内的病变非常少见。神经系统的皮样囊肿没有表皮样囊肿常见，主要发生在囟门区、第四脑室、三脑室后部及马尾等中线部位。

病理诊断常规：

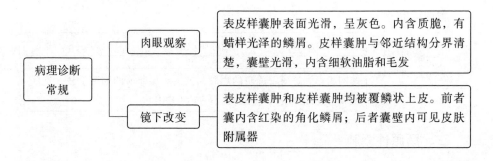

病理诊断常规 — 肉眼观察：表皮样囊肿表面光滑，呈灰色。内含质脆，有蜡样光泽的鳞屑。皮样囊肿与邻近结构分界清楚，囊壁光滑，内含细软油脂和毛发

病理诊断常规 — 镜下改变：表皮样囊肿和皮样囊肿均被覆鳞状上皮。前者囊内含红染的角化鳞屑；后者囊壁内可见皮肤附属器

第十四章

心血管系统常见疾病的病理诊断常规

第一节　先天性心脏病

一、房间隔缺损

房间隔缺损比较常见，为胚胎发育障碍，致出生后房间隔遗留一个或多个孔洞。主要表现为血液由左心向右心分流（无发绀），致右心负荷增加（右心肥大）、肺动脉高压。女性多于男性，患儿常常能存活至中年，晚期可死于右侧心力衰竭、交叉性栓塞及肺内感染等。

病理诊断常规：

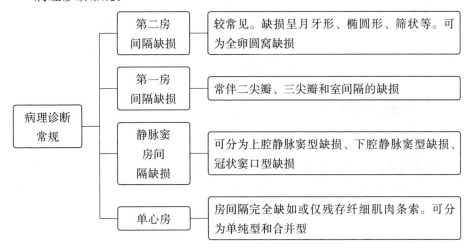

- 第二房间隔缺损 —— 较常见。缺损呈月牙形、椭圆形、筛状等。可为全卵圆窝缺损
- 第一房间隔缺损 —— 常伴二尖瓣、三尖瓣和室间隔的缺损
- 静脉窦房间隔缺损 —— 可分为上腔静脉窦型缺损、下腔静脉窦型缺损、冠状窦口型缺损
- 单心房 —— 房间隔完全缺如或仅残存纤细肌肉条索。可分为单纯型和合并型

二、室间隔缺损

室间隔缺损为胚胎发育障碍，致出生后室间隔遗留孔洞，是常见的非发绀型心脏病。最常见者为高位膜部缺损，而肌部缺损则很少见。主要表现为左、右心室间或左心室、右心房间的血流异常交通。

病理诊断常规：

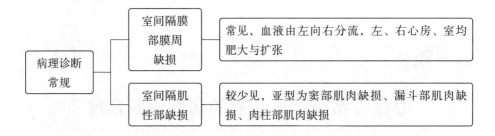

三、法洛（Fallot）四联症

Fallot 四联症为室间隔巨大缺损所致的右心血液血量增多和肺动脉狭窄所致的右心排血量减少引发右心室高度肥大、扩张。骑跨的主动脉因接受左、右心室增加的血液量而扩张、壁厚。肺循环血量因肺动脉狭窄而锐减和主动脉排出的低含氧血液，导致发绀、呼吸困难等，属于发绀型心脏病。患儿一般能够存活多年，少数患者可存活至成年。

病理诊断常规：

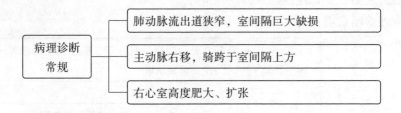

四、动脉导管未闭

在胎儿期，大部分肺动脉血液是由动脉导管流入主动脉的。出生后，由于呼吸功能建立，肺内血管扩张，血液进入肺内，动脉导管随即就失去作用，在出生后少则 3 个月、多则 1 年以内闭锁，成为动脉韧带。动脉导管未闭主要表现为无发绀（因主动脉的血液通过未闭的动脉导管分流到肺动脉）及左心室肥厚（因回流至左心的血量增多）。

病理诊断常规：

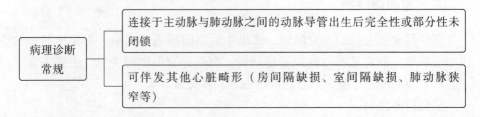

五、主动脉缩窄

主动脉缩窄是指主动脉局限狭窄，管腔缩小，造成血流量减少。主要表现取决于缩窄的部位、严重程度、有无合并畸形以及就诊时患者的年龄。主动脉缩窄病因目前尚未清楚。

病理诊断常规：

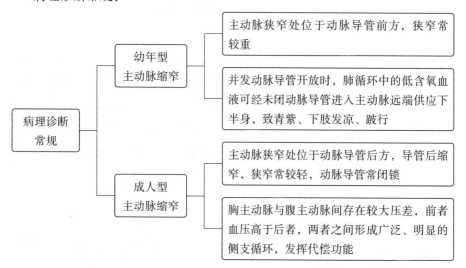

六、大血管移位

大血管移位分为纠正型大血管移位和非纠正型大血管移位。纠正型大血管移位患者血液循环正常，无病征，可健康存活。非纠正型大血管移位致右心低氧血注入体循环，左心高氧血注入肺循环。在胎儿期，因存在脐静脉和动脉导管可存活。出生后，发生发绀型先天性心脏病，通常很快死亡。若患儿的体循环与肺循环间存在异常通路，可存活。

病理诊断常规：

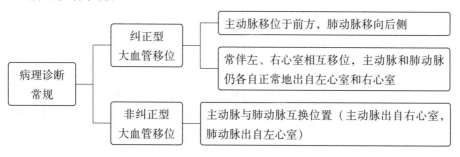

第二节　原发性心肌病

一、扩张型心肌病

扩张型心肌病又称充血性心肌病。发病年龄常见于 20~50 岁，男性较多，多因心力衰竭死亡或心律失常而猝死。发病原因不明。

病理诊断常规：

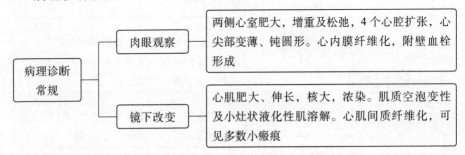

病理诊断常规 ——

肉眼观察：两侧心室肥大，增重及松弛，4 个心腔扩张，心尖部变薄、钝圆形。心内膜纤维化，附壁血栓形成

镜下改变：心肌肥大、伸长，核大，浓染。肌质空泡变性及小灶状液化性肌溶解。心肌间质纤维化，可见多数小瘢痕

鉴别诊断：
需与克山病心肌病变相鉴别。

二、肥厚型心肌病

肥厚性心肌病以心肌肥厚、室间隔非对称性肥厚、舒张期充盈异常及左心室流出道受阻为特征，属于遗传疾病，50%患者有家族史，部分患者可由代谢性或者浸润性疾病所引起。

病理诊断常规：

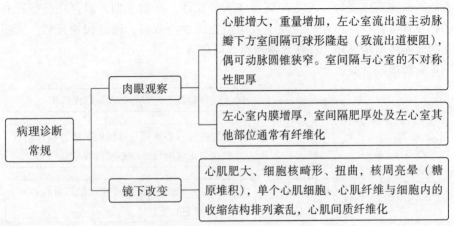

病理诊断常规 ——

肉眼观察：心脏增大，重量增加，左心室流出道主动脉瓣下方室间隔可球形隆起（致流出道梗阻），偶可动脉圆锥狭窄。室间隔与心室的不对称性肥厚

左心室内膜增厚，室间隔肥厚处及左心室其他部位通常有纤维化

镜下改变：心肌肥大、细胞核畸形、扭曲，核周亮晕（糖原堆积），单个心肌细胞、心肌纤维与细胞内的收缩结构排列紊乱，心肌间质纤维化

三、限制型心肌病

限制型心肌病又称心内膜心肌纤维化。主要表现为心室顺应性降低、舒张期心室充盈受限制及心排出量减少。

病理诊断常规：

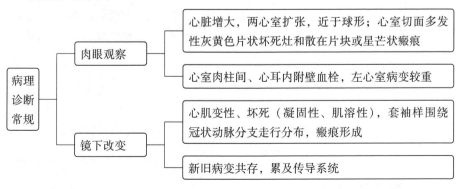

病理诊断常规

肉眼观察
- 心室内膜纤维性增厚，心室腔不扩张，可见两侧心房扩张。灰白色、较硬，心尖部最重，延伸至三尖瓣、二尖瓣（致关闭不全）
- 乳头肌、肉柱可被埋陷在内，可见附壁血栓，心腔缩小，心包腔通常有积液

镜下改变
- 心内膜纤维化和透明变性，可钙化。心内膜下心肌萎缩、变性（称为心内膜心肌纤维化），附壁血栓
- Löffler 心内膜心肌炎早期病变还有急性嗜酸性粒细胞性心肌炎，伴有心肌坏死

四、克山病

克山病（KD）是一种地方性心肌病，其主要流行在我国东北、西北、华北和西南一带山区及丘陵地带。克山病（KD）可能是由于缺乏硒等某些微量元素与营养物质，干扰和破坏了心肌代谢而引起心肌细胞的损伤。常出现急性或慢性心功能不全。

病理诊断常规：

病理诊断常规

肉眼观察
- 心脏增大，两心室扩张，近于球形；心室切面多发性灰黄色片状坏死灶和散在片块或星芒状瘢痕
- 心室肉柱间、心耳内附壁血栓，左心室病变较重

镜下改变
- 心肌变性、坏死（凝固性、肌溶性），套袖样围绕冠状动脉分支走行分布，瘢痕形成
- 新旧病变共存，累及传导系统

鉴别诊断：
需与充血性心肌病相鉴别。

第三节　心　肌　炎

一、病毒性心肌炎

病毒性心肌炎病原体常为柯萨奇 B 组病毒，其次为埃可病毒和流行性感冒病毒以及其他 30 余种病毒。病毒性心肌炎的确切发病机制尚不十分清楚，可能与病毒感染与自身免疫反应有关。主要表现为不同程度心律紊乱，可致心力衰竭。

病理诊断常规：

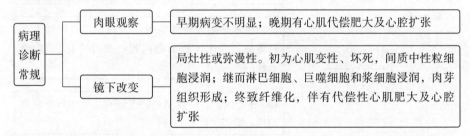

病理诊断常规
- 肉眼观察——早期病变不明显；晚期有心肌代偿肥大及心腔扩张
- 镜下改变——局灶性或弥漫性。初为心肌变性、坏死，间质中性粒细胞浸润；继而淋巴细胞、巨噬细胞和浆细胞浸润，肉芽组织形成；终致纤维化，伴有代偿性心肌肥大及心腔扩张

二、孤立性心肌炎

孤立性心肌炎又称特发性巨细胞性心肌炎、Feidler 心肌炎。发病原因不明。多发于 20~50 岁，可致心腔扩张、心力衰竭。

病理诊断常规：

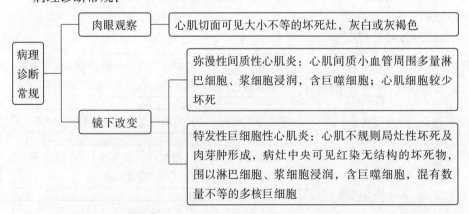

病理诊断常规
- 肉眼观察——心肌切面可见大小不等的坏死灶，灰白或灰褐色
- 镜下改变
  - 弥漫性间质性心肌炎：心肌间质小血管周围多量淋巴细胞、浆细胞浸润，含巨噬细胞；心肌细胞较少坏死
  - 特发性巨细胞性心肌炎：心肌不规则局灶性坏死及肉芽肿形成，病灶中央可见红染无结构的坏死物，围以淋巴细胞、浆细胞浸润，含巨噬细胞，混有数量不等的多核巨细胞

三、细菌性心肌炎

细菌性心肌炎常由金黄色葡萄球菌、链球菌、肺炎链球菌和脑膜炎球菌

引起。多继发于有关细菌所致的脓毒血症，白喉杆菌感染咽喉时细菌的外毒素可引起心肌炎。

病理诊断常规：

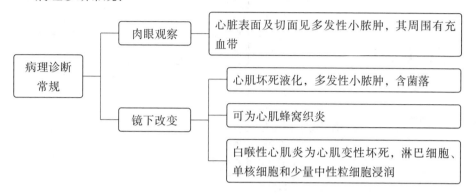

第四节　心　包　炎

一、化脓性心包炎

化脓性心包炎是指以大量中性粒细胞渗出为主的表面化脓性急性心包炎，由化脓菌引起。直接感染或继发于败血症或脓毒血症。

病理诊断常规：

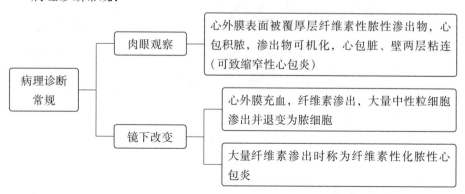

二、纤维素性心包炎

纤维素性心包炎是心包炎中最多见的类型，主要是指以纤维素或浆液与纤维素渗出为主的急性心包炎。

病理诊断常规：

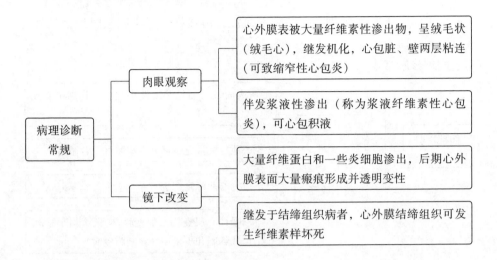

三、缩窄性心包炎

缩窄性心包炎常见于男性，多见于 20~40 岁。大多数是继发于化脓性、出血性或者干酪样心包炎和心外科手术之后，其病变主要局限于心包本身。常因瘢痕形成、钙化致心包压力持续升高，妨碍心脏舒张期血液充盈。

病理诊断常规：

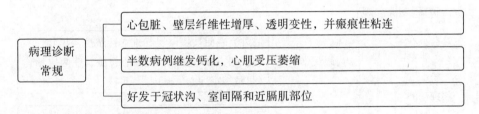

第五节　心脏肿瘤

一、心脏黏液瘤

心脏黏液瘤为最常见的心脏原发肿瘤，好发于中年女性。好发于左心房（占 75%~80%）。多为散发性，偶可为家族性。主要表现为二尖瓣狭窄或者关闭不全及全身各系统栓塞。

病理诊断常规：

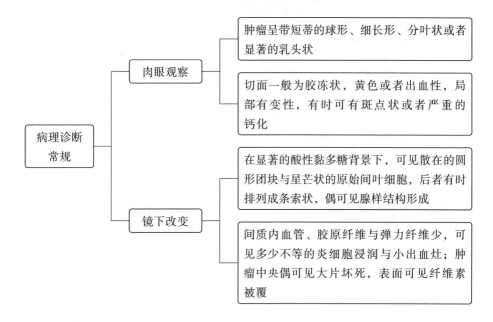

鉴别诊断：

需与机化血栓、乳头状纤维弹性瘤相鉴别。

二、心脏横纹肌瘤

心脏横纹肌瘤多发生于婴幼儿。约半数病例伴发脑结节性硬化。突向心腔的大肿瘤可致血流阻塞，引发充血性心力衰竭。

病理诊断常规：

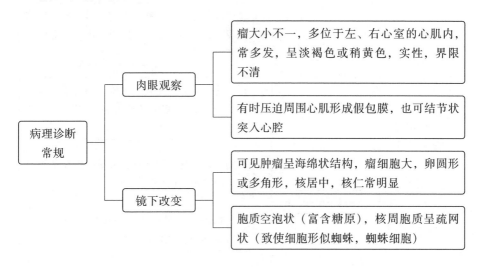

三、心脏恶性肿瘤

心脏恶性肿瘤比较罕见，原发性恶性肿瘤一般包括血管肉瘤、上皮样血管内皮瘤、恶性多形性纤维组织细胞瘤/未分化多形性肉瘤、黏液纤维肉瘤、纤维肉瘤、平滑肌肉瘤、横纹肌肉瘤、脂肪肉瘤、滑膜肉瘤、恶性外周神经鞘瘤、恶性间皮瘤与卵黄囊瘤等。

转移性肿瘤大多见于播散性病例，心脏受累常有3种形式：心包播散、心肌内弥漫性多发性病变及心腔内结节状病变。转移性肿瘤一般包括肺癌、乳腺癌、白血病、恶性黑色素瘤、恶性淋巴瘤、胃癌、肝细胞癌、甲状腺癌、结肠癌、心外肉瘤、肾细胞癌、肾上腺癌、威尔姆斯（Wilms）瘤与子宫肿瘤等。

第六节 感染性心内膜炎

一、急性感染性心内膜炎

急性感染性心内膜炎多由强毒力化脓菌（多为金黄色葡萄球菌）败血症所致（继发于他处化脓性炎症）。多发于正常心瓣膜。病程急剧，可在数天至数周内死亡。

病理诊断常规：

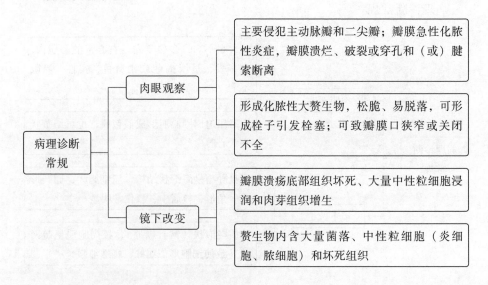

二、亚急性感染性心内膜炎

亚急性感染性心内膜炎常由低毒力菌（最常为草绿色链球菌）菌血症所致。多发于已有病变的心瓣膜（心瓣膜病）先天性心脏病或心瓣膜手术后。病程多大于6周。

病理诊断常规：

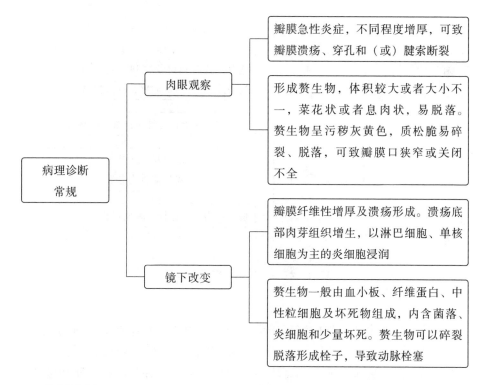

鉴别诊断：

需与风湿性心内膜炎及急性感染性心内膜炎相鉴别。

三、风湿性心内膜炎

风湿性心内膜炎是风湿病最重要的病变，可累及心瓣膜，引起瓣膜炎，也可累及瓣膜邻近的心内膜与腱索，引起瓣膜变形与功能障碍。瓣膜病变以二尖瓣最为多见，其余依次为二尖瓣与主动脉瓣联合受累、三尖瓣、主动脉瓣，极少累及肺动脉瓣。

病理诊断常规：

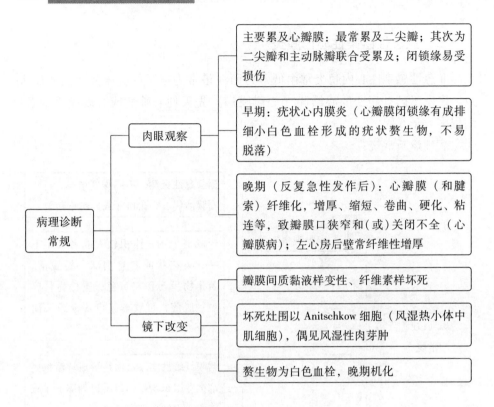

病理诊断常规
├─ 肉眼观察
│   ├─ 主要累及心瓣膜：最常累及二尖瓣；其次为二尖瓣和主动脉瓣联合受累及；闭锁缘易受损伤
│   ├─ 早期：疣状心内膜炎（心瓣膜闭锁缘有成排细小白色血栓形成的疣状赘生物，不易脱落）
│   └─ 晚期（反复急性发作后）：心瓣膜（和腱索）纤维化、增厚、缩短、卷曲、硬化、粘连等，致瓣膜口狭窄和（或）关闭不全（心瓣膜病）；左心房后壁常纤维性增厚
└─ 镜下改变
    ├─ 瓣膜间质黏液样变性、纤维素样坏死
    ├─ 坏死灶围以 Anitschkow 细胞（风湿热小体中肌细胞），偶见风湿性肉芽肿
    └─ 赘生物为白色血栓，晚期机化

第七节 动脉粥样硬化

动脉粥样硬化是指脂质沉积于大、中动脉内膜，并伴有平滑肌细胞和胶原纤维增生，逐渐形成斑块，动脉壁因而增厚、变硬，导致动脉管腔狭窄、堵塞，相应器官缺血、梗死。斑块内组织坏死崩解，并与沉积的脂质混为粥样物质。

病理诊断常规：

一、脂纹

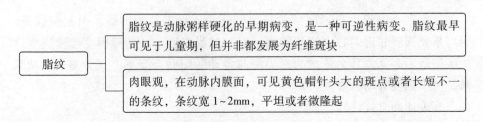

脂纹
├─ 脂纹是动脉粥样硬化的早期病变，是一种可逆性病变。脂纹最早可见于儿童期，但并非都发展为纤维斑块
└─ 肉眼观，在动脉内膜面，可见黄色帽针头大的斑点或者长短不一的条纹，条纹宽 1~2mm，平坦或者微隆起

续流程

脂纹 ┬ 在光镜下，在病灶处内皮细胞下有大量泡沫细胞聚集。泡沫细胞圆形，体积较大，在石蜡切片上呈胞质内大量小空泡状，这时大多数泡沫细胞为巨噬细胞源性泡沫细胞

└ 另外，可见较多的细胞外基质（蛋白聚糖），数量不等的合成型平滑肌细胞，少量 T 淋巴细胞与中性粒细胞等

二、纤维斑块

纤维斑块 ┬ 肉眼观，隆起于内膜表面，初为淡黄或者灰黄色，后呈瓷白色，状如凝固的蜡烛油，较硬。斑块大小不等并且可以相互融合

├ 光镜下，见病灶表层为大量胶原纤维、散在的平滑肌细胞、少数弹性纤维及蛋白聚糖形成的纤维帽，胶原纤维可以发生玻璃样变

└ 纤维帽下方可见不等量的泡沫细胞、平滑肌细胞、细胞外脂质及炎细胞。病变进一步发展，可见脂质蓄积及肉芽组织反应

三、粥样斑块

粥样斑块 ┬ 动脉内膜面见灰黄色斑块，切面的表面为白色纤维帽、深部为黄色粥糜样物质，既向内膜表面隆起，又向深部压迫中膜，导致中膜平滑肌细胞呈压迫性萎缩或细胞表型发生转变

├ 在光镜下，在玻璃样变的纤维帽的深部，可见有大量无定形物质，为细胞外脂质及坏死物，可见胆固醇结晶，有时可见钙化

└ 底部及周边部可见肉芽组织、少量泡沫细胞与淋巴细胞浸润。粥瘤处中膜平滑肌细胞受压而萎缩，可见弹性纤维破坏，中膜变薄。外膜可见毛细血管新生、结缔组织增生及淋巴细胞、浆细胞浸润

四、其他情况

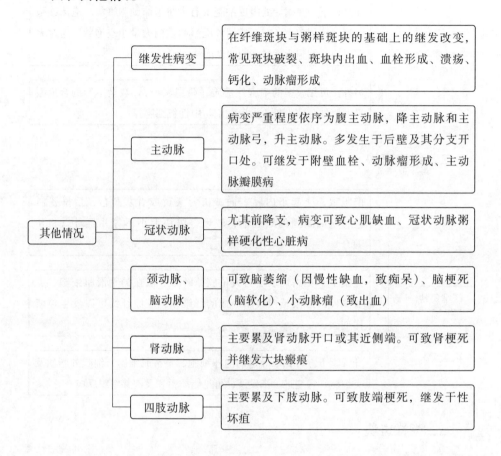

其他情况	继发性病变	在纤维斑块与粥样斑块的基础上的继发改变，常见斑块破裂、斑块内出血、血栓形成、溃疡、钙化、动脉瘤形成
	主动脉	病变严重程度依序为腹主动脉，降主动脉和主动脉弓，升主动脉。多发生于后壁及其分支开口处。可继发于附壁血栓、动脉瘤形成、主动脉瓣膜病
	冠状动脉	尤其前降支，病变可致心肌缺血、冠状动脉粥样硬化性心脏病
	颈动脉、脑动脉	可致脑萎缩（因慢性缺血，致痴呆）、脑梗死（脑软化）、小动脉瘤（致出血）
	肾动脉	主要累及肾动脉开口或其近侧端。可致肾梗死并继发大块瘢痕
	四肢动脉	主要累及下肢动脉。可致肢端梗死，继发干性坏疽

第八节　冠状动脉粥样硬化性心脏病

一、心绞痛

心绞痛是冠状动脉供血不足和（或）心肌耗氧量骤增导致心肌急剧的、暂时性缺血、缺氧所引起的临床综合征。主要表现为阵发性胸骨后部的压榨性或者紧缩性疼痛感，可放射至心前区或者左上肢，持续数分钟，可因休息或者服用硝酸酯制剂而缓解消失。

病理诊断常规：

无特异性。镜下可见冠状动脉狭窄、心肌缺血等改变。

二、心肌梗死

心肌梗死指因冠状动脉供血中断引起的心肌坏死。大多发生于中老年人。冬春季发病较多。原因一般是在冠状动脉粥样硬化病变基础上继发血栓形成或者持续性痉挛所致。主要表现为剧烈而较持久的胸骨后疼痛，休息及服用硝酸酯类不能完全缓解，同时伴有发热、白细胞增多、红细胞沉降率加快、血清心肌酶活性增高及进行性心电图变化，可以并发心律失常、休克或者心力衰竭。

病理诊断常规：

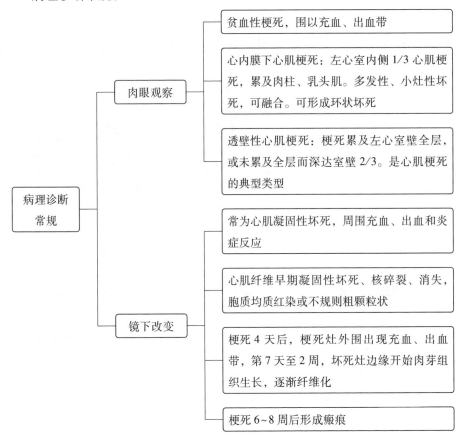

三、心肌纤维化

心肌纤维化是由于中、重度的冠状动脉粥样硬化性狭窄引起心肌纤维持续性和（或）反复加重的缺血、缺氧所产生的结果。终致慢性心功能不全。

主要表现为心律失常或者心力衰竭。

病理诊断常规：

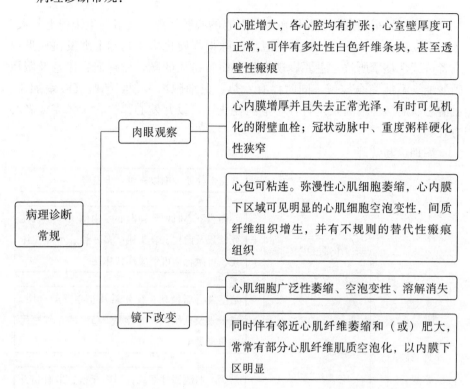

四、冠状动脉性猝死

冠状动脉性猝死主要是指由于冠状动脉的改变而引发的心肌广泛性梗死，患者因严重心律失常（心室纤颤等）短时间内死亡，是心脏性猝死的主要原因。多发生于40～50岁男性。饮酒、劳累、吸烟、运动、情绪激动等均可诱发。

病理诊断常规：

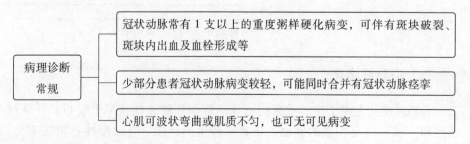

第九节 高 血 压

一、缓进型高血压

缓进型高血压大约占原发性高血压的95%，多见于中老年人，病程长，进展缓慢，可达十数年以至数十年，最终常死于心、脑病变，死于肾病变者少见。

病理诊断常规：

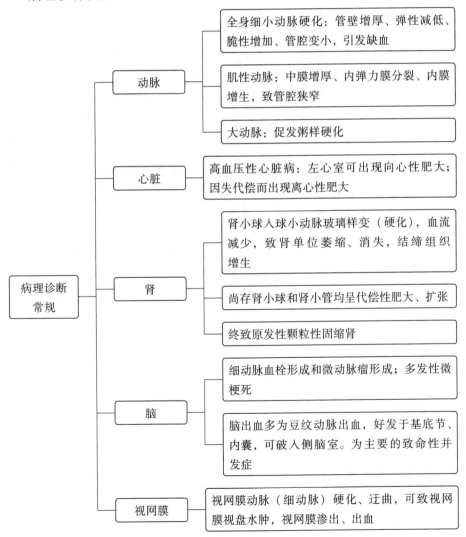

全身细小动脉硬化：管壁增厚、弹性减低、脆性增加、管腔变小，引发缺血

肌性动脉：中膜增厚、内弹力膜分裂、内膜增生，致管腔狭窄

大动脉：促发粥样硬化

动脉

高血压性心脏病：左心室可出现向心性肥大；因失代偿而出现离心性肥大

心脏

肾小球入球小动脉玻璃样变（硬化），血流减少，致肾单位萎缩、消失，结缔组织增生

尚存肾小球和肾小管均呈代偿性肥大、扩张

终致原发性颗粒性固缩肾

肾

病理诊断常规

细动脉血栓形成和微动脉瘤形成；多发性微梗死

脑出血多为豆纹动脉出血，好发于基底节、内囊，可破入侧脑室。为主要的致命性并发症

脑

视网膜动脉（细动脉）硬化、迂曲，可致视网膜视盘水肿，视网膜渗出、出血

视网膜

二、急进型高血压

急进型高血压又称恶性高血压。临床上多见于中青年人。表现为血压显著升高，尤以舒张压明显（常>130mmHg）。病情发展迅速。可呈原发性或继发于缓进型高血压病。

病理诊断常规：

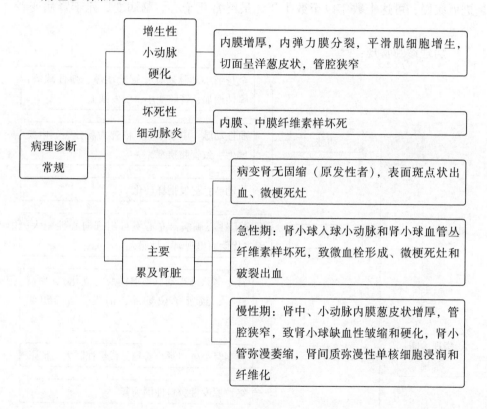

第十节　心瓣膜病

一、二尖瓣狭窄

二尖瓣狭窄常继发于风湿性心内膜炎，感染性心内膜炎偶可诱发。

病理诊断常规：

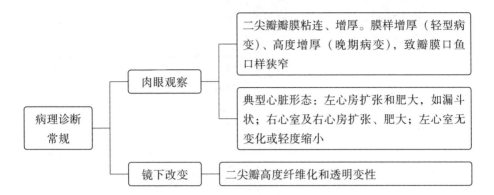

二、二尖瓣关闭不全

二尖瓣关闭不全主要继发于风湿性心内膜炎，亦可偶见继发于感染性心内膜炎。

病理诊断常规：

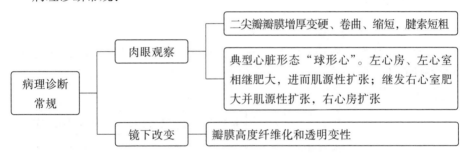

三、主动脉瓣狭窄

主动脉瓣狭窄主要继发于慢性风湿性主动脉瓣膜炎，亦可见于先天性发育异常、动脉粥样硬化所致的主动脉瓣钙化后遗症。

病理诊断常规：

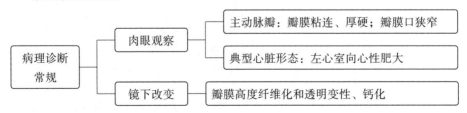

四、主动脉瓣关闭不全

主动脉瓣关闭不全主要继发于风湿性心内膜炎，亦可见于感染性心内膜炎、主动脉粥样硬化、梅毒性主动脉炎后遗症。

病理诊断常规：

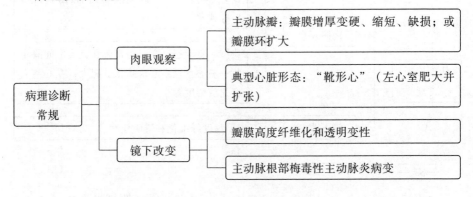

第十一节　血管炎症

一、大动脉炎

1. 缩窄性动脉炎

缩窄性动脉炎又称特发性主动脉炎、高安动脉炎。其发病机制可能与自身免疫性有关。

病理诊断常规：

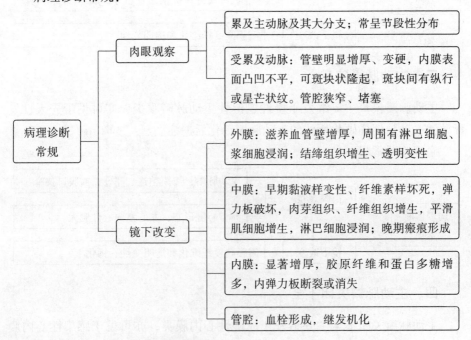

鉴别诊断：

需与风湿性动脉炎、梅毒性动脉炎、结节性多动脉炎相鉴别。

2. 巨细胞性动脉炎

巨细胞性动脉炎主要侵犯脑动脉，尤其是颞动脉，但可累及全身的中等大的动脉。病因未明，虽为肉芽肿性炎症，但从病灶中从未分离出微生物，从病变上看，本病似乎是机体对动脉壁某种成分（弹性蛋白）的一种免疫反应。

病理诊断常规：

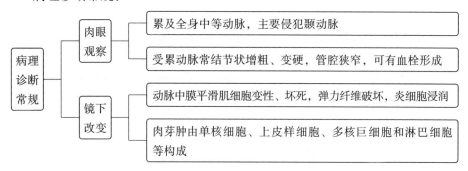

二、结节性多动脉炎

结节性多动脉炎又称结节性动脉周围炎，为全身中、小动脉壁的坏死性炎症，属于自身免疫性疾病。全身症状多为不规则发热、头痛、乏力、周身不适、体重减轻、多汗、肌肉疼痛、肢端疼痛、腹痛及关节痛等。多个器官或者系统可有相应的症状，最常见的是肾血管的病变，也是导致死亡的主要原因。病灶沿动脉走行呈结节状分布。反复发作，逐渐加重。本病预后差。

病理诊断常规：

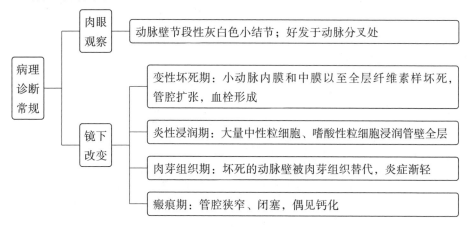

三、血栓闭塞性静脉炎

血栓闭塞性脉管炎好发年龄在 20~45 岁，为中等动脉和静脉（尤其下肢血管）的复发性炎症和血栓形成，呈节段性分布。受累动脉先痉挛，进而炎性破坏、变硬。常出现间歇性跛行和肢体坏疽。诱发因素为吸烟及受寒。

病理诊断常规：

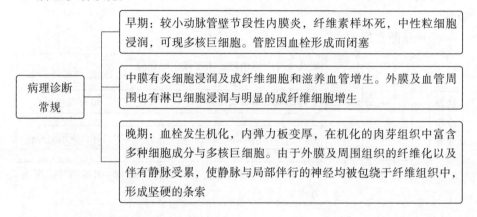

病理诊断常规

早期：较小动脉管壁节段性内膜炎，纤维素样坏死，中性粒细胞浸润，可现多核巨细胞。管腔因血栓形成而闭塞

中膜有炎细胞浸润及成纤维细胞和滋养血管增生。外膜及血管周围也有淋巴细胞浸润与明显的成纤维细胞增生

晚期：血栓发生机化，内弹力板变厚，在机化的肉芽组织中富含多种细胞成分与多核巨细胞。由于外膜及周围组织的纤维化以及伴有静脉受累，使静脉与局部伴行的神经均被包绕于纤维组织中，形成坚硬的条索

四、血栓性静脉炎

血栓性静脉炎是指静脉血管的急性无菌性炎症，根据病变部位不同，静脉炎可分为浅静脉炎和深静脉炎。少数患者可有发热、白细胞总数增高等，患者常常主诉疼痛肿胀。血栓性静脉炎多数由局部感染蔓延至静脉，多累及盆腔静脉、髂静脉、股静脉、下腔静脉和门静脉等。

病理诊断常规：

可见静脉壁炎症；管腔内血栓形成（常含菌落），可继发机化和再通。

第十五章

淋巴造血系统常见疾病的病理诊断常规

第一节 淋巴结增生性疾病

一、类风湿性淋巴结炎

类风湿关节炎（RA）是一种病因未明的慢性、以炎性滑膜炎为主的系统性疾病。其特征是手、足小关节的多关节、对称性、侵袭性关节炎症，经常伴有关节外器官受累及血清类风湿因子阳性，可以导致关节畸形及功能丧失。

病理诊断常规及鉴别诊断：

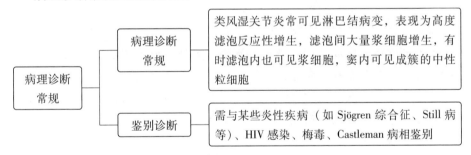

二、梅毒性淋巴结炎

病理诊断常规：

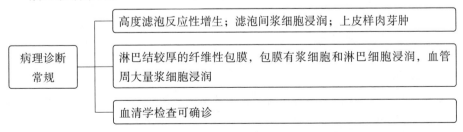

鉴别诊断：

需与某些炎性疾病（如 Sjögren 综合征、Still 病等）、HIV 感染、类风湿关节炎、Castleman 病相鉴别。

三、弓形虫性淋巴结炎

弓形虫性淋巴炎是弓形虫感染所引起的淋巴结肿大疾病。弓形虫存在于猫的粪便中，可因接触猫的粪便或进食感染了弓形虫的未煮熟肉感染。患者多为女性，如为孕期，可能造成胎儿发育缺陷。临床上类似流感症状。常累及颈部淋巴结。

病理诊断常规：

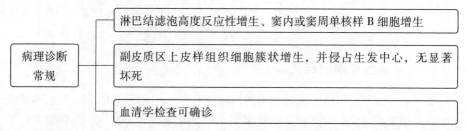

```
              ┌─ 淋巴结滤泡高度反应性增生、窦内或窦周单核样 B 细胞增生
病理诊断   ├─ 副皮质区上皮样组织细胞簇状增生，并侵占生发中心，无显著
  常规     │   坏死
              └─ 血清学检查可确诊
```

鉴别诊断：
需与结核、真菌等其他特殊性感染疾病相鉴别。

四、HIV 感染相关淋巴结病

人类免疫缺陷病毒是一种感染人类免疫系统细胞的慢病毒，属反转录病毒的一种，是至今无有效疗法的致命性传染病。该病毒破坏人体的免疫能力，导致免疫系统失去抵抗力，导致各种疾病及癌症得以在人体内生存，发展到最后会导致艾滋病（获得性免疫缺陷综合征）。

病理诊断常规：

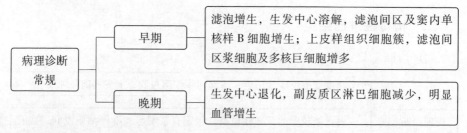

```
              ┌─ 早期 ─ 滤泡增生，生发中心溶解，滤泡间区及窦内单
病理诊断   │         核样 B 细胞增生；上皮样组织细胞簇，滤泡间
  常规     │         区浆细胞及多核巨细胞增多
              └─ 晚期 ─ 生发中心退化，副皮质区淋巴细胞减少，明显
                       血管增生
```

鉴别诊断：
需与 Castleman 病，透明血管型：T 区增生、套区同心圆排列、透明血管增生相鉴别。

五、传染性单核细胞增多症

传染性单核细胞增多症是一种单核-巨噬细胞系统急性增生性传染病。多见于学龄前与学龄儿童，主要由飞沫与唾液经呼吸道传播，其次经密切接触传播。6 岁以下患儿表现为轻症或隐性感染，病后可获得持久性免疫。病程 2~3 周，常有自限性，预后良好。

病理诊断常规：

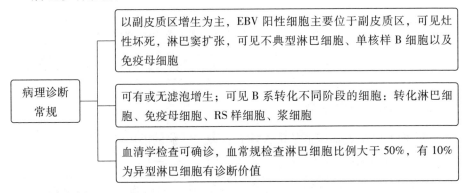

病理诊断常规
- 以副皮质区增生为主，EBV 阳性细胞主要位于副皮质区，可见灶性坏死，淋巴窦扩张，可见不典型淋巴细胞、单核样 B 细胞以及免疫母细胞
- 可有或无滤泡增生；可见 B 系转化不同阶段的细胞：转化淋巴细胞、免疫母细胞、RS 样细胞、浆细胞
- 血清学检查可确诊，血常规检查淋巴细胞比例大于 50%，有 10% 为异型淋巴细胞有诊断价值

鉴别诊断：

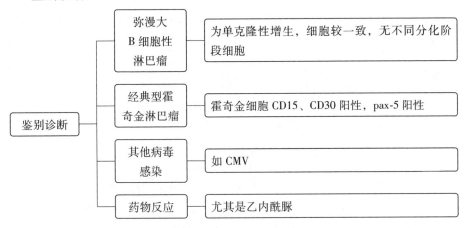

鉴别诊断
- 弥漫大 B 细胞性淋巴瘤：为单克隆性增生，细胞较一致，无不同分化阶段细胞
- 经典型霍奇金淋巴瘤：霍奇金细胞 CD15、CD30 阳性，pax-5 阳性
- 其他病毒感染：如 CMV
- 药物反应：尤其是乙内酰脲

六、猫抓病

猫抓病主要累及腋窝和颈部淋巴结，为巴尔通体感染所致。

病理诊断常规：

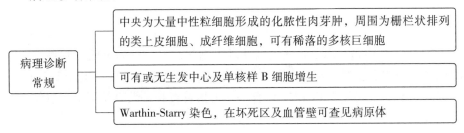

病理诊断常规
- 中央为大量中性粒细胞形成的化脓性肉芽肿，周围为栅栏状排列的类上皮细胞、成纤维细胞，可有稀落的多核巨细胞
- 可有或无生发中心及单核样 B 细胞增生
- Warthin-Starry 染色，在坏死区及血管壁可查见病原体

鉴别诊断：

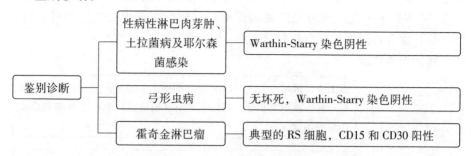

七、皮病性淋巴结炎

皮病性淋巴结炎临床上常常为伴有各种皮肤病的淋巴结肿大。

病理诊断常规：

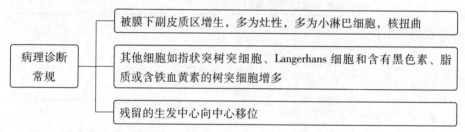

鉴别诊断：

需与蕈样霉菌病（蕈样肉芽肿）相鉴别。

八、噬血细胞综合征

噬血细胞综合征常继发于重症感染、恶性肿瘤、溶血性贫血等。某些类型淋巴瘤如皮下脂膜炎样 T 细胞淋巴瘤、大细胞间变性淋巴瘤、结外 NK/T 细胞性淋巴瘤常伴发噬血细胞综合征。常累及部位有淋巴结、脾脏、骨髓等。

病理诊断常规：

淋巴窦内充满形态为良性的组织细胞，组织细胞吞噬红细胞或其他血细胞。

九、Castleman 病

Castleman 病属原因未明的反应性淋巴结病之一，分为透明血管型与浆细胞亚型。透明血管型表现为纵隔单发性结节，也可为系统性，累及多个部位。浆细胞亚型部分表现为 POEMS 综合征；可累及腹腔、纵隔及周围淋巴结，也可累及结外部位。

病理诊断常规：

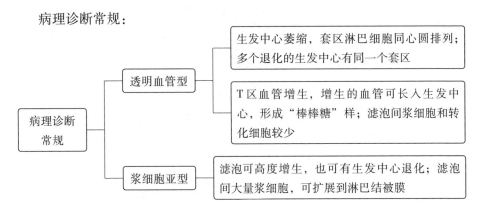

```
                    ┌─ 透明血管型 ─┬─ 生发中心萎缩，套区淋巴细胞同心圆排列；
                    │              │  多个退化的生发中心有同一个套区
  病理诊断           │              │
  常规 ─────────────┤              └─ T 区血管增生，增生的血管可长入生发中
                    │                 心，形成"棒棒糖"样；滤泡间浆细胞和转
                    │                 化细胞较少
                    │
                    └─ 浆细胞亚型 ──── 滤泡可高度增生，也可有生发中心退化；滤泡
                                       间大量浆细胞，可扩展到淋巴结被膜
```

鉴别诊断：

透明血管型需与 HIV 感染相鉴别。后者可见套区消失，滤泡间浆细胞、多核巨细胞增多等。浆细胞亚型需与类风湿关节炎、HIV 感染、梅毒性淋巴结炎相鉴别。

第二节 霍奇金淋巴瘤

一、结节性淋巴细胞为主型霍奇金淋巴瘤

结节性淋巴细胞为主型霍奇金淋巴瘤各年龄组均可发生，发病年龄常在 30~50 岁，中位年龄 40 岁；男多于女，主要表现为局灶性淋巴结肿大，常累及纵隔、锁骨上、腋窝等淋巴结；患者年龄小，早期者预后较好。

病理诊断常规：

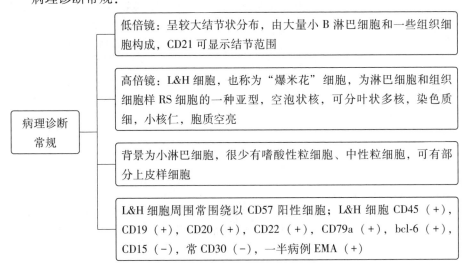

```
              ┌─ 低倍镜：呈较大结节状分布，由大量小 B 淋巴细胞和一些组织细
              │  胞构成，CD21 可显示结节范围
              │
              ├─ 高倍镜：L&H 细胞，也称为"爆米花"细胞，为淋巴细胞和组织
  病理诊断     │  细胞样 RS 细胞的一种亚型，空泡状核，可分叶状多核，染色质
  常规 ───────┤  细，小核仁，胞质空亮
              │
              ├─ 背景为小淋巴细胞，很少有嗜酸性粒细胞、中性粒细胞，可有部
              │  分上皮样细胞
              │
              └─ L&H 细胞周围常围绕以 CD57 阳性细胞；L&H 细胞 CD45（+），
                 CD19（+），CD20（+），CD22（+），CD79a（+），bcl-6（+），
                 CD15（−），常 CD30（−），一半病例 EMA（+）
```

鉴别诊断：

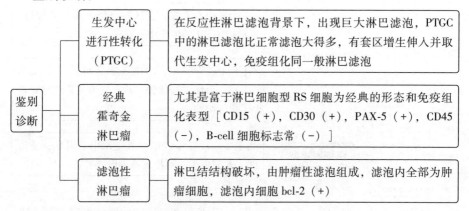

	生发中心进行性转化（PTGC）	在反应性淋巴滤泡背景下，出现巨大淋巴滤泡，PTGC中的淋巴滤泡比正常滤泡大得多，有套区增生伸入并取代生发中心，免疫组化同一般淋巴滤泡
鉴别诊断	经典霍奇金淋巴瘤	尤其是富于淋巴细胞型 RS 细胞为经典的形态和免疫组化表型［CD15（+），CD30（+），PAX-5（+），CD45（-），B-cell 细胞标志常（-）］
	滤泡性淋巴瘤	淋巴结结构破坏，由肿瘤性滤泡组成，滤泡内全部为肿瘤细胞，滤泡内细胞 bcl-2（+）

二、经典型霍奇金淋巴瘤

经典型霍奇金淋巴瘤为具有一类特征性肿瘤细胞（HRS 细胞）的淋巴组织肿瘤，分为结节硬化型、混合细胞型、富于淋巴细胞型和淋巴细胞消减型 4 种类型。多发于青年人，女性多于男性，主要累及颈部、锁骨上和前纵隔淋巴结。

病理诊断常规：

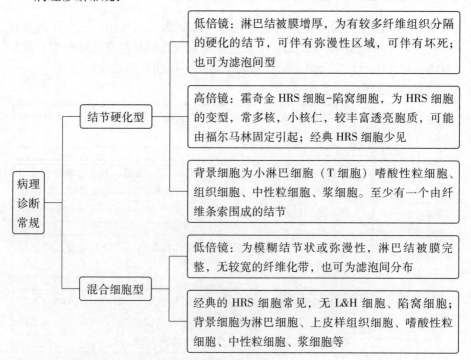

		低倍镜：淋巴结被膜增厚，为有较多纤维组织分隔的硬化的结节，可伴有弥漫性区域，可伴有坏死；也可为滤泡间型
	结节硬化型	高倍镜：霍奇金 HRS 细胞-陷窝细胞，为 HRS 细胞的变型，常多核，小核仁，较丰富透亮胞质，可能由福尔马林固定引起；经典 HRS 细胞少见
病理诊断常规		背景细胞为小淋巴细胞（T 细胞）嗜酸性粒细胞、组织细胞、中性粒细胞、浆细胞。至少有一个由纤维条索围成的结节
	混合细胞型	低倍镜：为模糊结节状或弥漫性，淋巴结被膜完整，无较宽的纤维化带，也可为滤泡间分布
		经典的 HRS 细胞常见，无 L&H 细胞、陷窝细胞；背景细胞为淋巴细胞、上皮样组织细胞、嗜酸性粒细胞、中性粒细胞、浆细胞等

续流程

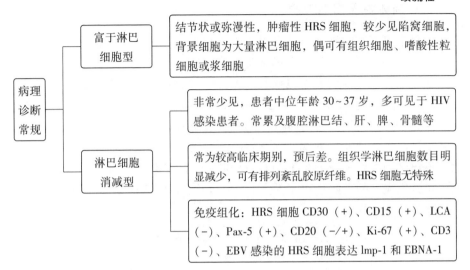

鉴别诊断：

需与滤泡性淋巴瘤及结节性淋巴细胞为主型霍奇金淋巴瘤相鉴别。

第三节　非霍奇金淋巴瘤

一、弥漫性大 B 细胞淋巴瘤（DLBCL）

弥漫性大 B 细胞淋巴瘤是侵袭性肿瘤，老年男性患者较多，平均发病年龄为 60 岁。主要表现为短期内出现单个或者多个淋巴结迅速增大，或者结外部位出现迅速增大的肿块，病情进展迅速，预后较差。

病理诊断常规：

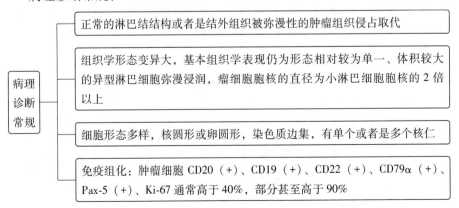

二、前体淋巴细胞肿瘤

前体淋巴细胞肿瘤即急性淋巴母细胞白血病/淋巴瘤（ALL），是不成熟的前体淋巴细胞（又称为淋巴母细胞）来源的一类高度侵袭性肿瘤，其中包括 B 淋巴母细胞白血病和淋巴瘤（B-ALL）和 T 淋巴母细胞白血病和淋巴瘤（T-ALL）两种类型，以后者多见。B-ALL 的发病高峰在 4 岁，T-ALL 患者是青少年，病情进展迅速。前体淋巴细胞肿瘤患者可能有贫血、粒细胞和血小板减少、出血和继发感染等，常有淋巴结肿大和脾大的症状。B-ALL 患者以累及淋巴结为主要表现。在 T-ALL，大部分患者有纵隔（胸腺）肿块，所以有时可致纵隔内的大血管和气道受压，但也常有白血病征象。

病理诊断常规：

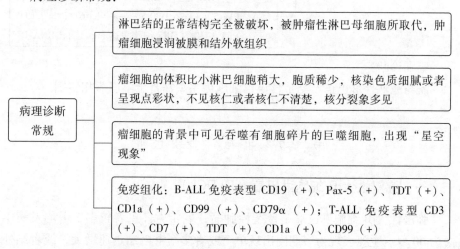

病理诊断常规

- 淋巴结的正常结构完全被破坏，被肿瘤性淋巴母细胞所取代，肿瘤细胞浸润被膜和结外软组织
- 瘤细胞的体积比小淋巴细胞稍大，胞质稀少，核染色质细腻或者呈现点彩状，不见核仁或者核仁不清楚，核分裂象多见
- 瘤细胞的背景中可见吞噬有细胞碎片的巨噬细胞，出现"星空现象"
- 免疫组化：B-ALL 免疫表型 CD19（+）、Pax-5（+）、TDT（+）、CD1a（+）、CD99（+）、CD79α（+）；T-ALL 免疫表型 CD3（+）、CD7（+）、TDT（+）、CD1a（+）、CD99（+）

三、NK/T 细胞淋巴瘤

NK/T 细胞淋巴瘤多发于 40 岁男性。鼻腔是典型发病部位，主要表现为顽固性鼻塞、鼻出血、分泌物增加和鼻面部肿胀等。

病理诊断常规：

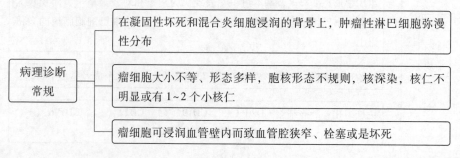

病理诊断常规

- 在凝固性坏死和混合炎细胞浸润的背景上，肿瘤性淋巴细胞弥漫性分布
- 瘤细胞大小不等、形态多样，胞核形态不规则，核深染，核仁不明显或有 1~2 个小核仁
- 瘤细胞可浸润血管壁内而致血管腔狭窄、栓塞或是坏死

续流程

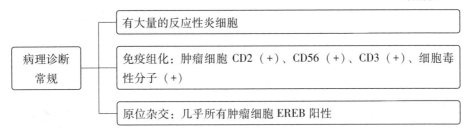

病理诊断常规
- 有大量的反应性炎细胞
- 免疫组化：肿瘤细胞 CD2（+）、CD56（+）、CD3（+）、细胞毒性分子（+）
- 原位杂交：几乎所有肿瘤细胞 EREB 阳性

四、滤泡淋巴瘤（FL）

滤泡淋巴瘤常见于中老年人。主要表现为局部或是全身淋巴结无痛性增大，常常累及浅部淋巴结以及纵隔与腹膜后淋巴结群。

病理诊断常规：

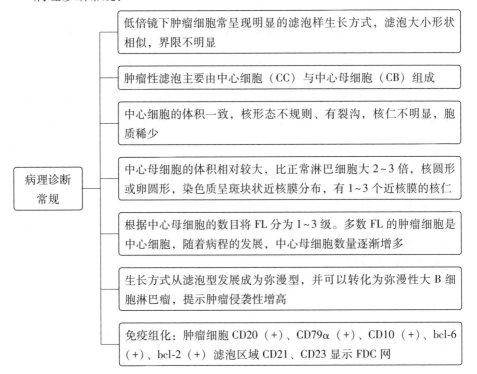

病理诊断常规
- 低倍镜下肿瘤细胞常呈现明显的滤泡样生长方式，滤泡大小形状相似，界限不明显
- 肿瘤性滤泡主要由中心细胞（CC）与中心母细胞（CB）组成
- 中心细胞的体积一致，核形态不规则、有裂沟，核仁不明显，胞质稀少
- 中心母细胞的体积相对较大，比正常淋巴细胞大 2~3 倍，核圆形或卵圆形，染色质呈斑块状近核膜分布，有 1~3 个近核膜的核仁
- 根据中心母细胞的数目将 FL 分为 1~3 级。多数 FL 的肿瘤细胞是中心细胞，随着病程的发展，中心母细胞数量逐渐增多
- 生长方式从滤泡型发展成为弥漫型，并可以转化为弥漫性大 B 细胞淋巴瘤，提示肿瘤侵袭性增高
- 免疫组化：肿瘤细胞 CD20（+）、CD79α（+）、CD10（+）、bcl-6（+）、bcl-2（+）滤泡区域 CD21、CD23 显示 FDC 网

五、慢性淋巴细胞性白血病/小淋巴细胞淋巴瘤（CLL/SLL）

成熟 B 细胞肿瘤多见于 50 岁以上男性老年人，病情进展较为缓慢。主要表现为无自觉症状或其表现缺乏特异性，半数患者有全身淋巴结肿大及肝脾大，还可能出现低丙种球蛋白血症与自身免疫异常等。

病理诊断常规：

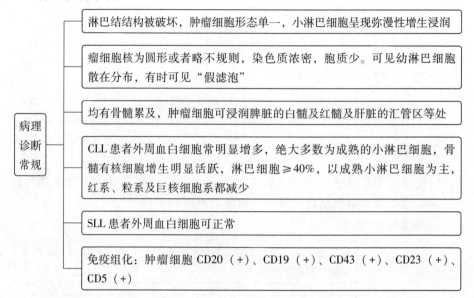

病理诊断常规

- 淋巴结结构被破坏，肿瘤细胞形态单一，小淋巴细胞呈现弥漫性增生浸润
- 瘤细胞核为圆形或者略不规则，染色质浓密，胞质少。可见幼淋巴细胞散在分布，有时可见"假滤泡"
- 均有骨髓累及，肿瘤细胞可浸润脾脏的白髓及红髓及肝脏的汇管区等处
- CLL 患者外周血白细胞常明显增多，绝大多数为成熟的小淋巴细胞，骨髓有核细胞增生明显活跃，淋巴细胞≥40%，以成熟小淋巴细胞为主，红系、粒系及巨核细胞系都减少
- SLL 患者外周血白细胞可正常
- 免疫组化：肿瘤细胞 CD20（+）、CD19（+）、CD43（+）、CD23（+）、CD5（+）

鉴别诊断：

需与非肿瘤性淋巴细胞增多症、B-前淋巴细胞白血病、滤泡淋巴瘤、套细胞淋巴瘤、淋巴浆细胞淋巴瘤、脾边缘区淋巴瘤及毛细胞白血病等相鉴别。

六、套细胞淋巴瘤（MCL）

套细胞淋巴瘤（MCL）多发于男性中老年人。主要表现为全身淋巴结肿大及肝脾大，常累及骨髓和外周血。结外最为常见的累及部位是胃肠道与 Waldeyer 咽淋巴环。

病理诊断常规：

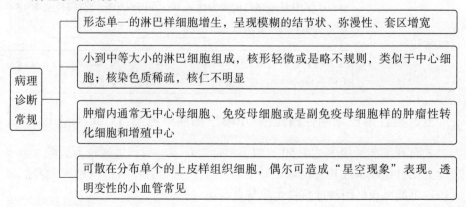

病理诊断常规

- 形态单一的淋巴样细胞增生，呈现模糊的结节状、弥漫性、套区增宽
- 小到中等大小的淋巴细胞组成，核形轻微或是略不规则，类似于中心细胞；核染色质稀疏，核仁不明显
- 肿瘤内通常无中心母细胞、免疫母细胞或是副免疫母细胞样的肿瘤性转化细胞和增殖中心
- 可散在分布单个的上皮样组织细胞，偶尔可造成"星空现象"表现。透明变性的小血管常见

续流程

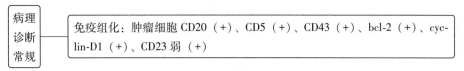

病理诊断常规 | 免疫组化：肿瘤细胞 CD20（+）、CD5（+）、CD43（+）、bcl-2（+）、cyc-lin-D1（+）、CD23 弱（+）

七、外周 T 细胞淋巴瘤、非特殊类型（PTCL-NOS）

外周 T 细胞淋巴瘤、非特殊类型（PTCL-NOS）发病高峰年龄在 60~70 岁，男性患者居多。大多数患者有全身淋巴结肿大，同时或仅有结外病变，部分患者有自身免疫病的历史。

病理诊断常规：

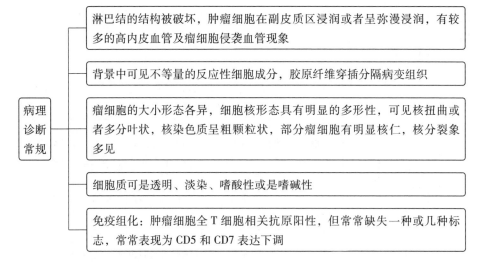

病理诊断常规
- 淋巴结的结构被破坏，肿瘤细胞在副皮质区浸润或者呈弥漫浸润，有较多的高内皮血管及瘤细胞侵袭血管现象
- 背景中可见不等量的反应性细胞成分，胶原纤维穿插分隔病变组织
- 瘤细胞的大小形态各异，细胞核形态具有明显的多形性，可见核扭曲或者多分叶状，核染色质呈粗颗粒状，部分瘤细胞有明显核仁，核分裂象多见
- 细胞质可是透明、淡染、嗜酸性或是嗜碱性
- 免疫组化：肿瘤细胞全 T 细胞相关抗原阳性，但常常缺失一种或几种标志，常常表现为 CD5 和 CD7 表达下调

八、结外边缘区黏膜相关淋巴组织淋巴瘤（MALT 淋巴瘤）

MALT 淋巴瘤具备惰性的临床过程，缓慢扩散，多数 MALT 淋巴瘤病例的预后良好。但晚期可能发生远距离扩散，甚至累及骨髓，部分病例可能向 DL-BCL 转化。

病理诊断常规：

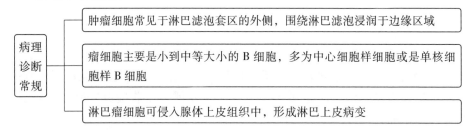

病理诊断常规
- 肿瘤细胞常见于淋巴滤泡套区的外侧，围绕淋巴滤泡浸润于边缘区域
- 瘤细胞主要是小到中等大小的 B 细胞，多为中心细胞样细胞或是单核细胞样 B 细胞
- 淋巴瘤细胞可侵入腺体上皮组织中，形成淋巴上皮病变

续流程

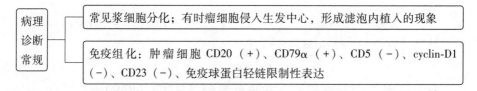

病理诊断常规

- 常见浆细胞分化；有时瘤细胞侵入生发中心，形成滤泡内植入的现象
- 免疫组化：肿瘤细胞 CD20（＋）、CD79α（＋）、CD5（－）、cyclin-D1（－）、CD23（－）、免疫球蛋白轻链限制性表达

九、Burkitt 淋巴瘤（BL）

BL 属于高度侵袭性淋巴瘤，多见于儿童及青年人。地方性 BL 常发于淋巴结外的器官和组织，常累及颌骨，表现为颌面部巨大包块。散发性 BL 一般发生在回盲部，表现为腹腔内巨大肿物。在免疫缺陷相关性 BL，淋巴结和骨髓是常见的受累部位。多数儿童及年轻患者可以治愈，而在年长成人患者预后较差。

病理诊断常规：

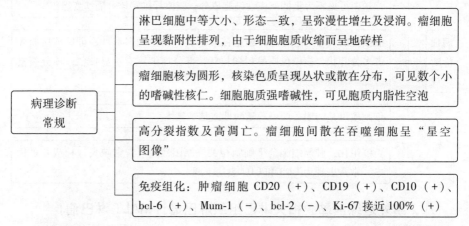

病理诊断常规

- 淋巴细胞中等大小、形态一致，呈弥漫性增生及浸润。瘤细胞呈现黏附性排列，由于细胞胞质收缩而呈地砖样
- 瘤细胞核为圆形，核染色质呈现丛状或散在分布，可见数个小的嗜碱性核仁。细胞胞质强嗜碱性，可见胞质内脂性空泡
- 高分裂指数及高凋亡。瘤细胞间散在吞噬细胞呈"星空图像"
- 免疫组化：肿瘤细胞 CD20（＋）、CD19（＋）、CD10（＋）、bcl-6（＋）、Mum-1（－）、bcl-2（－）、Ki-67 接近 100%（＋）

鉴别诊断：

需与急性淋巴母细胞白血病/淋巴母细胞淋巴瘤、髓系肿瘤浸润、Ewing 肉瘤/原始神经外胚叶肿瘤、神经母细胞瘤、胚胎性横纹肌肉瘤及小细胞癌等相鉴别。

十、蕈样霉菌病/Sezary 综合征

蕈样霉菌病/Sezary 综合征，也称蕈样肉芽肿，发病年龄在 40~60 岁。主要表现为皮肤病变。早期表现为湿疹样病损，皮肤瘙痒，表面存在不规则的红色或棕色斑疹；病程经过多年，逐渐缓慢发展使皮肤增厚变硬呈斑块状，后形成棕色瘤样结节，有时可以破溃。

病理诊断常规：

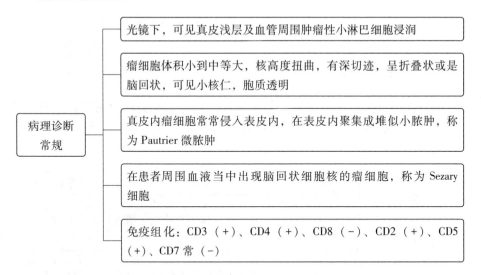

病理诊断常规

- 光镜下，可见真皮浅层及血管周围肿瘤性小淋巴细胞浸润
- 瘤细胞体积小到中等大，核高度扭曲，有深切迹，呈折叠状或是脑回状，可见小核仁，胞质透明
- 真皮内瘤细胞常常侵入表皮内，在表皮内聚集成堆似小脓肿，称为 Pautrier 微脓肿
- 在患者周围血液当中出现脑回状细胞核的瘤细胞，称为 Sezary 细胞
- 免疫组化：CD3（+）、CD4（+）、CD8（-）、CD2（+）、CD5（+）、CD7 常（-）

十一、血管免疫母细胞性 T 细胞淋巴瘤（AITL）

AITL 好发于在中老年人，主要表现为全身淋巴结肿大，并常累及肝、脾、皮肤和骨髓，临床过程具有侵袭性。

病理诊断常规：

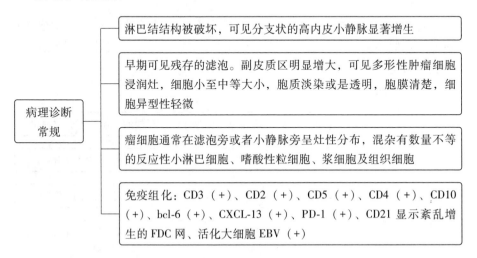

病理诊断常规

- 淋巴结结构被破坏，可见分支状的高内皮小静脉显著增生
- 早期可见残存的滤泡。副皮质区明显增大，可见多形性肿瘤细胞浸润灶，细胞小至中等大小，胞质淡染或是透明，胞膜清楚，细胞异型性轻微
- 瘤细胞通常在滤泡旁或者小静脉旁呈灶性分布，混杂有数量不等的反应性小淋巴细胞、嗜酸性粒细胞、浆细胞及组织细胞
- 免疫组化：CD3（+）、CD2（+）、CD5（+）、CD4（+）、CD10（+）、bcl-6（+）、CXCL-13（+）、PD-1（+）、CD21 显示紊乱增生的 FDC 网、活化大细胞 EBV（+）

鉴别诊断：

需与富于 T 细胞和（或）组织细胞的大 B 细胞淋巴瘤、经典型霍奇金淋巴瘤及非特指外周 T 细胞淋巴瘤相鉴别。

第四节　常见血液病的骨髓病变

一、急性淋巴细胞白血病（ALL）

急性淋巴细胞白血病多见于儿童及青少年。主要表现为发热、乏力、进行性贫血、出血倾向、肝脾和淋巴结肿大。

病理诊断常规：

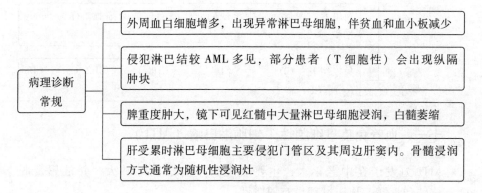

病理诊断常规

- 外周血白细胞增多，出现异常淋巴母细胞，伴贫血和血小板减少
- 侵犯淋巴结较 AML 多见，部分患者（T 细胞性）会出现纵隔肿块
- 脾重度肿大，镜下可见红髓中大量淋巴母细胞浸润，白髓萎缩
- 肝受累时淋巴母细胞主要侵犯门管区及其周边肝窦内。骨髓浸润方式通常为随机性浸润灶

二、急性粒细胞白血病

急性粒细胞白血病（AML，急性髓性白血病）大多见于成人。主要表现为皮肤、黏膜不明原因出血（淤点、淤斑）、贫血、乏力、发热、肝脾及淋巴结肿大，自觉骨痛或者压痛。

病理诊断常规：

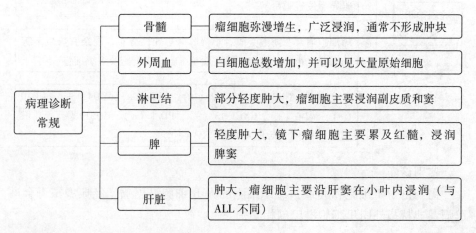

病理诊断常规

骨髓	瘤细胞弥漫增生，广泛浸润，通常不形成肿块
外周血	白细胞总数增加，并可以见大量原始细胞
淋巴结	部分轻度肿大，瘤细胞主要浸润副皮质和窦
脾	轻度肿大，镜下瘤细胞主要累及红髓，浸润脾窦
肝脏	肿大，瘤细胞主要沿肝窦在小叶内浸润（与 ALL 不同）

三、慢性淋巴细胞白血病（CLL）

慢性淋巴细胞白血病（CLL）发病年龄在 50 岁以上，男性多见。主要表现为无自觉症状或者仅有疲乏、厌食、体重下降。

病理诊断常规：

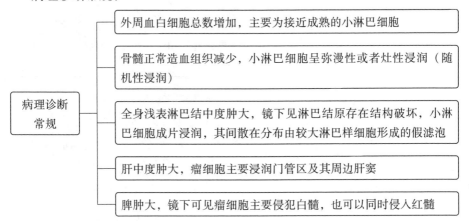

病理诊断常规
- 外周血白细胞总数增加，主要为接近成熟的小淋巴细胞
- 骨髓正常造血组织减少，小淋巴细胞呈弥漫性或者灶性浸润（随机性浸润）
- 全身浅表淋巴结中度肿大，镜下见淋巴结原存在结构破坏，小淋巴细胞成片浸润，其间散在分布由较大淋巴样细胞形成的假滤泡
- 肝中度肿大，瘤细胞主要浸润门管区及其周边肝窦
- 脾肿大，镜下可见瘤细胞主要侵犯白髓，也可以同时侵入红髓

四、慢性粒细胞白血病

慢性粒细胞白血病（CML，慢性髓性白血病）发病年龄在 30~40 岁。起病缓，主要表现为早期多无症状或者仅有乏力、心悸、头昏等症状。晚期贫血和脾脏肿大。

病理诊断常规：

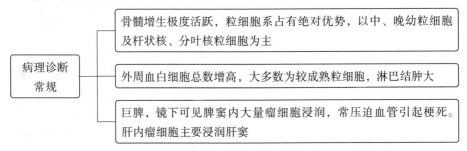

病理诊断常规
- 骨髓增生极度活跃，粒细胞系占有绝对优势，以中、晚幼粒细胞及杆状核、分叶核粒细胞为主
- 外周血白细胞总数增高，大多数为较成熟粒细胞，淋巴结肿大
- 巨脾，镜下可见脾窦内大量瘤细胞浸润，常压迫血管引起梗死。肝内瘤细胞主要浸润肝窦

五、粒细胞肉瘤（绿色瘤）

粒细胞肉瘤（绿色瘤）属髓性白血病的一个类型，好发于儿童及青年人。主要表现为骨髓外形成局限性肿块，可先于或者同时伴髓性白血病发生。好发于皮肤、黏膜组织、眼眶、中枢神经系统、淋巴结、内脏器官等。

病理诊断常规：

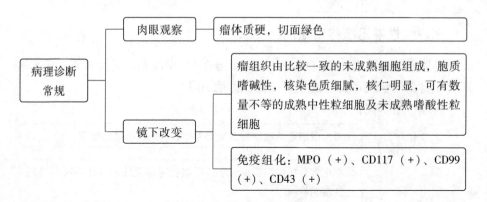

病理诊断常规
├─ 肉眼观察 ── 瘤体质硬，切面绿色
└─ 镜下改变
    ├─ 瘤组织由比较一致的未成熟细胞组成，胞质嗜碱性，核染色质细腻，核仁明显，可有数量不等的成熟中性粒细胞及未成熟嗜酸性粒细胞
    └─ 免疫组化：MPO（+）、CD117（+）、CD99（+）、CD43（+）

第十六章

眼耳鼻咽喉常见疾病的病理诊断常规

第一节 眼 部 疾 病

一、结核性结膜炎

结核性结膜炎通常为原发性感染，常伴耳前或颈部结核性淋巴结炎。
病理诊断常规：

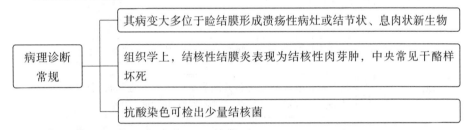

病理诊断
常规
- 其病变大多位于睑结膜形成溃疡性病灶或结节状、息肉状新生物
- 组织学上，结核性结膜炎表现为结核性肉芽肿，中央常见干酪样坏死
- 抗酸染色可检出少量结核菌

二、角膜炎

角膜炎可由细菌、病毒、真菌、神经麻痹与角膜暴露等原因引起，病因繁多，其中以细菌性角膜溃疡及病毒性角膜炎较为常见。
病理诊断常规：

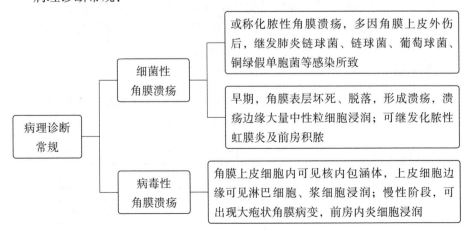

病理诊断
常规
- 细菌性角膜溃疡
  - 或称化脓性角膜溃疡，多因角膜上皮外伤后，继发肺炎链球菌、链球菌、葡萄球菌、铜绿假单胞菌等感染所致
  - 早期，角膜表层坏死、脱落，形成溃疡，溃疡边缘大量中性粒细胞浸润；可继发化脓性虹膜炎及前房积脓
- 病毒性角膜溃疡
  - 角膜上皮细胞内可见核内包涵体，上皮细胞边缘可见淋巴细胞、浆细胞浸润；慢性阶段，可出现大疱状角膜病变，前房内炎细胞浸润

续流程

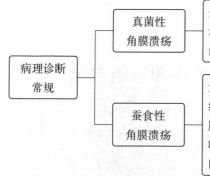

病理诊断常规 —— 真菌性角膜溃疡 —— 光镜病变：角膜溃疡周围基质"卫星"状浸润坏死灶（内可见破碎的基质板层纤维和中性粒细胞浸润），大量真菌菌丝生长

病理诊断常规 —— 蚕食性角膜溃疡 —— 角膜上皮和前弹力层坏死；浅层实质：胶原纤维变性、坏死，中性粒细胞、淋巴细胞、浆细胞浸润；深层实质：成纤维细胞增生，多量巨噬细胞；晚期，纤维组织增生；毗邻结膜：淋巴细胞、浆细胞和嗜酸性粒细胞浸润

三、结膜黄斑（眼裂斑）

结膜黄斑（眼裂斑）多发生于老年人。

病理诊断常规：

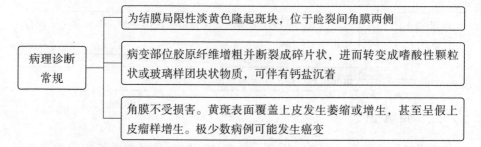

病理诊断常规

- 为结膜局限性淡黄色隆起斑块，位于睑裂间角膜两侧
- 病变部位胶原纤维增粗并断裂成碎片状，进而转变成嗜酸性颗粒状或玻璃样团块状物质，可伴有钙盐沉着
- 角膜不受损害。黄斑表面覆盖上皮发生萎缩或增生，甚至呈假上皮瘤样增生。极少数病例可能发生癌变

四、晶状体性眼内炎

晶状体性眼内炎（晶状体性过敏性眼内炎）是因手术、外伤或晶状体自发性破裂，晶状体物质逸出到眼房内而引起的一种非感染性眼内炎。它是一种自身免疫性反应。大多发生在晶状体破损后 1~14 天。

病理诊断常规：

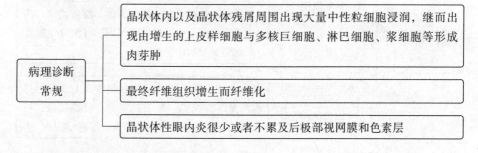

病理诊断常规

- 晶状体内以及晶状体残屑周围出现大量中性粒细胞浸润，继而出现由增生的上皮样细胞与多核巨细胞、淋巴细胞、浆细胞等形成肉芽肿
- 最终纤维组织增生而纤维化
- 晶状体性眼内炎很少或者不累及后极部视网膜和色素层

五、眼睑皮脂腺腺癌

眼睑皮脂腺腺癌（睑板腺癌）多见于中老年女性。早期酷似睑板腺囊肿（霰粒肿），上睑发病多于下睑，病程可长达数月至数年。

病理诊断常规：

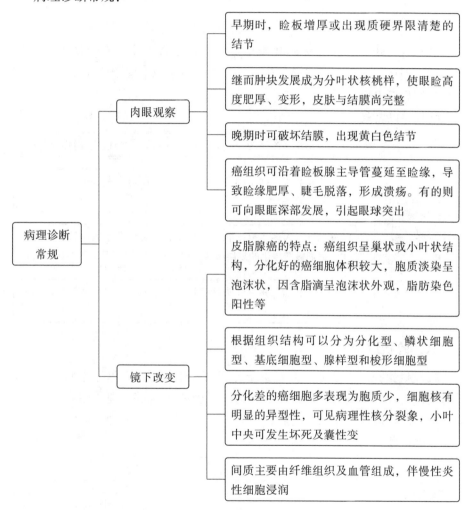

肉眼观察
- 早期时，睑板增厚或出现质硬界限清楚的结节
- 继而肿块发展成为分叶状核桃样，使眼睑高度肥厚、变形，皮肤与结膜尚完整
- 晚期时可破坏结膜，出现黄白色结节
- 癌组织可沿着睑板腺主导管蔓延至睑缘，导致睑缘肥厚、睫毛脱落，形成溃疡。有的则可向眼眶深部发展，引起眼球突出

镜下改变
- 皮脂腺癌的特点：癌组织呈巢状或小叶状结构，分化好的癌细胞体积较大，胞质淡染呈泡沫状，因含脂滴呈泡沫状外观，脂肪染色阳性等
- 根据组织结构可以分为分化型、鳞状细胞型、基底细胞型、腺样型和梭形细胞型
- 分化差的癌细胞多表现为胞质少，细胞核有明显的异型性，可见病理性核分裂象，小叶中央可发生坏死及囊性变
- 间质主要由纤维组织及血管组成，伴慢性炎性细胞浸润

六、眼睑黄斑瘤

眼睑黄斑瘤为较常见的眼睑皮肤病变，好发于中年妇女。大多数病变会累及双眼睑近鼻根部皮肤，对称或先后发生，大小不等。可伴有或不伴高血压、高脂血症或者高胆固醇血症。

病理诊断常规：

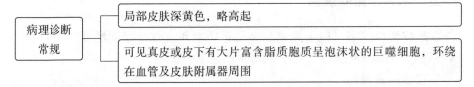

| 病理诊断常规 | 局部皮肤深黄色，略高起 |
| | 可见真皮或皮下有大片富含脂质胞质呈泡沫状的巨噬细胞，环绕在血管及皮肤附属器周围 |

七、乳头状瘤

结膜乳头状瘤较角膜乳头状瘤多见，常见于青少年。通常见于睑结膜、穹隆部、泪阜、球结膜或者角膜缘。在部分乳头状瘤的组织中可以检出人类乳头状瘤病毒 DNA 片段。

病理诊断常规：

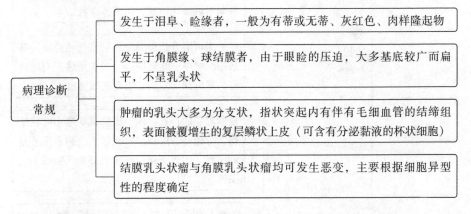

病理诊断常规	发生于泪阜、睑缘者，一般为有蒂或无蒂、灰红色、肉样隆起物
	发生于角膜缘、球结膜者，由于眼睑的压迫，大多基底较广而扁平，不呈乳头状
	肿瘤的乳头大多为分支状，指状突起内有伴有毛细血管的结缔组织，表面被覆增生的复层鳞状上皮（可含有分泌黏液的杯状细胞）
	结膜乳头状瘤与角膜乳头状瘤均可发生恶变，主要根据细胞异型性的程度确定

八、睑板腺囊肿

睑板腺囊肿（霰粒肿）多发生于儿童与青年人，大多见于上睑。主要表现为缓慢增大的睑板内无痛性结节。为睑板腺或 Zeis 腺排泄管阻塞、分泌物潴留所引起的慢性非化脓性炎症。

病理诊断常规：

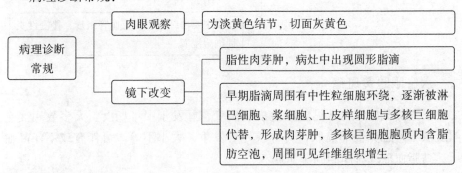

病理诊断常规	肉眼观察	为淡黄色结节，切面灰黄色
	镜下改变	脂性肉芽肿，病灶中出现圆形脂滴
		早期脂滴周围有中性粒细胞环绕，逐渐被淋巴细胞、浆细胞、上皮样细胞与多核巨细胞代替，形成肉芽肿，多核巨细胞胞质内含脂肪空泡，周围可见纤维组织增生

九、原发性获得性黑变病

原发性获得性黑变病又称癌前黑变病，是一种获得性黑变病，发生于成人。始为扁平色素斑，后逐渐蔓延至整个球结膜、睑结膜，偶尔病变初始即累及大部分结膜。既往无痣。

病理诊断常规：

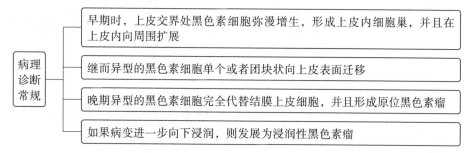

病理诊断常规
- 早期时，上皮交界处黑色素细胞弥漫增生，形成上皮内细胞巢，并且在上皮内向周围扩展
- 继而异型的黑色素细胞单个或者团块状向上皮表面迁移
- 晚期异型的黑色素细胞完全代替结膜上皮细胞，并且形成原位黑色素瘤
- 如果病变进一步向下浸润，则发展为浸润性黑色素瘤

十、色素层恶性黑色素瘤

色素层恶性黑色素瘤是最常见的眼内恶性肿瘤，多发生于 30 岁以上的成人。主要表现为单眼发病。色素层恶性黑色素瘤的发生部位以脉络膜最为多见，睫状体次之，虹膜较为少见。早期引起患者视力障碍，晚期则能因蔓延及转移危及生命。

病理诊断常规：

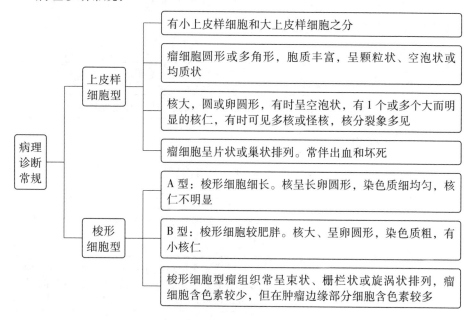

病理诊断常规
- 上皮样细胞型
  - 有小上皮样细胞和大上皮样细胞之分
  - 瘤细胞圆形或多角形，胞质丰富，呈颗粒状、空泡状或均质状
  - 核大，圆或卵圆形，有时呈空泡状，有 1 个或多个大而明显的核仁，有时可见多核或怪核，核分裂象多见
  - 瘤细胞呈片状或巢状排列。常伴出血和坏死
- 梭形细胞型
  - A 型：梭形细胞细长。核呈长卵圆形，染色质细均匀，核仁不明显
  - B 型：梭形细胞较肥胖。核大、呈卵圆形，染色质粗，有小核仁
  - 梭形细胞型瘤组织常呈束状、栅栏状或旋涡状排列，瘤细胞含色素较少，但在肿瘤边缘部分细胞含色素较多

续流程

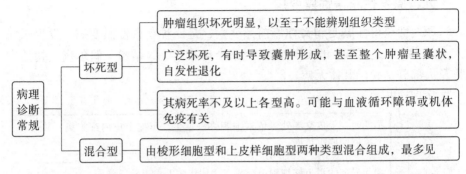

十一、色素上皮腺瘤

色素上皮腺瘤指原发于虹膜、睫状体色素上皮或视网膜色素上皮的肿瘤。多见于成人，有良性与恶性之分。瘤主要呈黑色结节状。

病理诊断常规：

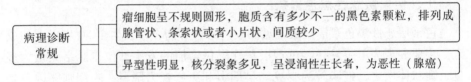

十二、色素层雀斑

色素层雀斑主要发生于虹膜，由薄层黑色素细胞在虹膜表面集聚而成，它不引起正常组织结构的破坏。

病理诊断常规：

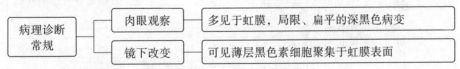

十三、皮样瘤

皮样瘤属于先天发育异常所形成的一种错构瘤。

病理诊断常规：

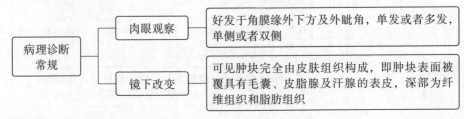

十四、原位癌

原位癌多发生于老年人，临床上常有异物感、畏光、流泪及视力下降等症状。结膜及角膜原位癌有明显复发倾向，术后应当密切随诊。

病理诊断常规：

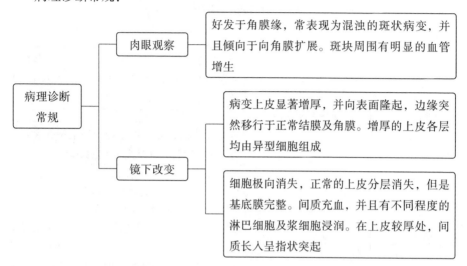

病理诊断常规	肉眼观察	好发于角膜缘，常表现为混浊的斑状病变，并且倾向于向角膜扩展。斑块周围有明显的血管增生
	镜下改变	病变上皮显著增厚，并向表面隆起，边缘突然移行于正常结膜及角膜。增厚的上皮各层均由异型细胞组成
		细胞极向消失，正常的上皮分层消失，但是基底膜完整。间质充血，并且有不同程度的淋巴细胞及浆细胞浸润。在上皮较厚处，间质长入呈指状突起

十五、神经鞘瘤

神经鞘瘤多见于青壮年人。主要表现为眼球突出、运动障碍、视力下降及眶缘肿块等。肿瘤主要位于球后，其次为上方。

病理诊断常规：

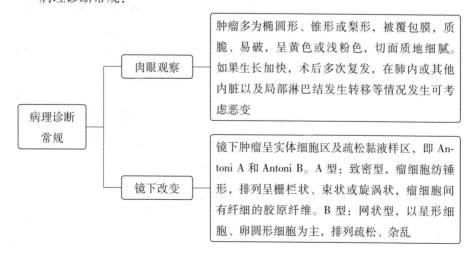

| 病理诊断常规 | 肉眼观察 | 肿瘤多为椭圆形、锥形或梨形，被覆包膜，质脆、易破，呈黄色或浅粉色，切面质地细腻。如果生长加快，术后多次复发，在肺内或其他内脏以及局部淋巴结发生转移等情况发生可考虑恶变 |
| | 镜下改变 | 镜下肿瘤呈实体细胞区及疏松黏液样区，即 Antoni A 和 Antoni B。A 型：致密型，瘤细胞纺锤形，排列呈栅栏状、束状或旋涡状，瘤细胞间有纤细的胶原纤维。B 型：网状型，以星形细胞、卵圆形细胞为主，排列疏松、杂乱 |

十六、视网膜母细胞瘤

视网膜母细胞瘤是最常见的眼内恶性肿瘤，以 4 岁以下的婴幼儿为多见，发病率随着年龄的增长而降低。视网膜母细胞瘤主要有非遗传型与遗传型两类。患儿早期症状为"白瞳症"。早期影响视力，晚期则由于广泛浸润、颅内蔓延甚至全身转移而危及生命。预后差，病死率较高。

病理诊断常规：

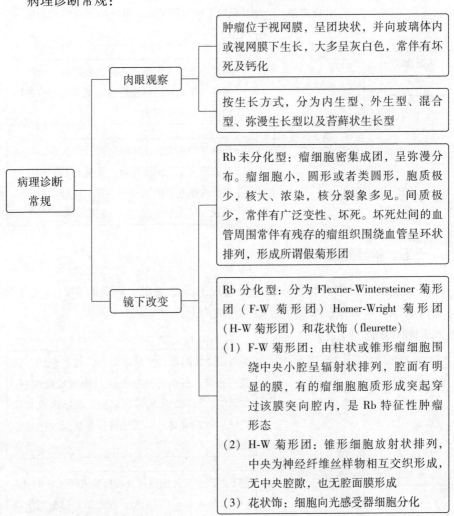

病理诊断常规

肉眼观察

　　肿瘤位于视网膜，呈团块状，并向玻璃体内或视网膜下生长，大多呈灰白色，常伴有坏死及钙化

　　按生长方式，分为内生型、外生型、混合型、弥漫生长型以及苔藓状生长型

镜下改变

　　Rb 未分化型：瘤细胞密集成团，呈弥漫分布。瘤细胞小，圆形或者类圆形，胞质极少，核大、浓染，核分裂象多见。间质极少，常伴有广泛变性、坏死。坏死灶间的血管周围常伴有残存的瘤组织围绕血管呈环状排列，形成所谓假菊形团

　　Rb 分化型：分为 Flexner-Wintersteiner 菊形团（F-W 菊形团）Homer-Wright 菊形团（H-W 菊形团）和花状饰（fleurette）
　（1）F-W 菊形团：由柱状或锥形瘤细胞围绕中央小腔呈辐射状排列，腔面有明显的膜，有的瘤细胞质形成突起穿过该膜突向腔内，是 Rb 特征性肿瘤形态
　（2）H-W 菊形团：锥形细胞放射状排列，中央为神经纤维丝样物相互交织形成，无中央腔隙，也无腔面膜形成
　（3）花状饰：细胞向光感受器细胞分化

十七、眼眶横纹肌肉瘤

眼眶横纹肌肉瘤是常见的眼眶原发性恶性肿瘤，多发生于 10 岁以下的儿

童。主要表现为患儿眼球明显突出，常伴有角膜炎、眼睑肿胀及结膜水肿。病变发展迅速，存活期很少超过 1 年。

病理诊断常规：

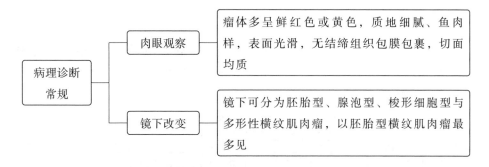

十八、白内障

晶状体部分或完全混浊称为白内障。引起白内障的病因可为先天性、后天性或者老年性。主要表现为晶状体纤维变性及囊上皮的改变。

病理诊断常规：

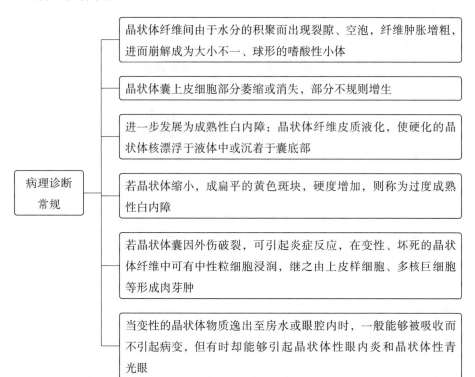

第二节 耳部疾病

一、耳息肉

耳息肉又称炎性耳息肉、听道息肉。继发于慢性中耳炎，胆脂瘤也是中耳息肉形成的重要原因之一。多发生于中耳，为红色肿块。

病理诊断常规：

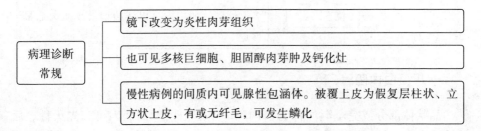

鉴别诊断：

需与中耳腺瘤相鉴别。

二、恶性耳炎

恶性耳炎也称坏死性外耳道炎，常发生于老年糖尿病患者及免疫抑制者，是一种具强侵袭性、可引发死亡的外耳道感染，多由铜绿假单胞菌引起。该病起始于外耳道，随着疾病的发展病变可累及周围软组织、软骨、骨组织、颅底、中耳腔，导致其他骨髓炎、脑神经瘫痪、脑膜炎、颅内静脉血栓形成及脑脓肿。

病理诊断常规：

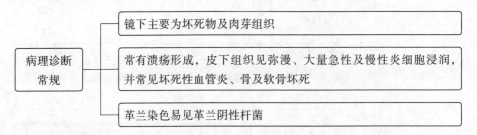

三、耳前瘘管

耳前瘘管多发生在耳轮脚前，是耳郭形成过程中耳丘融合不良或第一鳃沟封闭不全所致。可为单侧或双侧，以单侧耳前瘘管多见。

病理诊断常规：

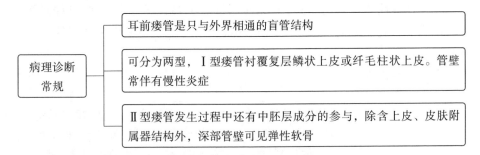

四、鳃裂囊肿与瘘管

鳃裂囊肿被分为第一、第二和第三鳃裂来源。耳区鳃裂囊肿和鳃裂瘘管是第一鳃弓或第一鳃囊发育异常所致。位于耳-下颌角后方。

病理诊断常规：

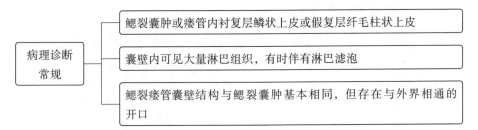

五、慢性结节性耳轮软骨皮炎

慢性结节性耳轮软骨皮炎多发于男性，多数病例为 50 岁以上。主要表现为自发的单侧性剧痛硬结。常位于耳轮或对耳轮，可发生于耳郭任一部位。以皮肤胶原渐进性坏死及软骨板退行性变为特点。

病理诊断常规：

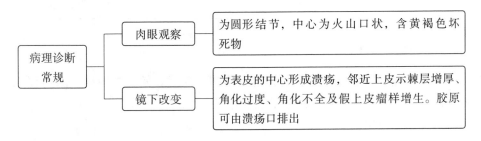

六、特发性囊性软骨软化

特发性囊性软骨软化好发于中青年男性，主要表现为耳郭软骨板的囊性、退行性病变，病变为无痛性，且表面皮肤无改变。主要发生于耳郭软骨、耳舟状窝。

病理诊断常规：

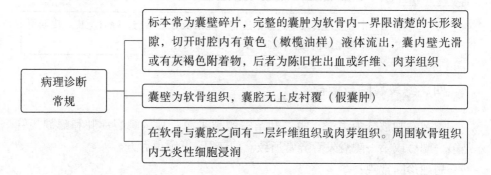

病理诊断常规

- 标本常为囊壁碎片，完整的囊肿为软骨内一界限清楚的长形裂隙，切开时腔内有黄色（橄榄油样）液体流出，囊内壁光滑或有灰褐色附着物，后者为陈旧性出血或纤维、肉芽组织
- 囊壁为软骨组织，囊腔无上皮衬覆（假囊肿）
- 在软骨与囊腔之间有一层纤维组织或肉芽组织。周围软骨组织内无炎性细胞浸润

七、复发性多软骨炎

复发性多软骨炎也称多发性软骨病，是一种以Ⅱ型胶原为靶抗原的系统性自身免疫性疾病，导致全身多处软骨组织或富含蛋白多糖的组织受损。发病部位多在耳翼，大部分患者伴有耳郭软骨炎。

病理诊断常规：

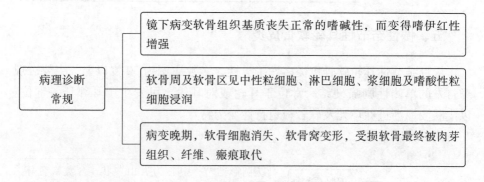

病理诊断常规

- 镜下病变软骨组织基质丧失正常的嗜碱性，而变得嗜伊红性增强
- 软骨周及软骨区见中性粒细胞、淋巴细胞、浆细胞及嗜酸性粒细胞浸润
- 病变晚期，软骨细胞消失、软骨窝变形，受损软骨最终被肉芽组织、纤维、瘢痕取代

八、耳硬化症

耳硬化症是累及颞骨听囊的异常骨重构性疾病，始于窗前缝，随病程之发展波及镫骨、耳蜗、骨迷路、半规管等多个部位。

病理诊断常规：

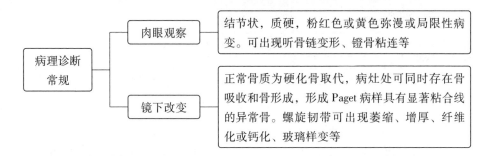

九、外耳道特征性肿瘤与瘤样病变

1. 耵聍腺腺瘤

耵聍腺腺瘤为缓慢生长的外耳道肿物或堵塞伴耳聋，分泌物少见，多见40～60岁中年男性。

病理诊断常规：

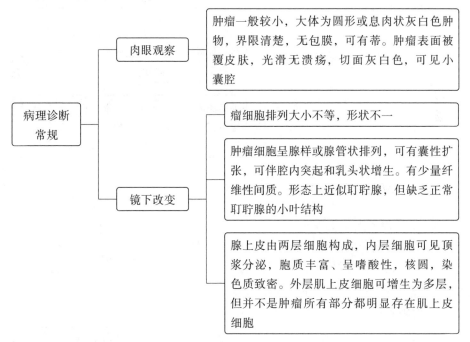

鉴别诊断：

需与耵聍腺腺癌及中耳腺瘤相鉴别。

2. 生乳头状汗腺囊腺瘤

生乳头状汗腺囊腺瘤常为先天性，多发生于面部和头皮，一般无特殊症状。

病理诊断常规：

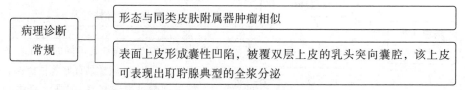

病理诊断常规 —— 形态与同类皮肤附属器肿瘤相似

病理诊断常规 —— 表面上皮形成囊性凹陷，被覆双层上皮的乳头突向囊腔，该上皮可表现出耵聍腺典型的全浆分泌

3. 良性外分泌圆柱瘤

良性外分泌圆柱瘤也称为 Turban 瘤，是一种位于外耳道真皮的硬性结节状肿物。发病年龄 20~40 岁较多，无性别差别或女性稍多。

病理诊断常规：

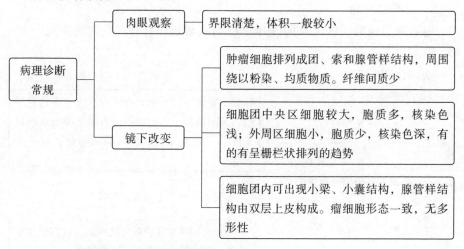

病理诊断常规

- 肉眼观察 —— 界限清楚，体积一般较小
- 镜下改变
  - 肿瘤细胞排列成团、索和腺管样结构，周围绕以粉染、均质物质。纤维间质少
  - 细胞团中央区细胞较大，胞质多，核染色浅；外周区细胞小，胞质少，核染色深，有的有呈栅栏状排列的趋势
  - 细胞团内可出现小梁、小囊结构，腺管样结构由双层上皮构成。瘤细胞形态一致，无多形性

十、中耳部特征性肿瘤与瘤样病变

1. 中耳神经内分泌腺瘤

中耳神经内分泌腺瘤又称中耳腺瘤、中耳腺瘤样瘤和中耳类癌等，是发生于中耳黏膜的良性肿瘤，具有神经内分泌和黏液分泌双重分泌的特点。多见于 20~40 岁青年人，手术切除预后好，偶有复发。

病理诊断常规：

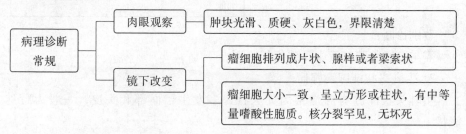

病理诊断常规

- 肉眼观察 —— 肿块光滑、质硬、灰白色，界限清楚
- 镜下改变
  - 瘤细胞排列成片状、腺样或者梁索状
  - 瘤细胞大小一致，呈立方形或柱状，有中等量嗜酸性胞质。核分裂罕见，无坏死

鉴别诊断：

需与鼓室球瘤、脑膜瘤、听神经瘤、继发于中耳炎的化生性腺体增生、耵聍腺腺瘤及中耳腺癌相鉴别。

2. 中耳侵袭性乳头状瘤

中耳侵袭性乳头状肿瘤也称颞骨侵袭性乳头状肿瘤，具有侵袭性。发病年龄平均 34 岁，女性多见。主要表现为中耳裂，肿瘤存在中耳而无内淋巴囊受累，也可广泛侵犯到中耳以外。

病理诊断常规：

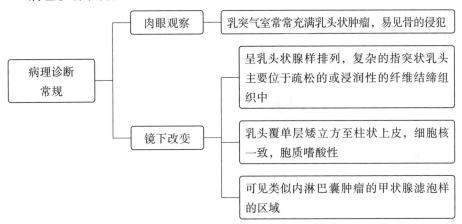

- 病理诊断常规
  - 肉眼观察 —— 乳突气室常常充满乳头状肿瘤，易见骨的侵犯
  - 镜下改变
    - 呈乳头状腺样排列，复杂的指突状乳头主要位于疏松的或浸润性的纤维结缔组织中
    - 乳头覆单层矮立方至柱状上皮，细胞核一致，胞质嗜酸性
    - 可见类似内淋巴囊肿瘤的甲状腺滤泡样的区域

3. 颈静脉鼓室副神经节瘤

颈静脉鼓室副神经节瘤也称颈静脉球瘤、鼓室球瘤及颈静脉鼓室化感瘤。为肾上腺外的神经嵴源性良性肿瘤，起源于位于邻近颈静脉或中耳（鼓室球）的中耳蜗岬的副神经节。大多数病例为成年人，女性好发，40%病例病变可累及颅内。

病理诊断常规：

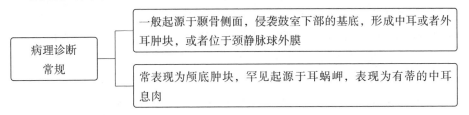

- 病理诊断常规
  - 一般起源于颞骨侧面，侵袭鼓室下部的基底，形成中耳或者外耳肿块，或者位于颈静脉球外膜
  - 常表现为颅底肿块，罕见起源于耳蜗岬，表现为有蒂的中耳息肉

4. 中耳胆脂瘤

是发生于中耳或乳突区的一种瘤样病变，分为先天性和获得性两类。先天性胆脂瘤又称表皮样囊肿，多主张源于胚胎发育过程中残余的上皮原基，以鼓室前上部多见，发生时患者鼓膜完整，见于婴幼儿和儿童。获得性胆脂

瘤一般有慢性中耳炎史，病程长，鼓膜可穿孔，通常发生在鼓膜上缘。

病理诊断常规：

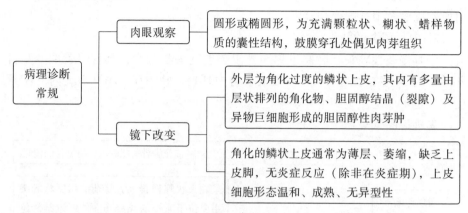

病理诊断常规 —— 肉眼观察 —— 圆形或椭圆形，为充满颗粒状、糊状、蜡样物质的囊性结构，鼓膜穿孔处偶见肉芽组织

镜下改变 —— 外层为角化过度的鳞状上皮，其内有多量由层状排列的角化物、胆固醇结晶（裂隙）及异物巨细胞形成的胆固醇性肉芽肿

角化的鳞状上皮通常为薄层、萎缩，缺乏上皮脚，无炎症反应（除非在炎症期），上皮细胞形态温和、成熟、无异型性

十一、内耳部特征性肿瘤与瘤样病变

1. 内淋巴囊肿瘤

内淋巴囊肿瘤又称内淋巴囊低度恶性腺癌、侵袭性内淋巴囊乳头状瘤。内淋巴囊肿瘤常破坏岩骨，最终可以侵入颅后窝及浸润中耳。

病理诊断常规：

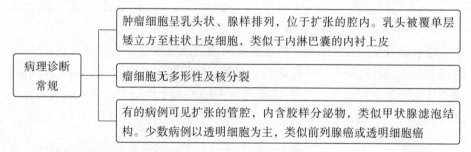

病理诊断常规 —— 肿瘤细胞呈乳头状、腺样排列，位于扩张的腔内。乳头被覆单层矮立方至柱状上皮细胞，类似于内淋巴囊的内衬上皮

瘤细胞无多形性及核分裂

有的病例可见扩张的管腔，内含胶样分泌物，类似甲状腺滤泡结构。少数病例以透明细胞为主，类似前列腺癌或透明细胞癌

2. 前庭 Schwann 细胞瘤

前庭施万（Schwann）细胞瘤又称听神经瘤、神经鞘瘤，为颞骨最常见的肿瘤。大多数患者为单侧及散发。

病理诊断常规：

肿瘤无包膜。镜下改变与免疫组化同其他部位的神经鞘瘤。

3. 2 型神经纤维瘤病

2 型神经纤维瘤病是一种常染色体显性遗传病，发病年龄通常 10~20 岁。以双侧前庭 Schwann 细胞瘤、其他颅内及外周神经的 Schwann 细胞瘤、其他颅内及脊柱内良性肿瘤的高发生率为特征。眼科症状包括视力下降和白内障。

病理诊断常规：

与散发的同种肿瘤相同。

第三节　鼻部疾病

一、慢性鼻窦炎及鼻息肉

慢性鼻窦炎及鼻息肉以青壮年人多发，主要表现为鼻塞、大量脓涕或黏液涕，病史延长则可发生嗅觉障碍、头晕头痛。常常伴有患侧面部压痛、黏膜水肿等特征。病因仍不明确，普遍认为多种因素共同参与其发生、发展。

病理诊断常规：

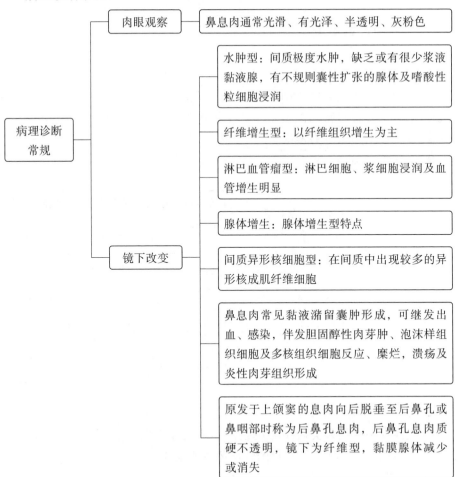

- 病理诊断常规
  - 肉眼观察：鼻息肉通常光滑、有光泽、半透明、灰粉色
  - 镜下改变
    - 水肿型：间质极度水肿，缺乏或有很少浆液黏液腺，有不规则囊性扩张的腺体及嗜酸性粒细胞浸润
    - 纤维增生型：以纤维组织增生为主
    - 淋巴血管瘤型：淋巴细胞、浆细胞浸润及血管增生明显
    - 腺体增生：腺体增生型特点
    - 间质异形核细胞型：在间质中出现较多的异形核成肌纤维细胞
    - 鼻息肉常见黏液潴留囊肿形成，可继发出血、感染，伴发胆固醇性肉芽肿、泡沫样组织细胞及多核组织细胞反应、糜烂，溃疡及炎性肉芽组织形成
    - 原发于上颌窦的息肉向后脱垂至后鼻孔或鼻咽部时称为后鼻孔息肉，后鼻孔息肉质硬不透明，镜下为纤维型，黏膜腺体减少或消失

鉴别诊断：

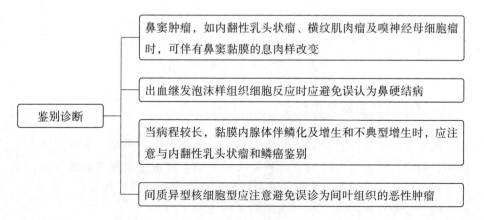

二、真菌性鼻窦炎

1. 真菌球

真菌球属于非侵袭性真菌性鼻窦炎，多发生在全身免疫状态正常者，与鼻窦解剖结构异常有密切的关系。常见的致病菌主要是曲菌。鼻腔及各组鼻窦均可发生，上颌窦更为多见。

病理诊断常规：

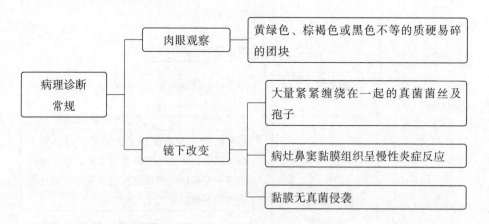

2. 变应性真菌性鼻窦炎

变应性真菌性鼻窦炎属于非侵袭性真菌性鼻窦炎。中青年患者多见，常有特异性体质或哮喘病史。常见的致病菌主要是曲菌。

病理诊断常规：

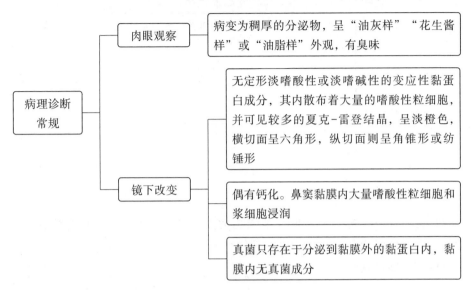

3. 慢性侵袭性真菌性鼻窦炎

慢性侵袭性真菌性鼻窦炎属于侵袭性真菌性鼻窦炎。缓慢进行性侵犯组织，多发生于有基础疾病或免疫能力低下者。

病理诊断常规：

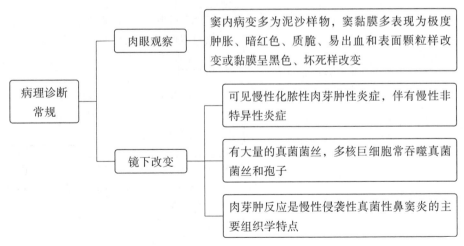

4. 急性暴发性真菌性鼻窦炎

急性暴发性真菌性鼻窦炎属于侵袭性真菌性鼻窦炎。早期表现为发热、眶部肿胀、面部疼痛肿胀、进一步头痛加剧，视力下降，神情淡漠，嗜睡，甚至死亡。病程短，发展快（24 小时至 1 周）。

病理诊断常规：

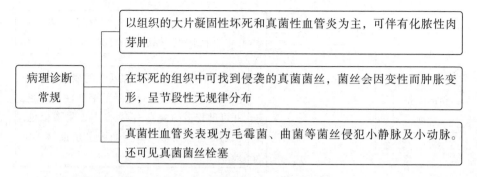

病理诊断常规

- 以组织的大片凝固性坏死和真菌性血管炎为主，可伴有化脓性肉芽肿
- 在坏死的组织中可找到侵袭的真菌菌丝，菌丝会因变性而肿胀变形，呈节段性无规律分布
- 真菌性血管炎表现为毛霉菌、曲菌等菌丝侵犯小静脉及小动脉。还可见真菌菌丝栓塞

三、鼻硬结症

鼻硬结症是一种慢性进展性上呼吸道肉芽肿性病变，具有低传染性。鼻硬结杆菌可同时累及呼吸道的多个部位，人类是唯一确定的宿主。

病理诊断常规：

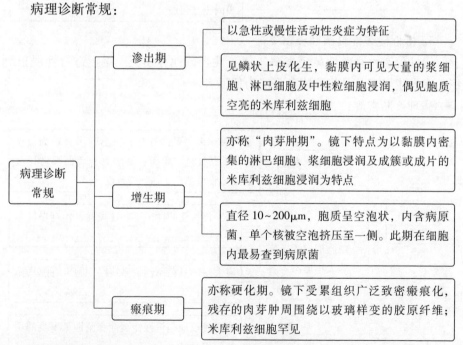

病理诊断常规

- 渗出期
  - 以急性或慢性活动性炎症为特征
  - 见鳞状上皮化生，黏膜内可见大量的浆细胞、淋巴细胞及中性粒细胞浸润，偶见胞质空亮的米库利兹细胞
- 增生期
  - 亦称"肉芽肿期"。镜下特点为以黏膜内密集的淋巴细胞、浆细胞浸润及成簇或成片的米库利兹细胞浸润为特点
  - 直径 $10\sim200\mu m$，胞质呈空泡状，内含病原菌，单个核被空泡挤压至一侧。此期在细胞内最易查到病原菌
- 瘢痕期
  - 亦称硬化期。镜下受累组织广泛致密瘢痕化，残存的肉芽肿周围绕以玻璃样变的胶原纤维；米库利兹细胞罕见

鉴别诊断：

需与黄色瘤、浆细胞瘤、梅毒及结核病等相鉴别。

四、过敏性鼻炎、鼻窦炎

过敏性鼻炎、鼻窦炎是由 IgE 介导的鼻黏膜变态反应性炎症。过敏性鼻窦炎常常和过敏性鼻炎同时存在。

病理诊断常规：

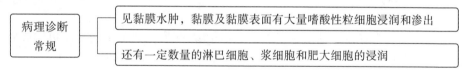

病理诊断常规
- 见黏膜水肿，黏膜及黏膜表面有大量嗜酸性粒细胞浸润和渗出
- 还有一定数量的淋巴细胞、浆细胞和肥大细胞的浸润

五、非涎腺型腺癌

非涎腺型腺癌分为肠型腺癌和非肠型腺癌。肠型腺癌以老年男性多见，好发于筛窦、鼻腔及上颌窦。非肠型腺癌既非小涎腺来源也无肠型腺癌特征的腺癌，发病年龄广，以老年男性多见。以筛窦和上颌窦多见。

病理诊断常规：

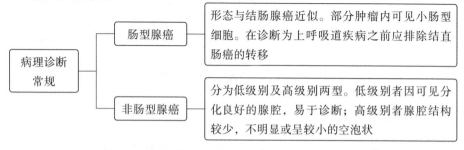

病理诊断常规
- 肠型腺癌：形态与结肠腺癌近似。部分肿瘤内可见小肠型细胞。在诊断为上呼吸道疾病之前应排除结直肠癌的转移
- 非肠型腺癌：分为低级别及高级别两型。低级别者因可见分化良好的腺腔，易于诊断；高级别者腺腔结构较少，不明显或呈较小的空泡状

六、嗅神经母细胞瘤

嗅神经母细胞瘤为嗅上皮基底细胞发生的恶性肿瘤。临床可分为 4 期，发病年龄呈现一个 50~60 岁的单峰分布。好发生于嗅黏膜区，可呈局部浸润性生长，累及邻近的筛窦、上颌窦、蝶窦和额窦，也可向颅内和眼眶侵犯。

病理诊断常规：

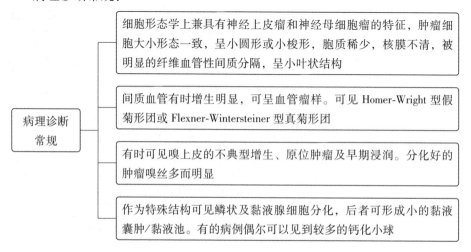

病理诊断常规
- 细胞形态学上兼具有神经上皮瘤和神经母细胞瘤的特征，肿瘤细胞大小形态一致，呈小圆形或小梭形，胞质稀少，核膜不清，被明显的纤维血管性间质分隔，呈小叶状结构
- 间质血管有时增生明显，可呈血管瘤样。可见 Homer-Wright 型假菊形团或 Flexner-Wintersteiner 型真菊形团
- 有时可见嗅上皮的不典型增生、原位肿瘤及早期浸润。分化好的肿瘤嗅丝多而明显
- 作为特殊结构可见鳞状及黏液腺细胞分化，后者可形成小的黏液囊肿/黏液池。有的病例偶尔可以见到较多的钙化小球

七、内翻性乳头状瘤

内翻性乳头状瘤多见于成年人，平均年龄 50 岁，男多于女。以单侧鼻腔侧壁发生者最多见。内翻性乳头状瘤临床根除困难，术后多复发。

病理诊断常规：

```
           ┌─ 内翻性乳头状瘤镜下显示为鳞状上皮、呼吸上皮及黏液细胞混合性增生，
           │   向上皮下间质内嵌入，表层细胞呈柱状
病理诊断常规 ─┼─ 常见合并外生性生长，也可见以鳞状上皮为主者
           │
           └─ 约 10% 发生恶变，大多恶变为鳞状细胞癌
```

第四节　咽部疾病

一、慢性扁桃体炎

慢性扁桃体炎多由急性扁桃体炎反复发作转为慢性。患急性传染病后可引起慢性扁桃体炎，鼻腔有鼻窦感染也可伴发本病。病原菌以链球菌及葡萄球菌等最常见。临床表现为经常咽部不适、异物感、发干、痒、刺激性咳嗽，口臭等症状。

病理诊断常规：

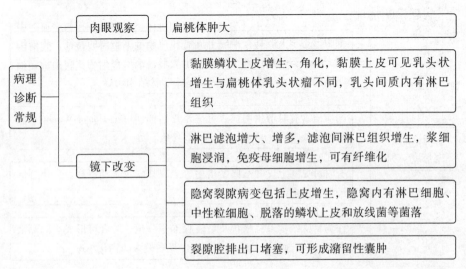

```
           ┌─ 肉眼观察 ─── 扁桃体肿大
           │
           │              ┌─ 黏膜鳞状上皮增生、角化，黏膜上皮可见乳头状
           │              │   增生与扁桃体乳头状瘤不同，乳头间质内有淋巴
           │              │   组织
病理诊断常规 ─┤              │
           │              ├─ 淋巴滤泡增大、增多，滤泡间淋巴组织增生，浆细
           └─ 镜下改变 ─────┤   胞浸润，免疫母细胞增生，可有纤维化
                          │
                          ├─ 隐窝裂隙病变包括上皮增生，隐窝内有淋巴细胞、
                          │   中性粒细胞、脱落的鳞状上皮和放线菌等菌落
                          │
                          └─ 裂隙腔排出口堵塞，可形成潴留性囊肿
```

续流程

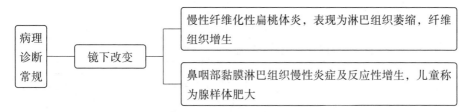

病理诊断常规 ── 镜下改变 ┬ 慢性纤维化性扁桃体炎，表现为淋巴组织萎缩，纤维组织增生

└ 鼻咽部黏膜淋巴组织慢性炎症及反应性增生，儿童称为腺样体肥大

二、急性扁桃体炎

急性扁桃体炎好发于儿童、青少年，主要表现为咽痛、吞咽困难；下颌淋巴结肿大、压痛。常伴有高热、白细胞计数增多等。

病理诊断常规：

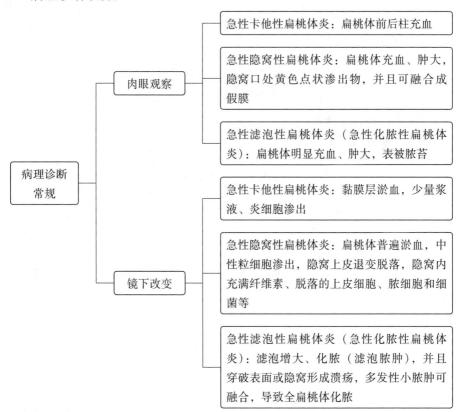

病理诊断常规 ┬ 肉眼观察 ┬ 急性卡他性扁桃体炎：扁桃体前后柱充血

│ ├ 急性隐窝性扁桃体炎：扁桃体充血、肿大，隐窝口处黄色点状渗出物，并且可融合成假膜

│ └ 急性滤泡性扁桃体炎（急性化脓性扁桃体炎）：扁桃体明显充血、肿大，表被脓苔

└ 镜下改变 ┬ 急性卡他性扁桃体炎：黏膜层淤血，少量浆液、炎细胞渗出

├ 急性隐窝性扁桃体炎：扁桃体普遍淤血，中性粒细胞渗出，隐窝上皮退变脱落，隐窝内充满纤维素、脱落的上皮细胞、脓细胞和细菌等

└ 急性滤泡性扁桃体炎（急性化脓性扁桃体炎）：滤泡增大、化脓（滤泡脓肿），并且穿破表面或隐窝形成溃疡，多发性小脓肿可融合，导致全扁桃体化脓

三、涎腺始基瘤

涎腺始基瘤又称先天性多形性腺瘤，是含有胚胎发育早期 4~8 周阶段的

涎腺混合性上皮和间充质成分的良性肿瘤。

病理诊断常规：

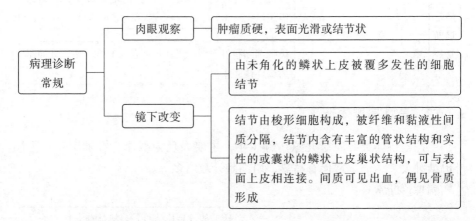

四、毛状息肉

毛状息肉又称畸胎样息肉、皮样息肉，为一种发育异常，多发生于新生儿、婴幼儿，大多为女性；主要位于鼻咽侧壁、软腭近鼻咽部的腹面和扁桃体；可以引发慢性中耳炎

病理诊断常规：

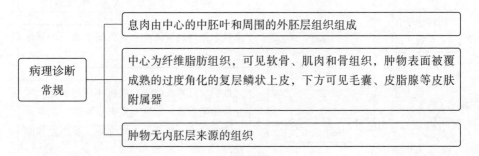

鉴别诊断：

需与畸胎瘤、错构瘤及皮样囊肿相鉴别。

五、鼻咽癌

鼻咽癌发病年龄呈双峰形，多位于 15~25 岁和 60~69 岁。主要表现为鼻后溢液、鼻塞、鼻出血等症状。鼻咽癌包括非角化型癌、角化型鳞状细胞癌和基底样鳞状细胞癌，与 EBV 有密切关系。

病理诊断常规：

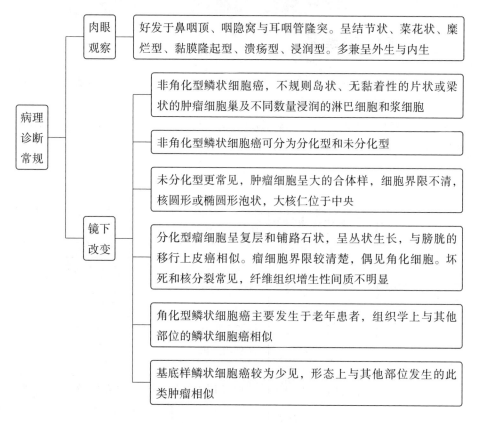

六、鼻咽部乳头状腺癌

鼻咽部乳头状腺癌很少见，临床表现为鼻塞，病程缓慢，低度恶性。
病理诊断常规：

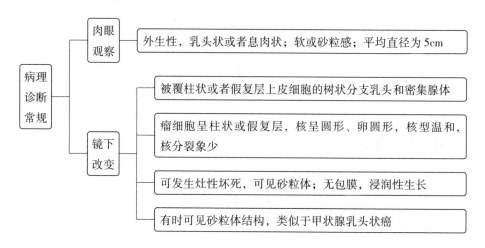

七、鼻咽血管纤维瘤

鼻咽血管纤维瘤是良性肿瘤，常发生于 10～25 岁男性。主要表现为鼻塞、鼻出血、软腭移位、变形等。切除后可复发。可原发于鼻咽顶、鼻咽后壁咽腱膜和蝶骨翼板骨外膜等处。因可破坏颅底骨质并累及周围软组织结构可导致严重的并发症。

病理诊断常规：

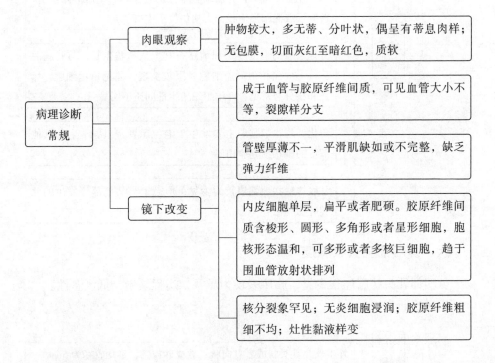

鉴别诊断：

需与息肉、血管外皮细胞瘤、孤立性纤维性肿瘤及纤维瘤病等相鉴别。

八、颅咽管瘤

颅内颅咽管瘤较多，多见于 20 岁左右年轻人，老年人也有发生。无明显的性别差异，大约占全部肿瘤的 3%。

病理诊断常规：

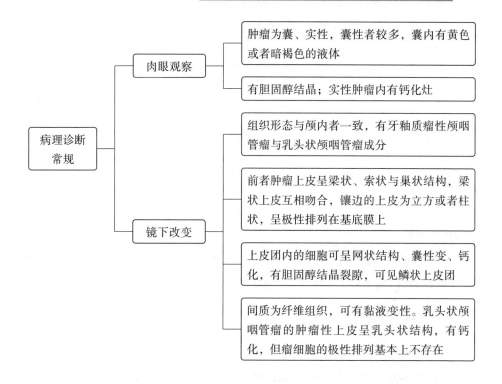

第五节　喉部疾病

一、喉角化症

喉角化症是喉鳞状上皮的一种常见复杂的反应性病变，多发生于中年男性。临床表现为喉干、嘶哑。

病理诊断常规：

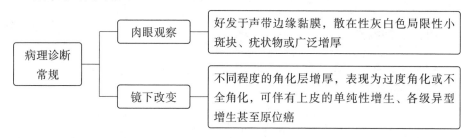

二、接触性溃疡

接触性溃疡又名接触性肉芽肿或消化性肉芽肿，是由多种因素引起的发生于喉的慢性炎症性疾病。多见于成人，男性居多。好发于声带后部。

病理诊断常规：

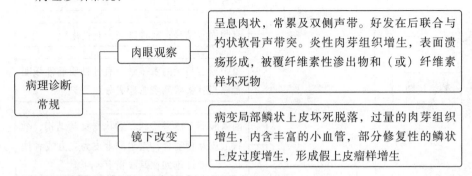

鉴别诊断：

需与化脓性肉芽肿、血管瘤、血管外皮细胞瘤、Kaposi 肉瘤、血管肉瘤、梭形细胞癌及肉芽肿性感染性疾病相鉴别。

三、急性会厌炎

急性会厌炎与嗜血性流感病毒（B 型多见）感染有关，可继发流感杆菌和化脓菌等细菌感染。儿童易患病，并且易引起呼吸困难，甚至死亡。

病理诊断常规：

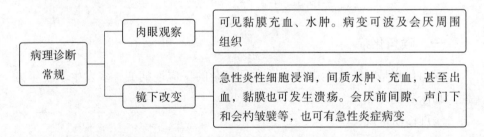

四、急性喉炎

急性喉炎比较少见，多发生于儿童，细菌感染是本病的病因。

病理诊断常规：

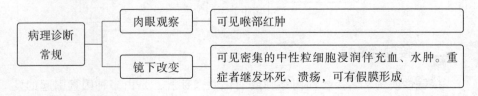

五、慢性喉炎

慢性喉炎原因有很多，例如细菌、吸烟及其他化学物质的刺激。患者常有异物感。

病理诊断常规：

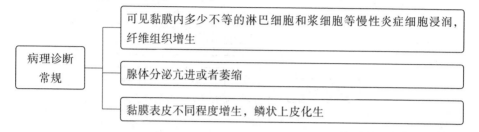

病理诊断常规
- 可见黏膜内多少不等的淋巴细胞和浆细胞等慢性炎症细胞浸润，纤维组织增生
- 腺体分泌亢进或者萎缩
- 黏膜表皮不同程度增生，鳞状上皮化生

六、喉乳头状瘤

喉乳头状瘤分为幼年型和成年型。幼年型喉乳头状瘤多发生于儿童，最小发病年龄 1 岁，常多发。成年型喉乳头状瘤多发生于成年人，常单发，与 HPV 无关，易恶变，切除后不易复发。

病理诊断常规：

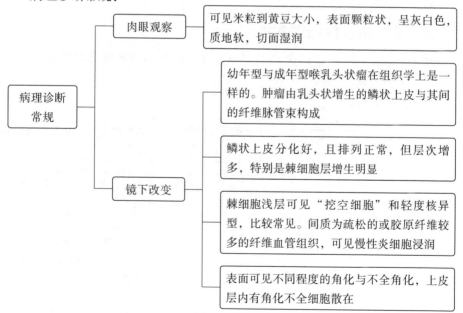

病理诊断常规
- 肉眼观察
  - 可见米粒到黄豆大小，表面颗粒状，呈灰白色，质地软，切面湿润
- 镜下改变
  - 幼年型与成年型喉乳头状瘤在组织学上是一样的。肿瘤由乳头状增生的鳞状上皮与其间的纤维脉管束构成
  - 鳞状上皮分化好，且排列正常，但层次增多，特别是棘细胞层增生明显
  - 棘细胞浅层可见"挖空细胞"和轻度核异型，比较常见。间质为疏松的或胶原纤维较多的纤维血管组织，可见慢性炎细胞浸润
  - 表面可见不同程度的角化与不全角化，上皮层内有角化不全细胞散在

七、鳞状细胞癌

鳞状细胞癌多发于成年男性，临床表现为嘶哑、吞咽困难和疼痛、异物

感、咯血等。

病理诊断常规：

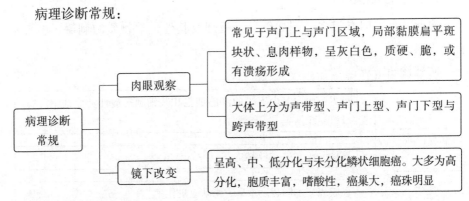

病理诊断常规
- 肉眼观察
  - 常见于声门上与声门区域，局部黏膜扁平斑块状、息肉样物，呈灰白色，质硬、脆，或有溃疡形成
  - 大体上分为声带型、声门上型、声门下型与跨声带型
- 镜下改变
  - 呈高、中、低分化与未分化鳞状细胞癌。大多为高分化，胞质丰富，嗜酸性，癌巢大，癌珠明显

八、横纹肌肉瘤

横纹肌肉瘤来自未分化的间叶组织，男性多于女性，青少年较多发。主要表现为声音嘶哑，因有局部肿物，容易引起呼吸道阻塞，发生呼吸困难。

病理诊断常规：

横纹肌肉瘤的组织形态与其他部位者一样，常为胚胎性骨骼肌肉瘤，多形性横纹肌肉瘤极少。

九、基底细胞样鳞状细胞癌

基底细胞样鳞状细胞癌多发于老年男性，患者多为重度吸烟患者，发病隐袭，进展快，转移率高，预后差。

病理诊断常规：

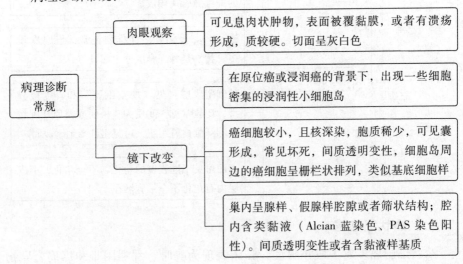

病理诊断常规
- 肉眼观察
  - 可见息肉状肿物，表面被覆黏膜，或者有溃疡形成，质较硬。切面呈灰白色
- 镜下改变
  - 在原位癌或浸润癌的背景下，出现一些细胞密集的浸润性小细胞岛
  - 癌细胞较小，且核深染，胞质稀少，可见囊形成，常见坏死，间质透明变性，细胞岛周边的癌细胞呈栅栏状排列，类似基底细胞样
  - 巢内呈腺样、假腺样腔隙或者筛状结构；腔内含类黏液（Alcian 蓝染色、PAS 染色阳性）。间质透明变性或者含黏液样基质

十、软骨肉瘤

软骨肉瘤是喉部最常见的非上皮性恶性肿瘤；发病年龄 60~65 岁，多为男性。最常累及环状软骨环，发生于会厌者罕见。常常与软骨化生（<1cm 纤维弹性软骨结节）鉴别：对于 1~2cm、无明显症状且无异型增生病变的软骨性肿瘤，应当慎诊软骨肉瘤。复发性软骨性肿瘤应当视为软骨肉瘤。

病理诊断常规：

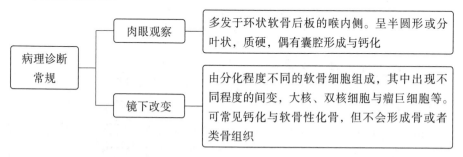

病理诊断常规 —— 肉眼观察：多发于环状软骨后板的喉内侧。呈半圆形或分叶状，质硬，偶有囊腔形成与钙化

镜下改变：由分化程度不同的软骨细胞组成，其中出现不同程度的间变，大核、双核细胞与瘤巨细胞等。可常见钙化与软骨性化骨，但不会形成骨或者类骨组织

十一、软骨瘤

软骨瘤好发于 40~60 岁，表现取决于肿瘤的部位和生长的方向，最易发生在喉环状软骨，其次为甲状软骨。黏膜下有肿物突出，可以导致声哑、呼吸道梗阻，发生呼吸困难。

病理诊断常规：

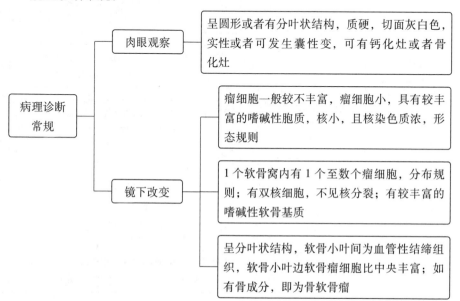

病理诊断常规 —— 肉眼观察：呈圆形或者有分叶状结构，质硬，切面灰白色，实性或者可发生囊性变，可有钙化灶或者骨化灶

镜下改变：

瘤细胞一般较不丰富，瘤细胞小，具有较丰富的嗜碱性胞质，核小，且核染色质浓，形态规则

1 个软骨窝内有 1 个至数个瘤细胞，分布规则；有双核细胞，不见核分裂；有较丰富的嗜碱性软骨基质

呈分叶状结构，软骨小叶间为血管性结缔组织，软骨小叶边软骨瘤细胞比中央丰富；如有骨成分，即为骨软骨瘤

第十七章

骨与关节常见疾病的病理诊断常规

第一节　骨　疾　病

一、软骨性肿瘤

1. 骨软骨瘤

骨软骨瘤多见于 10~30 岁，发病率男性高于女性，以长骨的干骺端，尤以股骨下端及胫骨上端最为多见。主要表现为局部骨性肿块，无症状或有轻微疼痛。手术切除可治愈，极少复发，但可恶变。

病理诊断常规：

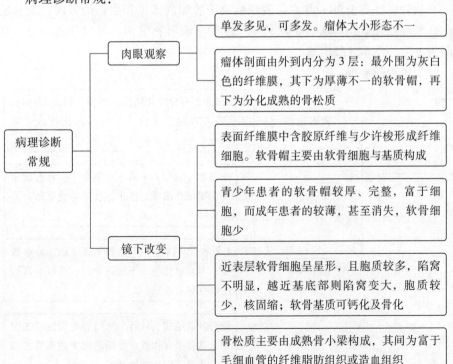

- 病理诊断常规
  - 肉眼观察
    - 单发多见，可多发。瘤体大小形态不一
    - 瘤体剖面由外到内分为 3 层：最外围为灰白色的纤维膜，其下为厚薄不一的软骨帽，再下为分化成熟的骨松质
  - 镜下改变
    - 表面纤维膜中含胶原纤维与少许梭形成纤维细胞。软骨帽主要由软骨细胞与基质构成
    - 青少年患者的软骨帽较厚、完整，富于细胞，而成年患者的较薄，甚至消失，软骨细胞少
    - 近表层软骨细胞呈星形，且胞质较多，陷窝不明显，越近基底部则陷窝变大，胞质较少，核固缩；软骨基质可钙化及骨化
    - 骨松质主要由成熟骨小梁构成，其间为富于毛细血管的纤维脂肪组织或造血组织

鉴别诊断：

继发性软骨肉瘤的软骨帽呈不规则增厚或结节状增生，厚度超过1cm应怀疑恶性，超过3cm则肯定为恶性。如出现肿瘤快速生长及疼痛，应考虑恶变。骨旁骨肉瘤为骨表面高密度的肿瘤，附着处骨皮质不缺损，两者之间常有低密度带，镜下为成纤维细胞增殖且细胞有异型性。肿瘤可浸润周围软组织。

2. 内生性软骨瘤

内生性软骨瘤是髓内良性透明软骨肿瘤，多为孤立，偶尔多发。好发于11~40岁，大部分位于手掌、指骨。肿瘤生长比较缓慢，症状较轻。术后可复发，复发后生长比之前迅速，并可以转变为软骨肉瘤。

病理诊断常规：

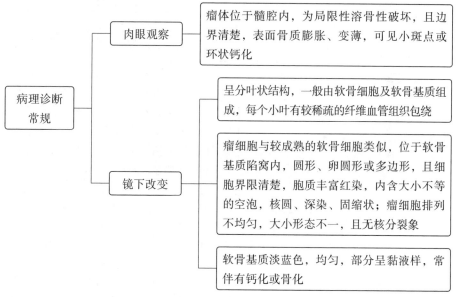

3. 内生性软骨瘤病

内生性软骨瘤病包括多发性内生性软骨瘤、Ollier病和Maffucci综合征。为多发的内生性软骨瘤累及同一骨的多个部位或多个不同的骨。内生性软骨瘤病预后取决于病变累及的范围和严重程度，25%~30%的病例可发生恶变。

病理诊断常规：

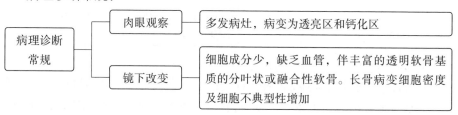

4. 软骨母细胞瘤

软骨母细胞瘤是良性肿瘤，发病年龄多在 10～25 岁之间，好发于四肢长骨，以股骨最多见，偶累及扁骨。病程长，且患部轻微疼痛，活动受限。术后可复发，伴有动脉瘤样骨囊肿者更容易复发，少数甚至可出现转移。

病理诊断常规：

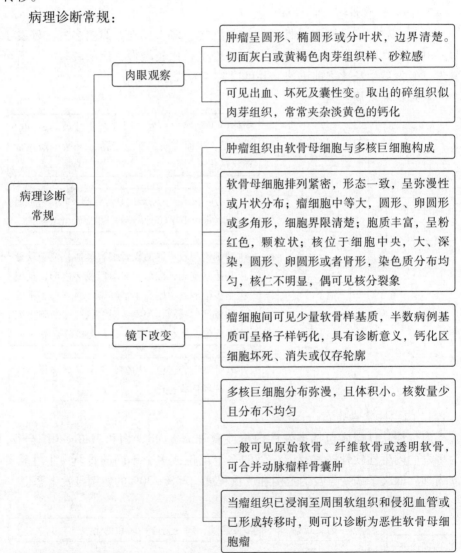

病理诊断常规

肉眼观察
- 肿瘤呈圆形、椭圆形或分叶状，边界清楚。切面灰白或黄褐色肉芽组织样、砂粒感
- 可见出血、坏死及囊性变。取出的碎组织似肉芽组织，常常夹杂淡黄色的钙化

镜下改变
- 肿瘤组织由软骨母细胞与多核巨细胞构成
- 软骨母细胞排列紧密，形态一致，呈弥漫性或片状分布；瘤细胞中等大，圆形、卵圆形或多角形，细胞界限清楚；胞质丰富，呈粉红色，颗粒状；核位于细胞中央，大、深染，圆形、卵圆形或者肾形，染色质分布均匀，核仁不明显，偶可见核分裂象
- 瘤细胞间可见少量软骨样基质，半数病例基质可呈格子样钙化，具有诊断意义，钙化区细胞坏死、消失或仅存轮廓
- 多核巨细胞分布弥漫，且体积小。核数量少且分布不均匀
- 一般可见原始软骨、纤维软骨或透明软骨，可合并动脉瘤样骨囊肿
- 当瘤组织已浸润至周围软组织和侵犯血管或已形成转移时，则可以诊断为恶性软骨母细胞瘤

鉴别诊断：

需与骨巨细胞瘤、透明细胞软骨肉瘤、软骨母细胞瘤样骨肉瘤相鉴别。骨巨细胞瘤患者年龄大于 20 岁，X 线下病变膨胀明显，少有钙化及硬化带形

成，镜下单核细胞界限不清，多核巨细胞分布均匀，无软骨基质及网格状钙化，S-100免疫标志多阴性。透明细胞软骨肉瘤也好发于长骨骨骺部，但透明细胞软骨肉瘤发病年龄更大，瘤细胞胞质透明、丰富，细胞界限更加清楚。约一半病例肿瘤内可混合有普通高分化软骨肉瘤成分。软骨母细胞瘤样骨肉瘤好发于干骺端，常有明显的髓内浸润、骨密质侵袭和软组织内肿块形成。镜下核有异型性，并出现肿瘤性骨样组织。

5. 软骨黏液样纤维瘤

软骨黏液样纤维瘤属良性软骨性肿瘤，有特征性分叶结构，梭形或星形细胞位于丰富黏液样或软骨样基质中。软骨黏液样纤维瘤是良性骨肿瘤，采用单纯刮除术后有约25%的复发危险。

病理诊断常规：

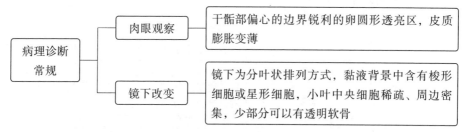

| | 肉眼观察 | 干骺部偏心的边界锐利的卵圆形透亮区，皮质膨胀变薄 |
| 病理诊断常规 | 镜下改变 | 镜下为分叶状排列方式，黏液背景中含有梭形细胞或星形细胞，小叶中央细胞稀疏、周边密集，少部分可以有透明软骨 |

6. 滑膜软骨瘤病

滑膜软骨瘤病多发生于20~40岁，以男性多见。好发于膝关节，其次为肘、髋关节。病程较长，主要表现为关节肿胀、关节积液、局部疼痛及活动障碍。滑膜软骨瘤病为自限性疾病，早期病变切除后可复发，少见恶变。

病理诊断常规：

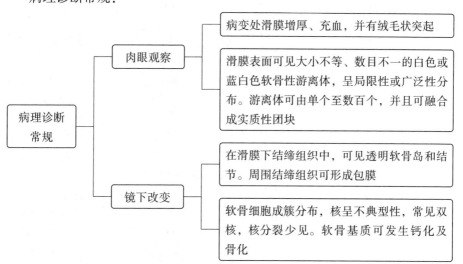

	肉眼观察	病变处滑膜增厚、充血，并有绒毛状突起
		滑膜表面可见大小不等、数目不一的白色或蓝白色软骨性游离体，呈局限性或广泛性分布。游离体可由单个至数百个，并且可融合成实质性团块
病理诊断常规	镜下改变	在滑膜下结缔组织中，可见透明软骨岛和结节。周围结缔组织可形成包膜
		软骨细胞成簇分布，核呈不典型性，常见双核，核分裂少见。软骨基质可发生钙化及骨化

鉴别诊断：

需与滑膜软骨肉瘤、退行性骨关节病、创伤性关节炎及类风湿关节炎相鉴别。

滑膜软骨肉瘤界限不清，细胞丰富且有明显的异型性，常可向关节囊外浸润性生长。

7. 普通型软骨肉瘤

普通型软骨肉瘤属纯软骨分化的恶性肿瘤，可伴有基质的钙化、骨化和黏液变性。多见于40~60岁，男多于女，好发于股骨、盆骨、肋骨、肩胛骨等。病程缓慢，主要表现为局部肿块及疼痛，位于盆骨者，局部可有压迫症状。长期存在的骨肿块突然增大常提示有软骨肉瘤变的可能。软骨肉瘤预后与组织学分级有关，Ⅰ级5年生存率为89%，Ⅱ~Ⅲ级为53%。复发肿瘤10%恶性程度可增加。

病理诊断常规：

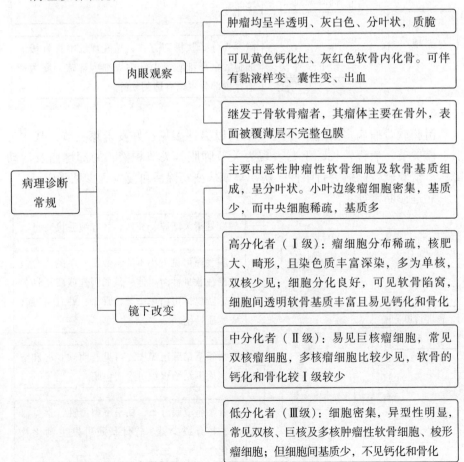

鉴别诊断：

分化好的软骨肉瘤需与内生性软骨瘤相鉴别；还需与成软骨性骨肉瘤相鉴别。

8. 骨膜软骨肉瘤

骨膜软骨肉瘤是发生于骨表面的透明软骨恶性肿瘤，多发于 20 岁左右，好发于长骨骨干，最常见于股骨。临床表现为局部肿块生长缓慢，伴疼痛、压痛。

病理诊断常规：

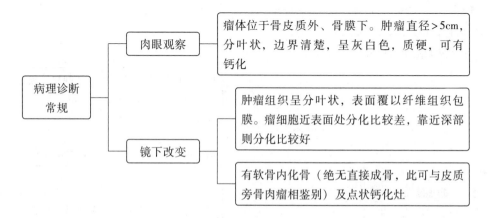

病理诊断常规 —— 肉眼观察：瘤体位于骨皮质外、骨膜下。肿瘤直径>5cm，分叶状，边界清楚，呈灰白色，质硬，可有钙化

镜下改变：肿瘤组织呈分叶状，表面覆以纤维组织包膜。瘤细胞近表面处分化比较差，靠近深部则分化比较好

有软骨内化骨（绝无直接成骨，此可与皮质旁骨肉瘤相鉴别）及点状钙化灶

鉴别诊断：

需与骨膜软骨瘤相鉴别。

9. 去分化软骨肉瘤

去分化软骨肉瘤好发于盆骨、肩胛骨及长骨近心端。主要表现是疼痛与肿块，常伴有漫长的病程，而后发展突然变快，显示恶性征象。预后比普通型软骨肉瘤者差，易转移。

病理诊断常规：

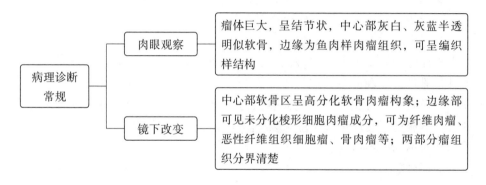

病理诊断常规 —— 肉眼观察：瘤体巨大，呈结节状，中心部灰白、灰蓝半透明似软骨，边缘为鱼肉样肉瘤组织，可呈编织样结构

镜下改变：中心部软骨区呈高分化软骨肉瘤构象；边缘部可见未分化梭形细胞肉瘤成分，可为纤维肉瘤、恶性纤维组织细胞瘤、骨肉瘤等；两部分瘤组织分界清楚

鉴别诊断：

需与高级别软骨肉瘤和成软骨性骨肉瘤鉴别。

二、成骨性肿瘤

1. 骨瘤

骨瘤多发于 11~30 岁人群，好发于颅骨（特别是鼻窦）及颌骨，可累及四肢骨。可分为：①密质型；②松质型；③混合型。主要表现为肿块无痛性缓慢膨胀隆起，质硬，并有压迫症状。一般单发，偶见多发，成年后一般可自行停止生长，切除后很少复发。

病理诊断常规：

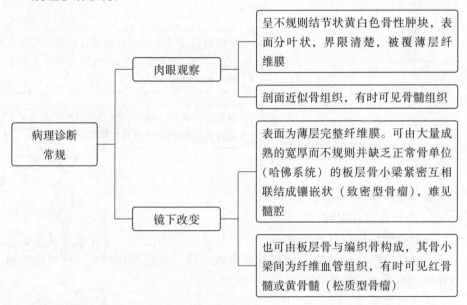

鉴别诊断：

需与孤立性纤维结构不良相鉴别。

2. 骨样骨瘤

骨样骨瘤多见于 10~30 岁人群，发病男性多于女性，且好发于长骨骨干，尤其是股骨上端和胫骨，偶见于短骨和扁骨。其为成骨性良性肿瘤，分为皮质型、松质型及骨膜下型。绝大多数为皮质型。主要表现为患部疼痛，夜间更甚，疼痛进行性加重，休息无缓解。浅部者有局部肿胀、压痛、肌肉萎缩。手术切除不彻底容易复发。

病理诊断常规：

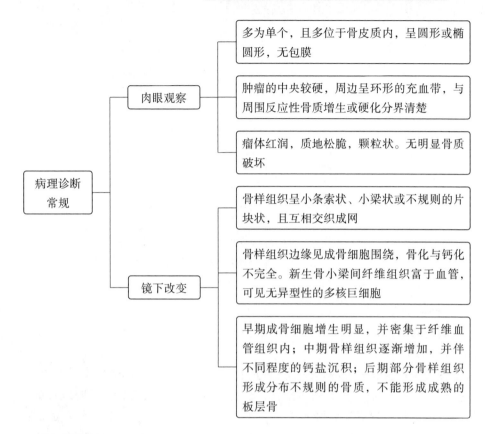

鉴别诊断：

需与骨母细胞瘤相鉴别。

3. 骨母细胞瘤

骨母细胞瘤为良性成骨性肿瘤，多见于20岁以下青年人，以不等量新生骨及新生骨周围丰富的肿瘤性骨母细胞增生为特点。主要表现为进行性疼痛，但夜间疼痛不加重，并有压痛、传导痛、功能障碍和局部肿胀。此瘤术后可复发，甚至恶变。

病理诊断常规：

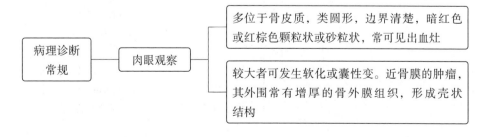

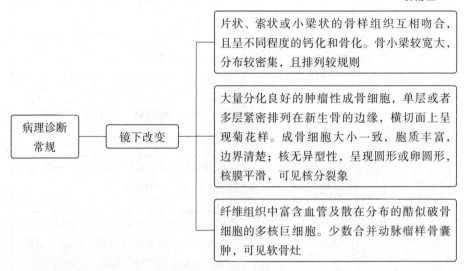

续流程

病理诊断常规 → 镜下改变 →

- 片状、索状或小梁状的骨样组织互相吻合，且呈不同程度的钙化和骨化。骨小梁较宽大，分布较密集，且排列较规则
- 大量分化良好的肿瘤性成骨细胞，单层或者多层紧密排列在新生骨的边缘，横切面上呈现菊花样。成骨细胞大小一致，胞质丰富，边界清楚；核无异型性，呈现圆形或卵圆形，核膜平滑，可见核分裂象
- 纤维组织中富含血管及散在分布的酷似破骨细胞的多核巨细胞。少数合并动脉瘤样骨囊肿，可见软骨灶

鉴别诊断：

需与高分化骨母细胞型骨肉瘤相鉴别。

4. 普通型骨肉瘤

普通型骨肉瘤为髓内高级别恶性成骨性肿瘤，为骨肉瘤中最常见的类型。大多见于 11~20 岁，且男稍多于女，全身骨骼均可受累，好发于四肢长骨干骺端，特别是股骨下端和胫骨上端。主要表现为进行性、持久和严重的局部固定性疼痛、肿胀或形成肿块，且局部发热感、发红、皮肤静脉怒张、水肿，常常伴有关节功能障碍。晚期患者伴有发热、消瘦、白细胞增高、血沉加快、贫血及血清碱性磷酸酶升高。

病理诊断常规：

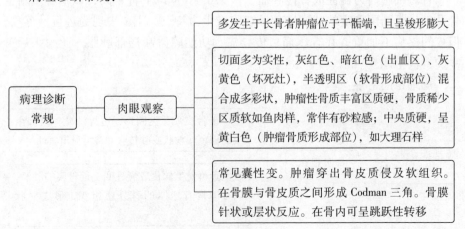

病理诊断常规 → 肉眼观察 →

- 多发生于长骨者肿瘤位于干骺端，且呈梭形膨大
- 切面多为实性，灰红色、暗红色（出血区）、灰黄色（坏死灶），半透明区（软骨形成部位）混合成多彩状，肿瘤性骨质丰富区质硬，骨质稀少区质软如鱼肉样，常伴有砂粒感；中央质硬，呈黄白色（肿瘤骨质形成部位），如大理石样
- 常见囊性变。肿瘤穿出骨皮质侵及软组织。在骨膜与骨皮质之间形成 Codman 三角。骨膜针状或层状反应。在骨内可呈跳跃性转移

续流程

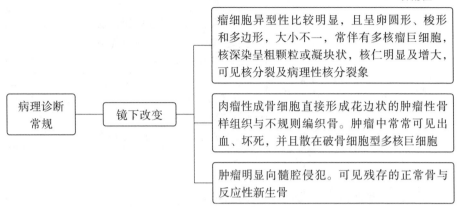

瘤细胞异型性比较明显，且呈卵圆形、梭形和多边形，大小不一，常伴有多核瘤巨细胞，核深染呈粗颗粒或凝块状，核仁明显及增大，可见核分裂及病理性核分裂象

肉瘤性成骨细胞直接形成花边状的肿瘤性骨样组织与不规则编织骨。肿瘤中常常可见出血、坏死，并且散在破骨细胞型多核巨细胞

肿瘤明显向髓腔侵犯。可见残存的正常骨与反应性新生骨

鉴别诊断：

需与骨母细胞瘤、骨折后骨痂及伴有骨化的软骨肉瘤相鉴别。

5. 低级别中央型骨肉瘤

低级别中央型骨肉瘤的发病年龄大多在 30 岁以上，全身骨骼均可受累，且好发于股骨远端和胫骨近端，肿瘤生长缓慢。

病理诊断常规：

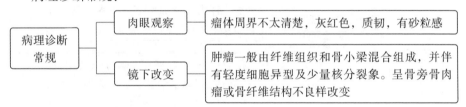

肉眼观察——瘤体周界不太清楚，灰红色，质韧，有砂粒感

镜下改变——肿瘤一般由纤维组织和骨小梁混合组成，并伴有轻度细胞异型及少量核分裂象。呈骨旁骨肉瘤或骨纤维结构不良样改变

鉴别诊断：

需与纤维结构不良、骨母细胞瘤与硬化性骨肉瘤鉴别。

6. 骨旁骨肉瘤

骨旁骨肉瘤大多见于 20~40 岁，好发于股骨下端后侧与胫骨上端。主要表现为患部常常出现生长缓慢的硬性肿块，且边界清楚，与骨固定，偶可见轻度疼痛或膝关节功能受限。一般分化好，预后较佳。

病理诊断常规：

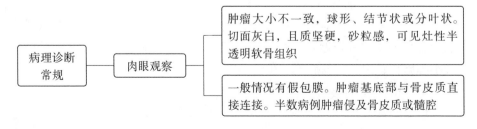

肉眼观察——肿瘤大小不一致，球形、结节状或分叶状。切面灰白，且质坚硬，砂粒感，可见灶性半透明软骨组织

一般情况有假包膜。肿瘤基底部与骨皮质直接连接。半数病例肿瘤侵及骨皮质或髓腔

续流程

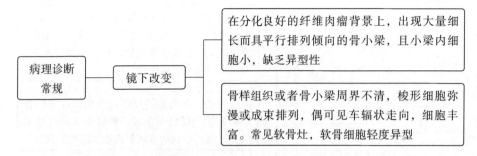

病理诊断常规 → 镜下改变

在分化良好的纤维肉瘤背景上，出现大量细长而具平行排列倾向的骨小梁，且小梁内细胞小，缺乏异型性

骨样组织或者骨小梁周界不清，梭形细胞弥漫或成束排列，偶可见车辐状走向，细胞丰富。常见软骨灶，软骨细胞轻度异型

鉴别诊断：

需与普通型骨肉瘤、骨膜骨肉瘤、骨软骨瘤及骨化性肌炎相鉴别。

7. 骨膜骨肉瘤

骨膜骨肉瘤是发生在骨表面中等恶性并以成软骨为主要结构的成骨性肿瘤。多见于 20~30 岁，男性发病率高于女性，好发于长骨骨干，大多见于胫骨，一般疼痛及肿胀持续 6 个月到 1 年。

病理诊断常规：

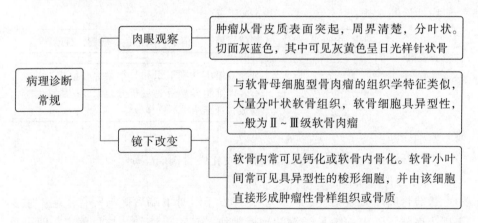

病理诊断常规

肉眼观察：肿瘤从骨皮质表面突起，周界清楚，分叶状。切面灰蓝色，其中可见灰黄色呈日光样针状骨

镜下改变：与软骨母细胞型骨肉瘤的组织学特征类似，大量分叶状软骨组织，软骨细胞具异型性，一般为 Ⅱ~Ⅲ 级软骨肉瘤

软骨内常可见钙化或软骨内骨化。软骨小叶间常可见具异型性的梭形细胞，并由该细胞直接形成肿瘤性骨样组织或骨质

鉴别诊断：

需与骨膜软骨肉瘤、骨旁骨肉瘤、普通型骨肉瘤等相鉴别。

8. 高级别骨表面骨肉瘤

高级别骨表面骨肉瘤发生在骨表面的高度恶性成骨性肿瘤，与普通型骨肉瘤形态特征及预后相近，主要好发类型为纤维型与成骨型，偶见血管扩张型及小细胞型骨肉瘤。发病年龄在 3~61 岁之间，男性发病率高于女性，预后相当于普通型中心性骨肉瘤。

病理诊断常规：

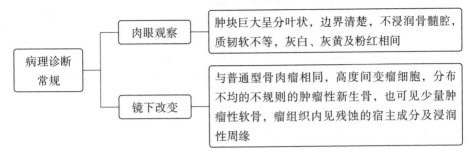

鉴别诊断：

需与骨旁骨肉瘤、骨膜骨肉瘤及恶性纤维组织细胞瘤相鉴别。

三、巨细胞瘤

巨细胞瘤常有明显的侵袭性，多见于 20～40 岁，通常可累及全身骨骼（除中耳几个小骨之外），常发生于长骨骨骺，约占 75%，特别是股骨下端、胫骨上端、肱骨上端与桡骨下端为多见。患部可有压痛与疼痛，浅部者早期即局部肿胀或形成肿块；肿瘤较大者，可穿破骨皮质侵及周围软组织、邻近骨和关节腔，可使皮肤隆起并且溃破；容易发生病理性骨折。刮除术后局部可复发。少数有转移（主要肺转移）和（或）恶变为肉瘤，常是高恶性的骨肉瘤或恶性纤维组织细胞瘤。

病理诊断常规：

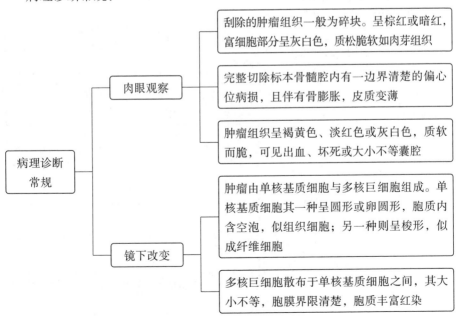

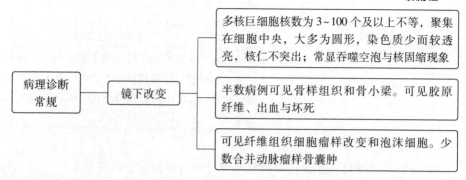

鉴别诊断：

需与甲状旁腺功能亢进棕色瘤、巨细胞修复性肉芽肿、动脉瘤样骨囊肿、软骨母细胞瘤、骨母细胞瘤、纤维组织细胞瘤、富于巨细胞骨肉瘤及巨细胞瘤局部恶变等相鉴别。P63 在骨巨细胞瘤单核基质细胞核的阳性率高达 69%，有助于与其他富于巨细胞的骨病变鉴别。

四、纤维性肿瘤与纤维组织细胞来源肿瘤

1. 骨的良性纤维组织细胞瘤

骨良性纤维组织细胞瘤多见于 10~30 岁，好发于股骨、肱骨的骨干。可无任何症状，少数患者局部疼痛。术后预后良好，很少复发。

病理诊断常规：

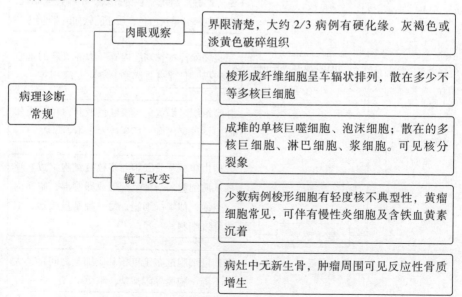

鉴别诊断：

需与骨巨细胞瘤、纤维组织退变或修复性组织、非骨化性纤维瘤及干骺端纤维缺损相鉴别。

2. 骨的恶性纤维组织细胞瘤

骨的恶性纤维组织细胞瘤是高度恶性肿瘤，由成纤维细胞和多形性细胞构成。多见于 41～60 岁，好发于长骨干骺端。主要表现为局部疼痛与肿胀，常合并病理性骨折。病程短，预后差，血行转移至肺为主要死因，罕见淋巴结转移。

病理诊断常规：

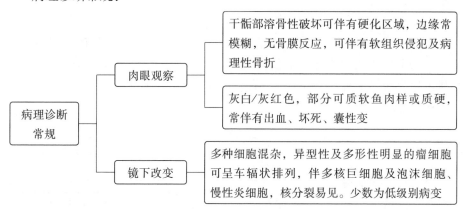

鉴别诊断：

需与良性纤维组织细胞瘤、骨肉瘤的成纤维型、纤维肉瘤、梭形细胞转移癌及恶性黑色素瘤相鉴别。

3. 骨纤维肉瘤

骨纤维肉瘤为罕见的骨原发恶性梭形细胞肿瘤，瘤细胞呈"鲱鱼骨"状成束成簇排列。分为高分化纤维肉瘤和低分化纤维肉瘤两型。多见于 30～40 岁，好发于以股骨下端与胫骨上端，可累及颌骨、肱骨、盆骨等。临床表现为患部肿胀、疼痛或压痛。

病理诊断常规：

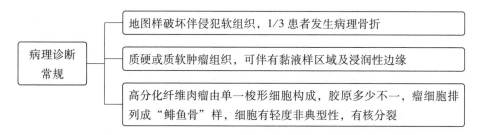

续流程

| 病理诊断常规 | 低分化纤维肉瘤细胞更丰富，肿瘤细胞异型性及多形性较明显，细胞间缺乏丰富胶原组织，瘤细胞异型性更大，可伴有黏液丰富区域及坏死、出血 |

鉴别诊断：

高分化纤维肉瘤需与骨韧带样纤维瘤、纤维结构不良及髓内高分化骨肉瘤鉴别。低分化纤维肉瘤主要与恶性纤维组织细胞瘤、骨肉瘤及转移性梭形细胞肿瘤相鉴别。

4. 骨促结缔组织增生性纤维瘤

骨促结缔组织增生性纤维瘤由轻度异型梭形细胞及其产生的大量胶原构成。多见于小儿或青少年，好发于四肢长骨及下颌骨，多为单发，偶多发。临床表现为局部疼痛、肿胀，部分有病理性骨折，少数无症状。

病理诊断常规：

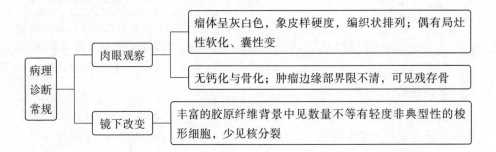

鉴别诊断：

需与髓内高分化骨肉瘤、低级别纤维肉瘤、骨膜硬纤维瘤及非骨化性纤维瘤相鉴别。

五、脊索瘤

脊索瘤是发生于原始脊索残余的低到中度恶性肿瘤。分为经典型、软骨样型和去分化型。大多发生于41~60岁，只发生于纵轴骨，好发于脊柱两端，少数会累及颈椎、胸椎等身体中轴部。发生在骶尾时，主要表现为持续性隐痛，二便困难。发生在蝶枕部时，主要表现为头痛、鼻塞或产生鼻腔血性分泌物。

病理诊断常规：

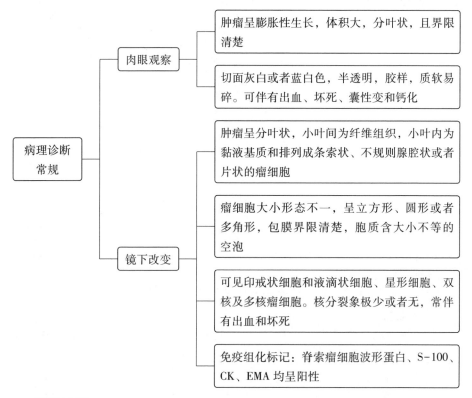

鉴别诊断:

需与转移性黏液细胞癌、软骨肉瘤、脂肪肉瘤、黏液乳头状室管膜瘤及脊索瘤样脑膜瘤相鉴别。

六、血管肿瘤

1. 血管瘤

血管瘤是来源于内皮的具有脉管分化的良性病变。多见于40~50岁,好发于椎骨、颅骨及颌骨,偶可累及长骨或者其他骨。一般无明显症状,有时可伴有局部肿胀及疼痛。位于颅骨者可致表浅皮肤麻痹,位于椎骨者可以引起背部疼痛或肌肉痉挛或神经症状。

病理诊断常规:

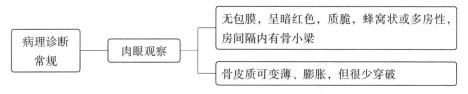

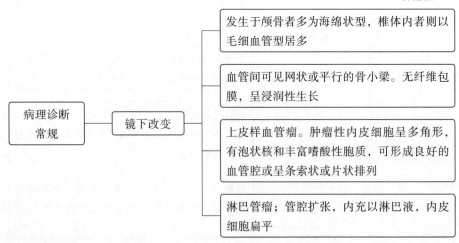

鉴别诊断：

需与高分化血管肉瘤、转移癌及造釉细胞瘤相鉴别。

2. 骨血管肉瘤

骨血管肉瘤常为单发，发生于 30 岁以后，男性多于女性，好发于长骨。主要表现为患部疼痛，发生于椎骨者可出现相应的临床症状。

病理诊断常规：

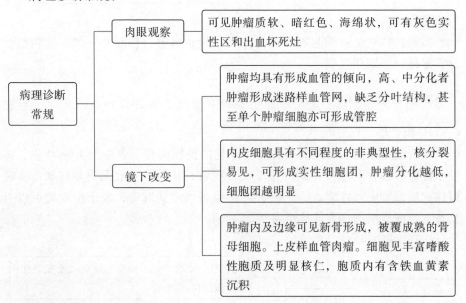

鉴别诊断：

需与血管瘤及富含血管的其他肉瘤相鉴别。

3. 骨血管内皮细胞瘤

骨血管内皮细胞瘤多为单发，少数多发，可发生于全身各处骨骼，多见于下肢长骨。

病理诊断常规：

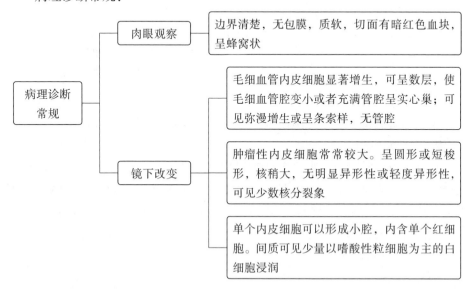

```
                          ┌─ 肉眼观察 ── 边界清楚，无包膜，质软，切面有暗红色血块，
                          │              呈蜂窝状
                          │
                          │              毛细血管内皮细胞显著增生，可呈数层，使
 病理诊断 ─────────────────┤              毛细血管腔变小或者充满管腔呈实心巢；可
   常规                   │              见弥漫增生或呈条索样，无管腔
                          │
                          └─ 镜下改变 ── 肿瘤性内皮细胞常常较大。呈圆形或短梭
                                        形，核稍大，无明显异形性或轻度异形性，
                                        可见少数核分裂象

                                        单个内皮细胞可以形成小腔，内含单个红细
                                        胞。间质可见少量以嗜酸性粒细胞为主的白
                                        细胞浸润
```

七、造血系统肿瘤

1. 骨髓瘤

骨髓瘤是骨髓浆细胞发生的恶性肿瘤，好发于含红骨髓的椎骨、肋骨、颅骨等，也常累及骨骼外其他器官。多见于老年人，绝大多数为多发性，主要表现为患部疼痛、乏力、体重减轻、截瘫、病理性骨折、贫血、出血倾向、肾功能不全，血沉增快、高球蛋白血症、异型免疫球蛋白，部分有高血钙。

病理诊断常规：

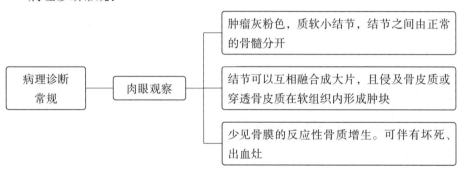

```
                          ┌─ 肿瘤灰粉色，质软小结节，结节之间由正常
                          │   的骨髓分开
                          │
 病理诊断 ─── 肉眼观察 ────┤   结节可以互相融合成大片，且侵及骨皮质或
   常规                   │   穿透骨皮质在软组织内形成肿块
                          │
                          └─   少见骨膜的反应性骨质增生。可伴有坏死、
                              出血灶
```

续流程

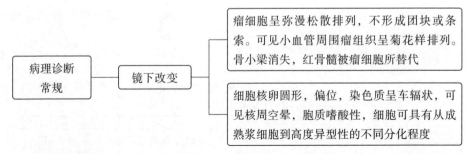

| 病理诊断常规 | → | 镜下改变 | 瘤细胞呈弥漫松散排列，不形成团块或条索。可见小血管周围瘤组织呈菊花样排列。骨小梁消失，红骨髓被瘤细胞所替代 |
| | | | 细胞核卵圆形，偏位，染色质呈车辐状，可见核周空晕，胞质嗜酸性，细胞可具有从成熟浆细胞到高度异型性的不同分化程度 |

鉴别诊断：

主要与骨髓反应性浆细胞增生、淋巴瘤、转移性癌等相鉴别。

2. 恶性淋巴瘤

恶性淋巴瘤是指由恶性淋巴细胞构成的肿瘤，多见于 20~40 岁，好发于股骨、盆骨、脊椎、胫骨、颌骨等。主要表现为患部疼痛和肿胀，局部病变明显，但是全身情况相对较好。可以为原发性或继发性累及骨，并在骨内形成肿块。骨原发性恶性淋巴瘤比较少见，恶性程度较低，病程经过缓慢，极少远处转移，预后较好。

病理诊断常规：

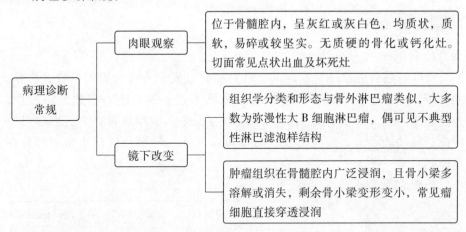

病理诊断常规	→	肉眼观察	位于骨髓腔内，呈灰红或灰白色，均质状，质软，易碎或较坚实。无质硬的骨化或钙化灶。切面常见点状出血及坏死灶
		镜下改变	组织学分类和形态与骨外淋巴瘤类似，大多数为弥漫性大 B 细胞淋巴瘤，偶可见不典型性淋巴滤泡样结构
			肿瘤组织在骨髓腔内广泛浸润，且骨小梁多溶解或消失，剩余骨小梁变形变小，常见瘤细胞直接穿透浸润

鉴别诊断：

需与骨原发性及转移性小细胞肿瘤相鉴别，包括尤文肉瘤、小细胞骨肉瘤、浆细胞骨髓瘤、转移性低分化癌。

八、转移瘤与其他少见肿瘤

1. 骨的转移瘤

任何发生于远隔部位的恶性肿瘤都可能累及到骨，绝大部分为上皮来源。主要表现为局部疼痛、肿块。

病理诊断常规：

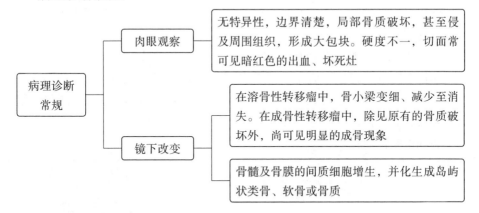

| | 肉眼观察 | 无特异性，边界清楚，局部骨质破坏，甚至侵及周围组织，形成大包块。硬度不一，切面常可见暗红色的出血、坏死灶 |

病理诊断常规：镜下改变——在溶骨性转移瘤中，骨小梁变细、减少至消失。在成骨性转移瘤中，除见原有的骨质破坏外，尚可见明显的成骨现象；骨髓及骨膜的间质细胞增生，并化生成岛屿状类骨、软骨或骨质

2. 骨的平滑肌瘤

骨的平滑肌瘤属骨的良性梭形细胞肿瘤，有平滑肌分化。

病理诊断常规：

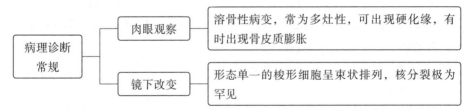

病理诊断常规——肉眼观察：溶骨性病变，常为多灶性，可出现硬化缘，有时出现骨皮质膨胀；镜下改变：形态单一的梭形细胞呈束状排列，核分裂极为罕见

3. 骨的脂肪瘤

骨的脂肪瘤是脂肪细胞的良性肿瘤，发生于髓腔、皮质或骨表面等部位。

病理诊断常规：

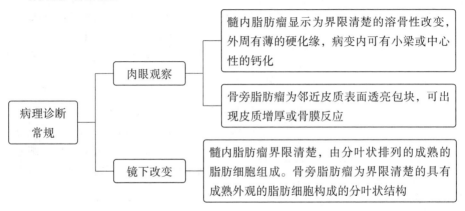

病理诊断常规——肉眼观察：髓内脂肪瘤显示为界限清楚的溶骨性改变，外周有薄的硬化缘，病变内可有小梁或中心性的钙化；骨旁脂肪瘤为邻近皮质表面透亮包块，可出现皮质增厚或骨膜反应；镜下改变：髓内脂肪瘤界限清楚，由分叶状排列的成熟的脂肪细胞组成。骨旁脂肪瘤为界限清楚的具有成熟外观的脂肪细胞构成的分叶状结构

4. 神经鞘瘤

神经鞘瘤发生于骨内 Schwann 细胞起源的良性肿瘤。

病理诊断常规：

由梭形细胞构成，波纹状核，常呈栅栏状排列，低密度区域与高密度区域交错排列。

5. 朗格汉斯细胞组织细胞增多症

朗格汉斯细胞组织细胞增多症是朗格汉斯细胞的肿瘤性增生。常见于儿童及青少年，好发于颅骨，其次为股骨、肋骨、骨盆等。主要表现为局部疼痛、肿胀，偶有低热。单骨型和限制性多骨型病变预后良好。

病理诊断常规：

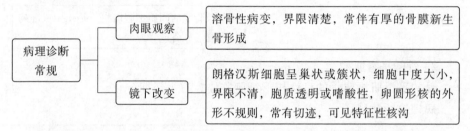

病理诊断常规 —— 肉眼观察 —— 溶骨性病变，界限清楚，常伴有厚的骨膜新生骨形成

—— 镜下改变 —— 朗格汉斯细胞呈巢状或簇状，细胞中度大小，界限不清，胞质透明或嗜酸性，卵圆形核的外形不规则，常有切迹，可见特征性核沟

朗格汉斯细胞特异性表达 CD1a，同时也表达 S-100 和凝集素 Langerin。

鉴别诊断：

需与慢性骨髓炎及霍奇金病相鉴别。

6. 釉质瘤

釉质瘤为很罕见的低度恶性双向性肿瘤，形态多样，最常见上皮细胞团被相对温和的梭形细胞和骨-纤维成分包围。

病理诊断常规：

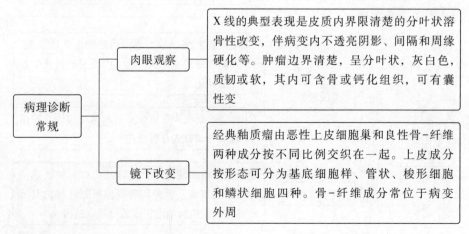

病理诊断常规 —— 肉眼观察 —— X 线的典型表现是皮质内界限清楚的分叶状溶骨性改变，伴病变内不透亮阴影、间隔和周缘硬化等。肿瘤边界清楚，呈分叶状，灰白色，质韧或软，其内可含骨或钙化组织，可有囊性变

—— 镜下改变 —— 经典釉质瘤由恶性上皮细胞巢和良性骨-纤维两种成分按不同比例交织在一起。上皮成分按形态可分为基底细胞样、管状、梭形细胞和鳞状细胞四种。骨-纤维成分常位于病变外周

鉴别诊断：

需与骨纤维结构不良及转移性癌相鉴别。

九、炎症与瘤样病变

1. 化脓性骨髓炎

化脓性骨髓炎可能源于局灶性或外源性因素，或经由血行感染。细菌性骨髓炎可由多种不同的致病微生物引起，70%～90%是由凝固酶阳性的葡萄球菌引起。急性者，可见分散不规则斑点状边缘模糊的骨质破坏区，可见死骨、骨膜增生。急性骨髓炎如治疗不彻底可转为慢性。慢性者，可见骨破坏周围有广泛的增生硬化、死骨，骨内膜增生致髓腔变窄，严重者甚至闭塞、消失，骨密度明显增高。

病理诊断常规：

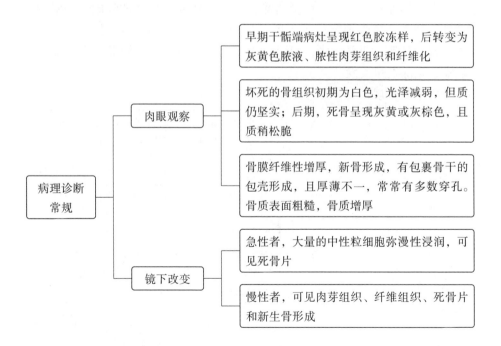

2. 结核性骨髓炎

结核性骨髓炎为血源性感染，是体内继发性结核病灶。多见于15岁以下儿童，不易找到原发灶。最常侵犯椎骨，其次为长骨的骨端。

病理诊断常规：

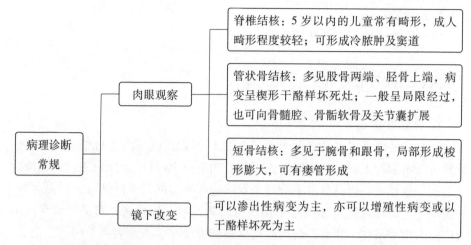

脊椎结核：5 岁以内的儿童常有畸形，成人畸形程度较轻；可形成冷脓肿及窦道

管状骨结核：多见股骨两端、胫骨上端，病变呈楔形干酪样坏死灶；一般呈局限经过，也可向骨髓腔、骨骺软骨及关节囊扩展

短骨结核：多见于腕骨和跟骨，局部形成梭形膨大，可有瘘管形成

可以渗出性病变为主，亦可以增殖性病变或以干酪样坏死为主

3. 动脉瘤样骨囊肿

动脉瘤样骨囊肿属骨的良性囊性病变，多发生于 30 岁以下青少年，好发于长骨干骺端和脊椎。是由纤维结缔组织分隔成充盈血液的囊腔，间隔内含有成纤维细胞、破骨细胞样巨细胞及反应性新生骨。主要表现为患部肿胀、功能障碍、疼痛、明显压痛，但无血管搏动和杂音。具有局部复发潜能的良性病变，刮除后可复发。

病理诊断常规：

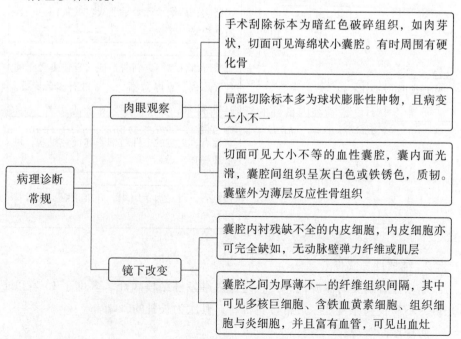

手术刮除标本为暗红色破碎组织，如肉芽状，切面可见海绵状小囊腔。有时周围有硬化骨

局部切除标本多为球状膨胀性肿物，且病变大小不一

切面可见大小不等的血性囊腔，囊内面光滑，囊腔间组织呈灰白色或铁锈色，质韧。囊壁外为薄层反应性骨组织

囊腔内衬残缺不全的内皮细胞，内皮细胞亦可完全缺如，无动脉壁弹力纤维或肌层

囊腔之间为厚薄不一的纤维组织间隔，其中可见多核巨细胞、含铁血黄素细胞、组织细胞与炎细胞，并且富有血管，可见出血灶

续流程

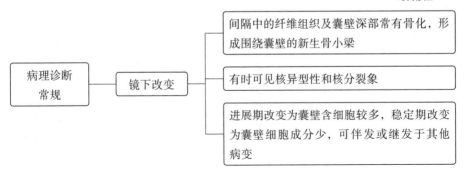

鉴别诊断：

需与血管扩张型骨肉瘤、继发性动脉瘤样骨囊肿及单纯性骨囊肿相鉴别。

4. 单纯性骨囊肿

单纯性骨囊肿又称外伤性、孤立性或是出血性囊肿，属于骨髓腔内呈囊样充盈血样液体的病变，常呈单房性。多发于青年人，以下颌骨多见，为边界清晰的单房性透射性病损。约50%的患者有外伤病史。

病理诊断常规：

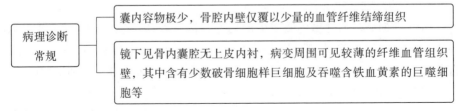

5. 纤维结构不良

纤维结构不良是髓腔内良性的纤维-骨性病变，可累及单骨或多骨。单骨型最常见，多见于青少年，好发于股骨、胫骨、颌骨及肋骨，多无症状，可伴有局部肿胀、疼痛，形成肿块，常伴有病理性骨折。多骨型多发生于10岁以下，侵犯一侧肢体的多数骨，形成肿块，造成肢体畸形、短缩、跛行与病理性骨折，可复发（50%），经放疗后可恶变。

病理诊断常规：

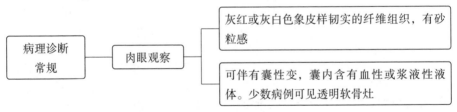

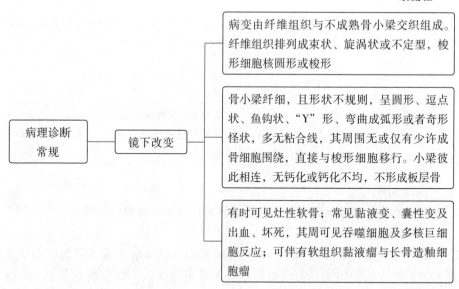

续流程

鉴别诊断：

需与骨性纤维结构不良及低级别中心性骨肉瘤相鉴别。

6. 骨性纤维结构不良

骨性纤维结构不良属皮质发生的良性自限性纤维-骨性病变。好发于 10 岁以下儿童，病变仅见于胫骨、腓骨骨干骨皮质内。主要表现为局部肿胀，胫骨向前及前侧位弯曲，少数可致不完全性骨折。15 岁逐渐自行消退并康复。

病理诊断常规：

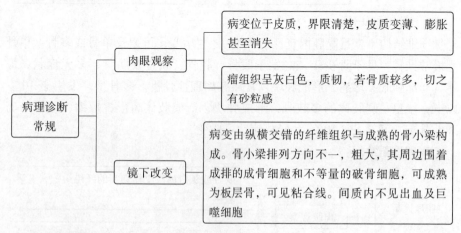

鉴别诊断：

需与纤维结构不良及骨性纤维结构不良样釉质瘤相鉴别。

第二节 关节疾病

一、骨性关节炎

骨关节炎为一种退行性病变，系由于增龄、肥胖、劳损、创伤、关节先天性异常、关节畸形等诸多因素引起的关节软骨退化损伤、关节边缘和软骨下骨反应性增生，又称骨关节病、退行性关节炎、老年性关节炎、肥大性关节炎等。临床表现为缓慢发展的关节疼痛、压痛、僵硬、关节肿胀、活动受限和关节畸形等。

病理诊断常规：

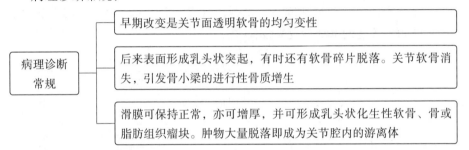

二、类风湿关节炎

类风湿关节炎是一种免疫复合物性疾病，表现为慢性多关节炎。多见于20~40岁女性，为慢性、游走性、多发性关节炎，大多累及手、足小关节，多对称分布。慢性经过，病变加剧与缓解交替出现，关节区疼痛、僵硬及红肿，局部皮肤温热，常伴有全身症状。

病理诊断常规：

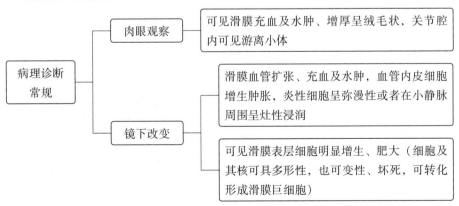

续流程

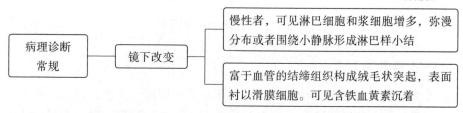

| 病理诊断
常规 | 镜下改变 | 慢性者，可见淋巴细胞和浆细胞增多，弥漫分布或者围绕小静脉形成淋巴样小结 |
| | | 富于血管的结缔组织构成绒毛状突起，表面衬以滑膜细胞。可见含铁血黄素沉着 |

三、痛风性关节炎

痛风性关节炎为反复发作的急性关节炎，是由于尿酸盐沉积所致的晶体相关性关节病。可进行性破坏软骨，并造成不规则的软骨下骨损伤。以中年男性多见，足趾关节最常受累，其次为踝、手、腕、肘等关节，通常为单关节炎。主要表现为关节突然剧痛，迅速出现红、肿、热、痛，持续几天到几周，经长短不等的间歇期后反复发作。

病理诊断常规：

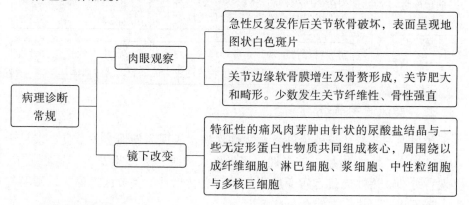

病理诊断 常规	肉眼观察	急性反复发作后关节软骨破坏，表面呈现地图状白色斑片
		关节边缘软骨膜增生及骨赘形成，关节肥大和畸形。少数发生关节纤维性、骨性强直
	镜下改变	特征性的痛风肉芽肿由针状的尿酸盐结晶与一些无定形蛋白性物质共同组成核心，周围绕以成纤维细胞、淋巴细胞、浆细胞、中性粒细胞与多核巨细胞

四、腱鞘囊肿

腱鞘囊肿多见于青年人，最好发于手的腕关节背侧，也见于指屈侧及足背、胫前、踝、膝关节附近。局部囊性肿物，可伴有钝痛。

病理诊断常规：

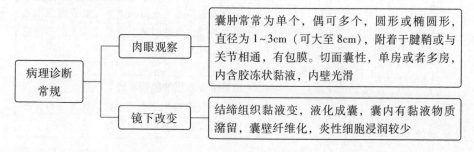

| 病理诊断
常规 | 肉眼观察 | 囊肿常常为单个，偶可多个，圆形或椭圆形，直径为1~3cm（可大至8cm），附着于腱鞘或与关节相通，有包膜。切面囊性，单房或者多房，内含胶冻状黏液，内壁光滑 |
| | 镜下改变 | 结缔组织黏液变，液化成囊，囊内有黏液物质潴留，囊壁纤维化，炎性细胞浸润较少 |

五、滑膜骨软骨瘤病

滑膜骨软骨瘤病是由滑膜组织中有骨软骨小体形成。术后可局部复发，偶有恶变。

病理诊断常规：

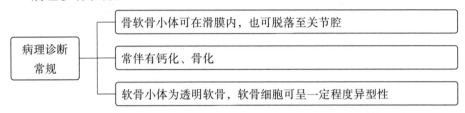

第十八章

口腔常见疾病的病理诊断常规

第一节 口腔黏膜疾病

一、黏膜白斑

　　口腔白斑是口腔黏膜显著的白色斑块，直径>5mm，呈乳白色或灰色，可与黏膜平齐或略微隆起。可发生在口腔各部位，以颊、舌最多见，一般多无明显自觉症状，男性多于女性。临床上分为均质型和非均质型，红斑、增生性疣状白斑。

　　病理诊断常规：

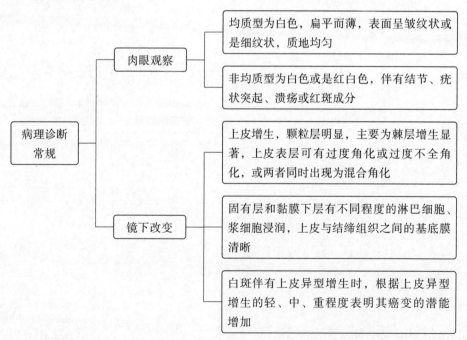

病理诊断常规
├─ 肉眼观察
│   ├─ 均质型为白色，扁平而薄，表面呈皱纹状或是细纹状，质地均匀
│   └─ 非均质型为白色或是红白色，伴有结节、疣状突起、溃疡或红斑成分
└─ 镜下改变
    ├─ 上皮增生，颗粒层明显，主要为棘层增生显著，上皮表层可有过度角化或过度不全角化，或两者同时出现为混合角化
    ├─ 固有层和黏膜下层有不同程度的淋巴细胞、浆细胞浸润，上皮与结缔组织之间的基底膜清晰
    └─ 白斑伴有上皮异型增生时，根据上皮异型增生的轻、中、重程度表明其癌变的潜能增加

　　鉴别诊断：
　　需与扁平苔藓、慢性盘状红斑狼疮及白色水肿相鉴别。

二、扁平苔藓

口腔黏膜扁平苔藓为与免疫反应相关的口腔黏膜炎症性病变，特点是基底细胞损伤和基底膜的破坏。好发于 40~49 岁女性，多见于颊黏膜、舌面、唇内、牙龈和上腭等。主要表现为白色或是灰白色条纹，呈现线状、网状、环状或是树枝状，条纹间的黏膜发红。

病理诊断常规：

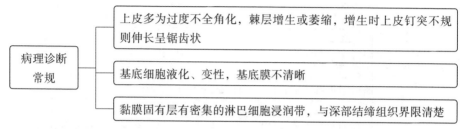

病理诊断常规
- 上皮多为过度不全角化，棘层增生或萎缩，增生时上皮钉突不规则伸长呈锯齿状
- 基底细胞液化、变性，基底膜不清晰
- 黏膜固有层有密集的淋巴细胞浸润带，与深部结缔组织界限清楚

鉴别诊断：
需与慢性盘状红斑狼疮及白斑相鉴别。

三、寻常性天疱疮

寻常性天疱疮是以桥粒蛋白为抗原的自身免疫性大疱性疾病。口腔黏膜好发，可发生于口腔黏膜各个部位，以软腭、颊、龈最为常见。口腔黏膜还可见慢性增殖性天疱疮，病程较长。

病理诊断常规：

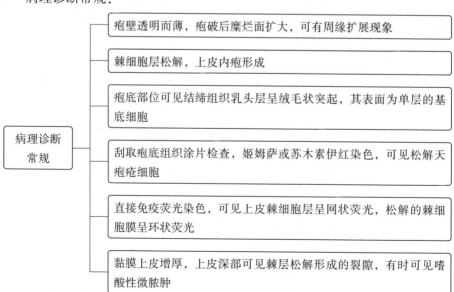

病理诊断常规
- 疱壁透明而薄，疱破后糜烂面扩大，可有周缘扩展现象
- 棘细胞层松解，上皮内疱形成
- 疱底部位可见结缔组织乳头层呈绒毛状突起，其表面为单层的基底细胞
- 刮取疱底组织涂片检查，姬姆萨或苏木素伊红染色，可见松解天疱疮细胞
- 直接免疫荧光染色，可见上皮棘细胞层呈网状荧光，松解的棘细胞膜呈环状荧光
- 黏膜上皮增厚，上皮深部可见棘层松解形成的裂隙，有时可见嗜酸性微脓肿

鉴别诊断：

寻常性天疱疮需与类天疱疮鉴别。

四、良性黏膜类天疱疮

良性黏膜类天疱疮是以上皮下疱形成为特点的自身免疫性疱性疾病。常见于中老年人的龈、腭黏膜，不侵犯口唇。

病理诊断常规：

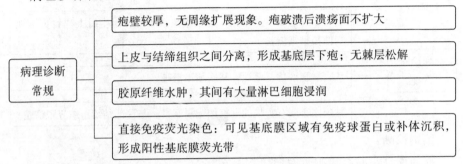

病理诊断常规
- 疱壁较厚，无周缘扩展现象。疱破溃后溃疡面不扩大
- 上皮与结缔组织之间分离，形成基底层下疱；无棘层松解
- 胶原纤维水肿，其间有大量淋巴细胞浸润
- 直接免疫荧光染色：可见基底膜区域有免疫球蛋白或补体沉积，形成阳性基底膜荧光带

鉴别诊断：

类天疱疮需与寻常性天疱疮鉴别。

五、口腔黏膜下纤维化

口腔黏膜下纤维化是与咀嚼槟榔相关的口腔黏膜疾病。主要见于印度和巴基斯坦人，好发于 40 岁以上的女性，最多见于颊、腭部。可表现为白色病变，发展至一定程度时黏膜下可形成纤维性索条，严重者黏膜呈木板状，运动受限。在我国有地域性分布特点。

病理诊断常规：

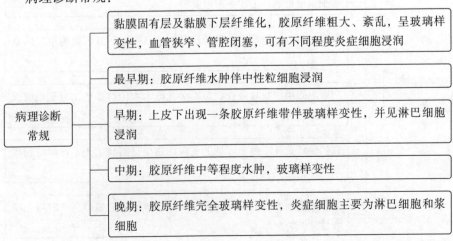

病理诊断常规
- 黏膜固有层及黏膜下层纤维化，胶原纤维粗大、紊乱，呈玻璃样变性，血管狭窄、管腔闭塞，可有不同程度炎症细胞浸润
- 最早期：胶原纤维水肿伴中性粒细胞浸润
- 早期：上皮下出现一条胶原纤维带伴玻璃样变性，并见淋巴细胞浸润
- 中期：胶原纤维中等程度水肿，玻璃样变性
- 晚期：胶原纤维完全玻璃样变性，炎症细胞主要为淋巴细胞和浆细胞

鉴别诊断：

需与寻常性天疱疮相鉴别。

六、复发性阿弗他溃疡

复发性阿弗他溃疡可发生于口腔黏膜各个部位，多发于女性，为圆形或椭圆形的浅层溃疡，一般 7~10 日愈合，不留瘢痕，但可复发。复发性坏死性黏膜腺周围炎溃疡大而深，累及深部小涎腺。贝赫切特（Behcet）综合征则是除伴有眼及生殖器的炎症性病变以外，还伴有全身性（发热、头痛、关节痛等）症状。

病理诊断常规：

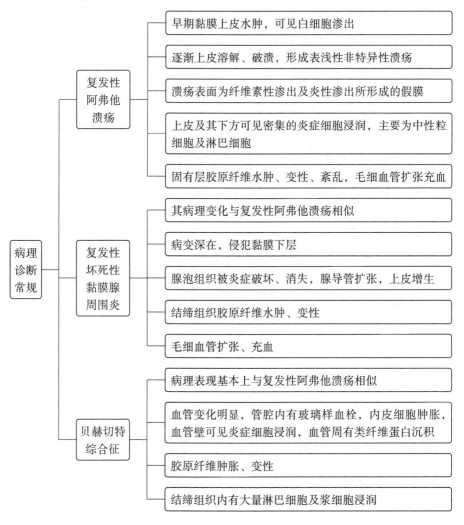

鉴别诊断：

以上 3 种溃疡性病变间需要互相鉴别。

七、慢性盘状红斑狼疮

慢性盘状红斑狼疮是好发于面部皮肤和口腔黏膜的自身免疫性疾病。在口腔黏膜多发生于唇、颊黏膜，特别是外露部位的下唇或鼻背两侧的皮肤，呈红斑样病损。

病理诊断常规：

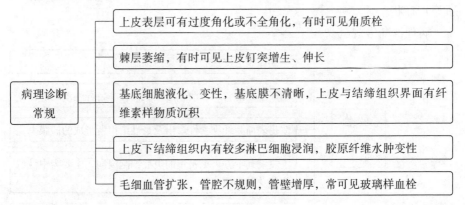

病理诊断常规
- 上皮表层可有过度角化或不全角化，有时可见角质栓
- 棘层萎缩，有时可见上皮钉突增生、伸长
- 基底细胞液化、变性，基底膜不清晰，上皮与结缔组织界面有纤维素样物质沉积
- 上皮下结缔组织内有较多淋巴细胞浸润，胶原纤维水肿变性
- 毛细血管扩张，管腔不规则，管壁增厚，常可见玻璃样血栓

鉴别诊断：

需与扁平苔藓及白斑相鉴别。

八、念珠菌病

念珠菌病多为白色念珠菌引起的病变。黏膜病变一般为亚急性或慢性炎症。临床通常分为 3 型：急性假膜性念珠菌病、慢性增生性念珠菌病及慢性萎缩性念珠菌病，多为白色病损。

病理诊断常规：

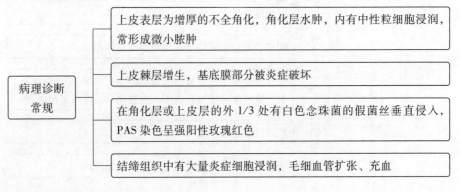

病理诊断常规
- 上皮表层为增厚的不全角化，角化层水肿，内有中性粒细胞浸润，常形成微小脓肿
- 上皮棘层增生，基底膜部分被炎症破坏
- 在角化层或上皮层的外 1/3 处有白色念珠菌的假菌丝垂直侵入，PAS 染色呈强阳性玫瑰红色
- 结缔组织中有大量炎症细胞浸润，毛细血管扩张、充血

九、放线菌病

放线菌病多累及面部或颈部软组织。其早期主要症状为牙关紧闭或一侧颈部出现暗紫色硬结。约2个月后形成多发性脓肿及瘘管，排出的脓液中可找到硫磺样颗粒。软组织感染可侵犯颌骨，以下颌骨多见。

病理诊断常规：

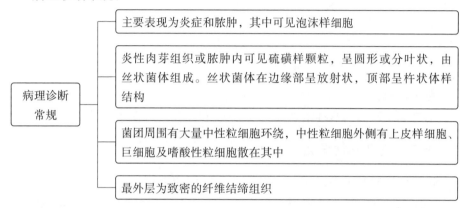

病理诊断常规

- 主要表现为炎症和脓肿，其中可见泡沫样细胞
- 炎性肉芽组织或脓肿内可见硫磺样颗粒，呈圆形或分叶状，由丝状菌体组成。丝状菌体在边缘部呈放射状，顶部呈杵状体样结构
- 菌团周围有大量中性粒细胞环绕，中性粒细胞外侧有上皮样细胞、巨细胞及嗜酸性粒细胞散在其中
- 最外层为致密的纤维结缔组织

十、毛状白斑

毛状白斑为艾滋病在口腔黏膜的典型表现。多见于舌侧缘，病损可呈皱褶状或斑块状，如过度增生则呈绒毛状外观，多为双侧。表现为白色绒毛状、不能被擦掉的病损。

病理诊断常规：

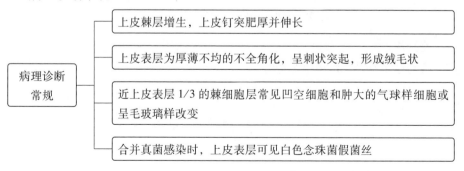

病理诊断常规

- 上皮棘层增生，上皮钉突肥厚并伸长
- 上皮表层为厚薄不均的不全角化，呈刺状突起，形成绒毛状
- 近上皮表层1/3的棘细胞层常见凹空细胞和肿大的气球样细胞或呈毛玻璃样改变
- 合并真菌感染时，上皮表层可见白色念珠菌假菌丝

十一、梅毒

梅毒发生于口腔软组织的病变主要见于唇部及舌尖部，也可发生于牙龈及硬腭，为白色斑块、硬的结节或浸润块。口腔病变常出现疼痛。三期梅毒

可累及颌骨，好发于硬腭中部，可引起硬腭穿孔，表现为弥漫性牙髓炎，主要见于下颌骨。

病理诊断常规：

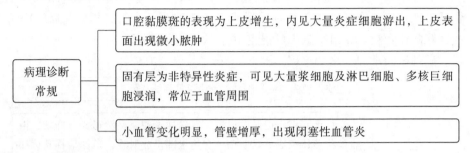

病理诊断常规：

- 口腔黏膜斑的表现为上皮增生，内见大量炎症细胞游出，上皮表面出现微小脓肿
- 固有层为非特异性炎症，可见大量浆细胞及淋巴细胞、多核巨细胞浸润，常位于血管周围
- 小血管变化明显，管壁增厚，出现闭塞性血管炎

鉴别诊断：

梅毒黏膜斑需与慢性增生性念珠菌病相鉴别。

十二、肉芽肿性唇炎

肉芽肿性唇炎是病因不明的慢性反复发作的肉芽肿性疾病，多在青春期后出现唇部肿胀，以上唇肥厚为主要特点。伴面神经麻痹和（或）沟纹舌者为梅罗综合征。

病理诊断常规：

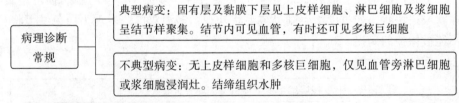

病理诊断常规：

- 典型病变：固有层及黏膜下层见上皮样细胞、淋巴细胞及浆细胞呈结节样聚集。结节内可见血管，有时还可见多核巨细胞
- 不典型病变：无上皮样细胞和多核巨细胞，仅见血管旁淋巴细胞或浆细胞浸润灶。结缔组织水肿

鉴别诊断：

需与结节病或 Crohn 病鉴别。

第二节　口腔肿瘤和瘤样病变

一、新生儿先天性龈瘤

新生儿先天性龈瘤发生于新生儿牙槽嵴，多发生在上颌切牙区，女性多见。切除后通常不复发。

病理诊断常规：

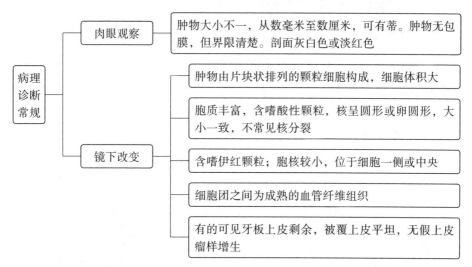

鉴别诊断：

需与颗粒细胞瘤相鉴别。

二、鳞状细胞癌

鳞状细胞癌多见于男性，40 岁以上好发，50~60 岁最多见。发病年龄有年轻化的倾向。唇、舌最多见，然后依次为口底、颊黏膜、下颌龈、上颌龈、硬腭等。

病理诊断常规：

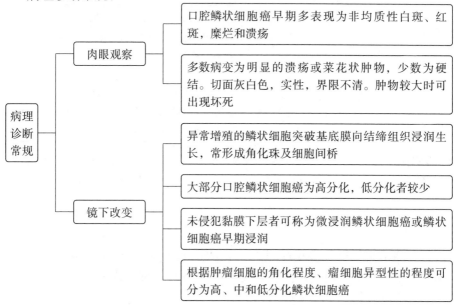

三、牙龈瘤

牙龈瘤为牙龈局限性慢性炎症性增生，一般存在创伤和菌斑、牙石等慢性刺激因素，而非真性肿瘤。10~40岁较多见，女性较男性多见，特别是血管性牙龈瘤。牙龈局部肿大，多见于上前牙区牙间乳头。

病理诊断常规：

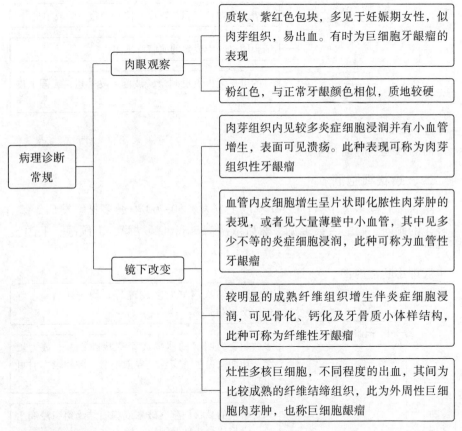

鉴别诊断：
需与龈纤维瘤病、药物性龈增生及龈神经纤维瘤病相鉴别。

四、颗粒细胞瘤

颗粒细胞瘤全身各部位均可发生，最常见于舌。唇、龈、软腭、口底、腭垂等处也可发生。40~60岁稍多见。生长缓慢，无明显症状。

病理诊断常规：

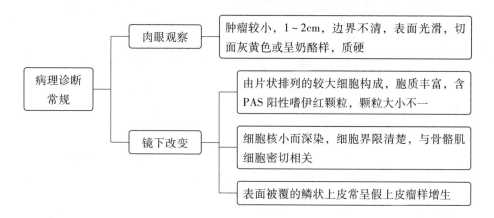

病理诊断常规 — 肉眼观察：肿瘤较小，1~2cm，边界不清，表面光滑，切面灰黄色或呈奶酪样，质硬

镜下改变：
- 由片状排列的较大细胞构成，胞质丰富，含PAS阳性嗜伊红颗粒，颗粒大小不一
- 细胞核小而深染，细胞界限清楚，与骨骼肌细胞密切相关
- 表面被覆的鳞状上皮常呈假上皮瘤样增生

五、疣状黄瘤

疣状黄瘤为发生在口腔黏膜的瘤样病变。发病年龄平均 50 岁，男性稍多。病变多发生在牙龈、牙槽黏膜。其他部位口腔黏膜也可见。一般为单发，偶有多发。患者一般无自觉症状。

病理诊断常规：

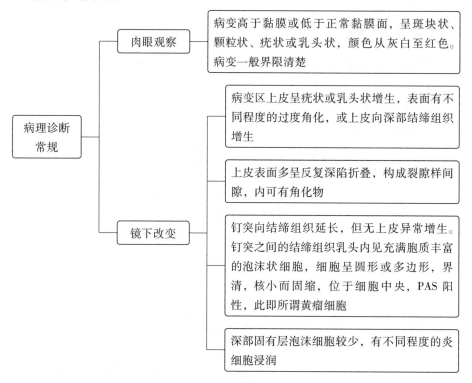

病理诊断常规 — 肉眼观察：病变高于黏膜或低于正常黏膜面，呈斑块状、颗粒状、疣状或乳头状，颜色从灰白至红色。病变一般界限清楚

镜下改变：
- 病变区上皮呈疣状或乳头状增生，表面有不同程度的过度角化，或上皮向深部结缔组织增生
- 上皮表面多呈反复深陷折叠，构成裂隙样间隙，内可有角化物
- 钉突向结缔组织延长，但无上皮异常增生。钉突之间的结缔组织乳头内见充满胞质丰富的泡沫状细胞，细胞呈圆形或多边形，界清，核小而固缩，位于细胞中央，PAS阳性，此即所谓黄瘤细胞
- 深部固有层泡沫细胞较少，有不同程度的炎细胞浸润

六、角化棘皮瘤

角化棘皮瘤常发生在皮肤，常见面部皮肤如颊、鼻背。病变可见于任何年龄，女性多见。开始为小而实性的结节，然后迅速增大，往往在 4~8 周达到最大，病变可持续数周，然后自行消退，可留下瘢痕。

病理诊断常规：

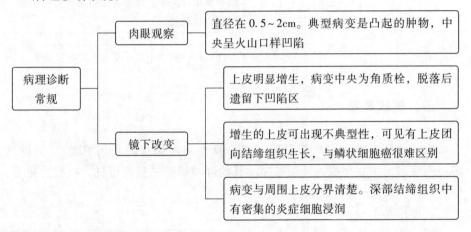

- 病理诊断常规
  - 肉眼观察：直径在 0.5~2cm。典型病变是凸起的肿物，中央呈火山口样凹陷
  - 镜下改变：
    - 上皮明显增生，病变中央为角质栓，脱落后遗留下凹陷区
    - 增生的上皮可出现不典型性，可见有上皮团向结缔组织生长，与鳞状细胞癌很难区别
    - 病变与周围上皮分界清楚。深部结缔组织中有密集的炎症细胞浸润

七、腮裂囊肿

腮裂囊肿最常见在颈侧部、胸锁乳突肌前缘，接近下颌角，以青壮年多见。囊肿表现为颈侧部肿块，大小不等，边界清楚，无自觉症状，柔软可有波动感。有继发感染时形成窦道。

病理诊断常规：

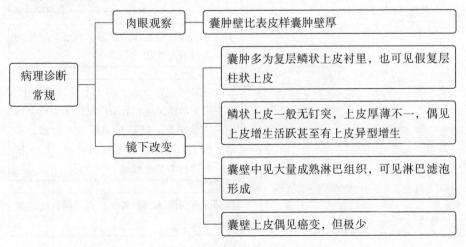

- 病理诊断常规
  - 肉眼观察：囊肿壁比表皮样囊肿壁厚
  - 镜下改变：
    - 囊肿多为复层鳞状上皮衬里，也可见假复层柱状上皮
    - 鳞状上皮一般无钉突，上皮厚薄不一，偶见上皮增生活跃甚至有上皮异型增生
    - 囊壁中见大量成熟淋巴组织，可见淋巴滤泡形成
    - 囊壁上皮偶见癌变，但极少

八、甲状舌管囊肿

甲状舌管囊肿以青少年多见，男性多于女性。囊肿多见于颈部中线处，位于皮下，柔软，表面光滑，界清，可有波动感。一般无症状。少数见于口底和舌根，当囊肿附着于舌骨或舌时，可随吞咽而上下移动。感染时可形成窦道，排出脓性渗出物。

病理诊断常规：

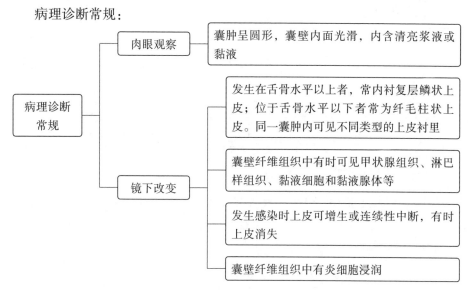

九、畸胎样囊肿

畸胎样囊肿罕见。多发生在婴儿及儿童。常发生在舌根部及口底。
病理诊断常规：

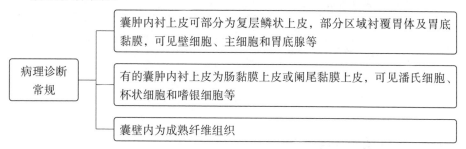

十、皮样与表皮样囊肿

皮样与表皮样囊肿都是较常见的皮下组织内的囊肿，属体表良性肿瘤。多为先天性原因，由胚胎期间埋入深部的外胚叶组织未发生退变而继续发育所致。好发于青年、儿童。通常无自觉症状，囊壁破裂或继发感染时常伴红肿、疼痛。治疗以手术切除为主。

病理诊断常规：

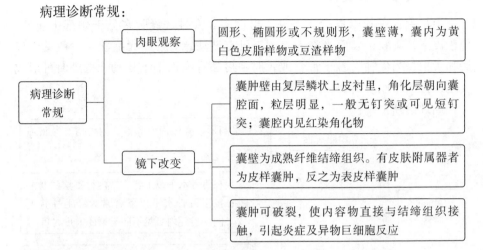

病理诊断常规

肉眼观察 —— 圆形、椭圆形或不规则形，囊壁薄，囊内为黄白色皮脂样物或豆渣样物

镜下改变 ——
- 囊肿壁由复层鳞状上皮衬里，角化层朝向囊腔面，粒层明显，一般无钉突或可见短钉突；囊腔内见红染角化物
- 囊壁为成熟纤维结缔组织。有皮肤附属器者为皮样囊肿，反之为表皮样囊肿
- 囊肿可破裂，使内容物直接与结缔组织接触，引起炎症及异物巨细胞反应

十一、鼻唇囊肿

鼻唇囊肿多见于 30~50 岁，女性多见。位于牙槽突上方靠近一侧鼻孔底部的软组织内。肿胀是常见症状，可使鼻唇沟消失、鼻翼抬高及鼻孔变形。

病理诊断常规：

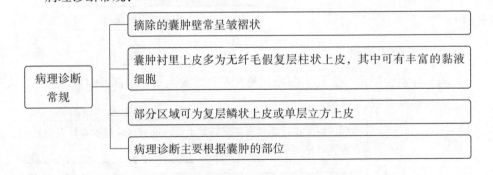

病理诊断常规
- 摘除的囊肿壁常呈皱褶状
- 囊肿衬里上皮多为无纤毛假复层柱状上皮，其中可有丰富的黏液细胞
- 部分区域可为复层鳞状上皮或单层立方上皮
- 病理诊断主要根据囊肿的部位

第三节　涎腺炎症

一、慢性硬化性涎腺炎

目前认为慢性硬化性涎腺炎是一种 IgG4 相关性疾病，多见于中年人颌下腺。单侧发生，反复肿胀与疼痛。表现为涎腺区质硬肿块，无自发痛和触痛，咀嚼食物时偶尔出现肿胀及疼痛，病期长达数月至十余年。

病理诊断常规：

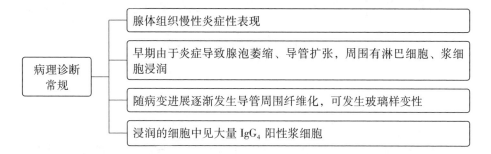

病理诊断常规

- 腺体组织慢性炎症性表现
- 早期由于炎症导致腺泡萎缩、导管扩张，周围有淋巴细胞、浆细胞浸润
- 随病变进展逐渐发生导管周围纤维化，可发生玻璃样变性
- 浸润的细胞中见大量 IgG_4 阳性浆细胞

二、坏死性涎腺化生

坏死性涎腺化生是一种病因不明且有自愈倾向的涎腺良性病变。男性多见，多发生于硬、软腭交界处，也可发生于唇、颊及磨牙后腺。主要表现为快速肿胀，数天后溃疡，数周内缓慢愈合，可伴有疼痛或麻木感。病程 6~8 周可自愈。涎腺的手术性创伤后可出现该化生。

病理诊断常规：

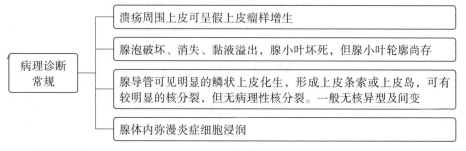

病理诊断常规

- 溃疡周围上皮可呈假上皮瘤样增生
- 腺泡破坏、消失、黏液溢出，腺小叶坏死，但腺小叶轮廓尚存
- 腺导管可见明显的鳞状上皮化生，形成上皮条索或上皮岛，可有较明显的核分裂，但无病理性核分裂。一般无核异型及间变
- 腺体内弥漫炎症细胞浸润

鉴别诊断：

需与鳞状细胞癌及黏液表皮样癌相鉴别。

三、黏液囊肿与舌下囊肿

黏液囊肿及舌下囊肿多见于唇黏膜。其大小不等，一般约为 1cm 以下。发生在口底部位的囊肿与舌下腺及颌下腺相关，又称舌下囊肿或蛤蟆肿。

病理诊断常规：

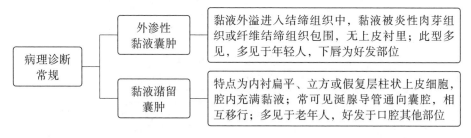

病理诊断常规

| 外渗性黏液囊肿 | 黏液外溢进入结缔组织中，黏液被炎性肉芽组织或纤维结缔组织包围，无上皮衬里；此型多见，多见于年轻人，下唇为好发部位 |
| 黏液潴留囊肿 | 特点为内衬扁平、立方或假复层柱状上皮细胞，腔内充满黏液；常可见涎腺导管通向囊腔，相互移行；多见于老年人，好发于口腔其他部位 |

第四节 涎腺肿瘤

一、多形性腺瘤

多形性腺瘤是包膜情况不确定、以镜下结构的多形性而不是细胞的多形性为特征的肿瘤。最常见的是上皮和肌上皮成分与黏液样或软骨样成分的混合。多形性腺瘤是最常见的涎腺肿瘤，约占所有涎腺肿瘤的 60%。女性稍多见。好发于腮腺，颌下腺和小涎腺次之。表现为缓慢生长的肿块。

病理诊断常规：

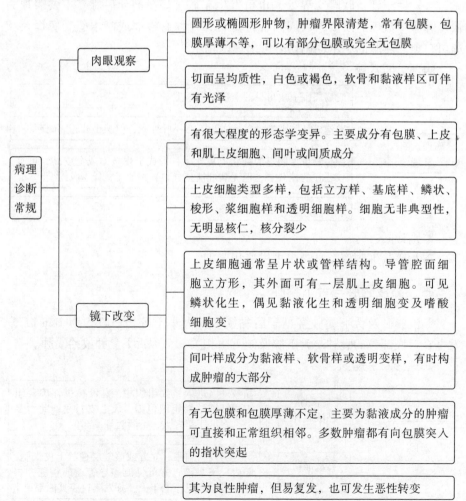

病理诊断常规

肉眼观察
- 圆形或椭圆形肿物，肿瘤界限清楚，常有包膜，包膜厚薄不等，可以有部分包膜或完全无包膜
- 切面呈均质性，白色或褐色，软骨和黏液样区可伴有光泽

镜下改变
- 有很大程度的形态学变异。主要成分有包膜、上皮和肌上皮细胞、间叶或间质成分
- 上皮细胞类型多样，包括立方样、基底样、鳞状、梭形、浆细胞样和透明细胞样。细胞无非典型性，无明显核仁，核分裂少
- 上皮细胞通常呈片状或管样结构。导管腔面细胞立方形，其外面可有一层肌上皮细胞。可见鳞状化生，偶见黏液化生和透明细胞变及嗜酸细胞变
- 间叶样成分为黏液样、软骨样或透明变样，有时构成肿瘤的大部分
- 有无包膜和包膜厚薄不定，主要为黏液成分的肿瘤可直接和正常组织相邻。多数肿瘤都有向包膜突入的指状突起
- 其为良性肿瘤，但易复发，也可发生恶性转变

鉴别诊断：

需与腺样囊性癌、嗜酸细胞瘤及肌上皮瘤相鉴别。

二、肌上皮瘤

肌上皮瘤几乎全部由具有肌上皮分化特点的细胞构成的良性涎腺肿瘤。较少见，多发于腮腺，腭部小涎腺次之。表现为无痛性肿物，生长缓慢，活动度好。

病理诊断常规：

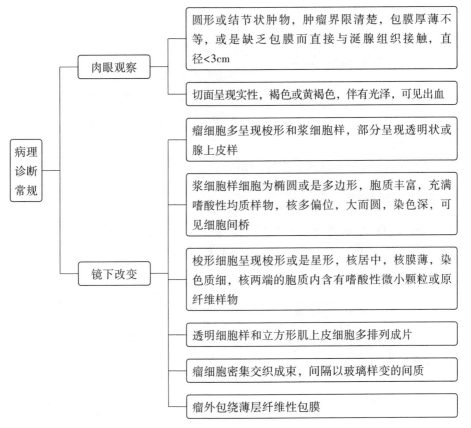

鉴别诊断：

需与肌上皮癌、多形性腺瘤、神经鞘瘤及平滑肌瘤相鉴别。

三、皮脂腺腺瘤或皮脂腺淋巴腺瘤

皮脂腺腺瘤或皮脂腺淋巴腺瘤为罕见的呈皮脂腺样分化的涎腺肿瘤。好发于腮腺，发病年龄多大于 60 岁。无痛性肿块，生长缓慢，界限清楚，可活动。

病理诊断常规：

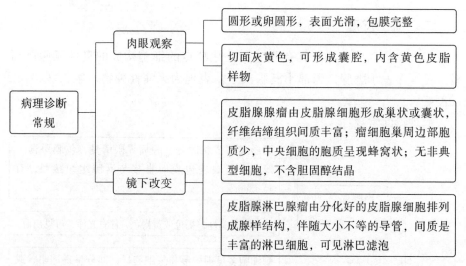

病理诊断常规 → 肉眼观察 → 圆形或卵圆形，表面光滑，包膜完整
病理诊断常规 → 肉眼观察 → 切面灰黄色，可形成囊腔，内含黄色皮脂样物
病理诊断常规 → 镜下改变 → 皮脂腺腺瘤由皮脂腺细胞形成巢状或囊状，纤维结缔组织间质丰富；瘤细胞巢周边部胞质少，中央细胞的胞质呈现蜂窝状；无非典型细胞，不含胆固醇结晶
病理诊断常规 → 镜下改变 → 皮脂腺淋巴腺瘤由分化好的皮脂腺细胞排列成腺样结构，伴随大小不等的导管，间质是丰富的淋巴细胞，可见淋巴滤泡

鉴别诊断：

需与 Warthin 瘤及黏液表皮样癌相鉴别。

四、管状腺瘤

管状腺瘤为罕见的涎腺良性肿瘤。发病年龄多 >50 岁，多发生在上唇。肿瘤生长缓慢，无自觉症状。可有多灶性生长。

病理诊断常规：

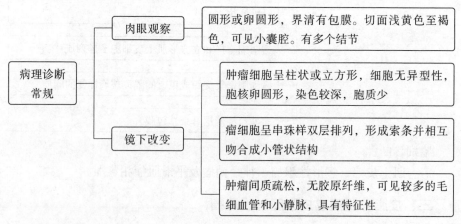

病理诊断常规 → 肉眼观察 → 圆形或卵圆形，界清有包膜。切面浅黄色至褐色，可见小囊腔。有多个结节
病理诊断常规 → 镜下改变 → 肿瘤细胞呈柱状或立方形，细胞无异型性，胞核卵圆形，染色较深，胞质少
病理诊断常规 → 镜下改变 → 瘤细胞呈串珠样双层排列，形成索条并相互吻合成小管状结构
病理诊断常规 → 镜下改变 → 肿瘤间质疏松，无胶原纤维，可见较多的毛细血管和小静脉，具有特征性

鉴别诊断：

需与基底细胞腺瘤及腺样囊性癌相鉴别。

五、基底细胞腺瘤

基底细胞腺瘤多发于腮腺，其次是颌下腺，老年人多见。表现为无痛性肿物，生长缓慢。

病理诊断常规：

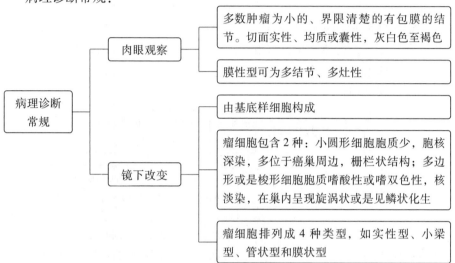

鉴别诊断：

需与多形性腺瘤相鉴别。

六、嗜酸细胞腺瘤

少见的由胞质内含大的嗜酸性颗粒的细胞构成的肿瘤。多发生于老年人腮腺。可多发或双侧腮腺发病。无痛性缓慢生长。

病理诊断常规：

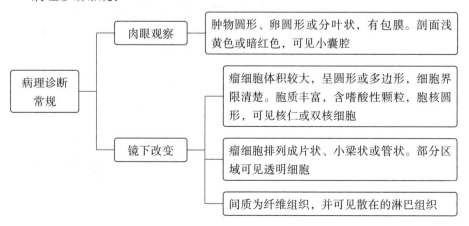

鉴别诊断：

需与嗜酸性细胞增生症、腺淋巴瘤和腺泡细胞癌相鉴别。

七、腺样囊性癌

腺样囊性癌以腺上皮、肌上皮细胞双相分化，具有管状、筛状和实性结构的病程缓慢但长期预后不佳的涎腺恶性肿瘤。大小涎腺均可发生，腮腺、舌下腺和腭多见，男性多见，多发于 30~60 岁。肿物生长较缓慢，但常早期出现疼痛、麻木、面瘫等神经症状。肿物小而硬，边界不清。

病理诊断常规：

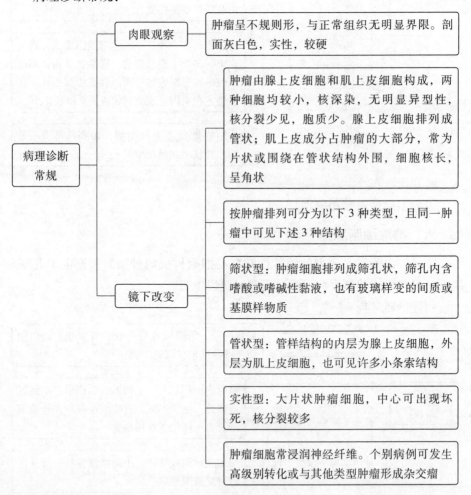

鉴别诊断：

需与基底细胞腺癌及多形性低度恶性腺癌相鉴别。

八、上皮肌上皮癌

上皮、肌上皮细胞以不同比例构成低级别癌，典型者为内层衬覆导管上皮细胞，外层为透明肌上皮细胞形成的管状结构。腮腺多发。老年女性多见，平均年龄 62 岁。多数肿瘤似良性肿瘤的表现；少数肿瘤可有疼痛、与周围组织粘连等表现。

病理诊断常规：

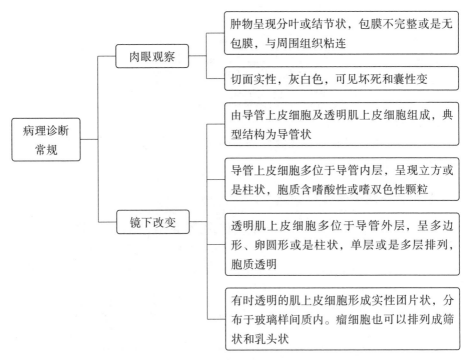

鉴别诊断：

需与黏液表皮样癌、恶性肌上皮瘤、皮脂腺癌、腺泡细胞癌及透明细胞型肌上皮癌相鉴别。

九、涎腺导管癌

涎腺导管癌是一种少见的高度恶性肿瘤，源自涎腺小叶内及小叶间分泌性导管。肿瘤生长快，浸润周围组织。男性较多见，多发于 50~70 岁，主要表现为伴有疼痛和面神经麻痹、腮腺肿胀和颈部淋巴结大。

病理诊断常规：

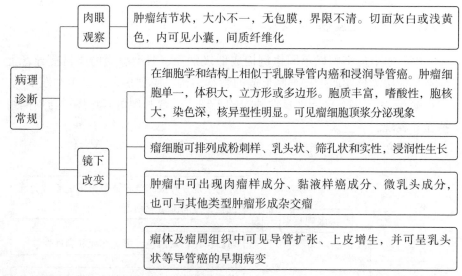

肉眼观察：肿瘤结节状，大小不一，无包膜，界限不清。切面灰白或浅黄色，内可见小囊，间质纤维化

镜下改变：
在细胞学和结构上相似于乳腺导管内癌和浸润导管癌。肿瘤细胞单一，体积大，立方形或多边形。胞质丰富，嗜酸性，胞核大，染色深，核异型性明显。可见瘤细胞顶浆分泌现象

瘤细胞可排列成粉刺样、乳头状、筛孔状和实性，浸润性生长

肿瘤中可出现肉瘤样成分、黏液样癌成分、微乳头成分，也可与其他类型肿瘤形成杂交瘤

瘤体及瘤周组织中可见导管扩张、上皮增生，并可呈乳头状等导管癌的早期病变

鉴别诊断：

需与乳头状囊腺癌、腺样囊性癌、嗜酸细胞腺癌及转移性睑板腺癌和转移性乳腺癌相鉴别。

十、多形性低度恶性腺癌

以细胞学的一致性、形态结构的多样性、浸润性生长、低转移潜能为特征的涎腺上皮性恶性肿瘤。好发于腭部。女性较多见，患者多在50岁以上。表现为无痛性肿块，生长缓慢，固定或是半固定于皮肤。复发转移率低，预后好。

病理诊断常规：

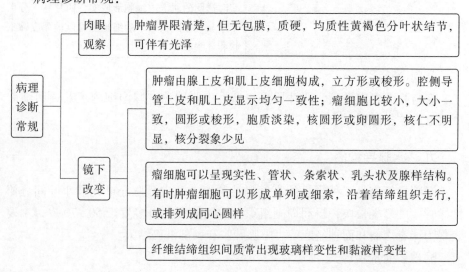

肉眼观察：肿瘤界限清楚，但无包膜，质硬，均质性黄褐色分叶状结节，可伴有光泽

镜下改变：
肿瘤由腺上皮和肌上皮细胞构成，立方形或梭形。腔侧导管上皮和肌上皮显示均一致性；瘤细胞比较小，大小一致，圆形或梭形，胞质淡染，核圆形或卵圆形，核仁不明显，核分裂象少见

瘤细胞可以呈现实性、管状、条索状、乳头状及腺样结构。有时肿瘤细胞可以形成单列或细索，沿着结缔组织走行，或排列成同心圆样

纤维结缔组织间质常出现玻璃样变性和黏液样变性

鉴别诊断：

需与多形性腺瘤、基底细胞腺癌、腺样囊性癌及乳头状囊性癌相鉴别。

十一、多形性腺瘤恶变

来自于多形性腺瘤恶变。包含癌在多形性腺瘤中、癌肉瘤和转移性多形性腺瘤。多见于腮腺、颌下腺和小涎腺。40~60岁男性多见，病程较长。主要表现为肿物突然生长加快且伴有疼痛、出现溃疡等。

病理诊断常规：

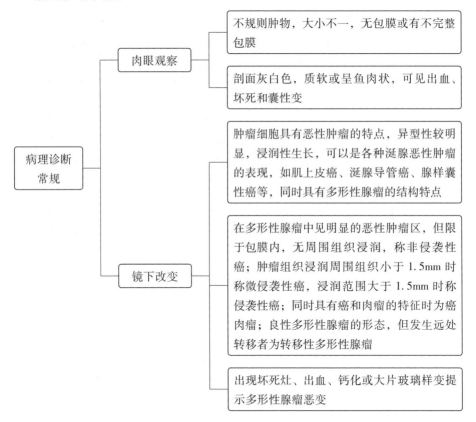

病理诊断常规

肉眼观察
- 不规则肿物，大小不一，无包膜或有不完整包膜
- 剖面灰白色，质软或呈鱼肉状，可见出血、坏死和囊性变

镜下改变
- 肿瘤细胞具有恶性肿瘤的特点，异型性较明显，浸润性生长，可以是各种涎腺恶性肿瘤的表现，如肌上皮癌、涎腺导管癌、腺样囊性癌等，同时具有多形性腺瘤的结构特点
- 在多形性腺瘤中见明显的恶性肿瘤区，但限于包膜内，无周围组织浸润，称非侵袭性癌；肿瘤组织浸润周围组织小于1.5mm时称微侵袭性癌，浸润范围大于1.5mm时称侵袭性癌；同时具有癌和肉瘤的特征时为癌肉瘤；良性多形性腺瘤的形态，但发生远处转移者为转移性多形性腺瘤
- 出现坏死灶、出血、钙化或大片玻璃样变提示多形性腺瘤恶变

鉴别诊断：

需与多形性腺瘤及各种涎腺癌相鉴别。

十二、黏液表皮样癌

黏液表皮样癌是涎腺肿瘤中最为常见的恶性肿瘤，由不同比例的黏液细胞、中间细胞、表皮样细胞构成。多见于腮腺、腭腺及磨牙后区。多见于

30~50岁，儿童及青少年女性亦较多见。高分化者生长缓慢，无明显自觉症状，呈现无痛孤立性肿块。低分化者生长快，可出现疼痛、溃疡及神经受累的情况。

病理诊断常规：

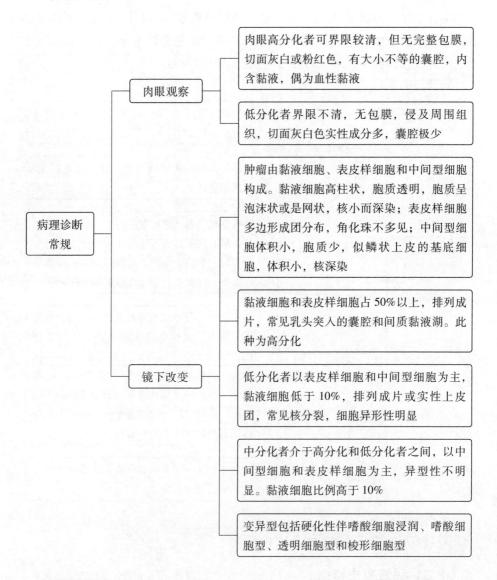

鉴别诊断：

需与含透明细胞的涎腺肿瘤鉴别，例如腺泡细胞癌、透明细胞肌上皮癌和转移性肾透明细胞癌。低分化者需与鳞状细胞癌鉴别。

十三、腺泡细胞癌

含有向浆液性腺泡细胞分化、胞质含酶原颗粒细胞的涎腺上皮性恶性肿瘤。多见于腮腺、唇和颊。女性多见。肿瘤生长缓慢，无症状，少数生长快，伴疼痛。

病理诊断常规：

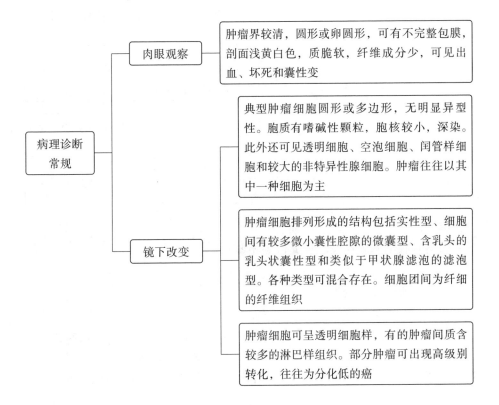

肉眼观察：肿瘤界较清，圆形或卵圆形，可有不完整包膜，剖面浅黄白色，质脆软，纤维成分少，可见出血、坏死和囊性变

镜下改变：典型肿瘤细胞圆形或多边形，无明显异型性。胞质有嗜碱性颗粒，胞核较小，深染。此外还可见透明细胞、空泡细胞、闰管样细胞和较大的非特异性腺细胞。肿瘤往往以其中一种细胞为主

肿瘤细胞排列形成的结构包括实性型、细胞间有较多微小囊性腔隙的微囊型、含乳头的乳头状囊性型和类似于甲状腺滤泡的滤泡型。各种类型可混合存在。细胞团间为纤细的纤维组织

肿瘤细胞可呈透明细胞样，有的肿瘤间质含较多的淋巴样组织。部分肿瘤可出现高级别转化，往往为分化低的癌

鉴别诊断：

需与黏液表皮样癌、乳头状囊腺癌、上皮-肌上皮癌及透明细胞型肌上皮癌甲状腺转移癌及转移性肾透明细胞癌相鉴别。

十四、基底细胞腺癌

基底细胞腺癌多发生于腮腺，小涎腺几乎不发生。发病多在 50 岁以上，主要表现似良性肿瘤。

病理诊断常规：

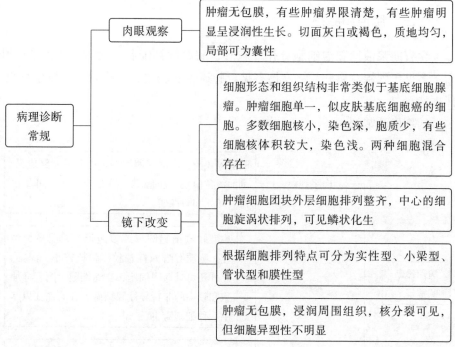

鉴别诊断：

需与基底细胞腺瘤及腺样囊性癌相鉴别。

十五、嗜酸细胞癌

嗜酸细胞癌有形态学上恶性的嗜酸细胞增生、有腺癌的结构特点、具有侵袭性的高级别恶性肿瘤。大小涎腺皆可发生，以腮腺为主。发病年龄40~80 岁。肿瘤生长较快，侵犯周围组织并伴相应症状如疼痛、麻木感等。

病理诊断常规：

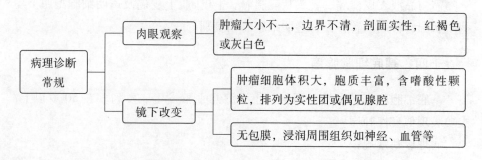

鉴别诊断：

需与嗜酸性腺瘤、涎腺疾病或肿瘤中发生的嗜酸性变相鉴别。

十六、囊腺癌

囊腺癌为一种少见的涎腺恶性上皮性肿瘤。占涎腺恶性肿瘤 2%，60% 发于大涎腺，其中大多数在腮腺。性别无差异。发生平均年龄为 59 岁。主要表现为缓慢生长无症状肿块，少有疼痛或面部麻痹。

病理诊断常规：

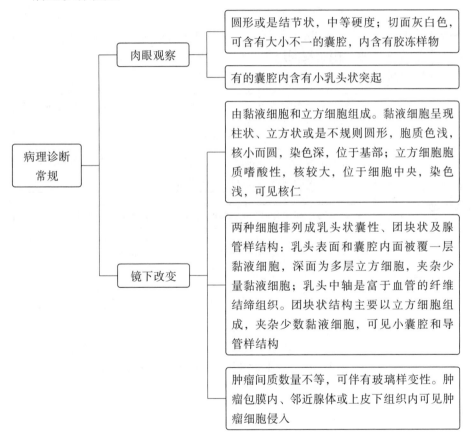

十七、小细胞癌

小细胞癌罕见。男性腮腺多发。生长快，浸润周围组织并引起相应的症状。

病理诊断常规：

| 病理诊断
常规 | 镜下类似于肺部发生的小细胞癌。常侵犯神经和血管 |
| | 电镜和免疫组化可见 2 种细胞类型：一类具有神经内分泌肿瘤的特点，另一类导管样细胞的表现，不具备神经内分泌细胞的特点 |

鉴别诊断：

与转移性肺小细胞癌相鉴别。

十八、肌上皮癌

肌上皮癌为几乎全部由呈肌上皮分化的细胞构成的侵袭性生长、具有转移潜能的肿瘤，少见，多见于腮腺，也可发生在小涎腺。发病年龄一般大于50 岁。肿瘤无明显界限，浸润周围组织。术后易复发，可发生转移。

病理诊断常规：

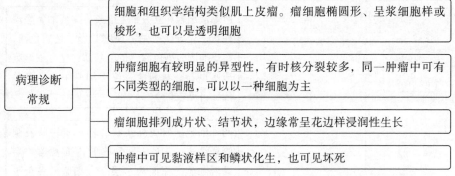

病理诊断 常规	细胞和组织学结构类似肌上皮瘤。瘤细胞椭圆形、呈浆细胞样或梭形，也可以是透明细胞
	肿瘤细胞有较明显的异型性，有时核分裂较多，同一肿瘤中可有不同类型的细胞，可以以一种细胞为主
	瘤细胞排列成片状、结节状，边缘常呈花边样浸润性生长
	肿瘤中可见黏液样区和鳞状化生，也可见坏死

鉴别诊断：

与肌上皮瘤、平滑肌肉瘤、恶性多形性腺瘤及恶性神经纤维瘤相鉴别。

第五节　颌骨疾病与瘤样病变

一、家族性巨颌症

家族性巨颌症为有家族性分布特点的颌骨纤维性增生性病变。仅发生于幼儿，男性约为女性 2 倍，2~4 岁可发现颌骨增大，7 岁以前病变进展较快，到青春期发展缓慢或病变停止。病变常为下颌骨对称性肿大，上颌较少受累。X 线表现为颌骨对称性膨胀，呈多囊性低密度影。

病理诊断常规：

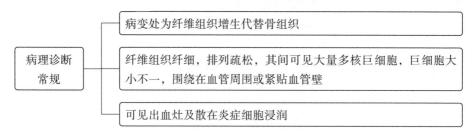

鉴别诊断：

需与巨细胞肉芽肿、骨纤维异常增殖症相鉴别。

二、颌骨中心性巨细胞病变

颌骨中心性巨细胞病变又名巨细胞修复性肉芽肿，是一种局限性、良性、但有时具侵袭性的骨破坏性病变。好发于青年人，几乎特发于颌骨内。主要表现为颌骨膨胀或有疼痛。

病理诊断常规：

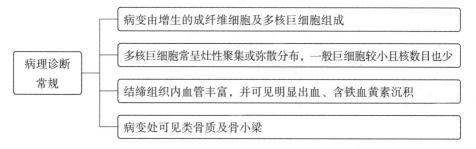

三、骨纤维结构不良

骨纤维结构不良为增生的可骨化的纤维组织代替正常骨组织的病变。多见于青少年，颌骨主要为单骨性病变，上颌比下颌多见。主要表现为颌骨膨隆、颜面部不对称、牙移位等。

病理诊断常规：

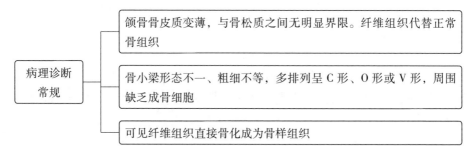

鉴别诊断：

需与骨化纤维瘤相鉴别。

四、动脉瘤性骨囊肿

动脉瘤性骨囊肿是一种膨胀性溶骨性病变，主要发生于青少年，病因不明。下颌比上颌多见。主要表现为颌骨肿大及局部自发痛与压痛。约半数患者有外伤史。

病理诊断常规：

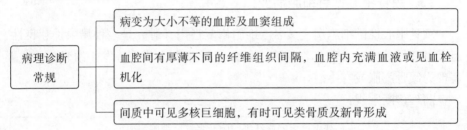

病理诊断常规 —— 病变为大小不等的血腔及血窦组成

血腔间有厚薄不同的纤维组织间隔，血腔内充满血液或见血栓机化

间质中可见多核巨细胞，有时可见类骨质及新骨形成

五、球状上颌囊肿

球状上颌囊肿较少见，发生于上颌侧切牙与尖牙之间，可能为牙源性来源。多见于青少年。

病理诊断常规：

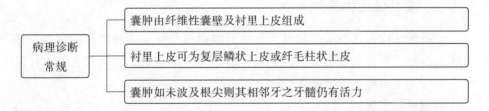

病理诊断常规 —— 囊肿由纤维性囊壁及衬里上皮组成

衬里上皮可为复层鳞状上皮或纤毛柱状上皮

囊肿如未波及根尖则其相邻牙之牙髓仍有活力

六、鼻腭管囊肿

鼻腭管囊肿主要表现为在上颌腭中线前部出现肿胀、可有疼痛或瘘管形成，可有液体流出。囊肿如位于切牙管下段靠近切牙乳头的软组织内，则称之为腭乳头囊肿。

病理诊断常规：

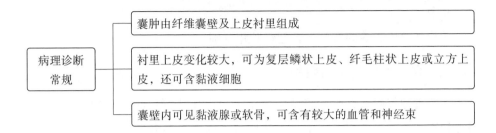

病理诊断常规

- 囊肿由纤维囊壁及上皮衬里组成
- 衬里上皮变化较大，可为复层鳞状上皮、纤毛柱状上皮或立方上皮，还可含黏液细胞
- 囊壁内可见黏液腺或软骨，可含有较大的血管和神经束

七、单纯性骨囊肿

单纯性骨囊肿又称创伤性骨囊肿，常发生于外伤后引起的骨髓内出血，也有出血性骨囊肿之称，大多为单发。颌面部主要发生于下颌的双尖牙及磨牙区，上颌极为少见。可出现颌骨膨大，少数可有轻度疼痛及压痛等。

病理诊断常规：

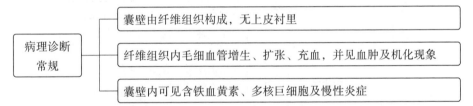

病理诊断常规

- 囊壁由纤维组织构成，无上皮衬里
- 纤维组织内毛细血管增生、扩张、充血，并见血肿及机化现象
- 囊壁内可见含铁血黄素、多核巨细胞及慢性炎症

八、根尖周囊肿与残余囊肿

根尖周囊肿及残余囊肿是与牙根尖区感染相关的炎症性囊肿。好发于上颌的前部。20~40 岁男性多见。

病理诊断常规：

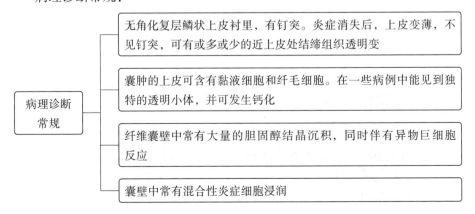

病理诊断常规

- 无角化复层鳞状上皮衬里，有钉突。炎症消失后，上皮变薄，不见钉突，可有或多或少的近上皮处结缔组织透明变
- 囊肿的上皮可含有黏液细胞和纤毛细胞。在一些病例中能见到独特的透明小体，并可发生钙化
- 纤维囊壁中常有大量的胆固醇结晶沉积，同时伴有异物巨细胞反应
- 囊壁中常有混合性炎症细胞浸润

鉴别诊断：

需与其他伴炎症的囊肿及含牙囊肿相鉴别。

九、含牙囊肿与萌出囊肿

含牙囊肿与萌出囊肿为囊壁附着在未萌出牙牙颈部的牙源性囊肿。下颌第三磨牙、上颌尖牙和上颌第三磨牙以及下颌第二前磨牙区多见。10~40岁男性多见。含牙囊肿主要症状为肿胀，在疾病晚期或是合并感染和炎症时会出现疼痛。萌出囊肿主要表现为正在萌出乳牙上方的牙龈肿胀，与恒牙相关联的病变较少见。

病理诊断常规：

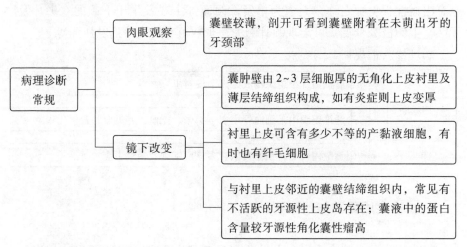

鉴别诊断：

伴炎症时需与牙源性角化囊性瘤/牙源性角化囊肿、根尖周囊肿相鉴别。

第六节 牙源性肿瘤与瘤样病变

一、牙源性腺样瘤

牙源性腺样瘤是牙源性上皮形成包括腺管样结构在内的多种结构的良性肿瘤。多发于10~20岁，女性多于男性。生长缓慢，无明显症状。上颌较下颌多见，上颌尖牙区好发。

病理诊断常规：

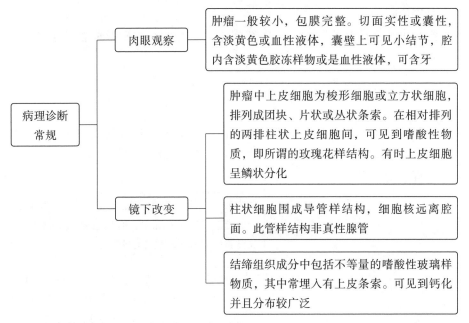

肉眼观察 —— 肿瘤一般较小,包膜完整。切面实性或囊性,含淡黄色或血性液体,囊壁上可见小结节,腔内含淡黄色胶冻样物或是血性液体,可含牙

镜下改变 —— 肿瘤中上皮细胞为梭形细胞或立方状细胞,排列成团块、片状或丛状条索。在相对排列的两排柱状上皮细胞间,可见到嗜酸性物质,即所谓的玫瑰花样结构。有时上皮细胞呈鳞状分化

柱状细胞围成导管样结构,细胞核远离腔面。此管样结构非真性腺管

结缔组织成分中包括不等量的嗜酸性玻璃样物质,其中常埋入有上皮条索。可见到钙化并且分布较广泛

鉴别诊断:

需与成釉细胞瘤相鉴别。

二、成釉细胞瘤

成釉细胞瘤好发于下颌磨牙区和升支部,30~50岁多见。颌骨缓慢肿大,无自觉症状。可使牙松动,拔牙后可从牙槽窝长出。肿瘤常与埋伏牙有一定关系。

病理诊断常规:

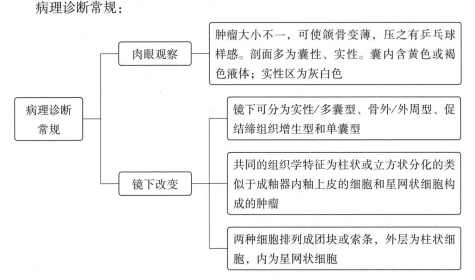

肉眼观察 —— 肿瘤大小不一,可使颌骨变薄,压之有乒乓球样感。剖面多为囊性、实性。囊内含黄色或褐色液体;实性区为灰白色

镜下改变 —— 镜下可分为实性/多囊型、骨外/外周型、促结缔组织增生型和单囊型

共同的组织学特征为柱状或立方状分化的类似于成釉器内釉上皮的细胞和星网状细胞构成的肿瘤

两种细胞排列成团块或索条,外层为柱状细胞,内为星网状细胞

鉴别诊断：

需与小细胞性涎腺肿瘤、基底细胞癌、牙源性纤维瘤及成釉细胞纤维瘤相鉴别。

三、牙源性钙化囊性瘤

牙源性钙化囊性瘤多发生于骨，但也可发生于牙列区的软组织。高峰年龄为 10~19 岁，上颌多见。主要表现为颌骨无痛性缓慢肿大，无压痛。

病理诊断常规：

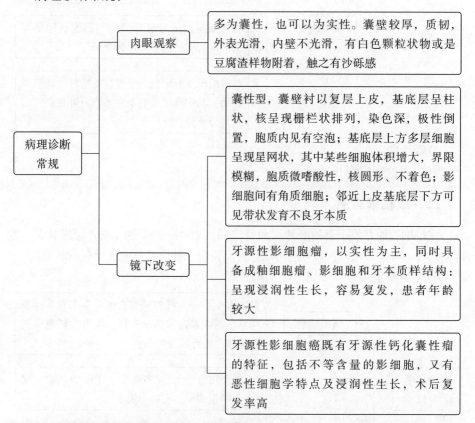

病理诊断常规

肉眼观察：多为囊性，也可以为实性。囊壁较厚，质韧，外表光滑，内壁不光滑，有白色颗粒状物或是豆腐渣样物附着，触之有沙砾感

镜下改变：

囊性型，囊壁衬以复层上皮，基底层呈柱状，核呈现栅栏状排列，染色深，极性倒置，胞质内见有空泡；基底层上方多层细胞呈现星网状，其中某些细胞体积增大，界限模糊，胞质微嗜酸性，核圆形、不着色；影细胞间有角质细胞；邻近上皮基底层下方可见带状发育不良牙本质

牙源性影细胞瘤，以实性为主，同时具备成釉细胞瘤、影细胞和牙本质样结构：呈现浸润性生长，容易复发，患者年龄较大

牙源性影细胞癌既有牙源性钙化囊性瘤的特征，包括不等含量的影细胞，又有恶性细胞学特点及浸润性生长，术后复发率高

鉴别诊断：

需与牙源性角化囊性瘤及成釉细胞瘤相鉴别。

四、牙源性角化囊性瘤

牙源性角化囊性瘤是一种良性、单囊或多囊发于颌骨内的牙源性肿瘤。

一般发病年龄在 10~29 岁，男性比女性多见。病变多累及下颌骨。特别是磨牙及升支部，发于上颌者以第一磨牙后区多见。多数患者无显著症状。

病理诊断常规：

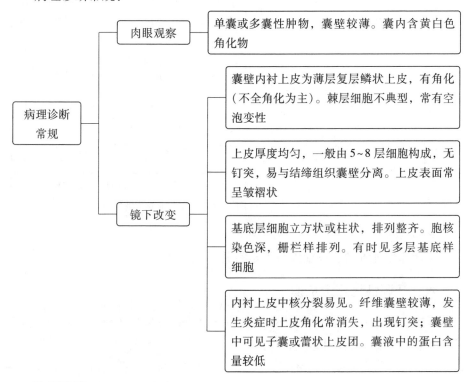

鉴别诊断：

需与含牙囊肿、根尖周囊肿、单囊型成釉细胞瘤相鉴别。

五、成釉细胞纤维瘤和成釉细胞纤维牙本质瘤

由较原始的牙源性外胚间充质和类似牙板和成釉器的上皮条索及巢团构成的肿瘤。发病年龄较小，20 岁后很少发生。男性较女性多见，下颌前磨牙及磨牙区多见。可使颌骨缓慢肿大，无明显症状。

病理诊断常规：

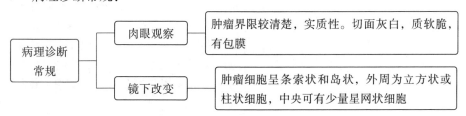

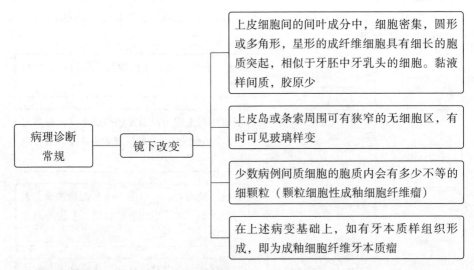

续流程

病理诊断常规 — 镜下改变：

- 上皮细胞间的间叶成分中，细胞密集，圆形或多角形，星形的成纤维细胞具有细长的胞质突起，相似于牙胚中牙乳头的细胞。黏液样间质，胶原少
- 上皮岛或条索周围可有狭窄的无细胞区，有时可见玻璃样变
- 少数病例间质细胞的胞质内会有多少不等的细颗粒（颗粒细胞性成釉细胞纤维瘤）
- 在上述病变基础上，如有牙本质样组织形成，即为成釉细胞纤维牙本质瘤

鉴别诊断：

与牙源性纤维瘤、成釉细胞瘤相鉴别。

六、牙源性钙化上皮瘤

牙源性钙化上皮瘤是肿瘤内出现淀粉样物质并可发生钙化的、有局部侵袭性的肿瘤。常发生在磨牙区，常伴阻生牙。下颌多于上颌，骨外病例好发于前牙区。常与未萌出牙或埋伏牙有关。局部浸润性生长，主要表现为颌骨无痛性缓慢膨胀，骨质变薄后有乒乓球样感，病变区牙齿多有松动、移位或是缺失。

病理诊断常规：

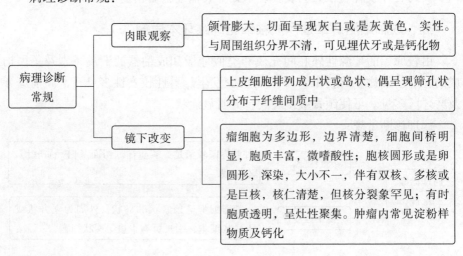

病理诊断常规：

- 肉眼观察：颌骨膨大，切面呈现灰白或是灰黄色，实性。与周围组织分界不清，可见埋伏牙或是钙化物
- 镜下改变：
  - 上皮细胞排列成片状或岛状，偶呈现筛孔状分布于纤维间质中
  - 瘤细胞为多边形，边界清楚，细胞间桥明显，胞质丰富，微嗜酸性；胞核圆形或是卵圆形，深染，大小不一，伴有双核、多核或是巨核，核仁清楚，但核分裂象罕见；有时胞质透明，呈灶性聚集。肿瘤内常见淀粉样物质及钙化

鉴别诊断：

需与鳞状细胞癌及牙源性透明细胞癌相鉴别。

七、牙源性黏液瘤

牙源性黏液瘤为大量黏液样细胞外基质内包埋着星形或梭形细胞、有时含牙源性上皮条索的肿瘤。多发于青壮年人，性别无显著差异。下颌比上颌多见。肿瘤生长缓慢，但在少数病例中肿瘤生长较快。

病理诊断常规：

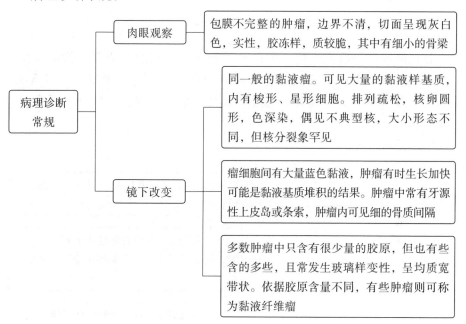

八、成牙骨质细胞瘤

成牙骨质细胞瘤为形成牙骨质样组织并与一颗牙的牙根相连的肿瘤。几乎都发生在前磨牙或磨牙区，下颌多于上颌，10～30岁男性稍多见。肿瘤一般与一颗牙的牙根紧密相连，并将其部分包绕。

病理诊断常规：

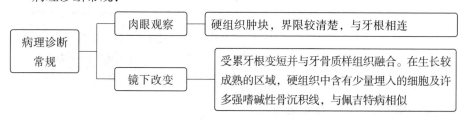

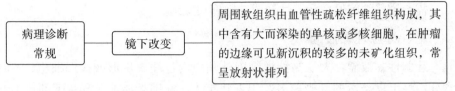

续流程

病理诊断常规 —— 镜下改变 —— 周围软组织由血管性疏松纤维组织构成，其中含有大而深染的单核或多核细胞，在肿瘤的边缘可见新沉积的较多的未矿化组织，常呈放射状排列

鉴别诊断：

需与成骨细胞瘤及骨肉瘤相鉴别。

九、骨化纤维瘤

骨化纤维瘤为边界清楚、由富于细胞的纤维组织和表现多样的矿化组织构成的肿瘤。常见于成人或青少年。肿瘤生长缓慢，早期无自觉不适，随着肿瘤逐渐增大，引起颌骨膨隆、面部畸形、牙移位及咬合关系紊乱等症状。

病理诊断常规：

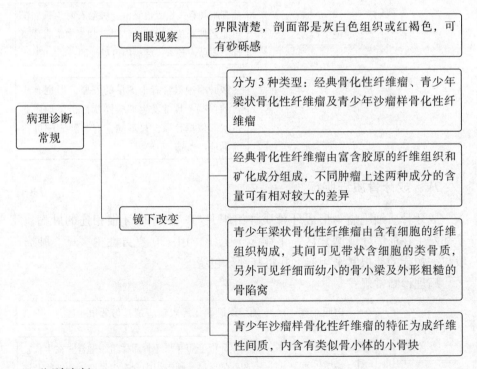

病理诊断常规 —— 肉眼观察 —— 界限清楚，剖面部是灰白色组织或红褐色，可有砂砾感

镜下改变 ——
- 分为3种类型：经典骨化性纤维瘤、青少年梁状骨化性纤维瘤及青少年沙瘤样骨化性纤维瘤
- 经典骨化性纤维瘤由富含胶原的纤维组织和矿化成分组成，不同肿瘤上述两种成分的含量可有相对较大的差异
- 青少年梁状骨化性纤维瘤由含有细胞的纤维组织构成，其间可见带状含细胞的类骨质，另外可见纤细而幼小的骨小梁及外形粗糙的骨陷窝
- 青少年沙瘤样骨化性纤维瘤的特征为成纤维性间质，内含有类似骨小体的小骨块

鉴别诊断：

需与骨纤维结构不良相鉴别。

十、成釉细胞癌

成釉细胞癌具有成釉细胞瘤的形态结构和细胞学上恶性特征的牙源性肿瘤。为颌骨原发或来自于成釉细胞瘤恶变。下颌前部是最常见的部位。

病理诊断常规：

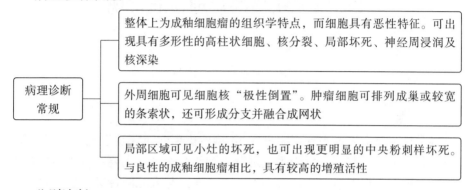

病理诊断常规

整体上为成釉细胞瘤的组织学特点，而细胞具有恶性特征。可出现具有多形性的高柱状细胞、核分裂、局部坏死、神经周浸润及核深染

外周细胞可见细胞核"极性倒置"。肿瘤细胞可排列成巢或较宽的条索状，还可形成分支并融合成网状

局部区域可见小灶的坏死，也可出现更明显的中央粉刺样坏死。与良性的成釉细胞瘤相比，具有较高的增殖活性

鉴别诊断：

需与成釉细胞瘤相鉴别。

十一、牙源性透明细胞癌

牙源性透明细胞癌是空泡状或透明细胞呈片状、岛状排列的牙源性癌。多发于老年女性。发生于颌骨内，缓慢生长，使颌骨膨大，邻近牙根可见吸收。有局部侵袭性，术后容易复发，可有区域淋巴结和肺转移。

病理诊断常规：

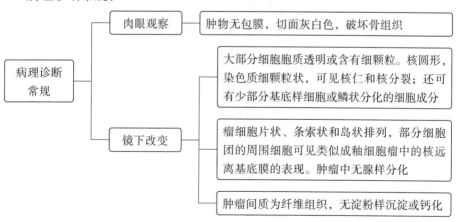

病理诊断常规

肉眼观察　肿物无包膜，切面灰白色，破坏骨组织

镜下改变

大部分细胞胞质透明或含有细颗粒。核圆形，染色质细颗粒状，可见核仁和核分裂；还可有少部分基底样细胞或鳞状分化的细胞成分

瘤细胞片状、条索状和岛状排列，部分细胞团的周围细胞可见类似成釉细胞瘤中的核远离基底膜的表现。肿瘤中无腺样分化

肿瘤间质为纤维组织，无淀粉样沉淀或钙化

鉴别诊断：

需与腺泡细胞癌、黏液表皮样癌、肌上皮癌、转移性肾透明细胞癌及牙源性钙化上皮瘤的透明细胞型相鉴别。

第十九章

皮肤常见疾病的病理诊断常规

第一节　感染性皮肤病

一、寻常疣

寻常疣主要由人乳头状瘤病毒2、4型感染引起。好发于儿童、青少年；可发于任何部位皮肤，多发于手、足背部和头颈等处。主要表现为表面过度角化、粗糙、不规则的丘疹，大小不一。可在人与人之间传染，也可自体传染，形成多发性病变。可表现为镶嵌疣、丝状疣或者指状疣。

病理诊断常规：

病理诊断常规	表皮棘层增生肥厚、乳头状瘤病、角化过度及角化不全，钉突延长，且疣周边部钉突向内弯曲
	早期，在表皮上部的棘细胞层和颗粒层内呈大空泡状细胞，具有圆形、深嗜碱性核，核周有一透明带包绕，含少量或者不含透明角质颗粒。颗粒层除了空泡状细胞外，富含粗团块透明角质颗粒
	角化不全的细胞核比通常的角化细胞核大、深嗜碱性，且不似通常角化细胞核长形，而呈圆形
	丝状疣和指状疣为寻常疣的两种特别类型，二者乳头均可以有分支，乳头端具有黑色的厚角化层
	丝状疣仅具有一个细软而且非常长的丝状乳头；指状疣是由数个长形乳头构成手指状突起物

鉴别诊断：
需与脂溢性角化病及日光性角化病相鉴别。

二、扁平疣

扁平疣多发于儿童、青少年的颜面、手背；主要表现为米粒至绿豆大扁平丘疹或者斑片，表面光滑，散在或者密集，可沿抓痕排列成条索状。

病理诊断常规：

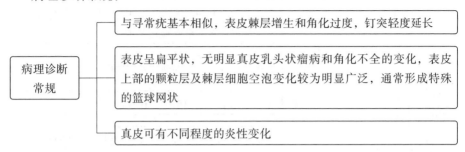

- 与寻常疣基本相似，表皮棘层增生和角化过度，钉突轻度延长
- 表皮呈扁平状，无明显真皮乳头状瘤病和角化不全的变化，表皮上部的颗粒层及棘层细胞空泡变化较为明显广泛，通常形成特殊的篮球网状
- 真皮可有不同程度的炎性变化

三、传染性软疣

传染性软疣由痘病毒中的传染性软疣病毒感染引起，可直接接触传染，也可自体接种。多见于儿童及青年妇女，好发于躯干及面部。皮损为粟粒至绿豆乃至黄豆大的半球形丘疹，呈灰白或珍珠色，表面有蜡样光泽，中央有脐凹，可从中挑出或挤出乳白色干酪样物质。最终病变自行排出凝乳状物而痊愈，无瘢痕形成。

病理诊断常规：

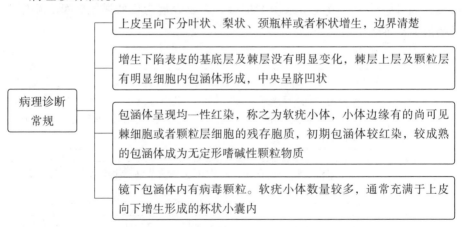

- 上皮呈向下分叶状、梨状、颈瓶样或者杯状增生，边界清楚
- 增生下陷表皮的基底层及棘层没有明显变化，棘层上层及颗粒层有明显细胞内包涵体形成，中央呈脐凹状
- 包涵体呈现均一性红染，称之为软疣小体，小体边缘有的尚可见棘细胞或者颗粒层细胞的残存胞质，初期包涵体较红染，较成熟的包涵体成为无定形嗜碱性颗粒物质
- 镜下包涵体内有病毒颗粒。软疣小体数量较多，通常充满于上皮向下增生形成的杯状小囊内

鉴别诊断：

需与光泽苔藓及汗管瘤相鉴别。

四、皮肤结核病

皮肤结核病是结核分枝杆菌感染所引起的皮肤损害。好发于手、踝、臀及股部。主要表现为寻常狼疮和疣状皮肤结核。自觉症状不显著。结核菌素试验强阳性。

病理诊断常规：

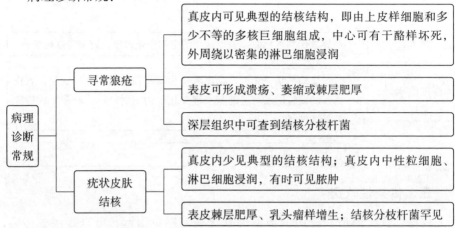

病理诊断常规

寻常狼疮
- 真皮内可见典型的结核结构，即由上皮样细胞和多少不等的多核巨细胞组成，中心可有干酪样坏死，外周绕以密集的淋巴细胞浸润
- 表皮可形成溃疡、萎缩或棘层肥厚
- 深层组织中可查到结核分枝杆菌

疣状皮肤结核
- 真皮内少见典型的结核结构；真皮内中性粒细胞、淋巴细胞浸润，有时可见脓肿
- 表皮棘层肥厚、乳头瘤样增生；结核分枝杆菌罕见

鉴别诊断：

需与盘状红斑狼疮、麻风、结节病及皮肤鳞状细胞癌相鉴别。

五、孢子丝菌病

孢子丝菌病是一种双相型真菌申克孢子丝菌所引起的皮肤及皮下组织的感染，偶可播散全身引起多系统的损害。主要表现为皮肤淋巴管型、局限性及播散型孢子丝菌病。

病理诊断常规：

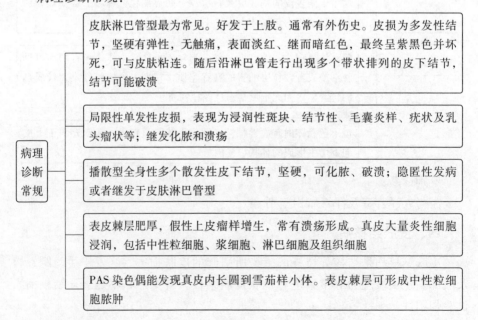

病理诊断常规
- 皮肤淋巴管型最为常见。好发于上肢。通常有外伤史。皮损为多发性结节，坚硬有弹性，无触痛，表面淡红、继而暗红色，最终呈紫黑色并坏死，可与皮肤粘连。随后沿淋巴管走行出现多个带状排列的皮下结节，结节可能破溃
- 局限性单发性皮损，表现为浸润性斑块、结节性、毛囊炎样、疣状及乳头瘤状等；继发化脓和溃疡
- 播散型全身性多个散发性皮下结节，坚硬，可化脓、破溃；隐匿性发病或者继发于皮肤淋巴管型
- 表皮棘层肥厚，假性上皮瘤样增生，常有溃疡形成。真皮大量炎性细胞浸润，包括中性粒细胞、浆细胞、淋巴细胞及组织细胞
- PAS 染色偶能发现真皮内长圆到雪茄样小体。表皮棘层可形成中性粒细胞脓肿

鉴别诊断：

需与着色性真菌病、皮肤结核及寻常疣相鉴别。

六、着色性真菌病

着色性真菌病是一组由暗色真菌所引起的皮肤及皮下组织的慢性感染，皮损以疣状增生、结节、化脓并形成瘢痕为特征的疾病。患者常有皮肤外伤史；好发于下肢、前臂、手、面及胸部。

病理诊断常规：

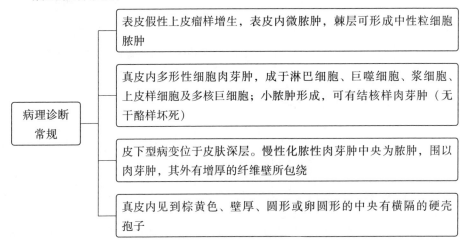

鉴别诊断：

需与皮肤结核、寻常疣及孢子丝菌病相鉴别。

七、麻风

麻风是麻风分枝杆菌引起的慢性接触性传染病，主要累及皮肤和外周神经，表现为红斑、斑块、结节、溃疡、眉毛脱落、狮面征、关节畸形、神经粗大及局部感觉消失等。分为结核样型麻风和瘤型麻风。

病理诊断常规：

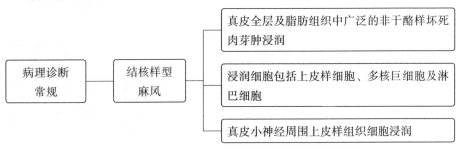

续流程

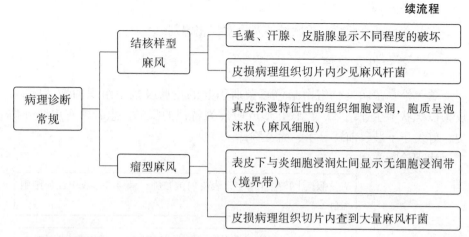

鉴别诊断：

需与结节病及寻常狼疮相鉴别。

第二节　结缔组织病

一、皮肌炎

皮肌炎为主要累及皮肤与肌肉的弥漫性非感染性炎症性疾病，可伴有肺纤维化和心肌受累。好发于成年人，早期面部特别是眼眶周围呈现特殊暗红色实质性水肿，骨骼肌（特别是四肢近端）肌肉乏力、疼痛或者压痛，最后可萎缩。一般急性或者亚急性发作，有不规则发热，尿中肌酸增加。

病理诊断常规：

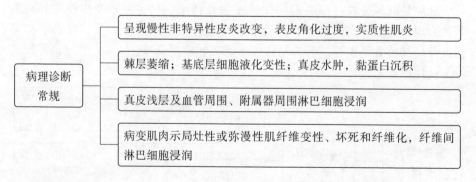

鉴别诊断：

需与盘状红斑狼疮及硬皮病相鉴别。

二、硬皮病

硬皮病以皮肤及内脏硬化为特征性的自身免疫性疾病。女性多见。可分为局限性硬皮病和系统性硬皮病两型，系统性硬皮病常伴肺纤维化。

病理诊断常规：

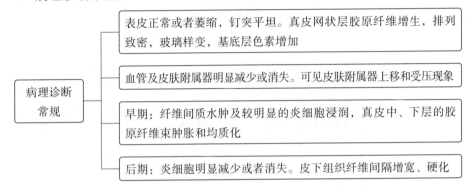

病理诊断常规

- 表皮正常或者萎缩，钉突平坦。真皮网状层胶原纤维增生，排列致密，玻璃样变，基底层色素增加
- 血管及皮肤附属器明显减少或消失。可见皮肤附属器上移和受压现象
- 早期：纤维间质水肿及较明显的炎细胞浸润，真皮中、下层的胶原纤维束肿胀和均质化
- 后期：炎细胞明显减少或者消失。皮下组织纤维间隔增宽、硬化

鉴别诊断：

需与成人硬肿病、硬化萎缩性苔藓及类脂质渐进性坏死相鉴别。

三、红斑性狼疮

1. 盘状红斑狼疮

盘状红斑狼疮是慢性皮肤型红斑狼疮之主要类型，系多因性疾病，多见于中年男女。分局限型和播散型两型。对光敏感，好发于头皮、颊部、耳郭及唇黏膜。主要表现为边界清楚、有黏着性鳞屑之红色片块，除去鳞屑，可见扩大的毛孔，晚期中央萎缩，边缘的色素沉着。

病理诊断常规：

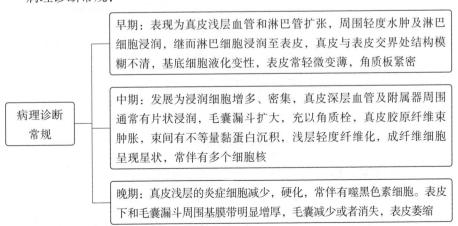

病理诊断常规

- 早期：表现为真皮浅层血管和淋巴管扩张，周围轻度水肿及淋巴细胞浸润，继而淋巴细胞浸润至表皮，真皮与表皮交界处结构模糊不清，基底细胞液化变性，表皮常轻微变薄，角质板紧密
- 中期：发展为浸润细胞增多、密集，真皮深层血管及附属器周围通常有片状浸润，毛囊漏斗扩大，充以角质栓，真皮胶原纤维束肿胀，束间有不等量黏蛋白沉积，浅层轻度纤维化，成纤维细胞呈现星状，常伴有多个细胞核
- 晚期：真皮浅层的炎症细胞减少，硬化，常伴有噬黑色素细胞。表皮下和毛囊漏斗周围基膜带明显增厚，毛囊减少或者消失，表皮萎缩

鉴别诊断：

需与扁平苔藓及多形红斑相鉴别。

2. 系统性红斑性狼疮

好发于青年女性。临床上往往有不规则发热、关节痛及乏力等全身症状。面部红斑呈蝶形；周围血液和骨髓内可以找到红斑性狼疮细胞；病变可侵犯心、肝、脾、肾、胃肠道及神经系统等。

病理诊断常规：

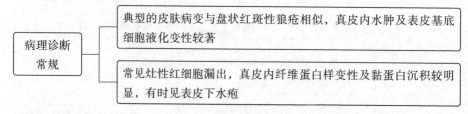

病理诊断常规 —— 典型的皮肤病变与盘状红斑性狼疮相似，真皮内水肿及表皮基底细胞液化变性较著

常见灶性红细胞漏出，真皮内纤维蛋白样变性及黏蛋白沉积较明显，有时见表皮下水疱

鉴别诊断：

需与扁平苔藓及多形红斑相鉴别。

第三节　非感染性肉芽肿病

一、环状肉芽肿

环状肉芽肿病因不明。可发于任何年龄，儿童及青年多见。常见于手、足部，呈现皮色或者淡红色、成群排列紧密的小丘疹，排列呈环状、弧状；单发或多发。一般无自觉症状，病程慢性，可以自然消退，不留痕迹。

病理诊断常规：

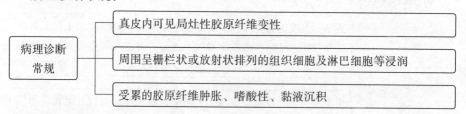

病理诊断常规 —— 真皮内可见局灶性胶原纤维变性

周围呈栅栏状或放射状排列的组织细胞及淋巴细胞等浸润

受累的胶原纤维肿胀、嗜酸性、黏液沉积

鉴别诊断：

需与结节病及类脂质渐进性坏死相鉴别。

二、皮肤结节病

皮肤结节病又称肉样瘤病，病因不清，可能是一种由外因引起、主要由T细胞参与的自身免疫反应性疾病。累及皮肤和（或）多个系统，皮疹表现多

样，最常表现为丘疹、结节、斑块或者弥漫性浸润；好发于面部和四肢伸侧。

病理诊断常规：

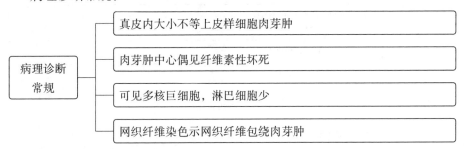

鉴别诊断：

需与麻风及寻常狼疮相鉴别。

三、类脂质渐进性坏死

类脂质渐进性坏死分为伴发糖尿病和不伴糖尿病两型。皮损好发生在小腿前、外侧，呈不规则形扁平斑块，中央萎缩，颜色变暗黄色，边界清楚，边缘常呈棕红色或紫色。表面光滑，常见毛细血管扩张。

病理诊断常规：

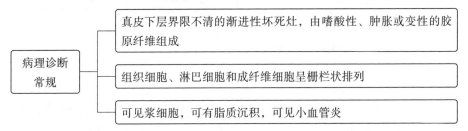

鉴别诊断：

需与局限型硬皮病、环状肉芽肿及皮肤淀粉样变相鉴别。

第四节　变态反应性皮肤病与神经功能障碍性皮肤病

一、荨麻疹

荨麻疹是一种常见皮肤黏膜的过敏性疾病。由患者对某些食物、药物、吸入物及感染等产生的Ⅰ型变态反应所致。其特征为具有剧烈瘙痒、水肿性风团。

病理诊断常规：

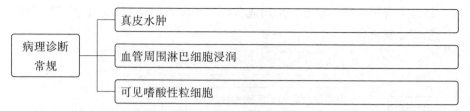

鉴别诊断：

需与丘疹性荨麻疹及多形红斑相鉴别。

二、丘疹性荨麻疹

丘疹性荨麻疹因昆虫叮咬所致，个别人可能与精神因素、消化障碍及某些食物过敏有关。好发于儿童，夏、秋季常见，表现为散在丘疹、丘疱疹、瘙痒。

病理诊断常规：

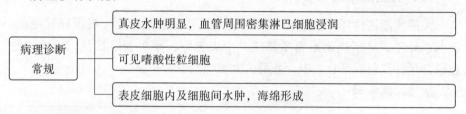

鉴别诊断：

需与湿疹及传染性软疣相鉴别。

三、湿疹

湿疹是一种常见的由多种内外因素引起的表皮及真皮浅层的炎症性皮肤病，与变态反应有一定关系，是皮肤科最常见的一类疾病。急性皮损表现为红斑、水疱、糜烂、渗出，瘙痒剧烈，慢性皮损表现为鳞屑、增厚，形成慢性苔藓。

病理诊断常规：

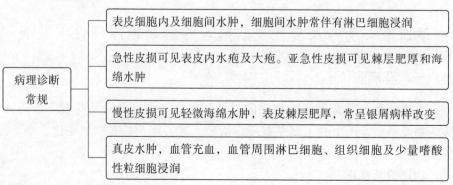

鉴别诊断：

需与副银屑病及玫瑰糠疹相鉴别。

四、结节性痒疹

结节性痒疹常见病因是昆虫叮咬，部分患者与精神因素、胃肠功能紊乱、内分泌失调有关。皮损为棕褐色或暗褐色丘疹、结节，粗糙呈疣状，剧烈瘙痒。患处常有色素沉着及苔藓样改变。

病理诊断常规：

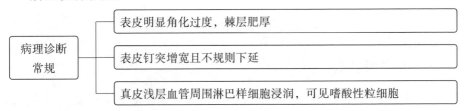

鉴别诊断：

需与原发性皮肤淀粉样变及扁平苔藓相鉴别。

五、慢性单纯性苔藓

慢性单纯性苔藓又称神经性皮炎，是一种常见的慢性皮肤神经功能障碍性皮肤病。

病理诊断常规：

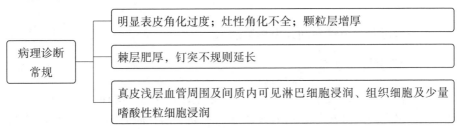

鉴别诊断：

需与结节性痒疹及慢性湿疹相鉴别。

六、药疹

药疹亦称药物性皮炎，是系统用药引起的一种急性发疹性反应。皮疹分布广泛，数量多，且多呈对称性。常伴发热等全身症状。重症患者可有心、肝、肾等内脏器官及造血系统等损害。

病理诊断常规：

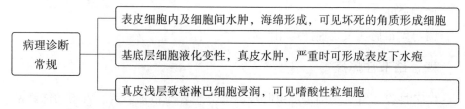

病理诊断
常规

表皮细胞内及细胞间水肿，海绵形成，可见坏死的角质形成细胞

基底层细胞液化变性，真皮水肿，严重时可形成表皮下水疱

真皮浅层致密淋巴细胞浸润，可见嗜酸性粒细胞

鉴别诊断：

需与扁平苔藓及梅毒疹相鉴别。

第五节　血管性皮肤病

一、结节性红斑

结节性红斑好发于20～40岁女性。皮损为小腿伸侧对称性痛性结节，表面红肿，不破溃。自觉疼痛，病情容易反复发生。

病理诊断常规：

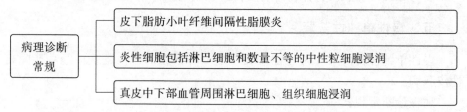

病理诊断
常规

皮下脂肪小叶纤维间隔性脂膜炎

炎性细胞包括淋巴细胞和数量不等的中性粒细胞浸润

真皮中下部血管周围淋巴细胞、组织细胞浸润

鉴别诊断：

需与丹毒及结节性多动脉炎相鉴别。

二、坏疽性脓皮病

坏疽性脓皮病好发于30～50岁，女性稍多于男性。皮损特点为正常皮肤或红斑上出现炎症性丘疹、水疱或脓疱，中央溃疡，向周围扩大，界限清楚，堤状隆起，有明显的疼痛症状。

病理诊断常规：

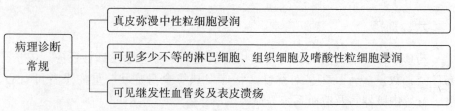

病理诊断
常规

真皮弥漫中性粒细胞浸润

可见多少不等的淋巴细胞、组织细胞及嗜酸性粒细胞浸润

可见继发性血管炎及表皮溃疡

鉴别诊断：

需与急性发热性嗜中性皮病及皮肤鳞状细胞癌相鉴别。

三、荨麻疹性血管炎

荨麻疹性血管炎是一种皮肤小血管炎，好发于中年女性，起病前经常有发热等症状。皮肤损害主要表现为风团，持续时间超过 24 小时甚至数天不消退。常伴有关节痛及关节炎，可腹部不适，甚至肾损害。

病理诊断常规：

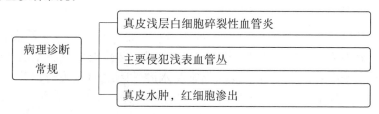

鉴别诊断：

需与荨麻疹及亚急性皮肤型红斑狼疮相鉴别。

四、过敏性紫癜

过敏性紫癜是小血管炎的一种变型，又名 Henoch-Schonlein 紫癜，为Ⅲ型变态反应所致，在免疫复合物中含有 IgA 抗体。多发于青少年，皮肤损害表现为出血性淤点、淤斑，5~7 天颜色变淡、逐渐消退，反复发生。个别患者可出现关节型、腹型、肾型紫癜。

病理诊断常规：

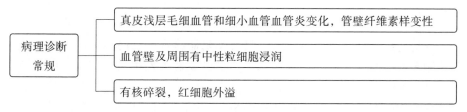

鉴别诊断：

需与血小板减少性紫癜及变应性皮肤血管炎相鉴别。

五、色素性紫癜性皮肤病

色素性紫癜性皮肤病是一组以紫癜、色素沉着为特点的皮肤病。临床上包括 3 种疾病，即进行性色素性紫癜样皮肤病、色素性紫癜性苔藓样皮炎、毛细血管扩张性环状紫癜。

病理诊断常规：

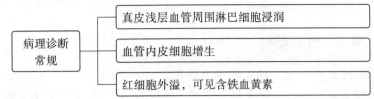

鉴别诊断：

需与淤积性皮炎及过敏性紫癜相鉴别。

六、急性发热性嗜中性皮病

急性发热性嗜中性皮病又称 Sweet 综合征，是一种全身疾病的皮肤表现，在临床上分为 4 种类型：经典型、合并肿瘤型、合并炎症疾病型以及合并妊娠型。好发于中年以上女性。皮肤损害为水肿性隆起的斑块与结节，颜色鲜红或紫红，边界清楚。皮损很快增大，周边形成假性水疱、脓疱。

病理诊断常规：

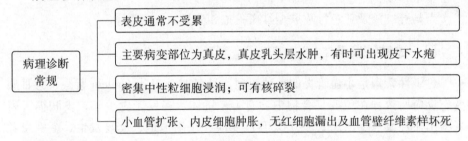

鉴别诊断：

需与变应性血管炎及多形红斑相鉴别。

七、贝赫切特综合征

贝赫切特综合征又称白塞病，眼口生殖器综合征。病因可能与中性粒细胞功能亢进、遗传、自身免疫等相关。主要表现为外生殖器溃疡、皮肤结节性红斑、痤疮、毛囊炎样丘疹脓疱性损害，以及反复发作的口腔溃疡和虹膜炎、视网膜血管炎、骨关节或内脏受累等，皮肤针刺反应阳性。

病理诊断常规：

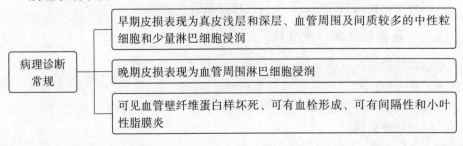

鉴别诊断：

需与毛囊炎及结节性红斑相鉴别。

八、变应性皮肤血管炎

变应性皮肤血管炎是一种由Ⅲ型变态反应引起的皮肤小血管炎。可累及内脏并致相应病症。皮肤损害表现为多形性，即红斑、丘疹、风团、紫癜、结节、坏死、结痂、溃疡、萎缩性瘢痕与色素沉着。反复成批发生，多种损害同时存在。以可触及性紫癜为其特征。

病理诊断常规：

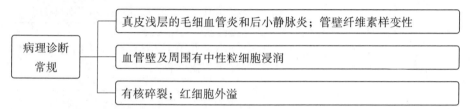

病理诊断常规

- 真皮浅层的毛细血管炎和后小静脉炎；管壁纤维素样变性
- 血管壁及周围有中性粒细胞浸润
- 有核碎裂；红细胞外溢

鉴别诊断：

需与过敏性紫癜及多形红斑相鉴别。

第六节　红斑鳞屑性皮肤病

一、银屑病

银屑病是较常见的红斑、丘疹及在其上有明显银屑形成为特点、原因不明的慢性皮肤病。以青壮年较为常见，冬季易发病。病变可以累及皮肤及鳞状上皮被覆的黏膜组织。主要包括4种类型：寻常型、脓疱型、关节病型及红皮病型。

病理诊断常规：

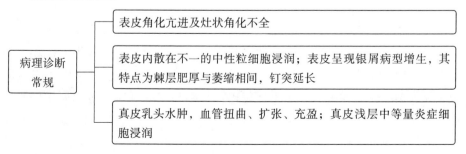

病理诊断常规

- 表皮角化亢进及灶状角化不全
- 表皮内散在不一的中性粒细胞浸润；表皮呈现银屑病型增生，其特点为棘层肥厚与萎缩相间，钉突延长
- 真皮乳头水肿，血管扭曲、扩张、充盈；真皮浅层中等量炎症细胞浸润

二、副银屑病

副银屑病是一种病因不明的慢性红斑鳞屑性皮肤病。好发于青壮年男性，以红斑、丘疹、鳞屑及脱屑而无自觉症状或轻微瘙痒为特征。根据临床表现可分为点滴状型、斑块型、苔藓样型与痘疮样型 4 种类型。慢性病程，不易治愈。

病理诊断常规：

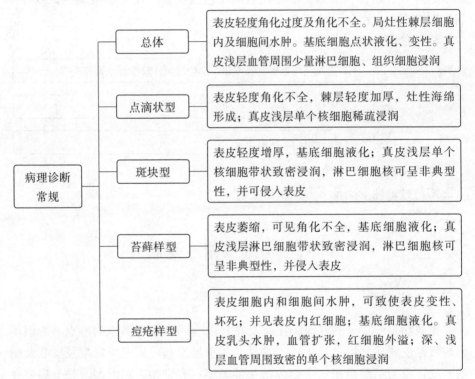

	总体	表皮轻度角化过度及角化不全。局灶性棘层细胞内及细胞间水肿。基底细胞点状液化、变性。真皮浅层血管周围少量淋巴细胞、组织细胞浸润
	点滴状型	表皮轻度角化不全，棘层轻度加厚，灶性海绵形成；真皮浅层单个核细胞稀疏浸润
病理诊断常规	斑块型	表皮轻度增厚，基底细胞液化；真皮浅层单个核细胞带状致密浸润，淋巴细胞核可呈非典型性，并可侵入表皮
	苔藓样型	表皮萎缩，可见角化不全，基底细胞液化；真皮浅层淋巴细胞带状致密浸润，淋巴细胞核可呈非典型性，并侵入表皮
	痘疮样型	表皮细胞内和细胞间水肿，可致使表皮变性、坏死；并见表皮内红细胞；基底细胞液化。真皮乳头水肿，血管扩张，红细胞外溢；深、浅层血管周围致密的单个核细胞浸润

鉴别诊断：
需与银屑病、毛发红糠疹及扁平苔藓相鉴别。

三、玫瑰糠疹

玫瑰糠疹是一种常见的季节性皮肤病，主要见于儿童及青年人，好发于躯干，表现为大小不一、数目不等的圆形和椭圆形红色丘疹、斑片（或）斑块，伴有领圈样糠样脱屑，躯干部位皮损长轴与皮纹方向一致，瘙痒，消退后可色素沉着。一般持续 6~8 周而自愈。

病理诊断常规：

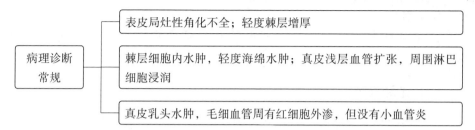

鉴别诊断：

需与银屑病及副银屑病相鉴别。

四、单纯糠疹

单纯糠疹是以发生于颜面部位的浅表性干燥鳞屑性色素减退为特征的一种慢性皮肤病。多发于儿童和青少年。病因不清，可能与皮肤干燥、日晒或感染有关。

病理诊断常规：

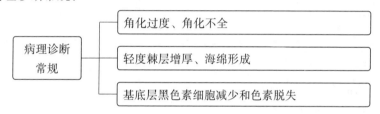

鉴别诊断：

需与白癜风相鉴别。

五、扁平苔藓

扁平苔藓为原因未明的一种皮肤黏膜炎症，具有特殊的临床和病理改变。皮损为三角形、多角形的淡红色或紫红色扁平丘疹，有蜡样光泽，常有白色小点或网状细纹，密集成片，皮损变肥厚。男性成年人稍多见。根据损害的形态及分布，可分为点滴状、环状、带形、萎缩性、肥厚性、毛囊性及大疱性等类型。

病理诊断常规：

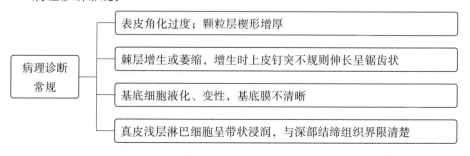

鉴别诊断：

需与扁平苔藓样角化症（苔藓样角化症和良性苔藓样角化症）相鉴别。

六、光泽苔藓

光泽苔藓是一种原因未明的慢性皮肤病。多发于儿童，男性为主。主要表现为针头大小具有光泽的小丘疹，多数聚集，但不融合，好发于阴茎、腹股沟及下腹部等处。预后良好。

病理诊断常规：

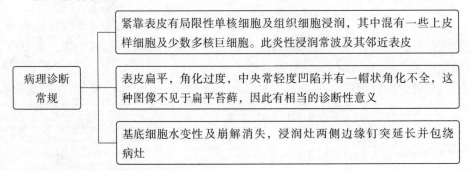

病理诊断常规

- 紧靠表皮有局限性单核细胞及组织细胞浸润，其中混有一些上皮样细胞及少数多核巨细胞。此炎性浸润常波及其邻近表皮
- 表皮扁平，角化过度，中央常轻度凹陷并有一帽状角化不全，这种图像不见于扁平苔藓，因此有相当的诊断性意义
- 基底细胞水变性及崩解消失，浸润灶两侧边缘钉突延长并包绕病灶

鉴别诊断：

需与扁平苔藓及线状苔藓相鉴别。

七、线状苔藓

线状苔藓是一种特发性自限性线状皮肤病。病因不明，可能与病毒感染有关。多见于儿童和青少年，女童多见，1~3mm 多角形丘疹呈线状排列。

病理诊断常规：

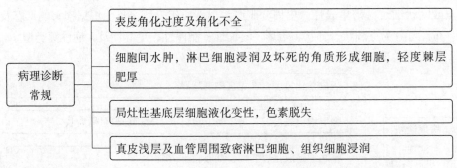

病理诊断常规

- 表皮角化过度及角化不全
- 细胞间水肿，淋巴细胞浸润及坏死的角质形成细胞，轻度棘层肥厚
- 局灶性基底层细胞液化变性，色素脱失
- 真皮浅层及血管周围致密淋巴细胞、组织细胞浸润

鉴别诊断：

需与扁平苔藓及线状银屑病相鉴别。

八、硬化萎缩性苔藓

硬化萎缩性苔藓是一种病因不明的皮肤黏膜慢性炎症性疾病，皮损特点为多数界限清楚的白色硬化性丘疹，中央黑色角栓，相互融合成瓷白色斑。晚期为白色萎缩斑，呈"羊皮纸"样外观，好发于外阴和躯干。

病理诊断常规：

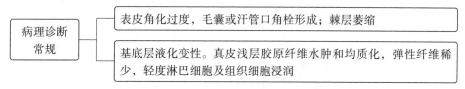

| 病理诊断常规 | 表皮角化过度，毛囊或汗管口角栓形成；棘层萎缩 |
| | 基底层液化变性。真皮浅层胶原纤维水肿和均质化，弹性纤维稀少，轻度淋巴细胞及组织细胞浸润 |

鉴别诊断：

需与硬皮病及扁平苔藓相鉴别。

九、多形红斑

多形红斑是一种急性自限性炎症性皮肤病。多见于春、秋季，常发于青年妇女。常伴发黏膜损害，皮疹呈多形性，典型损害为靶样或虹膜状损害。与药物及感染等有关。

病理诊断常规：

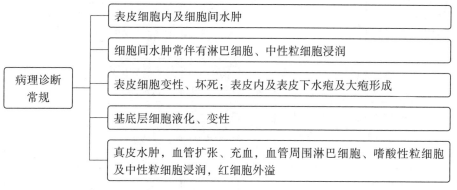

病理诊断常规	表皮细胞内及细胞间水肿
	细胞间水肿常伴有淋巴细胞、中性粒细胞浸润
	表皮细胞变性、坏死；表皮内及表皮下水疱及大疱形成
	基底层细胞液化、变性
	真皮水肿，血管扩张、充血，血管周围淋巴细胞、嗜酸性粒细胞及中性粒细胞浸润，红细胞外溢

鉴别诊断：

需与湿疹及副银屑病相鉴别。

第七节　大疱与疱疹性皮肤病

一、天疱疮

天疱疮是一种自身免疫相关的表皮内大疱性皮肤病。多发于中、老年人，头面、颈、胸背、腋下及腹股沟等处皮肤比较常见，黏膜损害最常累及口腔黏膜；通常在外观正常的皮肤或者红斑上形成疱壁薄、松弛易破的大疱，易破裂进而形成红色湿润糜烂面和结痂；尼氏征阳性；病程较慢。

病理诊断常规：

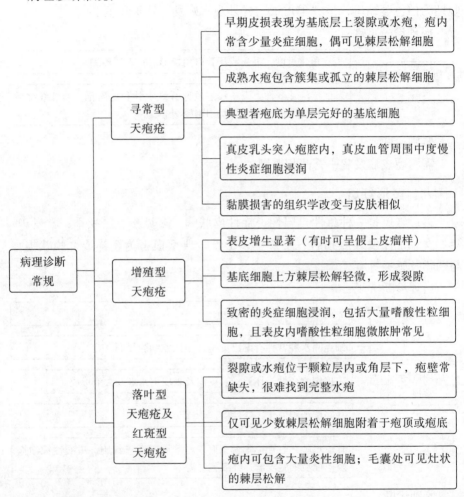

病理诊断常规

- 寻常型天疱疮
  - 早期皮损表现为基底层上裂隙或水疱，疱内常含少量炎症细胞，偶可见棘层松解细胞
  - 成熟水疱包含簇集或孤立的棘层松解细胞
  - 典型者疱底为单层完好的基底细胞
  - 真皮乳头突入疱腔内，真皮血管周围中度慢性炎症细胞浸润
  - 黏膜损害的组织学改变与皮肤相似

- 增殖型天疱疮
  - 表皮增生显著（有时可呈假上皮瘤样）
  - 基底细胞上方棘层松解轻微，形成裂隙
  - 致密的炎症细胞浸润，包括大量嗜酸性粒细胞，且表皮内嗜酸性粒细胞微脓肿常见

- 落叶型天疱疮及红斑型天疱疮
  - 裂隙或水疱位于颗粒层内或角层下，疱壁常缺失，很难找到完整水疱
  - 仅可见少数棘层松解细胞附着于疱顶或疱底
  - 疱内可包含大量炎性细胞；毛囊处可见灶状的棘层松解

鉴别诊断：

需与毛囊角化病及 Hailey-Hailey 病相鉴别。

二、疱疹样天疱疮

疱疹样天疱疮可能是落叶型天疱疮的一种变型，多见于老年人。皮损为环形红斑，边缘水肿，有密集成群的小疱疹或小水疱，排列成环状、半环状等，疱壁紧张，尼氏征阴性。

病理诊断常规：

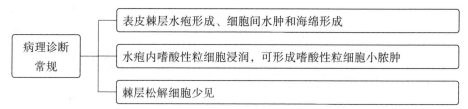

病理诊断常规
- 表皮棘层水疱形成、细胞间水肿和海绵形成
- 水疱内嗜酸性粒细胞浸润，可形成嗜酸性粒细胞小脓肿
- 棘层松解细胞少见

鉴别诊断：

需与疱疹样皮炎及寻常型天疱疮相鉴别。

三、家族性良性慢性天疱疮

家族性良性慢性天疱疮又名 Hailey-Hailey 病，属于常染色体显性遗传皮肤病。多青春期发病。好发于颈、腋窝、脐周、腹股沟等容易受摩擦的部位。成群小疱或者大疱发于外观正常皮肤或者红斑上，趋向周围发展和融合；容易形成糜烂面和继发感染；病情夏重冬轻。

病理诊断常规：

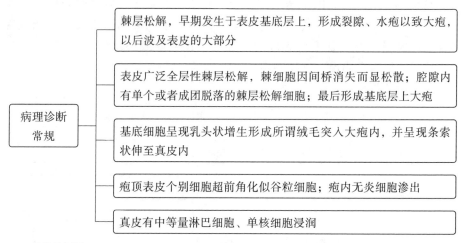

病理诊断常规
- 棘层松解，早期发生于表皮基底层上，形成裂隙、水疱以致大疱，以后波及表皮的大部分
- 表皮广泛全层性棘层松解，棘细胞因间桥消失而显松散；腔隙内有单个或者成团脱落的棘层松解细胞；最后形成基底层上大疱
- 基底细胞呈现乳头状增生形成所谓绒毛突入大疱内，并呈现条索状伸至真皮内
- 疱顶表皮个别细胞超前角化似谷粒细胞；疱内无炎细胞渗出
- 真皮有中等量淋巴细胞、单核细胞浸润

鉴别诊断：

需与毛囊角化病及寻常型天疱疮相鉴别。

四、类天疱疮

类天疱疮是老年人多见的以皮下疱形成为特征的自身免疫性疾。多见于腋下、胸、前臂屈侧、腹和腹股沟处，皮损表现为疱壁厚、紧张的大疱，尼氏征阴性。黏膜损害少见且轻微。预后好于天疱疮，常数月或者数年后自然缓解。

病理诊断常规：

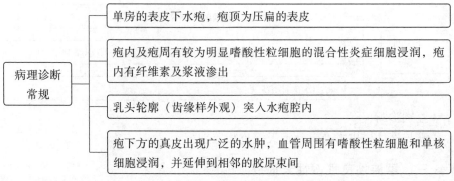

病理诊断常规
- 单房的表皮下水疱，疱顶为压扁的表皮
- 疱内及疱周有较为明显嗜酸性粒细胞的混合性炎症细胞浸润，疱内有纤维素及浆液渗出
- 乳头轮廓（齿缘样外观）突入水疱腔内
- 疱下方的真皮出现广泛的水肿，血管周围有嗜酸性粒细胞和单核细胞浸润，并延伸到相邻的胶原束间

鉴别诊断：

需与毛疱疹样皮炎及线状 IgA 大疱皮病相鉴别。

五、疱疹样皮炎

疱疹样皮炎是一种与肠道疾病相关的瘙痒性红斑、丘疹、丘疱疹及水疱性慢性免疫性疾病，病因不清。多见于中年人，好发于肩胛、四肢伸侧及臀部，可能与谷胶过敏、遗传、病毒感染、口服避孕药等因素有关。临床表现为红斑、风团，表面有密集成群的小丘疹、丘疱疹或小水疱，排列成环状、半环状等，尼氏征阴性，瘙痒剧烈。

病理诊断常规：

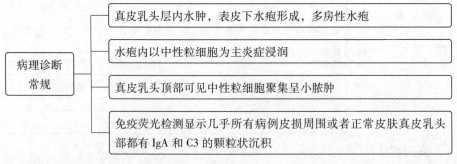

病理诊断常规
- 真皮乳头层内水肿，表皮下水疱形成，多房性水疱
- 水疱内以中性粒细胞为主炎症浸润
- 真皮乳头顶部可见中性粒细胞聚集呈小脓肿
- 免疫荧光检测显示几乎所有病例皮损周围或者正常皮肤真皮乳头部都有 IgA 和 C3 的颗粒状沉积

鉴别诊断：

需与类天疱疮、湿疹及寻常型天疱疮相鉴别。

六、角层下脓疱病

角层下脓疱病病因尚不明确，可能与感染、精神创伤、代谢紊乱、内分泌异常等因素有关。多发于中年以上的女性。皮损好发于腹部、腋下、腹股沟等皱襞区；皮损为针头大小或绿豆大小的脓疱，周围有红晕，向外周环状扩大。病程较慢，反复发作。

病理诊断常规：

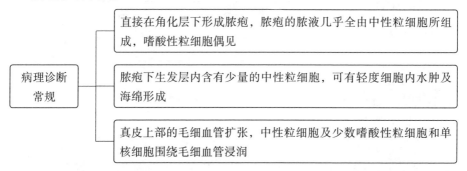

病理诊断常规	直接在角化层下形成脓疱，脓疱的脓液几乎全由中性粒细胞所组成，嗜酸性粒细胞偶见
	脓疱下生发层内含有少量的中性粒细胞，可有轻度细胞内水肿及海绵形成
	真皮上部的毛细血管扩张，中性粒细胞及少数嗜酸性粒细胞和单核细胞围绕毛细血管浸润

鉴别诊断：

需与类天疱疮、疱疹样皮炎及寻常型天疱疮相鉴别。

七、妊娠疱疹

妊娠疱疹又名妊娠类天疱疮。病因不清，是一种自身免疫性疾病。见于中年孕妇的妊娠中期或在分娩后立即发生。主要皮损表现为丘疹、丘疱疹和小水疱等。

病理诊断常规：

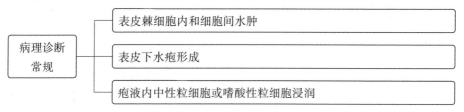

病理诊断常规	表皮棘细胞内和细胞间水肿
	表皮下水疱形成
	疱液内中性粒细胞或嗜酸性粒细胞浸润

鉴别诊断：

需与类天疱疮、疱疹样皮炎及寻常型天疱疮相鉴别。

第八节　色素性皮肤病

一、黄褐斑

黄褐斑病因不清，部分患者与雌激素和孕激素及日光有关。好发于中青年女性，可见于额、眉、颊、鼻、上唇部位。主要表现为形状不规则、边界清楚的淡褐色或淡黑色斑，对称分布于两侧颧部。

病理诊断常规：

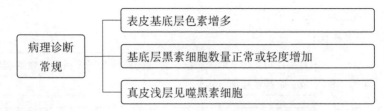

鉴别诊断:

需与雀斑及黑变病相鉴别。

二、咖啡斑

咖啡斑是一种先天性、数毫米至数厘米大小的淡褐色斑,边界清楚,表面平滑。病因不清,有 6 个以上直径>1.5cm 的咖啡斑时提示有神经纤维瘤病。

病理诊断常规:

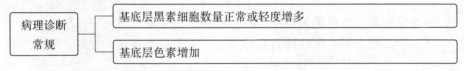

鉴别诊断:

需与黄褐斑及黑变病相鉴别。

三、雀斑

雀斑为常染色体显性遗传性疾病,过度日光照射或紫外线照射可诱发本病或使其加剧。皮损为圆形或卵圆形淡褐色或黄褐色斑疹,好发于面部。

病理诊断常规:

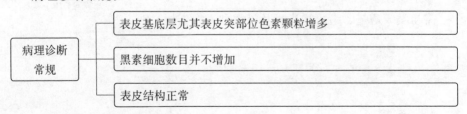

鉴别诊断:

需与单纯性雀斑样痣及色素痣相鉴别。

四、Riehl 黑变病

Riehl 黑变病病因不明,可能与化学性物品有关。临床表现为面、颈及胸背部皮肤形成灰紫色至紫褐色斑，网状排列，粉尘样外观。

病理诊断常规：

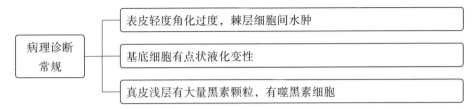

鉴别诊断：

需与黄褐斑及扁平苔藓相鉴别。

五、蒙古斑

蒙古斑是有色人种出生时腰骶部和臀部的圆形、椭圆形或方形浅蓝色、暗蓝或褐色斑。无任何不适症状，几年内可自行消退。

病理诊断常规及鉴别诊断：

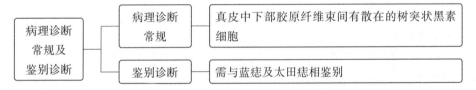

六、口周黑斑-肠息肉综合征

口周黑斑-肠息肉综合征又称为 Peutz-Jeghers 综合征，是一种常染色体显性遗传疾病。特点是口周、唇部及口腔黏膜有褐黑色斑点，胃肠道息肉。

病理诊断常规：

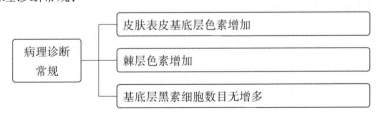

鉴别诊断：

需与雀斑及色素痣相鉴别。

七、单纯性雀斑样痣

皮损为直径 1~2mm 的褐色及黑褐色斑疹或斑丘疹，可发生于任何部位，散在分布，幼年发病，日晒后不加重。

病理诊断常规：

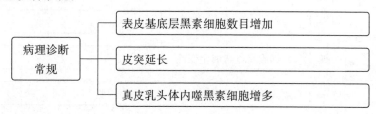

鉴别诊断：

需与雀斑及色素痣相鉴别。

八、太田痣

太田痣是发生于面部三叉神经第一、二支区域及同侧巩膜的灰蓝色斑状损害。

病理诊断常规及鉴别诊断：

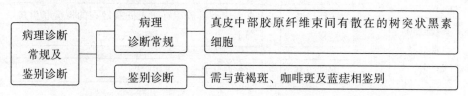

九、伊藤痣

伊藤痣分布于肩及上臂、后锁骨上及臂外侧神经所支配的区域。皮损为褐色、青灰、蓝、黑或紫色斑片。

病理诊断常规及鉴别诊断：

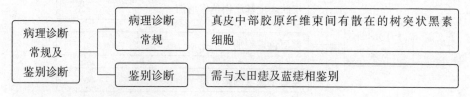

十、色素性毛表皮痣

色素性毛表皮痣亦称 Becker 痣。大片色素沉着斑，伴有粗且黑的毛发，边界清楚。好发于肩、前胸部位。

病理诊断常规：

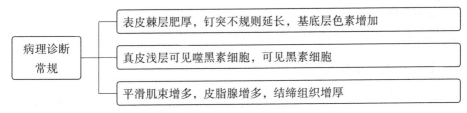

病理诊断常规
- 表皮棘层肥厚，钉突不规则延长，基底层色素增加
- 真皮浅层可见噬黑素细胞，可见黑素细胞
- 平滑肌束增多，皮脂腺增多，结缔组织增厚

鉴别诊断：

需与咖啡斑、蓝痣及蒙古斑相鉴别。

十一、先天性色痣

先天性色痣出生时即发生，随婴儿长大，皮损表面可皱褶成疣状黑色斑块、多毛。

病理诊断常规：

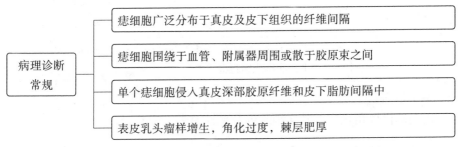

病理诊断常规
- 痣细胞广泛分布于真皮及皮下组织的纤维间隔
- 痣细胞围绕于血管、附属器周围或散于胶原束之间
- 单个痣细胞侵入真皮深部胶原纤维和皮下脂肪间隔中
- 表皮乳头瘤样增生，角化过度，棘层肥厚

鉴别诊断：

需与咖啡斑、色素性毛表皮痣及太田痣相鉴别。

十二、蓝痣

蓝痣代表黑素细胞迁移停止。其可发生于身体任何部位，呈蓝色及蓝黑色丘疹，直径 2~6mm。

病理诊断常规：

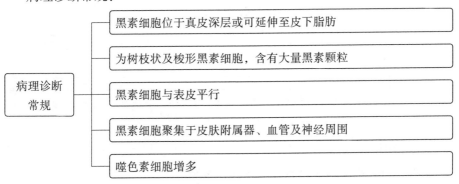

病理诊断常规
- 黑素细胞位于真皮深层或可延伸至皮下脂肪
- 为树枝状及梭形黑素细胞，含有大量黑素颗粒
- 黑素细胞与表皮平行
- 黑素细胞聚集于皮肤附属器、血管及神经周围
- 噬色素细胞增多

鉴别诊断：

需与色素痣及咖啡斑相鉴别。

十三、黑素细胞痣

黑素细胞痣系色素细胞在由神经嵴到表皮的移动过程中，由于偶然异常，造成黑素细胞的局部集中，即成为色素痣等病损，属发育畸形，又称痣细胞痣。根据痣细胞的分布，将本病分为 3 型：交界痣、混合痣和皮内痣。

病理诊断常规：

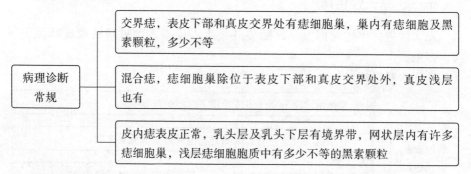

病理诊断常规

- 交界痣，表皮下部和真皮交界处有痣细胞巢，巢内有痣细胞及黑素颗粒，多少不等
- 混合痣，痣细胞巢除位于表皮下部和真皮交界处外，真皮浅层也有
- 皮内痣表皮正常，乳头层及乳头下层有境界带，网状层内有许多痣细胞巢，浅层痣细胞胞质中有多少不等的黑素颗粒

鉴别诊断：

需与脂溢性角化病、基底细胞癌及恶性黑素瘤相鉴别。

十四、良性幼年黑素瘤

良性幼年黑素瘤又称 Spitz 痣，是一种来源于黑素细胞的良性肿瘤，皮损表现为半球形的红色或棕红色丘疹或结节，头颈、四肢好发，通常见于儿童的面部和四肢。

病理诊断常规：

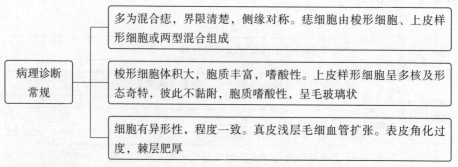

病理诊断常规

- 多为混合痣，界限清楚，侧缘对称。痣细胞由梭形细胞、上皮样形细胞或两型混合组成
- 梭形细胞体积大，胞质丰富，嗜酸性。上皮样形细胞呈多核及形态奇特，彼此不黏附，胞质嗜酸性，呈毛玻璃状
- 细胞有异形性，程度一致。真皮浅层毛细血管扩张。表皮角化过度，棘层肥厚

鉴别诊断：

需与单纯性血管瘤及化脓性肉芽肿相鉴别。

第九节 皮肤肿瘤

一、表皮肿瘤及瘤样病变

1. 角质囊肿

角质囊肿又称表皮囊肿，系毛囊漏斗部的囊肿，囊腔的上皮与毛囊漏斗部上皮相似。皮损为半球形隆起的肿物，生长缓慢，正常皮色，质硬，有弹性，可移动，直径 0.5cm 至数厘米，无自觉症状。

病理诊断常规：

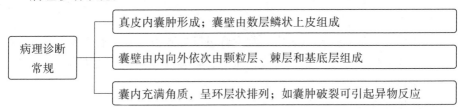

病理诊断常规
- 真皮内囊肿形成；囊壁由数层鳞状上皮组成
- 囊壁由内向外依次由颗粒层、棘层和基底层组成
- 囊内充满角质，呈环层状排列；如囊肿破裂可引起异物反应

鉴别诊断：

需与多发性脂囊瘤相鉴别。

2. 粟丘疹

粟丘疹起源于表皮或附属器，为潴留性囊肿。皮损为白色或黄白色针头或粟粒大丘疹，数目不等，散在分布，质坚实，无自觉症状。

病理诊断常规：

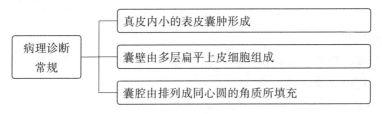

病理诊断常规
- 真皮内小的表皮囊肿形成
- 囊壁由多层扁平上皮细胞组成
- 囊腔由排列成同心圆的角质所填充

鉴别诊断：

需与汗管瘤等相鉴别。

3. 脂溢性角化病

脂溢性角化病俗称老年疣。病因不明，可能与常染色体显性遗传或长期日晒有关。主要见于中老年人，好发于头面部、躯干及四肢。手掌、足底不发生。主要表现为淡褐色或深褐色丘疹或斑块，有时可呈息肉状，表面可呈轻度乳头瘤样增生，常附有油性鳞屑。

病理诊断常规：

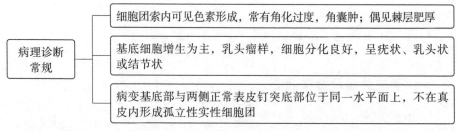

病理诊断常规
- 细胞团索内可见色素形成，常有角化过度，角囊肿；偶见棘层肥厚
- 基底细胞增生为主，乳头瘤样，细胞分化良好，呈疣状、乳头状或结节状
- 病变基底部与两侧正常表皮钉突底部位于同一水平面上，不在真皮内形成孤立性实性细胞团

鉴别诊断：

需与扁平疣、日光角化病、汗管端瘤、基底细胞癌及恶性黑色素等相鉴别。色素型又称黑色棘皮瘤，此型棘层肥厚明显，并见大量黑色素，可见色素细胞，色素细胞 HMB-45（+）。

4. 表皮痣

表皮痣又称疣状痣。系表皮细胞发育过度导致表皮局限性发育异常所致，可能为显性遗传。好发于出生时或儿童期，青春期变明显，成人期也可发生。临床分为局限型、炎症型和泛发型。

病理诊断常规：

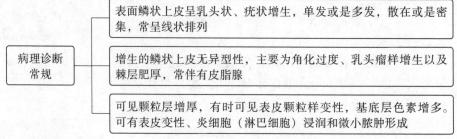

病理诊断常规
- 表面鳞状上皮呈乳头状、疣状增生，单发或是多发，散在或是密集，常呈线状排列
- 增生的鳞状上皮无异型性，主要为角化过度、乳头瘤样增生以及棘层肥厚，常伴有皮脂腺
- 可见颗粒层增厚，有时可见表皮颗粒样变性，基底层色素增多。可有表皮变性、炎细胞（淋巴细胞）浸润和微小脓肿形成

鉴别诊断：

需与线状苔藓、线状扁平苔藓、脂溢性角化病、寻常疣、黑色棘皮病及带状银屑病等相鉴别。

5. 红斑增生病

红斑增生病是发生于外阴、龟头、包皮或口腔黏膜部位的鲍温病。表现为界限清楚潮湿性稍浸润红斑，天鹅绒样，质地柔软，表面有灰白色鳞屑。

病理诊断常规：

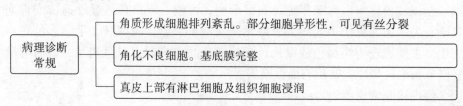

病理诊断常规
- 角质形成细胞排列紊乱。部分细胞异形性，可见有丝分裂
- 角化不良细胞。基底膜完整
- 真皮上部有淋巴细胞及组织细胞浸润

鉴别诊断：

需与扁平苔藓及银屑病相鉴别。

6. 日光性角化病

日光性角化病又称老年性角化病，与日光长期暴晒有关，是一种癌前期损害（非典型增生）。本病发生于老年人皮肤曝光部位。淡红色扁平丘疹、红斑、色素斑或角化过度性斑块。表面干燥，角化显著。

病理诊断常规：

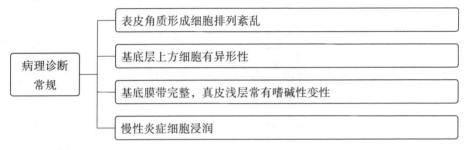

病理诊断常规

- 表皮角质形成细胞排列紊乱
- 基底层上方细胞有异形性
- 基底膜带完整，真皮浅层常有嗜碱性变性
- 慢性炎症细胞浸润

鉴别诊断：

需与鲍温病、寻常疣及脂溢性角化病相鉴别。

7. 基底细胞癌

基底细胞癌又称基底细胞上皮瘤，起源于基底层或毛囊外毛根鞘的多潜能细胞。好发于老年人的曝光部位，特别是颜面部。早期皮疹为珍珠样隆起边缘的圆形丘疹或结节，表面稍有角化或伴有小而浅表的糜烂、结痂或浅溃疡。

病理诊断常规：

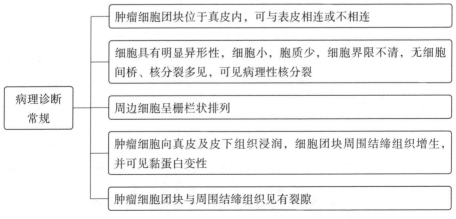

病理诊断常规

- 肿瘤细胞团块位于真皮内，可与表皮相连或不相连
- 细胞具有明显异形性，细胞小，胞质少，细胞界限不清，无细胞间桥、核分裂多见，可见病理性核分裂
- 周边细胞呈栅栏状排列
- 肿瘤细胞向真皮及皮下组织浸润，细胞团块周围结缔组织增生，并可见黏蛋白变性
- 肿瘤细胞团块与周围结缔组织见有裂隙

鉴别诊断：

需与角化棘皮瘤、皮肤鳞状细胞癌、Bowen 病、日光角化病及脂溢性角

化病相鉴别。

8. 鳞状细胞癌

鳞状细胞癌简称鳞癌，又称表皮样癌，系起源于表皮或附属器角质形成细胞的一种恶性肿瘤。癌细胞倾向于不同程度的角化，皮损常位于老年人的曝光部位皮肤。主要表现为浸润性硬斑，以后可为斑块、结节或疣状损害，表面菜花状增生，或中央破溃形成溃疡。

病理诊断常规：

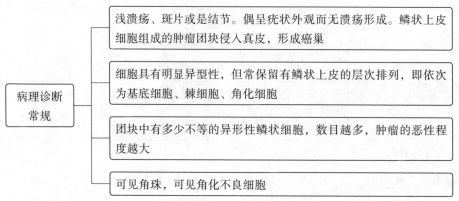

病理诊断常规
- 浅溃疡、斑片或是结节。偶呈疣状外观而无溃疡形成。鳞状上皮细胞组成的肿瘤团块侵入真皮，形成癌巢
- 细胞具有明显异型性，但常保留有鳞状上皮的层次排列，即依次为基底细胞、棘细胞、角化细胞
- 团块中有多少不等的异形性鳞状细胞，数目越多，肿瘤的恶性程度越大
- 可见角珠，可见角化不良细胞

鉴别诊断：

需与假癌样增生、基底细胞癌、乳头状瘤、梭形细胞黑色素瘤、角化棘皮瘤、尖锐湿疣、纤维肉瘤及基底细胞癌等相鉴别。

9. 表皮内鳞癌

表皮内鳞癌是一种皮肤原位癌。皮损为单发，渐扩大呈圆形、多环形或不规则形稍隆起暗红色斑片，表面可有鳞屑、边界清楚。病程缓慢。

病理诊断常规：

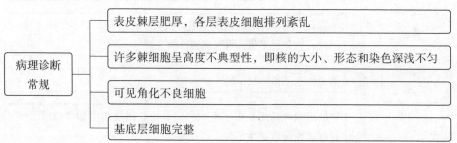

病理诊断常规
- 表皮棘层肥厚，各层表皮细胞排列紊乱
- 许多棘细胞呈高度不典型性，即核的大小、形态和染色深浅不匀
- 可见角化不良细胞
- 基底层细胞完整

鉴别诊断：

需与乳房外湿疹样癌、恶性黑色素瘤及基底细胞癌相鉴别。

10. 湿疹样癌

湿疹样癌又称乳房 Paget 病，病因不明。癌细胞起源于乳腺或大汗腺导管上方，然后向乳房或表皮发展而致病。

病理诊断常规：

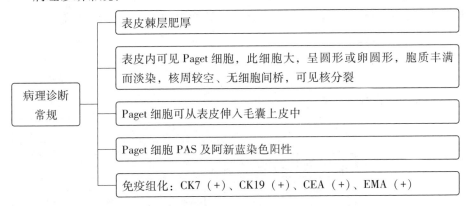

病理诊断常规

- 表皮棘层肥厚
- 表皮内可见 Paget 细胞，此细胞大，呈圆形或卵圆形，胞质丰满而淡染，核周较空、无细胞间桥，可见核分裂
- Paget 细胞可从表皮伸入毛囊上皮中
- Paget 细胞 PAS 及阿新蓝染色阳性
- 免疫组化：CK7（+）、CK19（+）、CEA（+）、EMA（+）

鉴别诊断：

需与湿疹、鲍温病及恶性黑色素瘤相鉴别。

二、皮肤附属器肿瘤及瘤样病变

1. 皮脂腺痣

皮脂腺痣又称器官样痣，是一种发育异常，由表皮、真皮和皮肤附属器构成的器官样痣，但通常其主要成分为皮脂腺。皮损在儿童期表现为局限性表面无毛的淡黄色斑块，稍见隆起，表面光滑，有蜡样光泽；在青春期皮损增生，呈结节状、花瓣状或疣状；老年患者的皮损多呈疣状，质地坚硬，并可呈棕褐色。可并发附属器肿瘤。值得注意的是皮脂腺痣可并发多种肿瘤。

病理诊断常规：

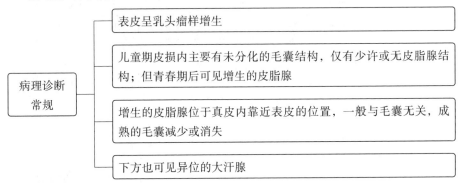

病理诊断常规

- 表皮呈乳头瘤样增生
- 儿童期皮损内主要有未分化的毛囊结构，仅有少许或无皮脂腺结构；但青春期后可见增生的皮脂腺
- 增生的皮脂腺位于真皮内靠近表皮的位置，一般与毛囊无关，成熟的毛囊减少或消失
- 下方也可见异位的大汗腺

鉴别诊断：

需与线状苔藓、线状扁平苔藓、脂溢性角化病、寻常疣、黑色棘皮病及带状银屑病等相鉴别。

2. 皮脂腺囊瘤

皮脂腺囊瘤多见于青春期或青春期前后，可单发或多发，多发者称多发性脂囊瘤，系一种错构瘤，为皮脂腺开口处受阻而形成的潴留性囊肿。常有家族史，属常染色体显性遗传。皮损多为绿豆至黄豆大小，半球形隆起，表面皮肤淡黄色或淡蓝色丘疹，橡皮样硬度，可以移动。有时在其顶部中央可见一凹陷小孔，从中可挤出皮脂样物质。

病理诊断常规：

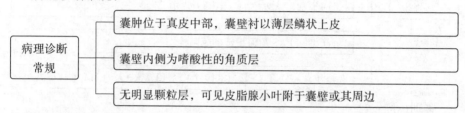

病理诊断常规

- 囊肿位于真皮中部，囊壁衬以薄层鳞状上皮
- 囊壁内侧为嗜酸性的角质层
- 无明显颗粒层，可见皮脂腺小叶附于囊壁或其周边

鉴别诊断：

需与表皮囊肿相鉴别。表皮囊肿是真皮内囊肿，囊壁由数层鳞状上皮组成，囊壁由内向外依次由颗粒层、棘层和基底层组成。

3. 汗管瘤

汗管瘤为向小汗腺末端导管分化的一种错构瘤。好发于女性，青春期加重，并且妊娠期、月经前期或使用女性激素时皮损增大肿胀。部分患者有家族史。皮损为小而有光泽的丘疹，好发于眼睑。

病理诊断常规：

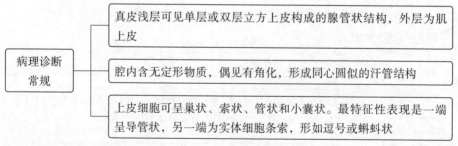

病理诊断常规

- 真皮浅层可见单层或双层立方上皮构成的腺管状结构，外层为肌上皮
- 腔内含无定形物质，偶见有角化，形成同心圆似的汗管结构
- 上皮细胞可呈巢状、索状、管状和小囊状。最特征性表现是一端呈导管状，另一端为实体细胞条索，形如逗号或蝌蚪状

鉴别诊断：

需与毛发上皮瘤及扁平疣相鉴别。

4. 毛母质瘤

毛母质瘤又名钙化上皮瘤，系起源于有向毛母质细胞分化的原始上皮胚芽细胞。单发性坚实的皮内或皮下结节，表面正常或淡蓝色。好发于头皮、面、颈及上肢等处。

病理诊断常规：

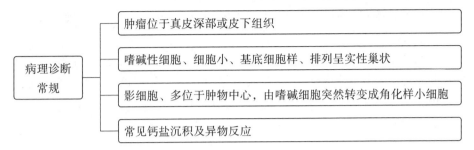

病理诊断常规
- 肿瘤位于真皮深部或皮下组织
- 嗜碱性细胞、细胞小、基底细胞样、排列呈实性巢状
- 影细胞、多位于肿物中心，由嗜碱细胞突然转变成角化样小细胞
- 常见钙盐沉积及异物反应

鉴别诊断：

需与毛发上皮瘤及表皮囊肿相鉴别。

5. 毛发上皮瘤

毛发上皮瘤可能起源于多潜能的基底细胞，是向毛发结构分化的良性毛囊上皮-间质肿瘤。临床上分两型：单发型和多发型。

病理诊断常规：

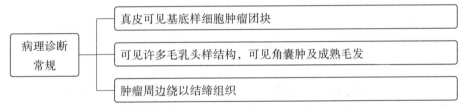

病理诊断常规
- 真皮可见基底样细胞肿瘤团块
- 可见许多毛乳头样结构，可见角囊肿及成熟毛发
- 肿瘤周边绕以结缔组织

鉴别诊断：

需与基底细胞癌及结节性硬化症等相鉴别。

三、皮肤间叶源性肿瘤及瘤样病变

1. 软纤维瘤

软纤维瘤又名皮赘，常见于中老年人，以女性多见，与结肠息肉有关。主要分为单发袋状型与多发丝状型。

病理诊断常规：

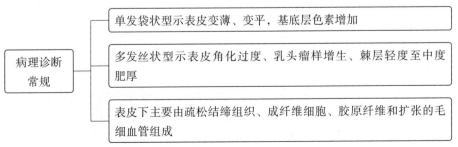

病理诊断常规
- 单发袋状型示表皮变薄、变平，基底层色素增加
- 多发丝状型示表皮角化过度、乳头瘤样增生、棘层轻度至中度肥厚
- 表皮下主要由疏松结缔组织、成纤维细胞、胶原纤维和扩张的毛细血管组成

鉴别诊断：

需与丝状疣相鉴别。丝状疣为表皮角化过度，棘层可见凹空细胞。

2. 皮肤纤维瘤

皮肤纤维瘤病因尚不明确，可能是一种反应性增生性炎症，部分患者有昆虫叮咬史。皮损为稍隆起质地坚实的结节，呈正常皮色、淡红、黄褐色或黑褐色，与皮肤粘连而与深部组织不粘连，可推动。

病理诊断常规：

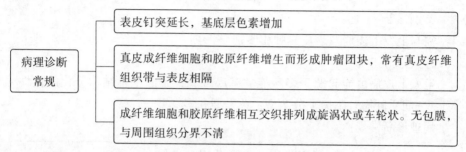

病理诊断常规

- 表皮钉突延长，基底层色素增加
- 真皮成纤维细胞和胶原纤维增生而形成肿瘤团块，常有真皮纤维组织带与表皮相隔
- 成纤维细胞和胶原纤维相互交织排列成旋涡状或车轮状。无包膜，与周围组织分界不清

鉴别诊断：

需与隆突性皮肤纤维肉瘤及瘢痕疙瘩相鉴别。

3. 皮肤平滑肌瘤

皮肤平滑肌瘤是由皮肤竖毛肌或血管平滑肌组成的一种良性肿瘤。皮损为褐红色或棕色丘疹或结节，有阵发性疼痛。

病理诊断常规：

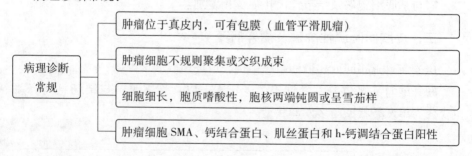

病理诊断常规

- 肿瘤位于真皮内，可有包膜（血管平滑肌瘤）
- 肿瘤细胞不规则聚集或交织成束
- 细胞细长，胞质嗜酸性，胞核两端钝圆或呈雪茄样
- 肿瘤细胞 SMA、钙结合蛋白、肌丝蛋白和 h-钙调结合蛋白阳性

鉴别诊断：

需与皮肤纤维瘤及瘢痕疙瘩相鉴别。

4. 脂肪瘤

脂肪瘤是最常见的良性肿瘤之一，由成熟脂肪细胞构成的良性肿瘤。肿瘤可单发或多发，通常质地柔软，可以移动，圆形或分叶状，可对称或任意分布，大小不一，与表皮不粘连，表面皮肤正常，无自觉症状。

病理诊断常规：

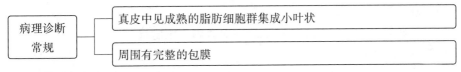

病理诊断常规
- 真皮中见成熟的脂肪细胞群集成小叶状
- 周围有完整的包膜

鉴别诊断：

需与皮肤纤维瘤及表皮囊肿相鉴别。

5. 先天性血管瘤

先天性血管瘤是因先天性血管增生而形成的良性肿瘤。出生即有或出生后不久发生。可分为 4 型：鲜红斑痣、草莓状血管瘤、海绵状血管瘤和混合性血管瘤。

病理诊断常规：

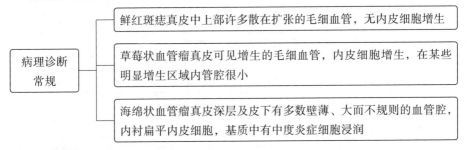

病理诊断常规
- 鲜红斑痣真皮中上部许多散在扩张的毛细血管，无内皮细胞增生
- 草莓状血管瘤真皮可见增生的毛细血管，内皮细胞增生，在某些明显增生区域内管腔很小
- 海绵状血管瘤真皮深层及皮下有多数壁薄、大而不规则的血管腔，内衬扁平内皮细胞，基质中有中度炎症细胞浸润

鉴别诊断：

需与脂肪瘤及良性幼年黑素瘤等相鉴别。

6. 血管外皮细胞瘤

血管外皮细胞瘤是一种由血管外皮细胞发生的肿瘤，可发生于任何具有毛细血管的部位。皮损为单发，质硬结节或斑块，好发于四肢。现认为多种软组织肿瘤具有相同或相似的组织结构，以逐渐取消该类型。

病理诊断常规：

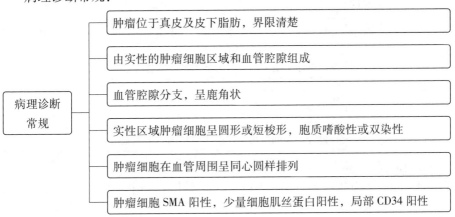

病理诊断常规
- 肿瘤位于真皮及皮下脂肪，界限清楚
- 由实性的肿瘤细胞区域和血管腔隙组成
- 血管腔隙分支，呈鹿角状
- 实性区域肿瘤细胞呈圆形或短梭形，胞质嗜酸性或双染性
- 肿瘤细胞在血管周围呈同心圆样排列
- 肿瘤细胞 SMA 阳性，少量细胞肌丝蛋白阳性，局部 CD34 阳性

鉴别诊断：

需与血管球瘤、Kaposi 肉瘤及恶性血管内皮细胞瘤相鉴别。

7. 血管球瘤

血管球瘤是一种血管性错构瘤，起源于正常血管球或其他动静脉吻合处。病因不明，有些多发性的患者有家族史，呈常染色体显性遗传。临床上可分为单发型和多发型。皮损为紫红色小结节，多见于四肢远端，尤以甲下最常见。常有阵发性疼痛。

病理诊断常规：

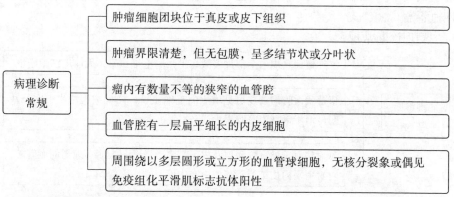

```
                      ┌─ 肿瘤细胞团块位于真皮或皮下组织
                      │
                      ├─ 肿瘤界限清楚，但无包膜，呈多结节状或分叶状
                      │
   病理诊断 ──────────┼─ 瘤内有数量不等的狭窄的血管腔
     常规             │
                      ├─ 血管腔有一层扁平细长的内皮细胞
                      │
                      └─ 周围绕以多层圆形或立方形的血管球细胞，无核分裂象或偶见
                         免疫组化平滑肌标志抗体阳性
```

鉴别诊断：

需与皮肤平滑肌瘤及神经鞘瘤肿瘤相鉴别。

8. 皮肤型恶性血管内皮细胞瘤

恶性血管内皮细胞瘤又名血管肉瘤，是起源于内皮细胞或其前身细胞，为血管内皮或淋巴管内皮细胞的一种恶性肿瘤。好发于老年人头面部，皮损为红色或紫红色斑片或结节，触痛，可发生溃疡和出血。

病理诊断常规：

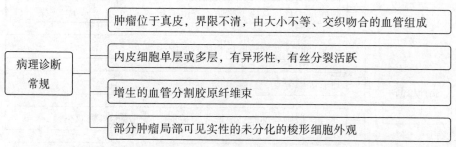

```
                      ┌─ 肿瘤位于真皮，界限不清，由大小不等、交织吻合的血管组成
                      │
   病理诊断 ──────────┼─ 内皮细胞单层或多层，有异形性，有丝分裂活跃
     常规             │
                      ├─ 增生的血管分割胶原纤维束
                      │
                      └─ 部分肿瘤局部可见实性的未分化的梭形细胞外观
```

鉴别诊断：

需与先天性血管瘤、Kaposi 肉瘤及化脓性肉芽肿相鉴别。

9. 淋巴管瘤

淋巴管瘤是一种淋巴管的良性过度增生。临床分为海绵状型、囊性型、局限型和获得性进行性淋巴管瘤。

病理诊断常规：

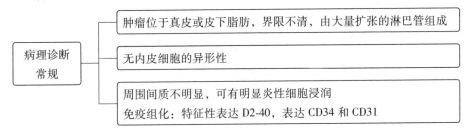

病理诊断常规
- 肿瘤位于真皮或皮下脂肪，界限不清，由大量扩张的淋巴管组成
- 无内皮细胞的异形性
- 周围间质不明显，可有明显炎性细胞浸润
  免疫组化：特征性表达 D2-40，表达 CD34 和 CD31

鉴别诊断：

需与先天性血管瘤及疣状痣相鉴别。

10. 神经鞘瘤

神经鞘瘤是一种神经鞘细胞源性良性肿瘤。肿瘤为圆形或卵圆形结节，沿神经走行移动度小，而向两侧移动度大。与神经关系密切。一般单发，偶可多发。常有疼痛。

病理诊断常规：

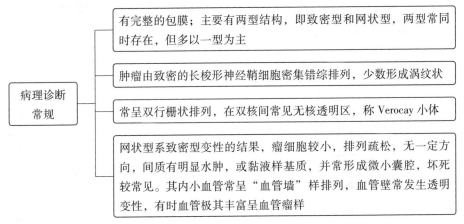

病理诊断常规
- 有完整的包膜；主要有两型结构，即致密型和网状型，两型常同时存在，但多以一型为主
- 肿瘤由致密的长梭形神经鞘细胞密集错综排列，少数形成涡纹状
- 常呈双行栅状排列，在双核间常见无核透明区，称 Verocay 小体
- 网状型系致密型变性的结果，瘤细胞较小，排列疏松，无一定方向，间质有明显水肿，或黏液样基质，并常形成微小囊腔，坏死较常见。其内小血管常呈"血管墙"样排列，血管壁常发生透明变性，有时血管极其丰富呈血管瘤样

鉴别诊断：

需与皮肤平滑肌瘤及血管球瘤相鉴别。

四、皮肤淋巴造血细胞肿瘤

1. 淋巴瘤样丘疹病

淋巴瘤样丘疹病是一种 T 淋巴细胞增生性疾病，预后良好。临床特点是反复成批发生丘疹、结节，数周或数月后可自行消退。病程慢性。10%～20%

可发展成恶性淋巴瘤，多为 CD30 阳性淋巴瘤。

病理诊断常规：

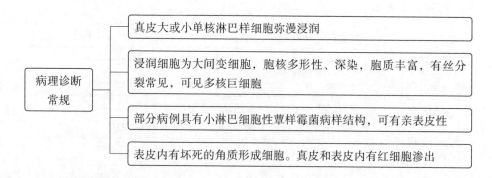

| 病理诊断常规 | 真皮大或小单核淋巴样细胞弥漫浸润 |
| 浸润细胞为大间变细胞，胞核多形性、深染，胞质丰富，有丝分裂常见，可见多核巨细胞 |
| 部分病例具有小淋巴细胞性蕈样霉菌病样结构，可有亲表皮性 |
| 表皮内有坏死的角质形成细胞。真皮和表皮内有红细胞渗出 |

鉴别诊断：

需与蕈样肉芽肿及副银屑病相鉴别。

2. 朗格汉斯细胞组织细胞增生症

朗格汉斯细胞组织细胞增生症是以骨髓来源的朗格汉斯细胞增生为特征的一组疾病。临床上表现为一个病谱，病理上表现基本相同。经典的分类包括 Letterer-Siwe 病、Hand-Schüller-Christian 病和骨嗜酸性肉芽肿 3 型。

病理诊断常规：

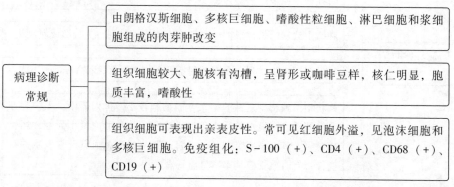

| 病理诊断常规 | 由朗格汉斯细胞、多核巨细胞、嗜酸性粒细胞、淋巴细胞和浆细胞组成的肉芽肿改变 |
| 组织细胞较大、胞核有沟槽，呈肾形或咖啡豆样，核仁明显，胞质丰富，嗜酸性 |
| 组织细胞可表现出亲表皮性。常可见红细胞外溢，见泡沫细胞和多核巨细胞。免疫组化：S-100（+）、CD4（+）、CD68（+）、CD19（+） |

鉴别诊断：

需与幼年黄色肉芽肿、播散性黄瘤及多中心网状组织细胞增生症相鉴别。

3. 多中心网状组织细胞增生症

本病病因未明，皮损为粉红色或紫红色的半球形坚实丘疹或结节，常有多关节炎，可发生致残性关节病变。25% 的病例与恶性肿瘤有关，可先于肿瘤发生或肿瘤后发生。

病理诊断常规：

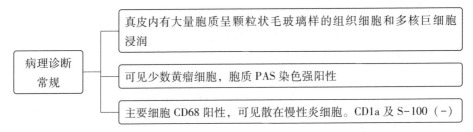

病理诊断常规
- 真皮内有大量胞质呈颗粒状毛玻璃样的组织细胞和多核巨细胞浸润
- 可见少数黄瘤细胞，胞质 PAS 染色强阳性
- 主要细胞 CD68 阳性，可见散在慢性炎细胞。CD1a 及 S-100（-）

鉴别诊断：

需与类风湿结节、皮肌炎及幼年黄色肉芽肿相鉴别。

五、恶性黑色素瘤

恶性黑色素瘤是皮肤较常见的高度恶性肿瘤，通常单发，可发于皮肤、黏膜及内脏等多种部位。部分可由色素痣恶变而来。遵循 ABCD 原则，即不对称性、不规则的边界、不均匀的颜色及直径大于 6mm。

病理诊断常规：

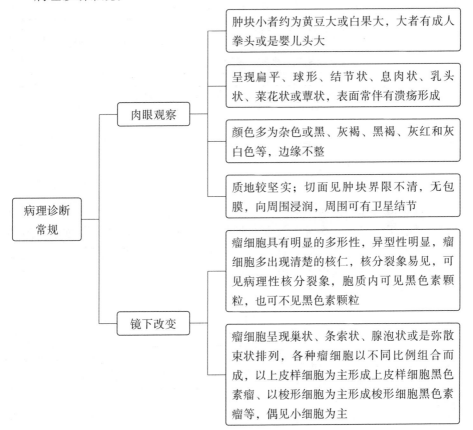

病理诊断常规
- 肉眼观察
  - 肿块小者约为黄豆大或白果大，大者有成人拳头或是婴儿头大
  - 呈现扁平、球形、结节状、息肉状、乳头状、菜花状或蕈状，表面常伴有溃疡形成
  - 颜色多为杂色或黑、灰褐、黑褐、灰红和灰白色等，边缘不整
  - 质地较坚实；切面见肿块界限不清，无包膜，向周围浸润，周围可有卫星结节
- 镜下改变
  - 瘤细胞具有明显的多形性，异型性明显，瘤细胞多出现清楚的核仁，核分裂象易见，可见病理性核分裂象，胞质内可见黑色素颗粒，也可不见黑色素颗粒
  - 瘤细胞呈现巢状、条索状、腺泡状或是弥散束状排列，各种瘤细胞以不同比例组合而成，以上皮样细胞为主形成上皮样细胞黑色素瘤、以梭形细胞为主形成梭形细胞黑色素瘤等，偶见小细胞为主

鉴别诊断：

需与腺癌、Paget 病、非典型性纤维黄色瘤、梭形细胞鳞癌、色素痣、幼年性黑色素瘤及 Bowen 病相鉴别。

第十节　性传播疾病

一、尖锐湿疣

尖锐湿疣是由低危型人类乳头状瘤病毒（HPV）感染所致，常发生在肛周及生殖器等部位，主要通过性接触传染。

病理诊断常规：

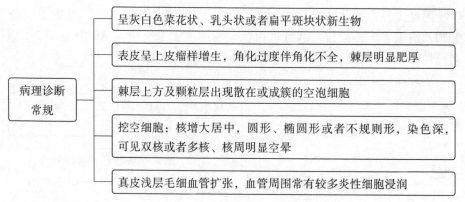

病理诊断常规
- 呈灰白色菜花状、乳头状或者扁平斑块状新生物
- 表皮呈上皮瘤样增生，角化过度伴角化不全，棘层明显肥厚
- 棘层上方及颗粒层出现散在或成簇的空泡细胞
- 挖空细胞：核增大居中，圆形、椭圆形或者不规则形，染色深，可见双核或者多核、核周明显空晕
- 真皮浅层毛细血管扩张，血管周围常有较多炎性细胞浸润

鉴别诊断：

需与假性湿疣及鲍温样丘疹病相鉴别。

二、梅毒

梅毒是梅毒螺旋体所引起的一种性传播性疾病，其危害性极大，几乎可侵犯全身各组织器官。梅毒主要通过性接触和血液传播，也可通过胎盘传播引起流产、早产、死产和胎传梅毒。因此根据传播途径的不同分为获得性梅毒和胎传梅毒。梅毒的皮疹表现多种多样。

病理诊断常规：

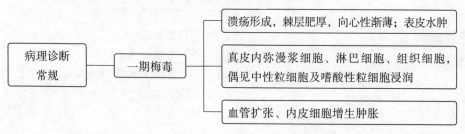

病理诊断常规 —— 一期梅毒
- 溃疡形成，棘层肥厚，向心性渐薄；表皮水肿
- 真皮内弥漫浆细胞、淋巴细胞、组织细胞，偶见中性粒细胞及嗜酸性粒细胞浸润
- 血管扩张、内皮细胞增生肿胀

续流程

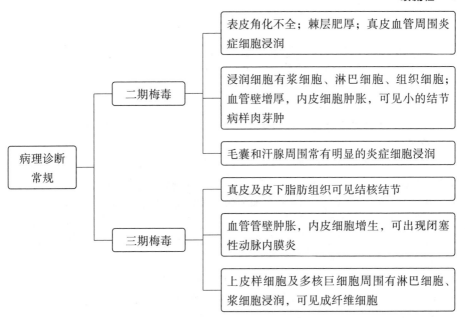

鉴别诊断：

需与玫瑰糠疹、寻常型银屑病、皮肤结核及麻风相鉴别。

参 考 文 献

［1］于立伟. 黏液物质染色的检测操作分析［J］. 中国卫生标准管理，2016，（5）：177-178.

［2］赵桂秋，孙为荣. 眼科病理学［M］. 北京：人民卫生出版社，2014.

［3］丁伟，王德田. 简明病理学技术［M］. 杭州：浙江科学技术出版社，2014.

［4］周虹，徐文荣，唐静. 眼部黑色素瘤的临床和病理学特点分析［J］. 国际眼科杂志，2012，（3）：512-513.

［5］杨于力，秦伟，刘勇，等. 原发性结膜肿瘤728例临床病理分析［J］. 中国实用眼科杂志，2011，（5）：464-467.

［6］孙宪丽. 眼部肿瘤临床与组织病理诊断［M］. 北京：北京科学技术出版社，2006.

［7］Barnes. L，刘洪刚. WHO头颈部肿瘤病理学和遗传学［M］. 北京：人民卫生出版社，2006.

［8］中华医学会. 临床技术操作规范［M］. 北京：人民军医出版社，2004.

［9］王伯沄，李玉松，黄高昇，等. 病理学技术［M］. 北京：人民卫生出版社，2001.

［10］李彬，孙宪丽，郑邦和. 睫状体无色素上皮瘤临床特征及组织病理学研究［J］. 眼科杂志，2000，9（3）：154-157.

［11］孟旭霞，牛膺筼. 白内障术后眼球摘除的病例分析［J］. 眼外伤职业病杂志，2000，22（6）：605-607.